编委会

心肺系统物理治疗
临床科学与实践

Clinical Science and Practice
of Cardiopulmonary Physiotherapy

主　审◎何成奇　赵红梅　陆　晓
主　编◎喻鹏铭　黄　怀　王宝兰

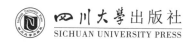
四川大学出版社
SICHUAN UNIVERSITY PRESS

图书在版编目（CIP）数据

心肺系统物理治疗临床科学与实践 / 喻鹏铭，黄怀，
王宝兰主编 . -- 成都：四川大学出版社，2024.8
ISBN 978-7-5690-5748-5

Ⅰ . ①心… Ⅱ . ①喻… ②黄… ③王… Ⅲ . ①心脏病
－物理疗法②肺疾病－物理疗法 Ⅳ . ① R541 ② R563

中国版本图书馆 CIP 数据核字（2022）第 195806 号

书　　名：心肺系统物理治疗临床科学与实践
　　　　　Xinfei Xitong Wuli Zhiliao Linchuang Kexue yu Shijian
主　　编：喻鹏铭　黄　怀　王宝兰

选题策划：龚娇梅　王　军
责任编辑：龚娇梅
责任校对：倪德君
装帧设计：墨创文化
责任印制：王　炜

出版发行：四川大学出版社有限责任公司
　　　　　地址：成都市一环路南一段 24 号（610065）
　　　　　电话：（028）85408311（发行部）、85400276（总编室）
　　　　　电子邮箱：scupress@vip.163.com
　　　　　网址：https://press.scu.edu.cn
印前制作：四川胜翔数码印务设计有限公司
印刷装订：成都市川侨印务有限公司

成品尺寸：185mm×260mm
印　　张：31.5
字　　数：802 千字

版　　次：2024 年 8 月 第 1 版
印　　次：2024 年 8 月 第 1 次印刷
定　　价：112.00 元

本社图书如有印装质量问题，请联系发行部调换

扫码获取数字资源

四川大学出版社
微信公众号

前　言

物理治疗在中国健康管理中正作为一个新兴的专业迅速崛起，心肺物理治疗更是在过去几年取得了令人惊讶的发展成绩。这是全国心肺物理治疗师携手共同努力的结果。但同时，我国心肺物理治疗的数量和临床服务质量与临床需求仍存在显著差距。因此，如何提高心肺物理治疗教育的质量，以及帮助更多的康复院校开设心肺物理治疗专业课程，成为促进心肺物理治疗发展道路上绕不开的一个话题。尽管从 2007 年起，编者联合国内该领域的专家一共引进和翻译了 9 本国外经典的心肺物理治疗教材，但是在教学过程中，仍深感这些经典著作不能满足具有中国特色的心肺物理治疗教育的需求，因此，编者一直在寻找一个机会编写一本由中国专家原创的心肺物理治疗教材。这个机会在等待了 15 年后，在四川大学华西医院康复医学中心何成奇教授和杨永红教授的鼓励和帮助下，终于得以实现。

在编写之初，编者向四川大学华西医院康复医学中心及全国从事心肺物理治疗教学富有经验的专家进行了咨询，并在他们的建议下构建了整体编写的框架，希望本教材能够与教学学时和进度相匹配。后经过编写团队的讨论，确定为编写 18 章，每章 5 个学时。我们将教师提纲提交给在世界物理治疗（world physiotherapy，WP）工作的心肺物理治疗专家，以期本教材的结构和内容与 WP 认证内容和国际心肺物理治疗教育水平保持一致。在结构和内容确定之后，邀请了全国的心肺物理治疗专家进行编写。在收到全部初稿后，进行了第一轮的统稿。在这个过程中，编者意识到一个问题，即在临床医学相关的部分，并未能为心肺物理治疗专业的学生提供反映现在与临床医学诊断、治疗及药学相关的基础知识，这既有可能阻碍他们日后的临床实践，也不利于他们建立坚实的临床推理思维。因此，在第二轮修订的过程中，我们邀请了心血管内科、呼吸与危重症医学科、重症医学科、胸外科、心脏大血管外科及药学部等不同专业的专家对临床相关部分内容进行了增补，以最大限度地反映临床的变化，并让专家提出了从临床的角度如何使教学内容能使心肺物理治疗师在日后能与他们进行更有效沟通的建议。在收到第二轮修改稿件之后，我们再次邀请全国心肺物理治疗的临床和教育专家查阅新的研究证据，补充了与临床相关进展的新知识。

本教材体现了当前对心肺物理治疗师教育的基础和核心要求，其与现有的心肺康复教材的不同之处还在于：第一章强调了心肺物理治疗应该基于循证医学的实践并建立临床思维方法，第十七章强调了心肺物理治疗对于疗效评估及医疗经济学的影响，第十八章强调了心肺物理治疗师在未来的职业发展中应该具备的科研能力。考虑到社会人口老龄化的趋势，我们专门增加了第十五章的内容——"老年康复：心肺物理治疗干预"，赋予心肺物理治疗师适应未来健康问题的竞争力，同时考虑到在目前国内所有心肺康复教材中都没有提及循环系统康复重要的组成部分——"淋巴系统康复：心肺物理治疗干预"，因此，我们专门在第十六章增加了这部分内容。

这是一本针对心肺物理治疗本科教育的教材，受限于教学学时和对心肺物理治疗专业学生的准入要求，本书的所有内容尽可能为基于现有确切证据的公认的方法和观点，并且也尽可能简单明了地罗列知识要点。在此，编者想要强调，学习是一个持续的过程，一名物理治疗师需要在一个富有经验的团队的指导下进行实践，并且不断地更新在课堂中获取的知识，才能达到一个被国际认可的、准入级的心肺物理治疗师的水平。

希望本教材能够助力正在从事临床工作的心肺康复治疗师转变为被国际认可的心肺物理治疗师，帮助他们建立全面的临床思维和科研能力，使他们成为心肺康复专业发展的中流砥柱。也希望更多的临床工作者能阅读这本书，知道新时代的心肺物理治疗和他们固有理念中的传统康复的区别，为新生代的心肺物理治疗师提供更多的实践、就业和合作的机会。

本教材的编写和出版获得四川大学华西医院和四川大学出版社的支持，同时得到众多专家的帮助和鼓励，在此，谨致以最衷心的感谢。

虽然编写本教材已历经数年，在内容编写上编写团队尽可能做到完善和严谨，但由于水平有限，书中难免有错误或谬误之处，敬请同行和读者批评指正。

喻鹏铭　黄　怀　王宝兰

2024 年 3 月 30 日

目　录

第一章 基于循证实践的心肺物理治疗

第一节 基于循证实践的物理治疗概述

循证医学（evidence-based medicine，EBM）是基于问题和需求的研究，是在医疗实践过程中优化医疗决策的标准和系统，是医学领域的创新思维和创新模式。1992 年，加拿大 McMaster 大学 Gordon Guyatt、Brian Haynes、David Sackett 等专家联合美国的医生成立了循证医学工作组，并在《美国医学会杂志》（*The Journal of the American Medical Association*，*JAMA*）上发表了标志循证医学正式诞生的宣言文章《循证医学：医学实践教学新模式》。1996 年，David Sackett 在《英国医学杂志》（*The British Medical Journal*，*BMJ*）上发表文章，定义循证医学为"慎重、准确、明智地应用所能获得的最好研究证据来确定个体患者的治疗措施"。2000 年，循证医学的定义更新为"慎重、准确和明智地应用当前可得最佳研究证据，同时结合临床医生个人的专业技能和长期临床经验，考虑患者的价值观和意愿，将三者完美地结合在一起，制定出具体的治疗方案"。2014 年，Gordon Guyatt 在第 22 届 Cochrane 年会上，进一步凝练循证医学的定义，将其表达为"临床实践需结合临床医务工作者个人经验、患者意愿和来自系统化评价和研究的证据"。历经 30 多年的发展，循证医学及其产生的高质量证据已成为全球医疗卫生决策和实践的重要决策依据，具有跨时代的影响。

循证实践（evidence-based practice，EBP），意为"遵循证据进行实践"，即将最好的研究证据与临床专业知识和患者价值进行整合。循证实践描述的是循证实践相关的步骤和问题。物理治疗作为一个被广泛认可的医疗健康专业，必须升级其实践方法，保持其在科学研究时代的先进性。随着物理治疗试验数量和系统评价的增加，基于患者管理的物理治疗证据更加坚实和丰富。1995 年至 2015 年间，物理治疗实践相关的临床随机对照试验文献和系统性综述占总发表物的比例分别从 45.1% 上升到了 59.4%，从 0% 上升到了 14.6%；物理治疗实践相关的临床随机对照试验和系统性综述占总发表物的比例从 45% 增加到了 74%。

循证物理治疗实践（evidence-based physiotherapy practice，EBPP）是关于患者/客户物理治疗管理的"开放而全面的临床决策"，将"最佳可用证据与临床判断"和患者/客户的偏好、价值观结合起来，并进一步考虑其社会背景而提供相应的物理治疗服务，以优化患者/

客户的治疗结局和生活质量。关于循证物理治疗实践，最早的出版物出自荷兰马斯特里赫特（Maatricht）大学流行病学系，如今，主要的研究中心是澳大利亚悉尼大学物理治疗学院的循证物理治疗中心。

一、循证实践的内容

在最初的模型中，循证实践（EBP）有三个基本组成部分（图1-1-1）：

1）最佳的外在证据，通常从临床相关的研究中发现。

2）临床专业知识，指临床物理治疗师所积累的教育、经验和临床技能。

3）患者的价值和期望，指每位患者在临床中所具有的独特偏好、关注点和期望。

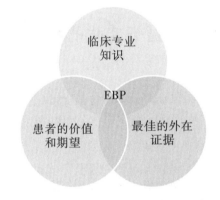

图1-1-1 循证实践的三个基本组成部分

二、循证实践的步骤

整合循证实践的三个基本组成部分，可定义其为基于证据的临床决策。这种整合可以通过实施以下五个循证实践步骤（图1-1-2）来实现。

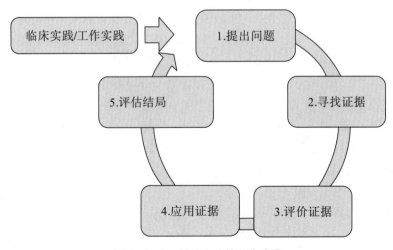

图1-1-2 循证实践的五个步骤

第一步：提出问题。

循证实践所需要的基本技能之一是提出完善的临床问题。通过形成一个可回答的问题，物理治疗师得以把精力集中在重要的事情上。这些问题通常是由患者的功能障碍引起的，这些功能障碍产生了关于诊断、治疗、预后或病因的问题。提出问题可以采用 PICO 模型（表 1-1-1）。

表 1-1-1 PICO 模型

缩写字母	代表的含义
P	人群或问题（population or problem）：服务或干预的受试者或潜在受益人，或正在接受检验的问题
I	干预或暴露（intervention or exposure）：拟向人群提供的服务或计划的干预措施
C	比较（comparison）：一种可能或不可能产生相似结果的替代服务或干预措施
O	结果（outcome）：衡量服务或干预措施的方法，以确定它是否达到预期的效果

第二步：寻找证据。

这一步包括：确定在第一步提出问题中会出现的检索词/关键词；选择检索资源库，如 PEDro、PubMed 和 Cochrane 图书馆；使用主题词（medical subject headings，MeSH）术语和限制检索结果制定一个有效的检索策略。

举例：预防性物理治疗能否有效预防上腹部手术患者术后肺部并发症？（基于 PICO 模型的检索关键词见表 1-1-2）。

表 1-1-2 基于 PICO 模型的检索关键词

问题的组分	临床情况	关键词
患者人群（population or problem）	拟进行上腹部手术的患者	上腹部手术（upper abdominal surgery）
干预或暴露（intervention or exposure）	预防性物理治疗干预	预防性物理治疗（prophylactic physical therapy）
比较（如有）[comparison（if any）]	非预防性物理治疗干预	无（none）
结果（outcome）	预防术后肺部并发症	预防肺部并发症（prevent pulmonary complications）
研究类型（type of study）	临床随机对照试验	随机对照试验（randomized controlled trial）

检索时通常会将问题转化为英文，因为大多数物理治疗数据库仅支持英文检索。所以，上面的问题我们转化为：Is prophylactic physical therapy for patients undergoing upper abdominal surgery effective in preventing post-operative pulmonary complications?

第三步：评价证据。

掌握批判性评估证据的技巧非常重要，这有助于物理治疗师进一步过滤掉看起来有趣但证据不足的研究。评价证据可以通过简单的批判性提问，比如："这项研究解决了什么问题？这些方法有效吗？结果是什么？这些结果如何应用于临床实践？"

寻找循证物理治疗实践的最高水平证据，一般先检索该主题的 Meta 分析，如果没有，则检索系统性综述，接着是随机对照试验，再到有对照的研究或病例对照研究等。

对于证据评价，当前应用较多的是 2001 年 5 月英国牛津大学循证医学中心制定的证据分级和推荐标准（表 1-1-3，仅列出治疗部分），其基于研究设计论证因果关系的力度不同将证据水平分为 5 级，根据证据质量、一致性、临床意义、普遍性、适用性等将推荐意见分为 A（优秀）、B（良好）、C（满意）、D（差）4 级。其中 A 级推荐意见应来自 1 级水平的证据，所有研究结论一致，临床意义大，证据研究的样本人群与目标人群吻合，因此该推荐意见可直接应用于各临床医疗行为中；而 B、C 级推荐意见则在上述各方面存在一定问题，其适用性受到不同限制；D 级证据的推荐强度最低，无法应用于医疗行为。

表 1-1-3 英国牛津大学循证医学中心证据分级和推荐标准

推荐级别	证据级别	描述（有效/有用/有害）
A	1a	同质性*RCT*的系统综述
	1b	单一的 RCT（可信区间较窄）
	1c	"全或无"证据（未治疗前所有患者均死亡或部分死亡，治疗后仅部分死亡或全部存活）
B	2a	同质性队列研究的系统综述
	2b	单一的队列研究（包括低质量的 RCT，如随访率<80%）
	2c	"结局"研究；生态学研究
	3a	同质性病例对照研究的系统综述
	3b	单独的病例对照研究
C	4	病例系统综述（和低质量的队列和病例对照研究）
D	5	没有严格评价的专家意见，或完全基于生理学的基础研究

注：同质性，指包括在一个系统综述中的各项研究，其结果的方向和程度一致；RCT（randomized controlled trial），即临床随机对照试验。

引自 https://www.cebm.ox.ac.uk/resources/levels-of-evidence/oxford-centre-for-evidence-based-medicine-levels-of-evidence-march-2009.

第四步：应用证据。

通过将最佳的可用证据与临床专业知识和患者的价值和期望相结合，就可以针对个体患者做出相应的临床决策。这些临床决策应该实施到临床实践中，然后作为证据证明是否有效。

第五步：评估结局。

循证实践过程的最后一步是评估物理治疗师的决策对患者产生的有效性和效力。新方法的应用是否有效？这些新方法应该继续应用于临床实践吗？在临床决策过程涉及的五个步骤中，任何一个在下次被问及时应该如何改进？

为便于记忆，以上五个步骤可简化为"5A"，即提出问题（ask）、寻找证据（acquire）、评价证据（appraise）、应用证据（apply）和评估结局（audit）。

2010 年，Melnyk 等提出在循证实践的过程中再增加两个步骤：

第○步：培养探究精神。没有这种探究精神，循证实践过程的第一步就不可能发生。

第六步：推广循证实践的结果。物理治疗师可以通过循证实践帮助患者取得良好的结果，但他们往往不能与同事和自己或其他医疗卫生组织分享他们的经验。这导致了不必要的重复努力，并使没有证据基础的临床实践永久化。

推广成功循证实践的方法包括：在医务工作者所在机构进行循证实践，在当地、大区和国家会议上发表演讲，在同行评议的期刊或专业通讯和面向普通人群的出版物上发表报告，并在 Physiopedia（http://www.physio-pedia.com）上撰写和发布新的发现。

三、循证物理治疗实践的目的

1）确保所有关于患者的医疗管理决策都考虑到"可用的最佳的证据"。
2）更好地计划物理治疗方案和评估效果。
3）更好地分析研究，并将这些发现用于更佳的医疗管理。
4）采取更好的测量指标和结果解读，尽可能提供最好的治疗。
5）提供更好的患者信息。
6）更好地了解患者在物理治疗管理方面缺乏依从性的原因。
7）准确评估患者与物理治疗师之间的关系及其对健康相关结果的影响。
8）基于实践中的证据发展理论。

四、循证实践在物理治疗领域的应用现状及循证实践带来的问题

循证实践在医疗领域的广泛应用，对物理治疗实践提出了新要求，物理治疗师需要参与研究并分析临床上的新发现，提高循证物理治疗实践的熟练程度，进一步避免医疗卫生服务的滥用、过度使用和使用不足。在医疗从业者责任制日益增强的时代，循证实践提供了一个有效力的工作体系。尽管循证实践有明显的好处，但它在物理治疗领域（和其他医疗卫生领域）的应用一直不完善，质量不一。

美国、英国、意大利、日本等多个国家学者在物理治疗师中开展的调查研究显示，绝大多数物理治疗师对于循证物理治疗实践保持肯定态度，但是对于循证实践的定义、范围及循证实践在物理治疗工作中的应用情况参差不齐。一般来说，受教育程度高（硕士、博士）或近年来毕业的本科物理治疗师对于循证实践相关知识的掌握程度及临床应用更加熟练，从业时间较长和受教育程度较低的物理治疗师对循证实践的了解和应用都较差。相关文献报道，物理治疗师应用循证实践的阻碍因素包括缺乏时间、无法理解统计学、缺乏支持、缺乏资源、缺乏兴趣和缺乏对结果的概括等。

因此，本书建议将循证实践整合到物理治疗本科生、研究生的核心课程和继续教育中，提高物理治疗师对于科学数据的分析能力、评判能力和应对能力，帮助物理治疗师快速鉴别需要精细阅读的内容和不用花过多时间阅读的信息，在这个知识爆炸的时代高效地找到与个人最相关的信息。同时，在实践领域内提高对循证实践的重视度，增加各机构对于循证实践的关注，鼓励高质量临床研究的开展，促进领域内形成循证实践的氛围。

当然，在循证实践广泛应用的同时也带来了一些问题，比如以证据为基础的"质量标志"可能存在被既得利益者滥用的风险；大量的证据，特别是临床指南的质量变得难以管理；统计学上得到的显著改善在临床实践中可能是不切实际的；固定的规则和技术驱动

(inflexible rules and technology driven) 可能会导致由管理驱动，而不是以患者为中心的治疗；基于循证的指南往往不能很好地反映复杂的多种疾病合并的情况。

五、物理治疗循证数据库介绍

物理治疗循证数据库（The Physiotherapy Evidence Database，PEDro）是一个免费的、卓越的、支持循证物理治疗的全球资源（官方网址为 https://pedro.org.au/）。PEDro 提供快速访问随机对照试验、系统综述和评估物理治疗干预的临床实践指南。

2020 年发表在 *Brazilian Journal of Physical Therapy* 杂志上的一篇论文介绍了循证物理治疗的 PEDro 量表、PEDro 内容、PEDro 使用者、检索、新浏览内容和技能培养等。所有在 PEDro 索引的试验都使用 10 点 PEDro 量表进行方法学质量评估，并对搜索结果进行排名。2019 年 8 月，PEDro 索引了 44309 篇文章，其中 34619 篇为试验，9004 篇为综述，686 篇为指南。预计到 2025 年，证据的数量将翻一番。PEDro 的用户来自 214 个国家。巴西的物理治疗师是其最大的用户群（占总数的 23％）。物理治疗师被鼓励使用 PEDro 高级搜索页面为临床问题找到答案。PEDro "收件箱中的证据"（evidence in your inbox）功能，指用户注册 PEDro 账户以后，选择感兴趣的领域，PEDro 则会每月定期发送最新内容到用户邮箱，以便物理治疗师浏览最新研究进展。为了帮助用户发展基于证据的物理治疗技能，PEDro 中有系列教程和视频。目前，PEDro 网站支持多国语言（包括简体中文）检索。结果显示，PEDro 促进了临床物理治疗师、教育工作者、学生和研究人员使用高质量的临床研究。2019 年为 PEDro 诞辰 20 周年，在这一里程碑的时刻，PEDro 启动了一个名为 DiTA（Diagnostic Test Accuracy）的新数据库，该数据库关注物理治疗师使用诊断测试的准确性。

第二节 心肺物理治疗的循证实践

心肺物理治疗作为物理治疗的重要分支，随着相关临床研究的不断开展，研究证据不断更新。截至 2019 年，PEDro 上关于物理治疗各亚专科方向的发文量，心肺物理治疗相关的研究位居第二，仅次于肌肉骨骼物理治疗（图 1-2-1）。PEDro 在 2019 年 20 周年时，列出了物理治疗相关临床研究排名前 20 的亚专科，其中 5 个亚专科研究属于心肺物理治疗范畴，体现了心肺物理治疗的研究高度。

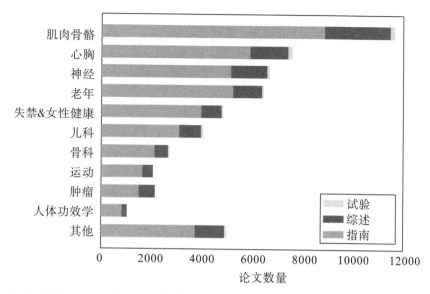

图 1-2-1 PEDro 中物理治疗各亚专科的随机对照试验、系统综述和循证实践指南论文数量

注：每一篇论文被分类为 1 个以上亚专科，所以图中论文总数与 PEDro 中论文总数不匹配，因为部分文章可能被重复分配到不同的领域。

参考循证实践及循证物理治疗实践的概念和内涵，心肺物理治疗的循证实践也需要同时考虑最佳的证据，专业知识，患者的环境、偏好和期待等因素。要成为一名循证医学的实践者，物理治疗师需要知道该领域哪些是未知的、哪些是已知的，区分哪些是不确定的、哪些是未研究过的。物理治疗师要在采取干预措施时接受不确定性，并且要善于整合新信息。基于循证的心肺物理治疗实践要求物理治疗师关注最新的流行病学情况、人口统计学资料，了解现阶段社会面临的重大医疗卫生问题，明确规范的物理治疗临床推理思路，通过有循证依据的评价工具客观评估并分析患者/客户的问题，采用有证据支持的干预措施，避免不必要的医疗服务和不合理的诊疗方案。

一、最新流行病学背景

2018 年 11 月，柳叶刀（*Lancet*）杂志上发表了《2017 年全球疾病负担研究的系统分析》，指出 2017 年非传染性疾病是最主要的死亡原因，在总死亡人数中占 73.4%；2017 年与 2007 年相比，非传染性疾病导致的总死亡人数增加了 22.7%，约 761 万人，寿命损失年（years of life lost，YLLs）增加了 13.6%，约 10.5 千万 YLLs。2017 年非传染性疾病导致的死亡中，心血管疾病导致的死亡人数占比最大，其次是肿瘤和慢性呼吸系统疾病。非传染性疾病也是死亡的主要原因，占 53%，其中缺血性心脏病排名第一，肿瘤排名第二，脑卒中排名第三，下呼吸系统感染排名第四。2017 年各年龄阶段不同性别间全球死亡率及死亡原因分布情况见图 1-2-2。

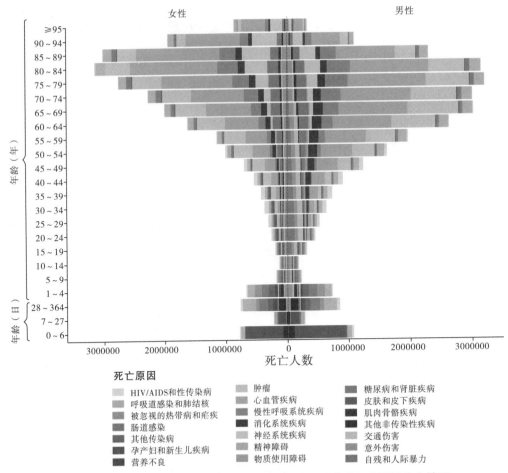

图 1-2-2　2017 年各年龄阶段不同性别间全球死亡率及死亡原因分布情况

注：HIV，人类免疫缺陷病毒；AIDS，获得性免疫缺陷综合征。

　　非传染性疾病中，以慢性心血管疾病、脑血管疾病、呼吸系统疾病、代谢性疾病及肿瘤为代表，随着人口老龄化加剧，这些疾病将导致更重大的公共卫生问题。研究发现，慢性疾病的发生与生活方式密切相关。在美国，吸烟是目前慢性疾病和过早死亡的主要原因。据估计，不良的饮食习惯和久坐的生活方式很快会超过烟草成为更主要的原因。看电视，作为久坐的生活方式的一个代表，与肥胖的发生也息息相关，是心血管疾病的一个主要危险因素。作为非侵入性治疗从业者，物理治疗师有责任帮助所有患者/客户管理这些疾病及疾病的危险因素，以便预防或调控它们对生理、心理、经济和社会方面的不良影响，从而在实践中促进健康。

二、以问题为导向的临床推理

　　临床工作的大部分时间都涉及思考和决策。是否每位医疗从业者都能做出有效的决策呢？临床实践的有效性取决于临床医生所做的决策，这就强调了学习如何优化决策的重要性。临床或诊断推理被认为是任何医疗从业者都应掌握的最重要的核心技能。动态和不断变化的医疗卫生领域要求从业者促进患者得到有意义的改善，而临床决策过程则是实现这一目标的唯一途径。而对于从学校刚毕业步入临床的物理治疗从业者，在这个关键技能上失败的比率非常高。

据估计，美国国内生产总值的近 18%（2.7 万亿美元）花在了医疗卫生领域，但超过 30% 的费用被浪费在了不适当的医疗管理上。在美国，每年有多达 8 万名住院患者因误诊而死亡，在门诊，约 5% 的成年人（每年 1200 万美国成年人）被误诊。大多数的误诊不是归因于系统问题或知识缺陷，而是实践者思考的方式——他们如何解决问题、推理并最终做出决策。为了改善医疗卫生领域的这种现象，改善临床推理和临床决策至关重要。

临床决策（clinical decision making，CDM）是指在一定背景下持续地且不断发展的过程，在这个过程中，收集数据、解读结果和评估，以确定一个基于证据的决策。临床决策过程是一个高度复杂的过程，涉及多方面的技能且不断发展，需要物理治疗师在现实临床中面对患者通过大量的实践来形成，即临床决策是一个习得的行为。

临床推理是物理治疗师与患者互动，收集信息，产生和验证假设，并根据获得的信息确定最佳诊断和治疗的过程。它被定义为医务工作者收集和评估数据，并对患者问题的诊断和处理做出判断的推理过程。临床推理是与临床实践相关的思考和决策过程的总和。在这个过程中，物理治疗师分析导致患者身体能力（在标准环境中执行任务或行动的能力）和表现（患者在自己当前的环境中可以做什么）受限的多个变量。其中，关键因素包括形成造成身体能力和表现受限的因素的假设，以及对这些因素影响程度的假设。物理治疗师与患者和其他参与患者照护的人（家人和其他医疗卫生专业人员）进行互动，并指导患者寻找有意义的目标和健康管理策略。所有的决定和行动都必须符合职业道德和社会期望。

随着物理治疗学科的发展，物理治疗师直接接诊患者越来越普遍，相对应地，物理治疗师诊断问题的能力也越来越强。物理治疗师的临床推理，需要结合《国际功能、残疾和健康分类》（International Classification of Functioning, Disability and Health，ICF）模型，从结构和功能、活动和参与能力三个层面进行评估，并考虑患者的心理、文化及环境等因素的影响。通过评估和提问，如患者可以做什么（不可以做什么），器官/系统的状态如何，两者间如何相互影响，找出问题的答案是物理治疗师做出诊断的基础。

以问题为导向的临床推理，应以 Weed 在 1968 年发表在新英格兰医学杂志上的以问题为导向的医疗记录系统（the problem-oriented medical system，POMS）为基础，此系统包括以问题为导向的医疗记录、审查和教育计划三个组分。以问题为导向的医疗记录（problem-oriented medical record，POMR）现广泛应用于对患者的评定、治疗处理及病程的管理记录中，包括基本资料（主观评估和客观评估）、问题清单、早期计划和目标、病程记录和出院小结五部分。主客观评估中，评价指标的选择需要考虑信度、效度、敏感度和特异性。

2000 年左右，患者报告的结局测量（patient reported outcome measures，PROMs）被提出，它的广泛应用驱使医疗卫生结构和服务的改变。医疗过程中，患者的参与已经从简单地寻求帮助，到参与临床决策过程。PROMs 旨在确定患者对其症状、功能状态和健康相关生活质量的看法，通过比较患者在不同时间的健康状况，确定所接受治疗的效果。区分 PROMs 和患者报告体验测量（patient reported experience measures，PREMs）是很重要的，后者侧重于人道关怀的各个方面，如得到有尊严的治疗或对待。

PROMs 包括两种类别，即特定疾病型和普适型测量工具。特定疾病型测量工具有成

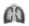

千上万种，对特定的症状、功能状态进行专门的评估。普适型测量工具一般包括常规的方面，比如自我照料、活动等。一般两种类型的评估工具在同一临床推理中都会用到，前者有较好的信度和效度，但后者可以评估的内容更广。

三、循证实践指南推荐

（一）心血管疾病一级预防指南

自1980年以来，美国心脏病学会（American College of Cardiology，ACC）和美国心脏协会（American Heart Association，AHA）已将科学证据转化为临床实践指南，并提出心血管疾病一级预防的十大建议（表1-2-1）。这些指南基于评估和分类证据的系统方法，为临床提供优质的心血管健康管理奠定了基础。临床实践指南提供适用于患有心血管疾病（cardiovascular disease，CVD）或具有CVD发生风险患者的建议，旨在定义在大多数但不是所有情况下能尽可能满足患者需求的实践，但这也不意味着其可以替代临床判断。指南指导的管理和治疗建议，包括临床评估、诊断测试及药物和治疗程序，只有在被从业者和患者采用时才有效。通过临床医务工作者和患者的共同决策，患者可以根据个人价值观、偏好及相关条件和合并症来选择干预措施，从而提高对指南中建议的依从性。

表1-2-1　心血管疾病一级预防的十大建议

1. 预防动脉粥样硬化性血管疾病、心衰和房颤最重要的方式就是提倡全生命周期健康的生活方式。

2. 基于团队的管理方案是预防心血管疾病的有效策略。临床医生应评估影响个人健康的社会决定因素，以便为治疗决策提供信息。

3.40~75岁的成年人和被评估应该进行心血管疾病预防的成年人应该进行10年动脉粥样硬化性心血管疾病（arteriosclerotic cardiovascular disease，ASCVD）风险评估（网址：http://tools.acc.org/ldl/ascvd_risk_estimator/index.html♯!/calulate/estimator/），以及在开始药物干预（比如服用降压药、他汀类药物或阿司匹林）前，临床医生和患者应进行风险讨论。此外，评估其他风险因素，比如进行冠状动脉钙化扫描，可有助于指引确定个体化的预防性干预决策。

4. 所有成年人都应保持健康的饮食习惯，强调蔬菜、水果、坚果、全谷物、瘦肉或动物蛋白和鱼的摄入，尽量减少反式脂肪、加工肉类、精制碳水化合物和甜饮料的摄入。对于超重和肥胖的成年人，建议通过咨询和热量限制来达到减重的目的或控制体重。

5. 成年人每周应至少进行150分钟的中等强度体力活动或75分钟的高强度体力活动。

6. 对于患有2型糖尿病的成年人来说，生活方式的改变，如改善饮食习惯和达到推荐的运动量至关重要。如需药物治疗，二甲双胍是一线治疗药物，其次考虑钠-葡萄糖共转运体2抑制剂或胰高血糖素样肽-1受体激动剂。

7. 所有成年人在每次健康检查时都应接受烟草使用评估，应帮助和强烈建议吸烟的人戒烟。

8. 阿司匹林不应经常用于ASCVD的常规一级预防，因为它缺乏净效益。

9. 他汀类药物治疗是对低密度脂蛋白、胆固醇水平升高（≥190 mg/dL）、40~75岁的糖尿病患者及经临床医生-患者风险讨论确定具有足够的ASCVD风险的患者进行ASCVD一级预防的一线治疗。

10. 建议所有血压升高或高血压的成年人采用非药物干预。对于那些需要药物治疗的人，目标血压应该控制在130/80 mmHg以下。

指南中推荐采用以患者为中心的方法全面预防动脉粥样硬化性心血管疾病（ASCVD）（1级证据，A级推荐）。对于40~75岁的成年人，临床医生应定期评估传统的心血管危险因素（包括糖尿病、吸烟、肥胖和超重、体力活动缺乏、高血压、血脂异常），并使用汇总队列方程计算10年ASCVD风险（1级证据，B级推荐）。对于20~39岁的成年人，应至少每 4~6 年评估一次传统 ASCVD 风险（2a 级证据，B 级推荐）。饮食方面，指南强调摄入蔬菜、水果、豆类、坚果、全谷物和鱼类，以降低 ASCVD 风险因素（1 级证据，B 级推荐）。

关于运动和体力活动方面，建议成年人在就诊时定期咨询以优化身体活动和生活方式（1 级证据，B 级推荐）。成年人应每周累计进行至少 150 分钟中等强度或者 75 分钟高强度有氧运动（运动强度定义和分级见表 1-2-2），或对应的中高强度运动结合的运动量以降低 ASCVD 风险（1 级证据，B 级推荐）。对于不能达到最低建议的身体活动的成年人，建议一定程度地参与中等强度或高强度身体活动，即使是低于推荐剂量，对于降低 ASCVD 风险也是有益的（2a 级证据，B 级推荐）。减少久坐的生活方式对于成年人降低 ASCVD 风险也是有益的（2b 级证据，C 级推荐）。

表 1-2-2 运动强度定义和分级

强度	代谢当量（METs）	举例
久坐的生活方式*	1~1.5	坐，半卧位，或卧位；看电视
轻度	1.6~2.9	慢走，煮饭，轻的家务
中等强度	3.0~5.9	快步走（3.9~6.4 公里/小时），骑单车（8.0~14.5 公里/小时），交际舞，运动瑜伽，休闲游泳
高强度	≥6	慢跑/跑步，骑单车（≥16.1 公里/小时），单人网球，连续游泳多圈（swimming laps）

注：久坐的生活方式是指在坐位、半卧位或卧位姿势下能量消耗≤1.5 METs 的活动；站立也是≤1.5 METs 的静态活动，但不被认为是久坐的生活方式。

对于超重和肥胖成年人，建议减重改善 ASCVD 风险（1 级证据，B 级推荐）；建议进行咨询和综合生活方式干预，包括限制能量摄入，以实现和维持超重和肥胖成年人的体重减轻（1 级证据，B 级推荐）；建议每年或更加频繁地计算体质指数（body mass index，BMI），识别超重和肥胖的成年人以进行减重（1 级证据，C 级推荐）。推荐测量腰围以确定高的心脏代谢风险（2a 级证据，B 级推荐）。

对于所有患有 2 型糖尿病（type 2 diabetes mellitus，T_2DM）的成年人，建议量身制订侧重于心脏健康饮食模式的营养计划，以改善血糖控制，在需要时实现体重减轻，并改善其他 ASCVD 风险因素（1 级证据，A 级推荐）。T_2DM 成年人每周至少应进行 150 分钟中等强度的身体活动或 75 分钟的高强度身体活动，以改善血糖控制，在需要时实现体重减轻，并改善其他 ASCVD 危险因素（1 级证据，A 级推荐）；T_2DM 成年人，在诊断时开始使用二甲双胍作为一线治疗及生活方式治疗是合理的，以改善血糖控制，并降低 ASCVD 风险（2a 级证据，B 级推荐）。

对于患有高脂血症的成年人，中等风险（10 年 ASCVD 风险在 7.5%~20%）患者，他汀类药物治疗可降低 ASCVD 风险，在风险讨论的背景下，如果决定接受他汀类药物治疗，应该推荐中等强度的他汀类药物（1 级证据，A 级推荐）。

在中等风险（10 年 ASCVD 风险在 7.5%~20%）患者中，低密度脂蛋白胆固醇（low-density lipoprotein cholesterol，LDL-C）水平应降低 30%或更多，并且为了实现最佳的 ASCVD 风险降低，尤其是高危患者（10 年 ASCVD 风险≥20%），LDL-C 水平应降低50%或更多（1级证据，A级推荐）。对于年龄介于40~75岁的糖尿病患者，不论10年ASCVD风险是多少，都应该使用中等剂量他汀治疗（1级证据，A级推荐）。

对于合并有高血压（含使用降压药的患者）的成年人，推荐进行降低血压的非药物干预，包括减重、有益于心脏健康的饮食模式、减少盐摄入、膳食补充钾、参与结构化的运动训练方案增加身体活动、限制酒精摄入（1级证据，A级推荐）。身体活动推荐：①每周从事90~150分钟，强度为65%~75%心率储备的有氧运动；②每周从事90~150分钟，强度为50%~80% 1次重复最大肌肉收缩力（1RM），6个动作，每个动作重复10次为一组，共3组的抗阻运动；③4×2分钟，间歇1分钟休息，强度为最大自主等长收缩的30%~40%，每周3次，持续8~10周的等长抗阻运动。

所有成年人在每次就诊时都应该评估吸烟情况，吸烟应作为一项重要的生命体征，时刻监测以促进戒烟；所有吸烟人员都应该被强烈建议戒烟；行为干预联合药物治疗被推荐可以最大化戒烟率（1级证据，A级推荐）。

（二）心脏康复及二级预防指南

《美国心脏康复和二级预防项目指南》一书中提出，在过去50多年里，心脏康复和二级预防项目快速发展，项目服务的患者人群发生了很大变化，最初主要是以急性心肌梗死导致心力衰竭和长期卧床的白人男性为主，后逐步发展到各色人群，无论患者之前是否住院治疗，都接受了个体化预防冠心病及其他心脏疾病的治疗服务项目。

物理治疗师作为心脏康复团队的重要成员，在心脏康复项目中扮演着重要角色，包括宣教预防危险因素的策略、治疗或手术干预后的恢复，负责对符合康复条件的患者进行评估、运动训练和宣教，根据ICF理念结合患者的社会活动、参与情况进行全面综合的评估和指导等。

（三）心力衰竭患者物理治疗实践指南

美国物理治疗协会（The American Physical Therapy Association，APTA）联合其心血管和肺部分支机构于2020年制定了《心力衰竭患者管理的物理治疗临床实践指南》，同年在*Physical Therapy*杂志上发表，以帮助物理治疗师在管理心力衰竭患者时做出临床决策。物理治疗师在整个医疗管理过程中负责治疗伴有心力衰竭病理相关的活动和参与不同程度受损和受限的患者。该指南指导物理治疗师对已诊断为心力衰竭的患者进行检查和治疗，并产生了9项关键行动声明（表1-2-3）来指导物理治疗师的实践，鼓励物理治疗师与医疗团队的其他成员合作实施这些行动声明，以改善心力衰竭患者的活动、参与和生活质量，并减少患者与心力衰竭相关的再次入院的发生率。物理治疗评估推理流程见图1-2-3和图1-2-4。

表1-2-3　心力衰竭患者物理治疗9大声明

序号	声明	关键内容
1	物理治疗师和其他医疗卫生人员应该提倡稳定性心力衰竭患者将增加日常体力活动作为治疗的重要部分（证据质量1级；推荐强度：A）	提倡增加日常身体活动总量作为重要内容

序号	声明	关键内容
2	物理治疗师必须将教育和促进慢病管理行为作为治疗的组成部分，以降低再入院的风险。这些措施包括关于每日体重评估、恶化的体征和症状、营养和药物管理/药物相互作用的教育（证据质量1级；推荐强度：A）	教育并促进慢性疾病管理的习惯
3	物理治疗师必须使用以下参数为稳定的纽约心功能分级在Ⅱ～Ⅲ级并伴有射血分数下降的患者开具有氧运动训练处方：时间，20～60分钟；强度，峰值VO_2或峰值做功的50%～90%；频率，3～5次/周；持续时间，至少8～12周；模式，跑步机或功率自行车或跳舞（证据质量1级；推荐强度：A）	开具有氧运动训练处方
4	对于稳定的纽约心功能分级在Ⅱ～Ⅲ级并伴有射血分数下降的患者，物理治疗师应在选定的患者中开具高强度间歇运动训练处方，使用以下参数：时间，>35分钟；强度，>90%～95%的峰值VO_2或峰值做功；频率，2～3次/周；持续时间，至少8～12周；模式，跑步机或功率自行车。高强度间歇运动训练每周总运动量应至少为460 kcal、114分钟或每小时5.4 MET。（证据质量1级；推荐强度：A）	开具高强度间歇运动训练处方
5	物理治疗师应针对稳定的纽约心功能分级在Ⅱ～Ⅲ并伴有射血分数下降的患者的上肢和下肢主要肌肉群进行抗阻训练，使用以下参数：每个肌肉群2～3组，60%～80% 1RM，45～60分钟/节，每周3次，持续至少8～12周（证据质量1级；推荐强度：A）	开具上下肢抗阻训练处方
6	物理治疗师可以使用以下参数为稳定的纽约心功能分级在Ⅱ～Ⅲ并伴有射血分数下降的患者开具联合抗阻和有氧训练处方：将20～30分钟的有氧训练与20～30分钟的抗阻训练相结合，每个主要肌肉群2～3组，60%～80% 1RM，每周3次，持续至少8～12周（证据质量2级；推荐强度：B）	开具有氧和抗阻训练联合的运动处方
7	物理治疗师应开具阈值吸气肌训练器（即阻力不依赖于流量的设备，或类似设备）的吸气肌训练处方，用于家庭和诊所环境中纽约心功能分级在Ⅱ～Ⅲ并伴有射血分数下降的患者和有或没有基线吸气肌无力的门诊患者，使用以下参数：30分钟/天，强度>30%最大吸气压力（PI_{max}或MIP），5～7天/周，至少8～12周（证据质量1级；推荐强度：A）	开具吸气肌训练处方
8	物理治疗师可以为家庭和诊所环境中纽约心功能分级在Ⅱ～Ⅲ并伴有射血分数下降的患者和具有或没有基线吸气肌无力的患者，使用以下参数：30分钟/天，强度>30%最大吸气压力（PI_{max}或MIP），5～7天/周，至少8～12周（证据质量2级；推荐强度：B）	开具吸气肌和有氧训练的运动处方
9	物理治疗师应为稳定的纽约心功能分级在Ⅱ～Ⅲ并伴有射血分数下降的患者进行NMES治疗，具体参数：15～50Hz的双相对称脉冲，开/关时间2/5秒，下肢较大肌肉的脉冲宽度应为200～700 μs，对于下肢小肌肉0.5～0.7 ms，MVIC的20%～30%，产生肌肉收缩，5～7天/周，至少5～10周，部位包括股四头肌、臀肌、腘绳肌和腓肠肌（证据质量1级；推荐强度：A）	开具神经肌肉电刺激的处方

注：MET，metabolic equivalent，代谢当量；MIP/PI_{max}，maximal inspiratory pressure，最大吸气压；NMES，neuromuscular electrical stimulation，神经肌肉电刺激；VO_2，oxygen uptake，摄氧量；1RM，1 repetition maximum，1次重复最大肌肉收缩力；MVIC，maximum voluntary isometric contraction，最大自主等长收缩。

心肺系统物理治疗临床科学与实践

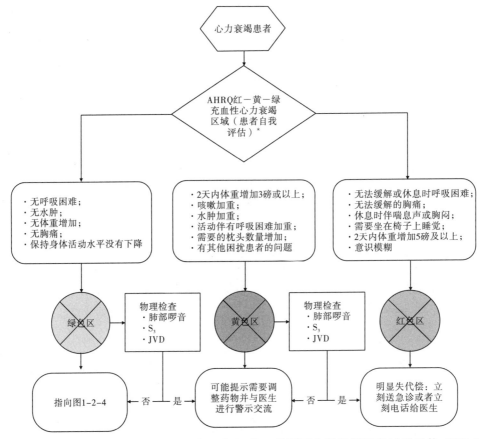

AHRQ，Agency for Healthcare Research and Quality，美国卫生保健研究和质量机构；JVD，jugular venous distention，颈静脉怒张；S$_3$，third heart sound，第三心音。

图1-2-3 物理治疗师评估心力衰竭患者的流程图

引自 http://innovations.ahrq.gov/qualitytools/red-yellow-green-congestive-heart-failure-chf-tool.

14

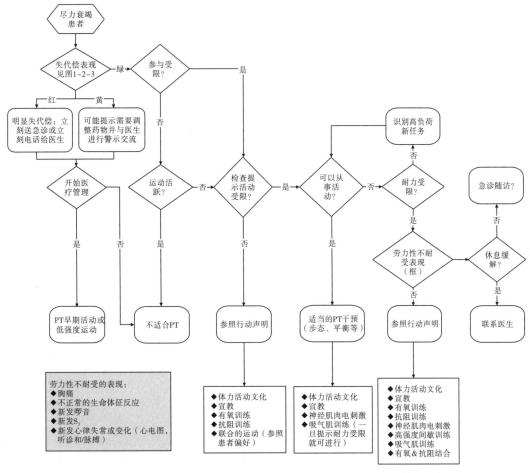

PT，physical therapist，物理治疗师；S₃，third heart sound，第三心音。

图 1-2-4　心力衰竭和失代偿体征患者的物理治疗流程图

（四）有静脉血栓栓塞风险或确诊患者的物理治疗实践指南

APTA 及其心血管、肺部和急性医疗管理分支机构联合制定了《物理治疗在管理有静脉血栓栓塞风险或确诊的患者中的角色：基于循证的临床实践指南》，以帮助物理治疗师在治疗有静脉血栓栓塞（venous thromboembolism，VTE）风险或被诊断为下肢深静脉血栓形成（lower extremity deep vein thrombosis，LEDVT）的患者时做出决策。无论实践环境如何，物理治疗师都会与有 VTE 风险或 VTE 病史的患者一起工作。该指南指导物理治疗师在预防、筛查和治疗有 LEDVT 风险或诊断为 LEDVT 的患者方面的实践，通过对已发表研究的系统审查和结构化评估，编写了管理声明来指导物理治疗师（表 1-2-4）；对支持每项行动的证据进行评级，并明确推荐的运动强度，以帮助物理治疗师的临床决策。物理治疗师应与医疗团队的其他成员一起努力实施这些关键行动声明，以降低 VTE 的发生率，改进 LEDVT 的诊断和急性管理，并减少 LEDVT 的长期并发症。

表 1-2-4 对有 VTE 风险或确诊 VTE 的患者的物理治疗管理声明

序号	声明	关键内容
1	物理治疗师应提倡一种运动和身体活动的文化，除非存在医学相关的运动禁忌（证据质量 1 级；推荐强度：A-强）	提倡运动和身体活动的文化
2	物理治疗师应在初次与患者会谈及对其进行医学检查时筛查 VTE 的风险（证据质量 1 级；推荐强度：A-强）	筛查 VTE 的风险
3	物理治疗师应为 LEDVT 高危的患者提供预防措施，这些措施应该包括关于 LEDVT 的症状和体征的教育、活动、水合作用、机械加压和医学转介（证据质量 1 级；推荐强度：A-强）	提供 LEDVT 的预防措施
4	当个体处于 LEDVT 高风险状态时，物理治疗师应推荐机械加压（如 IPC，GCS）（证据质量：1 级；推荐强度：A-强）	推荐机械加压作为预防 LEDVT 的措施
5	当患者出现下肢疼痛、敏感、肿胀、发热和变色时，物理治疗师应证实是否为 LEDVT（证据质量 2 级；推荐强度：B-中等）	当症状和体征存在，且与 LEDVT 高度相似时，应进一步证实
6	完成 LEDVT 的 Wells 评分后物理治疗师应在运动前推荐进一步的医学检测（证据质量 2 级；推荐强度：B-中等）	出现与 LEDVT 高度相似的情况，应推荐进一步的医学检测证实
7	当患者有近期诊断的 LEDVT 时，物理治疗师应证实患者是否在使用抗凝药，使用抗凝药的类型，开始使用抗凝药的时间（证据质量 5 级；推荐强度：D-理论/基础）	明确患者是否在使用抗凝药
8	当患者有近期诊断的 LEDVT 时，抗凝达到治疗阈值水平后物理治疗师应指导患者开始运动（证据质量 1 级；推荐强度：A-强）	指导达到抗凝治疗水平的患者运动
9	当患者有 LEDVT 时，物理治疗师应推荐机械加压（如 IPC，GCS）（证据质量 2 级；推荐强度：B-中度）	给有 LEDVT 的患者推荐机械加压
10	置入 IVC 过滤器后，一旦血流动力学稳定，物理治疗师应推荐患者做被动运动（证据质量 5 级；推荐强度：P-最佳实践）	置入 IVC 过滤器后，一旦血流动力学稳定，便指导患者运动
11	当一位有记录膝以下 LEDVT 的患者，没有使用抗凝治疗并且未置入 IVC 过滤器，且有医生开具的离床活动医嘱，物理治疗师应向医学团队咨询让患者运动还是卧床休息（证据质量 5 级；推荐强度：P-最佳实践）	当 LEDVT 患者没有使用抗凝治疗并且未置入 IVC 过滤器时，应咨询医疗团队
12	当一位患者正在服用抗凝药，物理治疗师应筛查跌倒风险（证据质量 3 级；推荐强度：C-弱）	筛查跌倒风险
13	当一位患者提示 PTS 的症状和体征，物理治疗师应推荐机械加压治疗（如 IPC、GCS）（证据质量 1 级；推荐强度：A-强）	PTS 的症状和体征存在时推荐机械加压
14	物理治疗师应监测那些可能受 LEDVT 长远影响的患者（如严重 PTS）并提供预防这些后果发生的管理策略，以改善人群的经历并提高其生活质量（证据质量 5 级；推荐强度：P-最佳实践）	实施管理策略去预防未发生的 VTE

注：VTE, venous thromboembolism, 静脉血栓栓塞；LEDVT, lower extremity deep vein thrombosis, 下肢深静脉血栓；IPC, intermittent pneumatic compression, 间歇气压治疗；GCS, graduated compression stockings, 渐进加压弹力袜；IVC, inferior vena cava, 下腔静脉；PTS, post thrombotic syndrome, 血栓后综合征。

（五）肺康复临床实践指南

2017 年澳大利亚胸肺基金会及澳大利亚和新西兰胸科学会联合发布了《澳大利亚和新西兰肺康复指南》，其中总结了 9 大建议和推荐级别，具体见表 1-2-5。

表 1-2-5　澳大利亚和新西兰肺康复指南核心内容

> 1. a. COPD 患者应该进行肺康复（中等质量证据，强推荐）。
>   b. COPD 加重期后出院 2 周内应进行肺康复（中等质量证据，弱推荐）。
> 2. 中重度 COPD（稳定期或者加重期出院后的 COPD 患者）应该进行肺康复以减少加重导致的住院（中-低质量证据，强推荐）。
> 3. a. 对于 COPD 患者，居家肺康复可作为常规方案的替代方法（中-低质量证据，弱推荐）。
>   b. 为 COPD 患者提供居家肺康复，包括定期联系以促进运动参与和进阶，可作为基于医院的肺康复的替代方案（中-低质量证据，弱推荐）。
>   c. 基于社区的肺康复，频率和强度与基于医院的方案相同，作为常规方案的替代方案提供给 COPD 患者（中等质量证据，弱推荐）。
> 4. 轻度 COPD 患者（基于症状）应参与肺康复计划（中-低质量证据，弱推荐）。
> 5. 由于缺乏评估能持续时间较长的计划是否比标准的 8 周计划更有效的证据，专家组无法提出建议。
> 6. a. 需要更多的研究来确定维持性运动训练计划的最佳模型（"研究中"的建议）。
>   b. 每月或更少频率的监督维护计划不足以维持肺康复的效果，不应提供（低质量证据，弱推荐）。
> 7. 肺康复提供给所有 COPD 患者，无论是否有结构化的多学科小组教育计划（中-低质量证据，弱推荐）。
> 8. 需要进一步研究运动引起的氧饱和度降低的 COPD 患者在训练期间补充氧气的情况，以减少迄今为止缺乏效果的不确定性（"研究中"建议）。
> 9. a. 支气管扩张患者应进行肺康复（中等质量证据，弱推荐）。
>   b. 间质性肺病患者应进行肺康复（低质量证据，弱推荐）。
>   c. 肺动脉高压患者应进行肺康复（低质量证据，弱推荐）。

小结

心肺物理治疗学科的发展，心肺物理治疗相关临床研究、循证实践指南的发布，有力地推动了心肺物理治疗师的循证实践工作。但是在心肺物理治疗循证实践的工作中尚存在一些问题：第一，高质量临床研究的缺乏导致临床指南中推荐意见的证据等级偏低，且更多的总结性意见以专家共识的形式呈现，相比循证指南，证据等级更低；第二，物理治疗师对于临床研究的主动性和参与度不高，导致一线的临床数据较难转化为临床研究数据得到发表；第三，物理治疗师对于临床研究方法学、统计学的理论和实践能力参差不齐，还需要开展相关的培训，并优化在校培训体系。

总的来说，心肺物理治疗无论是对健康人还是对患有急性、慢性期的心肺系统疾病，代谢性疾病，神经系统疾病的患者等都是有益的，具体循证实践还需要更多具体的高质量研究。

（王亚飞　喻鹏铭）

推荐阅读

［1］ROCHESTER C L，ALISON J A，CARLIN B，et al. Pulmonaryrehabilitation for adults with chronic respiratory disease：an official American Thoracic Society Clinical Practice Guideline ［J］. Am J Respir Crit Care Med，2023，208（4）：e7－e26.

［2］BATCHELOR T J P，RASBURN N J，ABDELNOUR－BERCHTOLD E，et al. Guidelines for enhanced recovery after lung surgery：recommendations of the Enhanced Recovery After Surgery（ERAS（R））Society and the European Society of Thoracic Surgeons（ESTS）［J］. Eur J Cardiothorac Surg，2019，55（1）：91－115.

［3］THOMAS R J，BEATTY A L，BECKIE T M，et al. Home－based cardiac rehabilitation：a scientific statement from the American Association of Cardiovascular and Pulmonary Rehabilitation，the American Heart Association，and the American College of Cardiology ［J］. Circulation，2019，140（1）：e69－e89.

［4］BULL F C，AL－ANSARI S S，BIDDLE S，et al. World Health Organization 2020 guidelines on physical activity and sedentary behaviour ［J］. Br J Sports Med，2020，54（24）：1451－1462.

［5］FLETCHER G F，LANDOLFO C，NIEBAUER J，et al. Promoting physical activity and exercise：JACC Health Promotion Series ［J］. J Am Coll Cardiol，2018，72（14）：1622－1639.

第二章　心血管和呼吸系统的功能解剖

第一节　胸部

一、胸廓

胸廓覆盖并保护着心肺系统的主要器官，并为呼吸肌的附着提供骨骼框架。胸腔内有位于纵隔中央的心脏和位于纵隔两侧的肺。胸廓上下均呈圆锥形，横向略呈肾形（图2-1-1）。胸廓的骨骼边界水平于背侧的12胸椎，侧面的肋骨和前侧的胸骨。

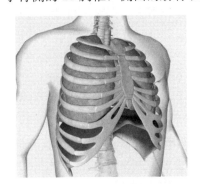

图2-1-1　胸廓解剖

二、胸骨

胸骨由胸骨柄、胸骨体和剑突三个部分组成。胸骨柄位于胸骨上部，是与锁骨和第1、2肋骨相连的最厚的部分。在胸骨柄的上缘有一个可摸到的颈静脉切迹或胸骨上切迹。在胸骨柄的下方是胸骨体，与第3~7肋骨横向相连。胸骨角，或称"路易角"，是胸骨柄和胸骨体交界处形成的前角。胸骨角与前面的第2肋软骨和后面的第5胸椎处于同一水平。胸骨角与气管进入左右主支气管的分叉水平。胸骨尾部是一块透明的软骨——剑突。

漏斗胸是前胸廓壁常见的先天畸形，因多根肋骨和胸骨生长异常，使胸部呈现凹陷的外观。漏斗胸在出生时就存在，在青少年早期骨骼生长时迅速发展。这类患者常存在多种肺部并发症，如由胸骨凹陷和肋骨上的吸气肌力学改变引起的呼吸短促，并且经常合并由心脏受限（受压）引起的心脏并发症。

肋骨和软骨的活动性为分离胸骨暴露胸腔提供了条件。以冠状动脉旁路移植术为代表的心脏外科手术为了获取手术入路，心脏外科医生会将胸骨正中纵行剖开，这个过程称为胸骨正中切开术。

三、肋骨

肋骨是从后椎骨向前向下弯曲连接肋软骨的扁骨。第 1～7 肋前端与胸骨连结，称为真肋（也称为椎骨肋），第 8～12 肋称为假肋。第 8～10 肋通过肋软骨与上面的肋骨相连，第 11、12 肋前端游离于腹壁肌层中。真肋的长度由上至下逐渐增加，假肋的长度从上至下逐渐减少。

每根肋骨都有共同的特征，包括肋头、肋颈、肋结节和肋体。肋颈是肋骨从肋头向外侧延伸的 2 cm 长的部分，它为前肋横韧带提供沿其头颈边界的附着点。在肋颈和肋骨体交界处的结节由关节部分和非关节部分组成。肋骨结节的关节部分有一个小平面，用于与头部最下方椎骨的横突连接。结节的非关节部分为结节的韧带提供附着点。肋骨体同时向两个方向弯曲并绕其长轴扭转，呈现两个表面（内部和外部）和两个边界（上和下）。肋骨的胸骨端终止于一个椭圆形的凹陷，肋软骨附着在该凹陷处。虽然肋骨骨折可能发生在不同的位置，但更常见的是在最薄弱的区域，即肋骨体弯曲的区域。第 1 肋通常不会骨折，因为被保护在锁骨的后下方。当它受伤时，可能会发生臂丛神经和锁骨下血管损伤。下方的肋骨骨折可能对膈肌造成创伤，导致膈疝。肋骨骨折的疼痛非常剧烈，对于所有物理治疗师来说，为肋骨骨折患者提供呼吸、固定和咳嗽的指导是非常重要的。当邻近肋骨多处骨折时，也需要评估反常呼吸模式和连枷胸。胸腔引流管从肋骨上方（以避免损伤肋丛神经及血管）置入胸膜腔，用于引流肺周的血液、空气或液体，并有效地使肺部扩张。

第 1、2、10、11 和第 12 肋与其他更典型的肋骨不同。第 1 肋是所有肋骨中最短、曲度最大的。它的头部小而圆，只有 1 个小平面与第 1 胸椎体相连。第 1 肋的胸骨端也比其他任何一根肋骨的胸骨端更大更厚。第 2 肋虽然比第 1 肋长，但同样弯曲，肋体没有扭曲，其内表面后方有一短肋沟。第 10～12 肋头部各只有一个关节面。第 11 和第 12 肋（浮肋）没有肋颈或肋结节，并且它们的游离前端很窄。第 12 肋有时可比第 1 肋短。

第二节　呼吸系统

一、呼吸肌

呼吸包括吸气和呼气两个过程，在吸气过程中，为了使空气进入肺部，胸部和腹部的肌肉通过收缩牵拉骨性胸廓，从而造成胸腔内容积的变化，并引起胸腔内压力的相应降低。吸气肌通过产生于肋骨和胸骨的桶柄和泵柄运动来增加胸腔的容积（具体如图 2-2-1 所示），由此使得胸腔内压力低于大气压，进而让空气进入肺部。在休息时，实现主动吸气过程的主要是膈肌和肋间内肌。为了在运动或呼吸窘迫期间产生更有力的吸气，辅助吸气肌会协助吸气。辅助吸气肌包括胸锁乳突肌、斜角肌、前锯肌、胸大肌、胸小肌、斜方肌和竖脊肌等，呼吸肌具体见图 2-2-2。

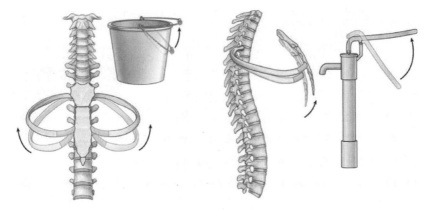

图 2-2-1　呼吸肌引起的胸廓活动：桶柄和泵柄运动

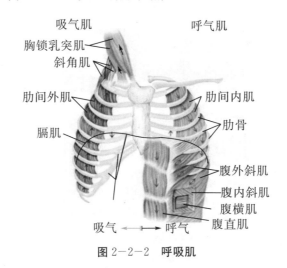

图 2-2-2　呼吸肌

（一）膈肌

膈肌是主要的吸气肌，它是形成胸腔底部并分隔胸腔和腹腔的圆顶形肌腱。膈肌分为左右膈肌。X 线检查可以从前面或后面看到两侧膈肌。右侧膈肌受肝脏保护，比左侧膈肌更强壮。由于胚胎融合点薄弱，左侧膈肌通常更容易破裂和形成膈疝。每侧的膈肌由三个部分组成，包括汇聚到中央腱的胸、肋和腰椎部分。膈肌的中央腱是一层薄而坚固的肌腱（腱膜），位于心包的前部和正下方。有三个主要开口，包括下腔静脉的腔静脉开口、食管和胃血管的食管开口，以及包含主动脉、胸导管和奇静脉的主动脉开口。膈神经起源于第 3、4、5 颈神经，参与膈肌收缩。

膈肌在静止时呈穹窿状。膈肌的水平和吸气时的移动度因体位、肥胖程度和膈肌下方存在的各种胃肠器官的大小等而存在差异。在正常呼吸时，膈肌收缩，将中央腱向下向前拉，此时膈肌变为扁平状。膈肌的收缩在上下、前后和外侧方向上增加了胸廓的容积。容积增加会降低胸腔内的压力，同时引起腹腔内容积减少和压力增加。因为肝脏位于右侧膈肌下方，而胃位于左侧膈肌下方，因此，在下降过程中，右侧膈肌比左侧膈肌承受的阻力更大。

患有慢性阻塞性肺疾病（COPD）的患者呼气功能降低，其膈肌也会因为肺过度通气而变得扁平。对于物理治疗师来说，通过任何加强膈肌力量的运动来逆转过度通气并恢复膈肌在正常静息时的穹窿状是至关重要的。

仰卧、直立或侧卧的体位会改变膈肌的静息位置，从而导致肺容积发生变化。仰卧位时，在没有重力影响的情况下，胸腔中的膈肌水平升高，膈肌移动范围增加。尽管膈肌的活动范围增加了，但由于腹腔器官在胸腔内的位置升高，肺容积降低。在直立位时，膈肌的圆顶由于重力作用而被拉下，膈肌移动范围较小，然而肺容积更大。侧卧位时，两侧膈肌的位置不等：最上侧下降到较低水平，比坐位移动范围小；最下面的一侧在胸腔中升高，并且较坐位时有更大的移动范围。安静呼吸时，膈肌通常移动约 2cm；在最大通气量下，膈肌可移动 6~10cm。胃饱满度、肥胖程度、腹水和怀孕是影响吸气时膈肌正常运动的重要因素。

（二）肋间外肌

肋间外肌起于上方肋骨的下缘并附着于下方肋骨的上缘。胸骨两侧各有 11 块肋间外肌。这些肌肉的收缩将下肋骨向上向外拉，从而抬高肋骨并扩张胸部。

（三）辅助吸气肌

1. 胸锁乳突肌

胸锁乳突肌是主要的辅助吸气肌，可抬高胸骨，增加胸廓前后径。

2. 斜角肌

斜角肌位于胸锁乳突肌深处，但可在颈部后三角区触及。这些肌肉作为一个整体来提升和固定第 1、2 肋：

1）前斜角肌从第 3 或第 4 至第 6 颈椎横突的前结节通过。

2）中斜角肌起于所有颈椎的横突，插入第 1 肋（前斜角肌后内侧，臂丛神经和锁骨下动脉穿过前斜角肌和中斜角肌）。

3）后斜角肌起源于第 5 和第 6 颈椎横突的后结节，穿过中斜角肌和肩胛提肌之间，附着在第 2 或第 3 肋上。

3. 上斜方肌

上斜方肌（上部肌纤维）起源于枕骨上颈线的内侧部分和项韧带，插入锁骨的远端三分之一处。这块肌肉通过帮助提升胸廓来增加通气。

4. 胸大肌和胸小肌

胸大肌起于锁骨内侧三分之一处，胸骨柄和胸骨体前表面的外侧，以及前 6 根肋骨的肋软骨，止于肱骨大结节嵴。当手臂和肩胛固定时，胸大肌可以以其止点为起点，拉动前胸壁，抬起肋骨和胸骨，增加胸廓前后径。

胸小肌起自第 2 至第 5 或第 3 至第 6 肋，向上进入喙突内侧。这块肌肉通过抬高肋骨和增加胸腔内容积来辅助用力吸气。

5. 前锯肌和菱形肌

前锯肌起自第 8 或 9 肋的外表面，沿着肩胛骨内侧缘的肋侧面附着。前锯肌的主要功能是外展、旋转肩胛骨，并将内侧缘牢牢固定在胸腔上方。当菱形肌内收稳定肩胛骨时，前锯肌只用作通气中的辅助肌。

6. 背阔肌

背阔肌起自第 6~12 胸椎、腰椎和骶椎上部的棘突，以及髂嵴的后部，经腋窝的后壁、肱骨的内侧绕至大圆肌的前面，于大圆肌肌腱外侧移行到扁腱，止于肱骨小结节嵴，其后纤维在牵引躯干伸展时协助吸气。

7. 后锯肌

后锯肌起自颈韧带下部和第 7 颈椎及前 2、3 胸椎棘突，向下进入第 2 至第 4 或第 5 肋的上缘，通过上提所附着的肋骨以扩张胸廓来辅助吸气。

8. 胸椎竖脊肌

竖脊肌是一个从骶骨延伸至头骨的大肌群。胸椎竖脊肌伸展胸椎并抬高胸腔，使胸廓得到更大的扩张。

（四）呼气肌

1. 腹肌

腹部肌肉包括腹直肌、腹横肌与腹内斜肌和腹外斜肌。当呼气和咳嗽等动作需要突然排出空气时，这些肌肉会收缩提高腹内压。腹腔内产生的压力会传递至胸腔以帮助空气从肺部排出。

2. 肋间内肌

胸骨两侧各有 11 块肋间内肌。这些肌肉附着于肋骨和肋软骨的内表面，并进入下方相邻肋骨的上缘。肋间内肌的后部被称为骨间肌部分，它可以压低肋骨以帮助用力呼气。肋间内肌的软骨部分可以抬高肋骨并协助吸气。

二、肺通气

肺通气，通常称为呼吸，是空气进出肺部的过程。吸气是休息和运动时的一个主动过程，涉及膈肌和肋间外肌的收缩。首先收缩的肌肉是膈肌，膈肌收缩可增加胸腔容积。膈肌最终受腹部器官的阻力，从而引起膈肌的肋纤维收缩并将下方的肋骨向上拉出（桶柄运动）。肋间外肌也有助于肋骨向外运动。此外，上肋的泵柄运动是通过收缩肋间外肌和肋间内肌的软骨间部分来实现的。吸气肌的动作扩大了胸腔的内径，同时将肺内的压力（胸内压）降低至低于体外气压。随着呼吸道对大气开放，空气进入肺部以使压力差正常化，从而发生吸气并使肺部充满空气。

在用力呼吸期间，需要使用额外的肌肉来增加吸气动作。辅助呼吸肌能更大限度地抬高肋骨并促进胸椎的伸展。这些变化促进了胸腔内容积的进一步增加，随后膈肌和肋间外肌收缩导致胸腔内压力下降。这种相对较低的胸腔内压力将促使更多的空气进入肺部。

在休息时，呼气是一个被动过程，通过肺的弹性回缩和肋间外肌及膈肌的松弛来实现。当肋间外肌放松时，肋骨下降到吸气前的位置，膈肌返回到胸腔高处的穹隆顶部位置。为了实现有力的呼气，可以使用额外的辅助肌肉，包括腹肌和肋间内肌。肋间内肌主动拉下肋骨，以帮助将空气排出肺部。腹肌收缩，迫使内脏向上顶住膈肌，加速其返回穹隆顶部位置。用力呼吸引起的腹内压和胸内压的变化有助于血液通过静脉回流到心脏，其机制为胸腹压力下降使静脉充盈，腹部和胸部的压力变化会产生挤压效应，从而帮助血液回流到心脏。

三、胸膜

每个肺都有两层胸膜（图 2-2-3）。覆盖在肺外表面的胸膜是脏层胸膜，与肺组织密不可分。覆盖在胸壁、膈肌和纵隔内表面的胸膜称为壁层胸膜。壁层胸膜通常是根据它所覆盖的解剖表面来描述的：肋骨和椎骨的内衬部分被称为肋脊胸膜，膈肌上方的部分是横膈胸膜，在颈部覆盖肺最上面的部分是颈胸膜，覆盖在纵隔上的叫作纵隔胸膜。壁层胸膜和脏层胸膜相互融合在一起，包围着肺根。正常情况下，胸膜在通气周期的所有阶段都是紧密接触的，仅被一层薄薄的浆液膜隔开。在胸膜之间存在一个潜在的空间，称为胸膜腔。在这个空间内的持续负压维持着肺的膨胀。

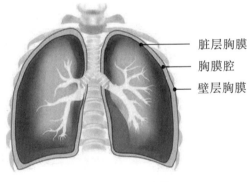

脏层胸膜
胸膜腔
壁层胸膜

图 2-2-3 胸膜

胸膜腔内的浆液用于在通气过程中将胸膜层固定在一起，并减少肺和胸壁之间的摩擦。壁层胸膜的血管供应来自肋间动脉、胸内动脉和膈肌动脉。静脉回流通过胸壁邻近层部分静脉完成。支气管血管供应脏层胸膜。脏层胸膜没有神经支配，因此没有感觉。膈神经支配纵隔和中央膈的壁层胸膜，而肋间神经支配肋区和外周膈的壁层胸膜。因受肋间神经支配，胸膜受到的刺激可能导致疼痛转移至胸壁或腹壁，而膈神经支配胸膜受到的刺激可能导致下颈部和肩部的转移疼痛。

若干并发症会影响胸膜的完整性。感染引起胸膜的炎症反应称为胸膜炎，临床通过胸膜疼痛表现和听诊时异常的胸膜摩擦音可以明确诊断。胸腔积液常见于癌症或心胸外科手术后，表现为胸腔积液区呼吸音减弱或消失，常见于重力依赖区域，并伴有肺容积减少。胸膜腔内出现血液称为血胸，而空气从萎陷的肺进入胸膜腔内称为气胸。胸膜腔的细菌感染导致脓液出现称为脓胸。

胸膜腔并发症的处理方法是将胸腔引流管置入胸膜腔，以引流胸膜腔内的分泌物或使腔内恢复负压，以使肺膨胀。对于有大量胸腔积液的患者，可采用胸腔积液抽吸术。

四、肺

肺位于胸腔的两侧，被纵隔隔开。除了通过肺根和肺韧带与心脏和气管相连的部分，肺的其余部分都游离于其相应的胸膜腔内。肺实质通常呈多孔的海绵状。肺基本呈圆锥形，被描述为一尖、一底、三缘（前、下、后）和三面（肋面、纵隔面和膈面）。

肺尖位于颈根部，其最高点在当侧锁骨中 1/3 以上 2～3cm 处。肺底是凹陷的，位于膈肌的凸面上。肺的下缘将肺膈面与其肋面分开；后缘将肋面与纵隔面的椎体部分开；肺的前缘很薄，与心包的前部重叠。此外，左肺前缘有心切迹。每个肺的肋面与上覆胸壁的形状一致。每个肺的内侧面可分为椎体部和纵隔部。椎体部接触胸椎的两侧及其椎间盘、后肋间血管和神经。纵隔部的心压迹明显，左侧的凹陷大于右侧，以适应心尖向左突出。心压迹的后面是肺门，在这里形成进出肺实质的肺根。肺门下方和后面覆盖的胸膜从肺根延伸形成肺韧带。

（一）肺门和肺根

神经、血管和初级支气管穿透每个肺实质的点称为肺门。左右主支气管、肺动脉、肺静脉、支气管动脉和静脉、肺神经丛和淋巴管进入肺门并形成肺根。它们位于第 5、第 6 和第 7 胸椎的椎体旁边。右肺根位于上腔静脉和部分右心房的后面，奇静脉的末端以下；左肺根位于主动脉弓的下方，胸降主动脉的前面。肺韧带位于肺根以下，膈神经和前丛位于肺根的前方，迷走神经和后肺丛位于肺根的后面。

（二）肺叶、肺裂和肺段

右肺由三个叶组成，包括右上叶（RUL）、右中叶（RML）和右下叶（RLL）。两条肺裂将这三个叶彼此分开。右肺的上叶和中叶通过斜裂与下叶分开（图 2-2-4）。斜裂从右肺纵隔面起，位于右肺门的后上侧，向上向后延伸至第 4 胸椎水平处的后缘；然后向前向下穿过前肋面与肺的下界相交，从中位平面向后上连接上肺静脉后面和下面的肺门。水平裂隔开右中叶与右上叶，在腋中线与斜裂相接，大约在第 4 肋骨平面，并水平穿过肺的肋面到第 4 肋软骨的平面；在纵隔面，它向后穿过右上肺静脉附近的肺门。右肺的每个叶进一步细分为多个部分。RUL 具有三段，包括尖段、后前段和前段。该叶向前延伸与第 4 肋水平，并在后部与第 3 至第 5 肋相邻。RML 在三个叶中最小，分为外侧段和内侧段。其下缘外侧与第 5 肋相邻，内侧与第 6 肋相邻。RLL，由四个段（前基底段、上基底段、侧基底段和后基底段）组成。RLL 的上缘与第 6 胸椎水平，并向下延伸到膈肌。在最大吸气时，RLL 的下缘可能延伸到第 2 腰椎并与肾脏的上缘重叠。

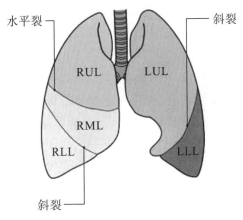

图 2-2-4 肺的分叶

左肺比右肺小，由斜裂分为左上叶（LUL）和左下叶（LLL）。左肺斜裂比右肺稍垂直，没有水平裂。与右肺中叶相对应的左肺部分称为舌段，是 LUL 的一部分。在后面，LUL 的下缘平对第 6 肋，左下肺平对第 11 肋。

理解各个肺叶、肺段的结构及其解剖定位，对于肺部分泌物的定位和移除至关重要。

五、上呼吸道

（一）鼻

鼻是骨和透明软骨的集合体。鼻骨（左右）、上颌突和额骨的鼻部结合形成鼻子的骨框架。鼻中隔软骨、外侧软骨和大小鼻翼软骨共同构成鼻软骨骨架。骨膜和软骨膜相互融合，将骨和软骨彼此连接。

鼻腔是一个楔形通道，被鼻中隔垂直分为左右两半，并被鼻窦分隔（图 2-2-5）。鼻腔通过鼻孔向外部开放，向后通鼻咽部。这两部分基本上是相同的，有顶、底、内侧壁和外侧壁。鼻腔的主要功能包括空气传导、过滤、湿化和温度控制，以及嗅觉功能。

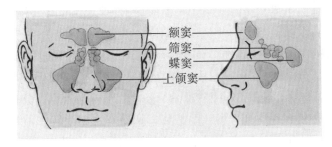

图 2-2-5 鼻窦

三个鼻甲从外侧壁向内侧壁突入鼻腔，它们被称为上、中、下甲。鼻甲的作用是增加鼻黏膜的呼吸表面积，以便与吸入的空气有更大的接触。鼻腔前庭内面由皮肤覆盖，衬有鼻毛、皮脂腺和汗腺。黏膜覆盖在鼻腔的其余部分。图 2-2-6 描绘了覆盖上呼吸道和下呼吸道黏膜结构的示意图。

鼻黏膜分两部分，位于上鼻甲与其相对的鼻中隔及二者上方鼻腔顶部的区域称为嗅区，其余黏膜部分称呼吸区。呼吸区域排列有柱状或假复层纤毛上皮细胞、杯状细胞、带有微绒毛的无纤毛柱状细胞和基底细胞。浆液腺和黏液腺通过分支导管通向表面，位于呼吸上皮基底层的下方。鼻腔黏膜的黏膜下腺和杯状细胞分泌大量黏液，使其湿润和黏稠。由鼻甲产生的湍流气流会使吸入的灰尘和其他大于约 10 μm 的颗粒物落入黏性层，然后通过纤毛作用以每分钟约 6 mm 的平均速度将其向后向下移动出鼻腔进入鼻咽。

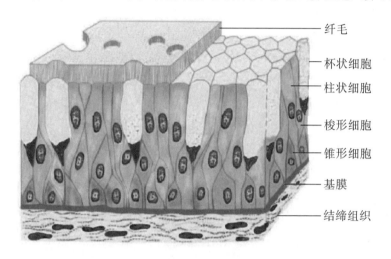

纤毛
杯状细胞
柱状细胞
梭形细胞
锥形细胞
基膜
结缔组织

图 2-2-6 上呼吸道和下呼吸道黏膜结构

对于血小板计数低的患者，进行经鼻气管抽吸术时必须谨慎，因为可能会造成鼻甲和鼻腔内黏膜的创伤和出血。放置鼻咽气道可以减少反复盲吸操作造成的创伤。季节性过敏的患者容易患上鼻窦感染，如果感染离开鼻窦腔并通过喉转移至细支气管，也容易引起支气管炎。

（二）咽

咽部是一个长 12~15cm，位于鼻腔后方的肌膜管道，从颅骨底部延伸至食管道。咽由三部分组成，即鼻咽、口咽和喉咽。

1. 鼻咽

鼻咽是鼻腔的延续，从后鼻孔开始向后向下延续。它的顶和后壁是连续的，两侧壁各有一咽鼓管咽口；底部由前软腭和咽峡构成，标志着鼻咽向口咽的过渡。鼻咽上皮由纤毛柱状细胞组成。

2. 口咽

口咽从软腭和咽峡部向下延伸至会厌上缘。口咽前部以口咽峡部（通向口腔）和舌根后部为界。口咽的后部在第 2 颈椎和第 3 颈椎上部的水平位置。口咽上皮由复层鳞状细胞组成。

3. 喉咽

喉咽部从会厌的上缘延伸至环状软骨的下缘和食管相续。喉口与杓状软骨和环状软骨的后表面形成喉咽的前部。喉咽后部对应第 3 颈椎下部至第 6 颈椎体下缘。喉咽部的上皮由复层鳞状细胞组成。

（三）喉

喉是由侯肌及喉软骨组成的复杂结构，它连接着咽喉和气管。喉的位置取决于个体的年龄和性别，成年男性的喉位于第 3 至第 6 颈椎的前方，成年女性和儿童喉的位置稍高。

喉内膜由两组褶皱构成，包括假声带和真声带。真声带之间的狭缝状空间形成声门。假声带上方存在一个空间，称为前庭。6 个支撑软骨防止食物、液体和异物进入气道。两组喉部肌肉（内部和外部）在吞咽、通气和发声中起着重要作用。喉部通过控制气流并关闭来增加胸腔内压力以产生有效的咳嗽。当呼出的空气在收缩的声带上振动时，会产生带有语音的声音。

气管插管可能会损伤喉的结构，产生炎症反应——喉炎，表现为患者说话时声音嘶哑和疼痛。

六、下呼吸道

下呼吸道从喉部真声带水平延伸至肺内的肺泡。一般来说，下呼吸道可分为两部分：气管支气管树及肺泡。

（一）气管支气管树

气管支气管树不直接参与气体交换，只将空气吸入或呼出（图 2-2-7）。支气管直径随着每一分支的产生而逐渐减小，从气管直径 2~3 cm 开始，在终末细支气管处达到 1mm 或更小。随着气管分支，气管的软骨环被不规则的软骨板所取代，随着每一分支的发生，软骨板变得越来越小，间距越来越宽，直至它们在呼吸性细支气管水平消失。在气管支气管树中，从主支气管到终末细支气管可能有多达 16 代的分支。

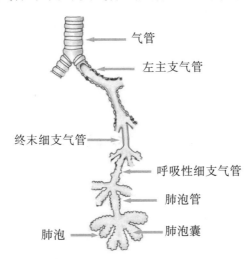

图 2-2-7　气管支气管树

1. 气管

气管是一根长 10~11cm、直径约 2.5cm 的管道，沿颈部中线向下延伸，位于食管腹侧。当它进入胸腔时，它经过左头臂静脉和动脉及主动脉弓的后面。气管远端稍向中线右侧偏移，然后分岔为左、右主支气管。气管是由 16～20 个马蹄形透明气管软骨、纵行的弹性结缔组织、平滑肌及黏膜构成的扁圆形管腔。第一个和最后一个气管软骨与其他软骨略有不同：第一个更宽，由环气管韧带连接到环状软骨的边缘下；最后一个气管软骨其中部较粗较宽，其下部的边缘向下向后伸出一个钩状突起，位于两个主支气管之间。气管隆嵴位于第 5 胸椎或胸骨切迹水平，是代表气管分叉为左、右主支气管的楔形软骨。在气道抽吸过程中，导管插入至隆嵴水平时，当导管与隆嵴接触，将引起强烈的副交感神经反应，咳嗽接踵而至。此时，物理治疗师必须监测患者心率及其是否有其他不良反应，并在需要时提供氧气。

2. 主支气管和肺叶支气管

右主支气管比左主支气管更宽更短，并且与气管成大约 25°夹角。它在上腔静脉后面横向向下大约 2.5 cm 发出它的第一个分支——右上叶支气管，并进入右肺根部；在大约 2.5cm 的地方，它从斜裂内发出它的第二个分支——右中叶支气管；此后剩余的主支气管继续作为右下叶支气管。

左主支气管以 40°～60°的角度离开气管，经过主动脉弓下方和左肺动脉后方，向前延伸约 5cm，部分进入左肺根部，剩余的离开左上叶支气管并参与左下叶支气管的组成（左肺没有中叶）。

右主支气管相对于气管位置的角度，使异物、食物和液体更易进入右肺。因此，与左肺相比，右肺的误吸相对更常见。

3. 肺段支气管

每个肺叶支气管发出两个或多个肺段支气管，了解它们的解剖结构对于准确评估和治疗肺部疾病至关重要（图 2-2-8）。右上叶支气管在距其自身起点约 1cm 处分成三个节段性支气管：第一段是尖段支气管，自右上叶上外侧向肺尖的方向分布移行；第二段，即后段支气管，略微向上并向后外侧移行，位于右上肺叶的后下侧面；第三段是前段支气管，是右上叶支气管在上叶剩余部分的延伸。右中叶支气管分为分布于中叶外侧的外侧段支气管和分布于内侧的内侧段支气管。右下叶支气管首先从它的后面（上段支气管）发出一个分支，它经过后上方位于下叶上部，然后继续向后外侧下降后，下叶支气管从其前内侧表面产生内侧基底段支气管（分布在肺门下面的一小块区域）。下叶支气管的下一个分支是前基底段支气管，它继续向前下降，一个非常小的主干几乎立即分裂成外侧基底段支气管（分布到下叶的下外侧区域）和后基底段支气管（分布于下叶的后下部区域）。

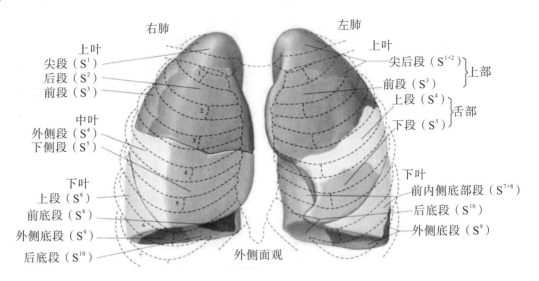

右肺　　　　　　　　　　　左肺

上叶
　尖段（S¹）
　后段（S²）
　前段（S³）

中叶
　外侧段（S⁴）
　下侧段（S⁵）

下叶
　上段（S⁶）
　前底段（S⁸）
　外侧底段（S⁹）
　后底段（S¹⁰）

上叶
　尖后段（S¹⁺²）　}上部
　前段（S³）
　上段（S⁴）　}舌部
　下段（S⁵）

下叶
　前内侧底部段（S⁷⁺⁸）
　后底段（S¹⁰）
　外侧底段（S⁹）

外侧面观

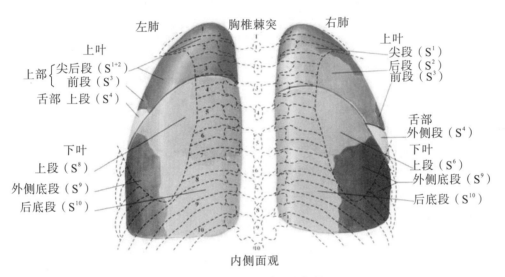

左肺　　胸椎棘突　　右肺

上叶
上部{尖后段（S¹⁺²）
　　前段（S³）
舌部 上段（S⁴）

下叶
　上段（S⁸）
　外侧底段（S⁹）
　后底段（S¹⁰）

上叶
　尖段（S¹）
　后段（S²）
　前段（S³）

舌部
　外侧段（S⁴）

下叶
　上段（S⁶）
　外侧底段（S⁹）
　后底段（S¹⁰）

内侧面观

图 2-2-8　肺段支气管

左上叶支气管从左主支气管的前外侧向外侧延伸，然后分成左上叶支气管和舌叶支气管的相关部分。左上叶最上面的分支上升大约1cm，形成前段支气管，然后继续向上移行为尖后段支气管。尾支向前外侧下降，分布在左上叶的前外侧区域（舌叶）。舌支气管分为上舌和下舌段支气管。

左下叶支气管向后外侧下降约1cm，然后从其后表面发出上段支气管（其分布类似于右下叶上段支气管的分布）。下移1~2cm后，下叶支气管一分为二：前内侧部称为前内侧基底段支气管，后外侧段立即分支为外侧基底段支气管和后基底段支气管。这些节段支气管的分布与右肺相似。

支气管树上部区域的上皮是假复层的，大部分有纤毛。终末细支气管和呼吸性细支气管的上皮是单层的，呈立方形，许多细胞无纤毛。上皮基底层附着的固有层，包含贯穿支气管树的纵向弹性蛋白带，这些弹性蛋白带延伸至肺泡的弹性蛋白网络。这样的框架保证肺在呼气时的弹性回缩。

支气管上皮中最丰富的细胞类型是纤毛细胞。纤毛细胞存在于气管支气管树的各个层级，直至呼吸性细支气管。管腔表面突出的纤毛与通过"黏液纤毛传输装置"机制从气道清除吸入颗粒物密切相关。

有两种支气管上皮细胞会分泌黏液：黏液细胞和浆液细胞。黏液细胞，也称为杯状细胞，通常在气管和大气道中更多，随着向远端发展而减少，在细支气管中很少见。浆液细胞数量比黏液细胞少得多，主要局限于肺外支气管。两种类型的细胞都无纤毛，但都表现出丝状表面突起。

吸烟会使纤毛上皮细胞麻痹。这些纤毛会在抽完烟后瘫痪 1~3 小时，对于长期吸烟者，这些纤毛会永久瘫痪。黏液纤毛传输装置无法工作会增加个体发生呼吸道感染的风险。

（二）肺泡

支气管树终止于由呼吸性细支气管、肺泡管和肺泡组成的终末呼吸单位，终末呼吸单位是气体交换的唯一场所（图 2-2-9）。肺泡是肺内唯一能进行气体交换的结构，通过密集的纤维结缔组织（肺网络间质）相连。沿肺泡壁存在有两种主要类型的上皮细胞，即 I 型肺泡上皮细胞和 II 型肺泡上皮细胞。I 型肺泡上皮细胞（鳞状肺泡细胞）扁平而薄，覆盖了大约 93％的肺泡表面。

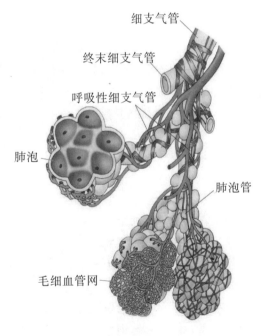

图 2-2-9 终末呼吸单位

II 型肺论上皮细胞（颗粒状肺泡细胞）较厚，呈长方体，覆盖 7％的肺泡表面，参与表面活性物质的产生。表面活性物质是一种脂蛋白，在呼气末降低肺泡表面张力，从而防止肺泡萎陷。肺泡和支气管一样，含有炎症和免疫的细胞成分。肺泡巨噬细胞在肺泡内吞噬和摄取外来物质，并具有抵抗疾病的保护功能。

由单层内皮细胞组成的毛细血管在靠近肺泡的地方输送血液。毛细血管可以扩张并适应输送到肺部的血量。肺泡毛细血管界面是气体交换发生的场所。肺泡毛细血管膜厚度在 $0.5\sim1.0\ \mu m$。

（三）肺的神经支配

肺内分布着丰富的传入和传出神经纤维及特殊的受体。副交感神经由迷走神经核的神经节前纤维支配，经迷走神经到达支气管和血管周围的神经节。节后纤维支配支气管和血管平滑肌，以及黏膜细胞和黏膜下支气管腺体。来自胸交感神经节的副交感神经节后纤维基本上支配相同的结构。后肺丛和前肺丛是由位于肺根部的节后交感神经纤维和副交感神经纤维形成的。一般来说，刺激迷走神经会导致支气管收缩、肺动脉平滑肌扩张和腺体分泌增加。刺激交感神经可使支气管舒张，肺动脉平滑肌收缩，腺体分泌减少。支气管扩张剂可以增强对肺的交感神经刺激，使支气管平滑肌细胞松弛，减少分泌物。

第三节　心血管系统

一、纵隔

纵隔靠近胸部正中矢状面。从前后角度看，纵隔的范围前到胸骨，后到脊柱胸段，侧面是肺。它上与颈部松散的结缔组织相连，下界为膈。它是胸腔的中央腔室，包含心脏、心脏大血管、食管、气管、膈神经、心脏神经、胸导管、胸腺和中央胸部的淋巴结等。对于胸膜腔内有空气滞留（气胸）或肺切除术的患者，在胸片上需要适当考虑和检查纵隔内的结构是否移位。

二、心脏

心脏是将血液输送到整个血管系统的动力泵。心脏与身体的大小密切相关，大约是正常成年人握紧拳头的大小。1/3 位于正中线的右侧，2/3 位于正中线左侧。由两个心房组成的心脏上部称为心底，一般位于成人第 2 肋间隙水平。由左心室尖端构成的心尖位于第 5 肋间左锁骨中线附近。

左心室容量增加引起左心室肥厚，心尖相对更靠外侧。此外，气胸和由此导致纵隔移位的患者将表现为最大搏动点远离心尖正常解剖位置。

（一）组织层

1. 心包

心包由三个组织层组成（图 2-3-1）。心包的最外层为纤维心包，其下方固定于膈，上方固定于大血管的结缔组织。浆膜心包的两层包括壁层和脏层，脏层也称为心外膜。壁层心包是由致密、不规则结缔组织构成的坚韧纤维层，而脏层心包是薄而光滑的湿润浆膜层。壁、脏两层间形成一个封闭的腔隙，称为心包腔，充满 10~20ml 的透明心包液。心包液将两层膜分开并最大限度地减少心脏收缩期间的摩擦。心包炎症患者，心包液可积聚在封闭的心包腔内，产生心包填塞，导致心功能受损。

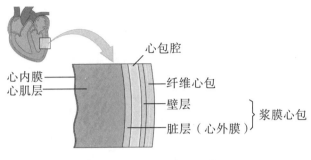

图 2-3-1　心包的结构

2．心肌

心壁的中间层为心肌层，通过收缩发挥心脏的泵血功能。心肌细胞是独一无二的，因为它们表现出四个重要的特性：自律性、兴奋性、传导性和收缩性。心肌细胞可根据其功能分为两类：机械细胞，促进机械收缩；传导细胞，促进电传导。

机械细胞也称为肌细胞，是含有大量肌动蛋白和肌球蛋白的大细胞，具有更大的机械缩短泵动作所需的能力。此外，这些细胞有大量的线粒体（占细胞体积的 25%），以三磷酸腺苷（ATP）为能量来源为心脏提供足够的能量。传导细胞由肌间盘连接，形成合胞体结构。合胞体以一组细胞为特征，其中一个细胞的原生质与相邻细胞的原生质连续。肌间盘包含两个连接点：连接两个细胞的桥粒和允许电流从一个细胞扩散到另一个细胞的连接蛋白。这两个连接点一起工作，使电冲动通过低阻力的途径传导。受损的心肌细胞不能被替换，因为心肌不能进行有丝分裂活动。因此，由心肌梗死或心肌病引起的心肌细胞死亡可能导致心脏收缩功能的显著降低。

3．心内膜

心脏的最内层称为心内膜。这一层由单层鳞状内皮组成，其上覆一层薄的网状组织层。心内膜组织构成了心室的内壁，并与瓣膜组织和血管内皮组织相连。心内膜突向心腔形成心脏瓣膜，因此必须确认心内膜炎患者的瓣膜功能是否存在障碍。心内膜感染可以扩散到瓣膜组织，在瓣膜上形成赘生物。对于存在不稳定赘生物的患者，严禁叩拍和振动在内的物理治疗操作，因为它们可能会导致赘生物脱落、移动，并引起脑梗死。

4．心房及心室

心脏被心间隔分为左右两半（图 2-3-2）。心脏的右侧接受从身体回流的缺氧静脉血，心脏的左侧接受从肺流出的含氧动脉血。心脏的每一半均由两个腔室组成：上方为心房，下方为心室。因此，心脏的四个腔包括右心房、右心室、左心房和左心室。心房从全身静脉和肺静脉接收血液流入心室。心室将来自心房的血液喷射到动脉中，动脉将血液输送到肺部和体循环。

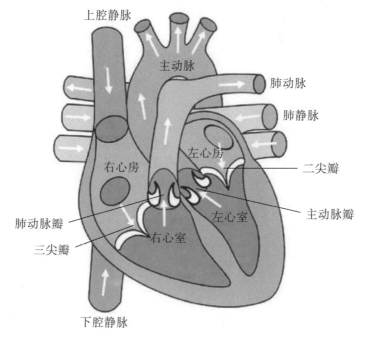

图 2-3-2　心房和心室结构

1）右心房。右心房的后壁和内壁光滑，前壁和外壁有梳状肌。左、右心房都有心耳，有助于增加心房的腔内容积。右心房接受来自三条主要血管的静脉血：上腔静脉从头部和上肢收集静脉血，下腔静脉从躯干和下肢收集静脉血，冠状静脉窦专门从心脏收集静脉血。右心房充盈的正常舒张压范围为 0～8 mmHg（1 mmHg＝0.133kPa），临床上称为中心静脉压。心房梳状肌的有效收缩约占心输出量的 15％～20％（即心房搏动）。在电传导异常导致心房颤动的患者，梳状肌的机械收缩能力降低，导致心输出量降低。

2）右心室。右心室呈新月形或三角形，右心室内的血液通过位于心房和心室之间的三尖瓣从右心房流入，并通过肺动脉瓣将血液运送到肺部。右心室与右心房一样，可分为两部分：后下流入道和前上流出道。右心室内压力相对于左心室较低，舒张压为 0～8 mmHg，收缩压为 15～30 mmHg。

在病情恶化期间，患有慢性肺病（包括 COPD 和肺纤维化）的患者通常会出现低氧血症和肺动脉内压力升高，称为肺动脉高压，这是由肺灌注能力受损引起的。肺动脉内压力增加，导致右心室负荷增加，引起肺心病或右心室肥厚，最后引起右心功能衰竭。

3）左心房。左心房和右心房由房间隔分开。相比右心房，左心房的肌壁较厚，以适应从肺静脉进入房内的较高压力的血液。来自肺的含氧血液通过肺静脉进入左心房。左心室的正常充盈压在 4～12 mmHg。含氧血液通过二尖瓣从左心房进入左心室。二尖瓣反流或功能不全会导致血液在左心房积聚并升高左心房压力。这些长期升高的压力会改变左心房壁的完整性，并容易引起心房颤动和左心房内潜在的血栓。

（4）左心室。几乎呈锥形的左心室比右心室长且窄。左心室壁厚度大约是右心室壁的 3 倍，左心室腔的横截面几乎呈圆形。室间隔形成左心室的内壁，并在左心室和右心室之间形成分隔。

左心室通过二尖瓣从左心房接收含氧血液，并通过主动脉瓣将血液喷射到主动脉，进一步运送到外周血管系统。正常的左心室舒张压为 4～12 mmHg，收缩压为 80～120 mmHg。

左心室壁病理性增厚常见于各种心血管并发症，这些并发症包括但不限于高血压、主动脉瓣狭窄和心力衰竭。左心室病理性增厚改变了心室的收缩能力并降低了其充盈能力，导致心输出量减少。

5）心脏瓣膜。心脏的四个瓣膜（图 2-3-3）确保单向血液流经心脏。心房和心室之间存在两个房室瓣，包括右侧的三尖瓣和左侧的二尖瓣。半月瓣位于心室和动脉之间，并根据其相应的血管命名：右侧肺动脉瓣与肺动脉相连，左侧主动脉瓣与主动脉相连。右房室瓣有三个瓣尖，因此称为三尖瓣；而左房室瓣只有两个瓣尖，因此称为二尖瓣。这些瓣尖通过腱索附着在心肌的乳头肌上。房室瓣的主要功能是在心室收缩时防止血液回流到心房，而半月瓣则是在舒张期防止主动脉和肺动脉的血液回流到心室。每个瓣膜的开启和关闭取决于在每个心动周期中心脏内产生的压力梯度变化。

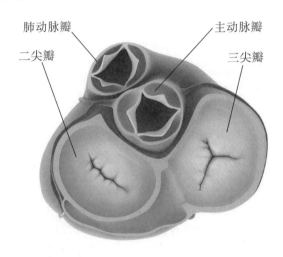

图 2-3-3 **心脏的四个瓣膜**

最初的心脏瓣膜功能障碍可通过心音听诊发现，并由各种杂音证实。必须指出，杂音的识别需要额外的检查，包括超声心动图，以准确诊断特定瓣膜的病理改变。

（二）传导系统

在正常的传导系统中（图 2-3-4），电脉冲出现在窦房（SA）结。窦房结位于右心房和上腔静脉交界处。窦房结的 P 细胞是搏动产生的部位，因此，窦房结被称为"心脏起搏器"。静息时，窦房结的正常起搏频率为每分钟 60～100 次。窦房结和房室结之间存在三条传导通路，包括前结间束（Bachman 束）、中结间束（Wenckebach 束）和后结间束（Thorel 束）。窦房结产生的电脉冲沿三个节间束之一下行至房室结。

房室结位于右心房的下侧面，靠近冠状静脉窦开口，在三尖瓣上方。房室结后方有几个副交感神经自主神经节，作为迷走神经的受体，导致心动周期减慢。房室结在每个心动周期的主要功能是减缓心脏脉冲，机械性地为心室充盈留出时间。

房室结的传导纤维汇聚形成房室束（又称 His 束），将脉冲送入心室。His 束表现为位于室间隔后缘的神经纤维三角。His 束分叉产生左、右束支，分别将脉冲传送到左、右心室。右束支（RBB）较细，在右心室顶端以下的分支相对较少。左束支（LBB）分成两个分支，左前分支穿过左前乳头肌，沿着左心室基部向主动脉瓣前进，左后分支向后通过后乳头肌向左室后下壁前进。两束神经的分支在心内膜下形成一个纤维网络。浦肯野纤维从心室的心内膜穿过心室壁，接收位入的电刺激引起心室的机械收缩。心脏的正常电传导保证了其适当的机械活动并维持心输出量。传导通路的病理改变将改变心脏的机械活动并减少心输出量。

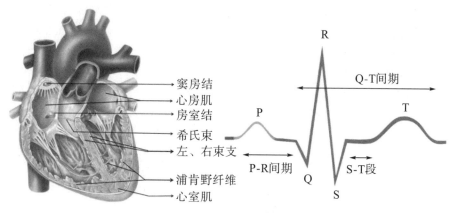

图 2-3-4　心脏的传导系统

（三）神经支配

虽然窦房结和传导通路具有引起心肌收缩的固有频率，但自主神经系统可影响冲动产生、收缩和舒张的速率，因此，自主神经系统可以改变心率和心肌收缩力，调节心输出量以满足代谢需求。心脏神经丛包含交感神经和副交感神经纤维，位于气管分叉的前面。心脏神经丛接受来自左、右迷走神经的副交感神经输入。随后，神经分支离开心脏神经丛，跟随冠状血管，并支配窦房结和传导系统的其他组成部分。刺激迷走神经对心血管系统有抑制作用，可以使心率和血压降低。参与副交感神经刺激的神经递质是乙酰胆碱。

神经丛的交感神经输入来自颈部的交感神经干。交感神经受刺激释放儿茶酚胺（肾上腺素和去甲肾上腺素），与心肌细胞膜上的肾上腺素能受体相互作用，引起心血管系统兴奋，表现为心率增加，肌细胞内钙离子流入增加，收缩能力增强，血压升高，房室结传导时间缩短。

交感神经系统的刺激会使心脏兴奋，并增加心率和心肌收缩力。相反，副交感神经刺激抑制心脏，降低心率和心肌收缩力。

三、心脏和肺血管

（一）主动脉

主动脉起自左心室底部，起始段为升主动脉，从胸骨左侧第 3 肋软骨的下缘向上向前达右侧第 2 肋软骨高度移行为主动脉弓。主动脉弓由右向左发出三个分支，头臂干（无名动脉）、左颈总动脉和左锁骨下动脉。冠状动脉（图 2-3-5）在主动脉窦附近开放。当主动脉瓣打开时（收缩期），冠状动脉开口阻断血液进入。因此，心脏周期中冠状动脉接收血液是在舒张期，也就是主动脉瓣关闭的时候。

（二）右冠状动脉

右冠状动脉起源于主动脉的右前外侧表面（右冠状动脉口），行于右心耳和肺动脉干之间，向窦房结发出一个房室结支，随后向下进入冠状动脉沟，绕过心脏的右缘进入右房室沟的后部时，产生 2 或 3 个右心室前支。右冠状动脉穿过心脏右缘，在到达后室间沟之前发出右缘支，随后发出后室间支。大约 70％正常人的心脏，房室结支在后室间支之前发出。

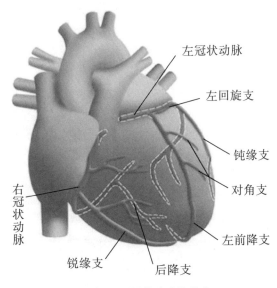

左冠状动脉

左回旋支

钝缘支

对角支

右冠状动脉

左前降支

锐缘支　　后降支

图 2-3-5　冠状动脉的分支

（三）左冠状动脉

左冠状动脉起源于主动脉的左前外侧（左冠状动脉口），分为两个主要分支：前室间支和回旋支。前室间支（或左前降支，LAD）穿过前室间沟供应左、右心室的胸肋部。大约 70％正常人的左心室由 LAD 动脉供血。回旋支位于左心房和心室之间的冠状动脉沟中，穿过心脏的左缘，通常在右冠状动脉和后室间支交界处继续延伸。在许多情况下，当回旋支穿过心脏的左边缘时，它发出一个大的分支——左缘支，供应这一区域。

右冠状动脉是大部分右心室和左心室后下部的主要供血来源。右心房内的特殊传导组织，包括窦房结和房室结，也会接收右冠状动脉的供血。LAD 为左心室的前部和室间隔供血，回旋支为左心室的外侧供血。

冠状动脉阻塞会导致心脏特定区域缺血、梗死。右冠状动脉闭塞引起下部或后部梗死，影响右心房和窦房结的功能。左前降支阻塞导致前中隔梗死，而回旋支阻塞则导致侧方梗死。

因为在心脏部分阻塞的区域会存在涉及新血管形成的侧支循环，所以心脏内血液供应的分布也存在个体差异。

（四）肺动脉

肺动脉干从右心室底部向上和向后延伸，分成左、右肺动脉。右肺动脉位于升主动脉、上腔静脉和上肺静脉的后面，但位于食管和右主支气管的前面，直到右肺根。左肺动脉位于降主动脉和左主支气管的前面直到左肺根。

（五）肺静脉

肺静脉与全身静脉不同，没有静脉瓣。它们起源于毛细血管网并融合在一起最终形成两条静脉——上肺静脉和下肺静脉——分别从左、右肺进入左心房。

（六）腔静脉和心脏静脉

上腔静脉从右心房的上部发出，对着右侧第 3 胸肋关节，由左、右头臂静脉汇合而成。下腔静脉由左、右髂总静脉在第 5 腰椎前方汇合而成，随后上行穿过膈肌的腔静脉孔进入右心房下部。腔静脉也没有静脉瓣。

心静脉可分为三组：冠状静脉窦及其供血静脉、心前静脉和心最小静脉。大部分心脏静脉血流入冠状静脉窦，冠状静脉窦进入冠状沟的后部，并通过冠状静脉窦瓣排空，进入下腔静脉和三尖瓣之间的右心房。心小静脉、心中静脉、左心室后静脉、左缘静脉、心大静脉为冠状静脉窦供血。

心前静脉由右心室前壁供血。它们起源于心外膜下组织，穿过冠状动脉沟，直接汇入于右心房。右缘静脉沿心脏右缘而行，通常直接汇入右心房。偶尔也可与心小静脉汇合。心最小静脉在数量和大小上差异很大。这些细小的静脉汇入所有的心腔，但在右心房和右心室中数量最多，在左心房中偶尔可见，在左心室中少见。

四、系统循环

心脏泵出含氧血液通过主动脉运送至全身的动脉。这些动脉分支形成小动脉，小动脉进一步分支成毛细血管，毛细血管是进行营养和气体交换的场所。毛细血管中的缺氧血液进入小静脉，小静脉汇合在一起形成更大的静脉，将血液送回右心和肺。动脉血管有三层，由最内层的内膜、中膜和最外层的外膜组成。

动脉壁由弹性纤维结缔组织和平滑肌组成。在解剖学上，根据动脉壁的结构成分，动脉可分为三种类型，即弹性动脉、肌性动脉和小动脉，弹性动脉包括主动脉和肺动脉干，有更厚实的中膜（更多弹性纤维），血液被从心脏喷射出来时，血管会有更大的伸展性。在舒张期，血管的弹性促进动脉回缩并维持血管内的血压。肌性动脉存在于中动脉和小动脉中，并且在中膜层中含有更多的平滑肌细胞。由于平滑肌细胞的存在，这些动脉具有血管收缩和血管舒张的能力，以控制流向外周的血流量。

中膜中的平滑肌细胞通过其上的 α 受体受到自主神经系统的调节。小动脉的中膜主要由平滑肌构成，因此它们的直径可以根据需要发生显著变化。小动脉会进入毛细血管网。在包括肌肉在内的活动组织中，毛细血管网内的毛细血管密度更大。

小结

　　本章回顾了呼吸系统和心血管系统的基本解剖结构和生理学基础，以及这些基础理论与物理治疗师的临床工作的相关性。通气、呼吸和气体运输的生理学原理为物理治疗师提供了向外周组织输送氧气和促进组织将代谢的二氧化碳排出体外的路径。此外，本章还讨论了每个心动周期所涉及的生理学原理，这些原理能够帮助物理治疗师理解人体是如何将氧气通过循环系统输送到全身重要器官以维持生命和活动的。

（周亚馨　钱宏）

推荐阅读

［1］FLIEGEL B E，MENEZES R G. Anatomy，thorax，cervical rib ［M］. Treasure Island：StatPearls，2024.

［2］SAFARINI O A，BORDONI B. Anatomy，thorax，ribs ［M］. Treasure Island：StatPearls，2024.

［3］PILARSKI J Q，LEITER J C，FREGOSI R F. Muscles of breathing：development，function，and patterns of activation ［J］. Compr Physiol，2019，9（3）：1025−1080.

［4］BASTIR M，SANZ−PRIETO D，LOPEZ−REY J M，et al. The evolution，form and function of the human respiratory system ［J］. J Anthropol Sci，2022，100：141−172.

［5］AHOOKHOSH K，POURMEHRAN O，AMINFAR H，et al. Development of human respiratory airway models：A review ［J］. Eur J Pharm Sci，2020，145：105233.

［6］MCCULLAGH K L，SHAH R N，HUANG B Y. Anatomy of the larynx and cervical trachea ［J］. Neuroimaging Clin N Am，2022，32（4）：809−829.

［7］DOSANI S. Heart：anatomy and function ［J］. Lancet Respir Med，2023，11（2）：135−136.

［8］MORI S，TRETTER J T，SPICER D E，et al. What is the real cardiac anatomy？ ［J］. Clin Anat，2019，32（3）：288−309.

［9］GEORGE K P，GREEN D J. Historical perspectives in the assessment of cardiovascular structure and function ［J］. Eur J Appl Physiol，2018，118（6）：1079−1080.

［10］GEORGAKARAKOS E，PAPADOPOULOU M，KARANGELIS D，et al. Teaching vascular anatomy：the anatomy we know，the anatomy we see or the anatomy we need？ ［J］. Surg Radiol Anat，2023，45（9）：1155−1164.

第三章 心血管和呼吸系统的生理病理

第一节 心血管生理学

一、心脏调控

　　心脏的机械运动受心脏电生理活动的调节，并产生最佳的心输出量以将血液供给全身器官。心动周期的肌电要素及其耦合（机电耦合）如图3-1-1所示。心动周期的要素包括：电信号在心肌内的传播，心房和心室的顺序收缩；心室体积和血压的动态变化，心音及这些事件的发生时间。正常成年人在安静状态下心率为60~100次/分，平均约75次/分，心动周期约0.8秒。心室收缩期约占每个心动周期1/3的时间。其开始和终止标志分别是房室瓣（二尖瓣和三尖瓣）的关闭与开放。在舒张期或连续的心室收缩期的间隔内，心室充满血液，约占每个心动周期2/3的时间。

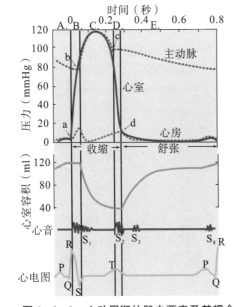

A. 心房收缩；B. 等容收缩；C. 射血；D. 等容舒张；E. 快速充盈、休息，及主动快速充盈。注意心室压力和容量的关系；a. 房室瓣关闭；b. 半月瓣打开；c. 半月瓣关闭；d. 房室瓣打开

引自：Frownfelter D，Dean E. 心血管系统与呼吸系统物理治疗：证据到实践［M］. 郭琪，曹鹏，喻鹏铭，主译. 北京：北京科学技术出版社，2017.

图3-1-1　心动周期的肌电要素及其耦合

（一）收缩期与舒张期

心室收缩通常有 3 个阶段：等容收缩期、快速射血期和减慢射血期。心室舒张也有 3 个阶段：等容舒张期、快速充盈期和减慢充盈期。

1. 收缩期

1）等容收缩期。

心室开始收缩后，心室内压力立即增高，当室内压高于房内压时，房室瓣关闭，血液不会倒流入心房。此时室内压尚低于主动脉压，半月瓣仍处于关闭状态。在房室瓣关闭后至半月瓣开启前的这段时间，心室的收缩不能引起心室容积的改变，故称为等容收缩期，此期约持续 0.05 秒。当主动脉压升高或心肌收缩力减弱时，等容收缩期将延长。

2）射血期。

（1）快速射血期。射血早期，由于心室射入主动脉的血液量较多，血流速度也较快，故称为快速射血期。此期约持续 0.1 秒。快速射血期心室射出的血液量约占总射血量的 2/3。心室内的血液很快进入主动脉，心室容积迅速缩小，但由于心室肌的强烈收缩，心室内压力仍继续上升并达到峰值，主动脉压也进一步升高。

（2）减慢射血期。射血后期，由于心室收缩强度减弱，射血速度逐渐减慢，故称为减慢射血期。此期约持续 0.15 秒。减慢射血期内，主动脉压和室内压均由峰值逐渐下降。在快速射血期的中期或稍后乃至整个减慢射血期，室内压都已略低于主动脉压，但此时心室内的血液仍具有较高的动能，故仍可逆压力梯度继续进入主动脉。

2. 舒张期

1）等容舒张期。

射血后，心室开始舒张，室内压下降，主动脉内的血液向心室方向反流，推动半月瓣关闭；此时室内压仍高于房内压，故房室瓣仍处于关闭状态，心室暂时成为一个封闭的腔室。从半月瓣关闭到房室瓣开启前的这段时间，心室舒张而心室容积不变，故称为等容舒张期。此期持续 0.06～0.08 秒。由于此时心室肌继续舒张，因而室内压急剧下降。

2）心室充盈期。

随着心室肌的舒张，室内压进一步下降，当室内压下降到低于房内压时，心房内的血液冲开房室瓣进入心室，心室充盈期开始。

（1）快速充盈期。房室瓣开启的初期，由于心室肌很快舒张，室内压明显降低甚至成为负压，心房与心室之间形成很大的压力梯度，因此心室对心房和大静脉的血液起到"抽吸"作用，血液快速流入心室，心室容积迅速增加，这一时期称为快速充盈期。此期持续约 0.11 秒。快速充盈期内，进入心室的血液量约为心室总充盈量的 2/3。

（2）减慢充盈期。随着心室内血液充盈量增加，房室之间压力差逐渐缩小，血液进入心室的速度减慢，故这一时期称为减慢充盈期。此期持续约 0.22 秒。在心室舒张期的最后 0.1 秒，心房收缩期开始，心室进一步充盈。

（二）心脏反射

由于心脏的运动是自发的，因此被定义为一种功能性的合胞体。心脏主要依靠以下三种反应增加每搏输出量和心输出量以适应心肌需求的瞬间变化。

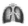

1）Starling 规律：增加前负荷（初长度）时，心肌收缩力加强，搏出量增多，每搏功增大（这种通过改变心肌初长度而引起的心肌收缩力改变的调节称为异长自身调节）。心室舒张末期容积在一定范围内增大可增强心室收缩力。在一定范围内增加静脉回心血量，心室收缩力随之增强；而当静脉回心血量增大到一定限度时，则心室收缩力不再增强，室内压开始下降。

2）Anrep 效应：指主动脉压（后负荷）增加而导致的心室收缩力增加。当大动脉压突然升高而使搏出量暂时减少时，射血后心室内的剩余血量增多，即心室收缩末期容积增加，若舒张期静脉回心血量不变或无明显减少，则心室舒张末期容积将增大，此时可通过异长自身调节加强心肌收缩力量，使搏出量回升，从而使心室舒张末期容积逐渐恢复到原来的水平。但当大动脉血压升高超过一定范围并长期持续时，心室肌因长期加强收缩活动，心脏做功量增加而心脏效率降低，引起心室肌逐步发生肥厚，最终导致泵血功能减退。

3）Bowdich 效应：指当心室收缩力增加时心率相应增加。在一定范围内，心率加快可使心输出量增加。当心率增快但未超过一定限度时，虽然心率加快会导致充盈时间有所缩短，但由于静脉回心血量大部分在快速充盈期内进入心室，因此，心室充盈量和搏出量不会明显减少，心率的增加可使每分输出量明显增加。但若心率过快（超过 160～180 次/分），心室舒张期明显缩短，心室充盈量明显减少，搏出量也随之明显减少，从而会导致心输出量下降。

这三种反射的综合功能确保了心输出量随心脏变化的需求（主要指在健康个体中应对运动、体位、情绪、压力等的变化）而进行调整。

二、容积与压力变化

心室容积变化曲线和主动脉压力波反映了心房和心室在收缩和舒张过程中的压力变化。压力变化过程如图 3-1-2 所示。心脏内的压力梯度控制着瓣膜的开放和关闭，瓣膜的协调开放与关闭对于促进血液流动和防止因血液反流产生的心泵功能失效非常重要。血液反流听诊时会产生心脏杂音。

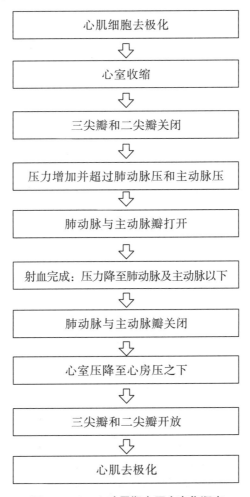

图 3-1-2　心动周期中压力变化顺序

引自：Frownfelter D，Dean E．心血管系统与呼吸系统物理治疗：证据到实践［M］．郭琪，曹鹏，喻鹏铭，主译．北京：北京科学技术出版社，2017．

三、心音

在心动周期中，心肌收缩、瓣膜开闭、血液流速改变形成的湍流和血液撞击心室壁和大动脉壁引起的振动可通过周围组织传递到胸壁，用听诊器便可在胸部某些部位听到相应的声音，即为心音。正常人在一次心搏过程中可以产生四个心音（见图 3-1-1），通常用听诊方法只能听到第一心音（S_1）、第二心音（S_2）。

1）第一心音（S_1）：S_1 与房室瓣的关闭有关，由房室瓣突然关闭引起的心室内血液和室壁的振动，以及心室射血引起的大血管壁和血液湍流所发生的振动引起。S_1 音调较低，持续时间较长，标志着心室收缩的开始。

2）第二心音（S_2）：S_2 与主动脉瓣和肺动脉瓣的关闭有关。S_2 频率较高，持续时间较短，标志着心室舒张期的开始。吸气时，主动脉瓣比肺动脉瓣早关闭几毫秒，导致第二心音分裂。吸气期间，胸膜腔内负压增加，静脉回流和右心容量增加，因此吸气时向肺部的射血更加持久，肺动脉瓣的关闭延迟。其他情况的 S_2 分裂是病理性的。

3）第三心音（S_3）：在部分健康儿童和青年人，偶尔可听到第三心音（S_3）。S_3 或 S_4 通常也被视为异常心音。S_3 与心室快速充盈期有关，低频低幅，是由快速充盈期末室壁和乳头肌突然伸展及充盈血流突然减速引起的振动而产生的。

4）第四心音（S_4）：S_4 是与心房收缩有关的一组发生在心室收缩期前的振动。正常心房收缩时一般不产生声音，但异常强烈的心房收缩和在左心室壁顺应性下降时可产生 S_4。

四、外周循环

外周循环的主要功能是完成体内的物质运输：运送营养物质和氧气（O_2）到全身，以及运送代谢产物和二氧化碳（CO_2）到排泄器官。各个器官内的微循环通过外源性的神经系统和内源性的体液系统进行调节以满足组织的代谢需要。影响微循环动态平衡的因素主要有四个：毛细血管血压、组织液静水压、血浆胶体渗透压和组织液胶体渗透压。其中毛细血管血压和组织液胶体渗透压是促使液体由毛细血管内向外滤过的力量，而组织液静水压和血浆胶体渗透压则是促进液体由组织间隙向血管内重吸收的力量。

毛细血管内液体静压力几乎平衡，但有轻微的液体由循环系统渗入组织间隙的倾向。滤过的力量和重吸收的力量之差，称为有效滤过压。

（一）氧气运输

血液是运输 O_2 的媒介。O_2 以物理溶解和化学结合两种形式进行运输，但仅有小部分 O_2 溶解在血液中，大部分 O_2 与血红蛋白结合称为氧合血红蛋白。

红细胞内的血红蛋白的分子结构特征使之成为有效的运输 O_2 的载体，可以更高效地为组织提供足够的氧气来满足代谢需要。血红蛋白携氧饱和度与局部组织的氧气压力呈曲线相关，这种关系叫作氧合血红蛋白解离曲线，呈 S 形。该曲线既表示在不同动脉氧分压（partial pressure of oxygen in arterial blood，PaO_2）下 O_2 与血红蛋白（Hb）的解离情况，也反应在不同 PaO_2 时 O_2 与 Hb 的结合情况。动脉血中 99％ 甚至全部的血红蛋白呈饱和状态。正常情况下，动脉血与来自冠状动脉和肺循环的小部分静脉血混合，会导致动脉血的氧饱和度略低于 100％。氧饱和度随着动脉氧分压的增大而增加，反映了氧气与血红蛋白间的结合与分离。直到动脉氧分压降至 80mmHg 以下时，氧饱和度才会显著下降。即使 PaO_2 在 40～50mmHg 的水平时，氧饱和度仍为 75％，这表明血红蛋白解离系统有满足组织多变性的强大能力，甚至不必过多改变动脉血氧饱和度。比如，PaO_2 低于 50％ 才会对动脉血氧饱和度产生较大影响，这表明血红蛋白在组织氧分压低处解离并随组织需要而解离更多的氧气。随着氧气量增加或需氧量减少，PaO_2 升高，氧气与血红蛋白的亲和力增加，动脉血氧饱和度增加。因此，只有当组织需要更多氧气时，氧气才会释放。

pH、动脉二氧化碳分压（partial pressure of carbon dioxide，$PaCO_2$）、PaCO、温度、有机磷化合物、CO、Hb 的质和量等多种因素会影响血红蛋白与氧气的亲和力，从而改变氧化血红蛋白解离曲线，影响血液对 O_2 的运输。血液酸碱度和 $PaCO_2$ 对 Hb 与 O_2 的亲和力的影响称为 Bohr 效应。Bohr 效应主要与 pH 改变时 Hb 的构象发生变化有关。酸碱度增加时，Hb 分子对 O_2 亲和力降低；酸碱度降低时，Hb 分子对 O_2 亲和力增加。$PaCO_2$ 发生改变时，可通过 pH 的改变产生间接效应，也可通过 CO_2 与 Hb 分子的结合直接降低 Hb 与 O_2 的亲和力（作用较小）。曲线右移说明在相同的氧分压之下 O_2 饱和度降低，血红蛋白与氧气的亲和力降低，解离增加，组织将会得到更多的氧气。以下几种情况可以导致曲线的右移：氢离子浓度增加（即 pH 值降低）、$PaCO_2$ 增加、温度升高、2，3-二磷酸甘油酸增加及产生红细胞代谢的副产物。可以用一个简单的方法记忆这些变化：运动中的肌肉（代谢需求增加）因毛细血管中的氧气降低而呈酸性、高碳酸且温度较高。氧气亲和力下降会导致曲线左移，因此，在任何氧分压下，氧饱和度均比正常值大。氧的解离减少，这意味着组织得不到足够的氧气，这种情况常见于碱血症、体温过低和 2，3-二磷酸甘油酸减少。

贫血（红细胞数量与血红蛋白减少）和红细胞增多症（红细胞数量和血红蛋白过多）可引起血液中氧含量及氧饱和度的改变。贫血使曲线右移并使最大氧饱和度下降；红细胞增多症的效应则相反，曲线左移，最大氧饱和度可达 100%。

（二）二氧化碳运输

血液中所含的 CO_2 约 5% 以物理溶解的形式运输，其余约 95% 则以化学结合形式运输（主要为碳酸氢盐和氨基甲酰血红蛋白）。CO_2 被静脉血运送至肺后在肺部被清除。血浆中的大部分 CO_2 弥散入红细胞中被缓冲，再返回血浆被运输至肺。缓冲机制效率很高，即使在血液 pH 变化很小的情况下，溶解的 CO_2 的变化也可以很大。

CO_2 运输在维持血液酸碱平衡和内环境稳态中起重要作用。肺每天释放 10000mEq 的二氧化碳（碳酸被分解成水和 CO_2，CO_2 通过肺缓冲并释放）。肾每天仅分泌 100Eq（1Eq＝1000mEq）的酸。因此，改变肺泡通气会对人体酸碱状况产生很大的影响。肺通气能力下降会导致 $PaCO_2$ 的剧增和 pH 的下降，引起急性呼吸性酸中毒。如果肺通气能力缓慢下降，则 pH 可保持正常而 $PaCO_2$ 升高，这就是代偿性呼吸性酸中毒。过度通气引起血液中的 CO_2 快速清除，$PaCO_2$ 下降，pH 升高，即急性呼吸性碱中毒。如果过度通气缓慢发生，则 pH 保持正常，$PaCO_2$ 降低，这就是代偿性呼吸性碱中毒。

CO_2 解离曲线是表示血液中 CO_2 含量与 $PaCO_2$ 关系的曲线。与氧解离曲线不同，血液中的 CO_2 含量可随 $PaCO_2$ 升高而增加，CO_2 解离曲线接近线性，无饱和点（纵坐标采用浓度表示）。

Hb 是否与 O_2 结合是影响 CO_2 运输的主要因素。Hb 与 O_2 结合可促进 CO_2 释放，而释放 O_2 之后的 Hb 则容易与 CO_2 结合，这一现象被称为 Haldane 效应。因为 HbO_2 酸性较强，而去氧 Hb 酸性较弱，所以去氧 Hb 容易与 CO_2 结合，生成 $HbCO_2$，也容易与 H^+ 结合，使 H_2CO_3 解离过程中产生的 H^+ 能被及时中和，有利于提高血液运输 CO_2 的量。

O_2 和 CO_2 的运输通过 Bohr 效应和 Haldane 效应相互影响，两者均与 Hb 的理化性质有关。

第二节 肺生理学

一、呼吸调控

呼吸是大多数人的自主行为。我们无论是在休息时还是进行体力运动时，都下意识地呼吸以适应各种情况，维持最佳的 $PaCO_2$ 水平。叹气、打哈欠、打嗝、笑和呕吐都是运用呼吸肌的自主行为。呼吸运动是整个呼吸过程的基础，呼吸肌的节律性舒缩活动受到中枢神经系统自主和随意的双重控制。呼吸节律起源于呼吸中枢。呼吸运动的深度和频率可随体内外环境的改变而发生相应的变化以适应机体代谢的需要。如在一定限度内的随意屏气或加深加快呼吸就是靠大脑皮层随意控制实现的。虽然人们可以随意屏气，但随着屏气时间的延长，低位脑干自主调节的呼吸驱动就会增加，最终在自主呼吸控制系统的调节下产生吸气。

呼气用于唱歌、说话、咳嗽和吹气，而吸气用于嗅和吸。分娩、排便和瓦氏（Valsalva）动作都会自主地屏气。这些运动由大脑中的控制中枢来调节。呼吸中枢是指在中枢神经系统内产生呼吸节律和调节呼吸运动的神经细胞群。呼吸中枢广泛分布于中枢神经系统各级水平，包括脊髓、延髓、脑桥、间脑和大脑皮层等。它们在呼吸节律的产生和呼吸运动的调节中所起的作用有所不同，但通过各级中枢之间的相互协调和相互制约，共同完成机体的正常呼吸功能。呼吸中枢整合多种化学物质、反射和生理刺激后向呼吸肌传递冲动。大脑皮层控制自主呼吸运动，而非自主呼吸由延髓、脑桥和脊髓控制。

（一）脊髓和低位脑干的呼吸控制中枢

脊髓中有支配呼吸肌的运动神经元，其胞体位于第 3~5 颈段（支配膈肌）和胸段（支配肋间肌和腹肌等）脊髓前角。脊髓中的呼吸中枢呈网状结构，它包含吸气与呼气所需的最少的神经元。脊髓本身及呼吸肌不产生节律性呼吸，脊髓的呼吸神经元是联系高位呼吸中枢和呼吸肌的中继站，以及整合某些呼吸反射的初级中枢。

低位脑干是指脑桥和延髓。脑桥前 1/3 部为呼吸调节中枢，对长吸中枢产生抑制作用，平衡吸气与呼气；脑桥中下部为长吸中枢，对吸气活动产生紧张性易化作用，使吸气延长；来自肺部的迷走神经传入的冲动也有抑制吸气和促进吸气转为呼气的作用；当脑桥下部失去来自脑桥上部和迷走神经这两方面的传入信号后，吸气便不能及时被中断而转为呼气，于是出现长吸式呼吸。如果再在延髓与脑桥之间横切，则不论迷走神经是否完整，都会出现喘息样呼吸，表现为不规则的呼吸运动，提示延髓为喘息中枢，即可产生最基本的呼吸节律。

（二）中枢化学感受器

由于中枢化学感受器没有非常明确的形态结构，长期以来一直困扰着对其的深入研究。动物实验证明延髓腹外侧部的浅表部位是影响呼吸活动的化学敏感区，提示这些区域存在中枢化学感受器。延髓的中枢化学感受器位于延髓腹外侧浅表部位，左右对称，可分为头、中、尾三个区。头区和尾区都有化学感受性；中区不具有化学感受性，但局部阻滞或损伤中区，可造成通气量降低，并使头、尾区受刺激时的通气反应消失，提示中区可能是头区和尾区传入神经冲动向脑干呼吸中枢投射的中继站。

中枢化学感受器的生理性刺激是脑脊液和局部细胞外液中的氢离子（H^+），虽然血－脑屏障对于氢离子和碳酸氢盐离子（HCO_3^-）相对不通透，但它能够使二氧化碳（CO_2）弥散，使化学感受器周围细胞外液中的 H^+ 浓度升高，从而刺激中枢化学感受器，引起呼吸中枢兴奋，使呼吸运动加深加快，肺通气量增加。由于脑脊液中碳酸酐酶含量很少，CO_2 与水的水合反应很慢，所以对 CO_2 的通气反应有一定的时间延迟。另外，由于血液中的 H^+ 不易透过血－脑屏障，故血液 pH 的变化对中枢化学感受器的刺激作用较弱，也较缓慢。

当体内 CO_2 持续增多时，在最初数小时内，呼吸兴奋反应明显，但在随后的 1~2 天内，呼吸兴奋反应存在适应现象，会逐渐减弱到原来的 1/5 左右。原因主要包括：肾脏对 pH 具有调节作用；血液中的 HCO_3^- 也可缓慢透过血－脑屏障和血－脑脊液屏障，使脑脊液和局部细胞外液的 pH 回升，减弱 H^+ 对呼吸运动的刺激作用。所以血液中的 CO_2 对呼吸运动的急性驱动作用较强，而慢性刺激作用则较弱。

中枢化学感受器与外周化学感受器的不同在于，中枢化学感受器不感受低 O_2 的刺激，但对 H^+ 的敏感性比外周化学感受器高，反应潜伏期较长。中枢化学感受器的生理功能可能是通过影响肺通气来调节脑脊液的 H^+ 浓度，使中枢神经系统有稳定的 pH 环境；而外周化学感受器的作用则主要是在机体低 O_2 时维持对呼吸的驱动。

（三）外周化学感受器

外周化学感受器主要位于颈动脉体和主动脉体。这些小体接受来自该部位血管分支的血液。PaO_2 降低、$PaCO_2$ 或 H^+ 浓度升高时外周化学感受器受到刺激，反射性引起呼吸加深加快和血液循环功能的变化。外周化学感受器通过增加通气来适应动脉 $PaCO_2$ 的增加，但中枢化学感受器对 $PaCO_2$ 的反应更为重要。

外周化学感受器的主要作用是通过增加通气来应对血氧不足。如果动脉 $PaCO_2$ 正常，PaO_2 必须降至 50mmHg 才能使通气增加。$PaCO_2$ 增加使外周化学感受器更快地适应 PaO_2 的下降。在一些严重肺疾病的患者中，这种反射对低氧血症（低氧驱动）尤为重要。这些患者通常 $PaCO_2$ 持续增高（CO_2 潴留），脑脊液通过将 pH 调节至正常值来代偿动脉 $PaCO_2$ 的慢性增加。当患者丧失由促进通气来应答 $PaCO_2$ 增加的能力时，动脉低氧血症就成为同期的主要刺激（低氧驱动）。

二、反射

（一）肺牵张反射

19 世纪早期，Hering 与 Breuer 注意到麻醉动物的肺通气会造成一定时间内吸气频率的减少和呼气频率的增加，而肺萎陷则可引起吸气活动的加强。切断迷走神经后上述反应消失。目前认为这个反射的受体位于气管至支气管的平滑肌上，而激活反射并延迟下一次呼吸需要功能残气量以外的大于 800 ml 的肺活量。肺牵张反射包括肺扩张反射和肺萎陷反射。

1. 肺扩张反射

肺扩张反射是指肺扩张时抑制吸气活动的反射。其感受器位于从气管到细支气管的平滑肌中，属于牵张感受器，阈值低，适应性慢。肺扩张时牵拉呼吸道使牵张感受器兴奋，冲动增加，经迷走神经传入延髓，通过延髓和脑桥呼吸中枢的作用，促进吸气转换为呼气。肺扩张反射的生理意义在于加速吸气向呼气的转换，使呼吸频率增加。在动物实验中，切断两侧迷走神经后，动物吸气过程将延长，吸气加深，呼吸变得深而慢。

人出生 4~5 天后，该反射的敏感性显著减弱。在成年人，潮气量要超过 1500ml 时才能引起肺扩张反射，因此在平静呼吸时，肺扩张反射一般不参与呼吸运动的调节。在病理情况下，如肺的顺应性降低，肺扩张时对气道的牵张刺激较强，可引起肺扩张反射，使呼吸变浅变快。

2. 肺萎陷反射

肺萎陷反射是指肺在萎陷时增强吸气活动或促进呼气转换为吸气的反射。感受器同样位于气道平滑肌内，但其性质尚不清楚，要在较大程度的肺萎陷时才能出现该反射，所以它在平静呼吸时并不重要，但其在防止呼气过深及肺不张等情况下可能起到一定作用。

（二）防御性呼吸反射

1. 咳嗽反射

咳嗽反射是很常见也很重要的防御性反射。对喉、气管、气管隆嵴和低位支气管的机械或化学刺激会导致咳嗽反射和支气管狭窄，位于这些部位的呼吸道黏膜下的感受器兴奋，冲动经迷走神经传入延髓，触发咳嗽反射。咳嗽的速度很快，能够清除呼吸道内的分泌物及其他刺激物。

2. 喷嚏反射

类似于咳嗽反射，但刺激部位是鼻黏膜的感受器，传入神经是三叉神经，反射效应是腭垂下降，舌压向软腭，气体由鼻腔喷出，清除鼻腔中的刺激物。

（三）牵张反射

肋间肌和膈肌含有应答牵张的感觉肌梭。肌梭和腱器官是骨骼肌的本体感受器，当呼吸肌内的肌梭受到牵张刺激时，可反射性引起呼吸运动的加强，这种反射属于本体感受性反射。信号传入脊髓，到达脊髓前角运动神经元，这些神经元刺激更多肌纤维收缩（募集），增加收缩力。理论上，这种牵张反射在气道阻塞或肺的顺应性降低时尤为重要。牵拉肋和膈能够激活牵张反射，帮助患者进行深呼吸。基于牵张反射本体感受神经促进技术在改变肺功能中的治疗作用还须进一步研究。

（四）关节和肌肉感受器

外周的四肢关节和肌肉有应答运动、增加运动所需的通气感受器。通气在人和麻醉动物中由相似的反射刺激，从而应答肢体被动运动。这些精确的反射途径仍待进一步的研究结果验证。

（五）机械感受器

体循环血压的变化引起颈动脉压力感受器和主动脉窦的相应变化。血压增加引起体内机械感受器形变，产生反射性换气不足。反之，血压下降会导致过度换气。

三、影响呼吸的机械因素

气流进入肺是肺与外界大气存在压力差的结果。肺内压指肺泡内气体的压力，在呼吸过程中呈现周期性变化。吸气时，肺容积增大，肺内压随之降低，当低于大气压时，外界气体进入肺。呼吸相关的肌肉收缩使肺泡压降低，胸廓扩大，压力的下降使外界气流进入肺。随着肺内气体量的增加，肺内压也随之升高，至吸气末，肺内压升高到与大气压相等，气流便暂停。不能产生足够负压的患者可能需要呼吸机通气。呼吸机通气产生正压，推动与大气压等压的空气进入肺。20世纪中期，脊髓灰质炎的患者通过铁肺（一种人工呼吸机）的辅助来产生周期性负压，辅助肺部通气。

呼气时，肺容积减小，肺内压随之升高，当高于大气压时，气体流出肺。吸气停止时，呼气肌被动地回到其静息位置。膈肌升高，压缩肺部，肺泡压增加。肋间肌休息，肋骨重新回到吸气前的位置，进一步挤压肺，增大肺泡压。肺泡压的增加使气体流出肺。随着肺内气体量的减少，肺内压也逐渐降低，至呼气末，肺内压又降到与大气压相等，气流再次暂停。正常情况下，呼气是一个被动过程，反映了肺实质弹性回缩的能力。

在呼吸过程中，肺内压的变化程度与呼吸运动的缓急、深浅和呼吸道是否畅通等因素相关。平静呼吸时，肺内压变化较小，吸气时肺内压较大气压低 1~2mmHg，呼吸时较大气压高 1~2mmHg。用力呼吸或呼吸道不够通畅时，肺内压将大幅波动，如紧闭声门并进行呼吸运动，吸气时肺内压可低于大气压 30~100mmHg，呼气时可高于大气压 60~140mmHg。

四、呼吸阻力

（一）肺的顺应性

顺应性是指弹性组织在外力作用下发生形变的难易程度。弹性组织顺应性大，表明其变形能力强，即在较小的外力作用下即能引起较大的形变。胸壁的内面为壁胸膜和肺实质，肺实质包裹在脏胸膜之内，壁胸膜和脏胸膜彼此相互靠近，形成一个潜在的腔隙，内有少量的胸膜液。肋间肌和膈肌收缩能够机械地扩大胸腔，此时肺因为与胸膜贴近会扩张。正常肺会抵抗这种扩张，并有将肺拉离胸壁的趋势。对空腔器官来说，顺应性大表示其易被扩张，即在较小的跨壁压作用下就能引起较大的腔内容积改变。肺在吸气时的通气就是扩张性，定义为每单位压力变化引起的体积变化。肺在被扩张时产生弹性回缩力，其方向与肺扩张的方向相反，因而是吸气的阻力，呼气的动力，肺弹性回缩力可用肺顺应性表示。正常肺的扩张性与顺应性很强。当疾病使肺泡、肋间或胸膜纤维化或肺泡水肿时，肺就变得僵硬，顺应性减小。随着年龄增加，肺的顺应性降低。肺气肿则是因为弹性蛋白丢失而造成顺应性增加。

（二）肺的弹性阻力

肺的弹性阻力来自肺的弹性成分和肺泡表面张力。肺的弹性成分包括肺自身的弹力纤维和胶原纤维等结构。当肺被扩张时，这些纤维被牵拉而倾向于回缩。肺扩张越大，其牵拉作用越强，肺的回缩力和弹性阻力便越大，反之越小。

肺泡表面张力源于肺泡内表面液－气界面的能使液体表面积缩小的力，肺泡表面张力是肺弹性阻力的主要来源。由于液－气界面的液体分子之间的引力远大于液体与气体之间的引力，所以液体表面有尽可能缩小的倾向，近似于球形的肺泡内表面液层每一点上的合力方向朝向肺泡中心，故肺泡表面张力有助于肺的回缩。若表面张力系数不变，则肺泡的回缩力与肺泡半径成反比，即小肺泡回缩力大，大肺泡回缩力小。若大小不同的肺泡之间彼此连通，则小肺泡的气体将流入大肺泡内，引起小肺泡萎缩关闭而大肺泡则过度通气，肺泡将失去稳定性。若表面张力过大，还会降低肺顺应性，增加吸气阻力。但由于肺泡内液－气界面存在肺表面活性物质，所以正常状态下上述情况实际不会发生。

肺泡表面的活性物质是由肺泡Ⅱ型上皮细胞合成和分泌的含脂质与蛋白质的混合物，其中脂质成分约占90%，表面活性物质结合蛋白（SP）约占10%。脂质中60%以上是二棕榈酰卵磷脂（dipalmitoyl phosphatidylcholine，DPPC）。DPPC是双嗜性分子，一端是非极性疏水的脂肪酸，不溶于水；另一端是极性的，易溶于水。因此，DPPC分子垂直排列于肺泡内液－气界面，极性端插入液体层，非极性端朝向肺泡腔，形成一层能降低表面张力的DPPC单分子层，且其密度可随肺泡的舒张收缩而改变。表面活性物质结合蛋白至少有SP－A、SP－B、SP－C和SP－D四种，他们对维持DPPC功能，以及DPPC的分泌、清除和再利用等重要的作用。肺表面活性物质的主要作用是降低肺泡表面张力，减小肺泡的回缩力，从而减少使肺通气和扩张的肌肉的运动。肺泡表面活性物质主要有三个重要生理意义：减小吸气阻力，减少吸气做功；维持不同大小肺泡的稳定性；防止肺水肿。肺泡表面物质的减少会造成肺泡塌陷。塌陷肺泡的重新扩张有赖于医务工作者的大量工作和耐心。患者可能很虚弱，需要机械通气，尤其是新生儿呼吸窘迫综合征（旧称肺透明膜病）和成人急性呼吸窘迫综合征。其他疾病，如肺泡蛋白质沉积症，即蛋白质在肺泡腔内过度聚集，可能是因为表面活性物质过度产生或巨噬细胞对表面活性物质的移除减少。

肺的弹性回缩力如果不能被外力平衡，就会使肺塌陷。胸壁组织也有弹性回缩力，如果没有这一反作用力，它就会明显扩张。这两种力量相互抗衡，使肺扩张而胸腔呈中立位。如果这两种力被破坏（如气胸），肺就会塌陷，而胸壁会扩张。

五、压力－容积的关系

肺容积是指不同状态下肺所能容纳的气体量，其随呼吸运动而变化。通常肺容积可分为潮气量、补吸气量、补呼气量和残气量，这几个量互不重叠，全部相加后等于肺总量。

1) 潮气量：指每次呼吸时吸入或呼出的气体量，因呼吸交替似潮水涨落而得名。正常成年人平静呼吸时的潮气量为 400～600ml，运动时潮气量可增大，最大可达肺活量大小。潮气量的大小取决于呼吸肌收缩的强度、胸和肺的机械特性，以及机体的代谢水平。

2）补吸气量：指平静吸气末，再尽力吸气所能吸入的气体量。正常成年人的补吸气量为 1500～2000ml。反应吸气的储备量。

3）补呼气量：指平静呼气末，再尽力呼气所能呼出的气体量。正常成年人的补呼气量为 900～1200ml。反应呼气的储备量。

4）残气量：指最大呼气末尚留于肺内不能再呼出的气体量。正常成年人的残气量为 1000～1500ml。残气量的存在可避免肺泡在低肺容积条件下发生塌陷。若肺泡塌陷，则需要极大的跨肺压才能实现肺泡的再扩张。支气管哮喘患者因呼气困难而使残气量增加。

5）肺容量：指肺容积中两项或两项以上的联合气体量。肺容量包括深吸气量、功能残气量、肺活量和肺总量。

6）深吸气量：指从平静呼气末到最大吸气时所能吸入的气体量，是潮气量和补吸气量之和，是衡量最大通气潜力的指标之一。胸膜、胸廓、肺组织和呼吸肌等发生病变时，均可使深吸气量减少最大通气潜力降低。

7）功能残气量：指平静呼气末尚存留于肺内的气体量，是残气量和补呼气量之和。正常成年人约 2500ml。其生理意义是缓冲呼吸过程中肺泡氧分压（PAO_2）和肺泡二氧化碳分压（$PACO_2$）的变化幅度。

8）肺活量、用力肺活量和用力呼气量：尽力吸气后，从肺内所能呼出的最大气体量称为肺活量，是潮气量、补吸气量和补呼气量之和。肺活量有较大的个体差异，正常成年男性平均约 3500ml，正常成年女性平均约 2500ml。

压力－容积曲线定义了胸壁与肺的弹性。呼吸系统的弹性来源于两种主要成分——肺和胸壁。放松压力曲线如图 3－2－1 所示。该曲线阐明了肺和胸壁的静息压力及在一定肺容积下二者的结合。功能残气量反映了胸壁与肺弹性力的平衡，是心血管及肺疾患者临床表现和治疗的重要指标。

放松压力曲线表明了所测得的静息压力。它表明呼吸肌是不活跃的，在呼吸循环中的某一点，肺容积由胸壁和肺弹性力的平衡来决定。胸壁和肺的弹性力相互对抗，胸壁试图将肺向外牵拉，而肺试图回缩，将胸壁拉回。曲线标记了"肺"和"胸壁"，在理论上阐明了二者能够相抗衡时的弹性力。正常情况下，这两个力相互作用，产生压力－容积放松曲线。在功能残气量中，这两个力是均衡的，因此形成了呼吸系统的静息容量。

在肺部疾病中，胸壁与肺的力量平衡会被打破，维持呼吸功能就需要更多的做功量和能量。患者无法依赖胸壁、肺或两者正常的弹性回缩力，所以，患者必须花更多的精力来产生相同的呼吸功能。呼吸幅度的极限由弹性力及肌力共同决定。肺活量的呼吸系统弹性力与吸气肌力相平衡。残气量的胸壁弹性力与最大呼气肌力相平衡。这种从肺活量到残气量的容量反映了肺的总容积。

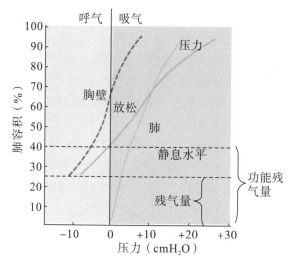

图 3-2-1 放松压力曲线

引自：Frownfelter D，Dean E. 心血管系统与呼吸系统物理治疗：证据到实践 ［M］. 郭琪，曹鹏，喻鹏铭，主译. 北京：北京科学技术出版社，2017.

虽然曲线只从理论上反映了肺和胸壁的弹性力，但它仍对理解肺功能障碍与肺疾病有重要临床意义。例如，COPD 患者桶状胸的特征反映了胸壁弹性力的增强，患者胸部的运动幅度增加，肺的弹性回缩减少。另一个极端是刺伤对胸壁的作用，它破坏了胸膜内的压力梯度，使肺与胸壁不能正常扩张。这种刺伤的结果是气胸，导致肺塌陷、胸壁突出。

六、非弹性阻力

非弹性阻力包括惯性阻力、黏滞阻力和气道阻力。

（一）惯性阻力

惯性阻力是气流在发动、变速、换向时因气流和组织的惯性所产生的阻止肺通气的力。

（二）黏滞阻力

黏滞阻力来自呼吸时组织相对位移所发生的摩擦。平静呼吸时，呼吸频率较低、气流速度较慢，惯性阻力和黏滞阻力都很小。

（三）气道阻力

气流进入肺有赖于压力差和气道内的阻力。气道阻力是气体流经呼吸道时气体分子之间和气体分子与气道壁之间摩擦产生的阻力，占非弹性阻力的 80%～90%，可用维持单位时间内气体流量所需要的压力差来表示。健康人平静呼吸时，总气道阻力为 1～3 $cmH_2O \cdot s/L$，主要发生在鼻（约占总气道阻力的 50%）、声门（约占 25%）及气管和支气管（约占 15%）等部位，仅约 10% 的阻力发生在口径小于 2mm 的细支气管。气道阻力越小，呼吸越省力；当气道阻力增大时，则呼吸较费劲。

气道阻力受气流速度、气流形式和气道口径等因素的影响，气流速度快、气流呈湍流、气道口径减小等都能使气道阻力增大而影响肺通气，其中以气道口径最为重要。影响气道口径的因素主要有以下几个方面。

1）跨壁压：指呼吸道内外的压力差。呼吸道内压力高，则跨壁压大，气道口径被动扩大，气道阻力变小；反之则气道阻力增大。

2）肺实质对气道壁的牵引：小气道的弹力纤维和胶原纤维与肺泡壁的纤维彼此穿插，这些纤维对气道壁产生牵引作用，以保持部分没有软骨支撑的细支气管的通畅。

3）自主神经系统调节：呼吸道平滑肌受交感和副交感神经的双重支配，两者均有紧张性作用。副交感神经使气道平滑肌收缩，口径减小，气道阻力增加；而交感神经则使之舒张，口径变大，气道阻力减小。

4）化学因素影响：儿茶酚胺可使气道平滑肌舒张；前列腺素（prostaglandin，PG）中前列腺素 $F_{2\alpha}$（prostaglandin $F_{2\alpha}$，$PGF_{2\alpha}$）可使气道平滑肌收缩，而 PG 却使之舒张；过敏反应时，由肥大细胞释放的组胺和白三烯等物质可使支气管收缩；吸入气 CO_2 含量增加可刺激支气管和肺的 C 类纤维，反射性引起支气管收缩，气道阻力增加。气道上皮细胞还可合成和释放内皮素，使气道平滑肌收缩。哮喘患者内皮素合成和释放增加，提示内皮素可能参与哮喘的病理生理过程。

在以上几个方面中，跨壁压、肺实质对气道壁的牵引作用、自主神经系统调节均随呼吸过程而发生周期性变化，使气道阻力出现周期性改变。吸气时，因胸膜腔负压增大而跨壁压增大，因肺的扩展而使弹性成分对小气道的牵引作用增强，以及交感神经紧张性活动增强等，都使气道口径增大，气道阻力减小；呼气时则相反，气道口径变小，气道阻力增大。

气道分为上呼吸道和下呼吸道，上呼吸道阻力占 45％；下呼吸道的阻力由许多因素决定，故难以估计。下呼吸道的分支是不规则的，由于外部压力差异和支气管与细支气管平滑肌的收缩与舒张，内腔直径也不一致。由于水肿和黏液，内腔直径可能减小。气道直径的所有变化都可能造成气道阻力增加。气流通过气道时表现为层流或湍流。层流是流线型的气流，阻力主要存于管壁与气体分子之间。层流的气流通常呈圆锥形，分子接触管壁后流速相对于气流中间的分子会减慢。除管壁阻力外，当发生频繁的分子间碰撞时会产生湍流。黏液、渗出物、肿瘤或其他阻塞也会造成湍流，这种气流发生于气体流速较高时。正常肺中，气流是层流与湍流结合的，即气管-支气管流。

气道可扩张也可收缩，且容易受到外部压力的影响。当外界压力压缩气道时会改变气道阻力。跨胸壁压是胸膜腔内压与外界大气压的差值。人直立时，肺顶部的跨胸壁压大于基底部。这就使得相对于基底部的肺泡，顶部的肺泡被扩张的程度更大。虽然顶部肺泡在呼气末有更大的容积，但基底部的肺泡却能更好地通气。这是因为基底部肺泡在更低的跨壁压力下工作，故能适应吸气时更大的容积。

吸气时气道扩张，气道阻力减少；呼气时气道狭窄，气道阻力增加。呼气时部分气道压缩，肺泡呈正压。如果疾病使气道失去了结构支撑，气道就会塌陷，阻碍气体的吸入（如肺气肿）。

第三节 心肺生理学

一、通气

通气是外界气体进入肺部的过程，吸入气体的体积可以通过肺活量计测量。实现肺通气的器官包括呼吸道、肺泡、胸膜腔、膈和胸廓。呼吸道是气体进出肺的通道，由鼻、咽、喉、气管、支气管组成。随着呼吸道的不断分支，气道数目增加，口径减小，总横断面积增大，管壁变薄，整个呼吸道像一棵倒置的树，称为气管支气管树。呼吸系统气道的功能有赖于其结构的完整性，它的主要功能包括：①呼吸道是气体的流通之道，具有对吸入气体进行加热、加湿、过滤和清洁，以及引起防御性呼吸反射（咳嗽反射和喷嚏反射）等保护功能；②肺泡是肺换气的主要场所；③胸膜腔是连接肺和胸廓的重要结构，胸膜腔内负压使肺在呼吸过程中能随胸廓的张缩而张缩；④膈和胸壁肌肉则是产生呼吸运动的动力组织。

肺通气过程受呼吸肌的收缩运动、肺和胸廓的弹性特征及气道压力等多种因素的影响。呼吸肌麻痹、肺和胸廓的扩张性变化，以及气胸等可引起肺的扩张受限，发生限制性通气不足；而支气管平滑肌痉挛、气道内异物、气管和支气管等黏膜腺体分泌过多，以及气道外肿瘤压迫引起气道口径减小或呼吸道堵塞时，可出现阻塞性通气不足。

肺通气量指每分钟吸入或呼出的气体总量，它是潮气量与呼吸频率的乘积。正常成年人平静呼吸时，潮气量约为500ml，呼吸频率为12~18次/分，则肺通气量为6~9L。肺通气量随个体性别、年龄、身材和活动量的不同而异。劳动或运动时，肺通气量增大。在用力做深、快呼吸时，每分钟所能吸入或呼出的最大气体量，称为最大自主通气量，反映单位时间内充分发挥全部通气能力所能达到的通气量，是估计机体进行最大运动量的生理指标之一。正常成年人最大通气量一般可达150L，为平静呼吸时肺通气量（6L）的25倍。

肺的不同区域存在通气的差异。一项使用放射性惰性气体和辐射计数器穿透胸壁的研究表明，当人在坐位吸入气体时，下肺野的辐射量最大，中肺野的量中等，上肺野的含量最少。这种效应是由体位及重力决定的。仰卧位时，肺的顶部和底部都会通气，而最底部的肺野通气比最上部的肺野好。同样地，在侧位或侧卧体位下，低处肺野通气优于高处肺野。

局部通气的差异可以用肺的解剖结构和呼吸机制来解释。肺部存在肺胸膜的梯度压力。直立体位时，肺顶部的肺胸膜负压更大，至肺底部压力逐渐降低，这个压力梯度可以反映肺的重量。肺顶部的肺胸膜负压越大，该部的扩张度就越大，肺泡的静息体积就越大，而肺底部扩张压力较小，故肺泡静息体积就较小。肺野上下的差异是我们理解通气局部差异的基础。静息肺泡容积的局部差异不应与局部通气量差异相混淆。通气是静息体积的容量变化。上肺的高静息体积使上肺比下肺更为坚硬，顺应性更小，下肺的体积小而顺应性大。因此，与上肺相比，下肺的体积变化就更大，对通气的影响更大。无论体位如何，最低位肺的通气都更佳。

二、扩散

气体分子不停地进行无定向的运动，当不同区域存在气压差时，气体分子将从气压高处向气压低处发生净转移，这一过程称为气体的扩散。混合气体中各种气体都按各自的分压差由分压高处向分压低处扩散，直到取得动态平衡。肺换气和组织换气均以扩散方式进行。根据 Fick 弥散定律，气体在通过薄层组织时，扩散速率与组织两侧的气体分压差（ΔP）、温度（T）、扩散面积（A）和气体分子溶解度（S）成正比，而与扩散距离（d）和气体分子量（MW）的平方根成反比。

空气到达肺泡后必须跨越肺泡毛细血管（A−C）膜。A−C 膜又称气−血屏障，由六层结构组成：肺表面活性物质形成的液体层、肺泡上皮细胞层、上皮基底膜层、上皮基底膜和毛细血管基膜之间的间隙（间质层）、毛细血管基膜层及毛细血管内皮细胞层。氧气进入肺和二氧化碳离开肺都必须穿过肺泡表面活性物质、肺泡上皮细胞和毛细血管内皮细胞。之后氧气要穿过血浆、红细胞膜和红细胞内的细胞间液，直到它与血红蛋白分子结合。在正常的肺中，这个距离很短，呼吸膜总厚度$<1\mu m$，最薄处只有 $0.2\mu m$，但病理情况下可能会增加。肺泡壁和毛细血管膜通常会变厚，液体、水肿或渗出物可能使两层膜分离。当 $PaCO_2$ 缓慢低于正常时，这些病理变化会首先出现。与 CO_2 扩散相比，氧气通过 A−C 膜扩散相对缓慢，因此，患者经常在 $PaCO_2$ 正常时也会出现血氧不足的问题。结节、硅肺（石棉肺）、硬皮病和肺水肿会使气体扩散能力降低。气体扩散速率与扩散面积成正比。正常成年人两肺的总扩散面积约 $70m^2$，在安静状态下，用于气体扩散的呼吸膜面积约 $40m^2$，因此有相当大的储备面积。劳动或运动时，因肺毛细血管开放数量和开放程度增加，有效扩散面积也大大增加。肺不张、肺实变、肺气肿、肺叶切除或肺毛细血管关闭和阻塞等，均可使呼吸膜扩散面积减小而影响肺换气。

三、灌注

肺的灌注指肺循环内用于气体交换的血流。与体循环相比，肺循环的压力相对较低，因此，肺循环内血管壁比体循环的血管壁薄。与体循环相比，肺的灌注几乎没有明显的区域差异。

静水压反映了重力对血液的影响，尤其对低叶肺段影响显著。灌注的不均匀反映了肺内肺泡、动脉和静脉压的相互作用。正常时，血流由动、静脉压力梯度所决定。肺部存在肺泡压力差，会对动、静脉压力梯度有所影响。例如，在上肺野，肺泡压接近大气压，超过了动脉压，可以有效地关闭肺毛细血管。在下肺野处则相反，肺泡内相对较小的气体容量被较大的毛细血管静水压赶超，因此，毛细血管压有效地克服了肺泡内压力。

动脉血氧降低使肺血管收缩，这便是缺氧性血管收缩。缺氧性肺血管收缩被视为血液离开低通气或肺部低氧区域的适应性机制。虽然缺氧性血管收缩可能在提高肺的气体交换中起重要作用，但它可能潜在地对低动脉氧分压继发肺部疾患的患者造成不利影响。

血液酸碱平衡也对肺血流有所影响。例如，pH 低或酸中毒时，肺血管收缩。因此，通气受损可能会干扰血气成分，同时也会反过来对酸碱平衡再次造成影响。由于 pH 对肺血管收缩的循环反应，这个效应可能被放大。参考这些基本的生理机制对物理治疗干预达到最佳效果至关重要。

四、通气/灌注比

通气/灌注比（V/Q）是指每分钟肺泡通气量和每分钟肺血流量的比值。改变肺的通气或灌注的条件也会影响肺的气体交换。当肺部不同部位的顺应性不均匀或气道阻力不均匀时，通气就会发生不均匀。人体在直立状态时，重力会将血液推向下肺野，肺的基底部血流更多。若在某些部位，动脉压超过肺泡压，则会造成气道的压缩。重力导致肺顶端的血流下降，此处的肺泡扩张更完全，因此，跨壁压力高，可能通过挤压血管而造成血流的减少。从肺底部到肺尖部，肺泡通气量和毛细血管血流量都会逐渐减少，但血流减少更多。人体直立位时下肺区域有着更大的灌注与通气，是气体的最佳交换区域。通常情况下，越低垂的部位气体交换越充分，侧卧位时，重力低垂部位的气体交换更充分。虽然正常情况下存在肺泡通气和血流的不均匀分布，但从总体上来说，由于呼吸膜面积远超过肺换气的实际需要，所以并不影响 O_2 的摄取和 CO_2 的排出。

正常成年人安静时，V/Q 约为 0.8，意味着通气与血流比例适宜，气体交换率高。如果该比值增大意味着通气过度或者血流相对不足，部分肺泡气体未能与血液气体充分交换，肺泡无效腔增大；该比值减少意味着通气不足或血流相对过多，部分血液流经通气不良的肺泡，混合静脉血中的气体不能得到充分更新，犹如发生了功能性动静脉短路。因此，无论该比值增大或者减小，都表明两者匹配不佳，气体交换效率就会减低，导致机体缺 O_2 或 CO_2 潴留，尤其是缺 O_2。血氧不足导致局部异常 V/Q 占据主导地位，若患者通气量不变，则动脉 $PaCO_2$ 增加。当 V/Q 异常时，主要表现为缺氧的原因在于：

1）动静脉血液之间的 PaO_2 差远大于 $PaCO_2$ 差，所以当发生动-静脉短路时，动脉血 PaO_2 下降的程度大于 $PaCO_2$ 升高的程度。

2）CO_2 扩散系数约为 O_2 的 20 倍，所以 CO_2 扩散比 O_2 快，不易潴留。

3）动脉血 PaO_2 下降和 $PaCO_2$ 升高时，可刺激呼吸，增加肺泡通气量，有助于 CO_2 的排出，却几乎无助于 O_2 的摄取，这是由 O_2 解离曲线和 CO_2 解离曲线的特点决定的。

为心血管患者和肺疾病患者摆放体位时可能发现，患者处于某些体位时更加痛苦。这种依赖于体位的不适可以用通气/灌注的不均衡来解释，因为此时肺部的气体交换不能满足机体需要。

肺通气和灌注的关系如图 3-3-1 所示，此图显示了随着肺部通气和灌注增加，最佳 V/Q 发生在肺中段区域。直立位时，肺顶部通气超过灌注，肺底部灌注超过通气。图 3-3-2 阐释了直立位时分流效应和生理无效腔对 V/Q 的影响及其对肺泡气体的影响。具体来说，表明了直立位时肺上、中、下部通气和灌注的局部差异。这些梯度可由肺泡 PaO_2 和 $PaCO_2$ 水平反映出来，而肺泡气体分压与顶部肺泡无效腔、中段适当的 V/Q 及基底部的分流有关。

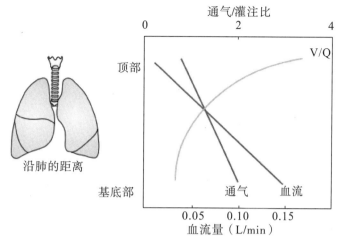

图 3-3-1　肺通气和灌注的关系

引自：Frownfelter D，Dean E. 心血管系统与呼吸系统物理治疗：证据到实践［M］. 郭琪，曹鹏，喻鹏铭，主译. 北京：北京科学技术出版社，2017.

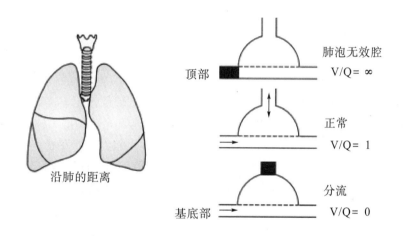

图 3-3-2　直立位时分流效应和生理无效腔对肺部通气和灌注的影响

引自：Frownfelter D，Dean E. 心血管系统与呼吸系统物理治疗：证据到实践［M］. 郭琪，曹鹏，喻鹏铭，主译. 北京：北京科学技术出版社，2017.

第四节　心血管系统疾病以及相关功能障碍

一、高血压

高血压（hypertension，HBP）定义为动脉血压持续升高，它是全球范围内最常见的心血管疾病。2022 年 11 月 13 日，《中国高血压临床实践指南》推荐将我国成人高血压的诊断界值由收缩压≥140 mmHg 和/或舒张压≥90 mmHg 下调到收缩压≥130 mmHg 和或舒张压≥80 mmHg。

原发性高血压的病因是多因素的，其是遗传和环境相互作用的结果。高血压有明显的家族聚集性，若父母双方均有高血压，则子女发病率高达 46%。高血压的环境因素包括饮食、精神应激、吸烟等，不同地区人群血压水平和高血压患病率与钠盐平均摄取量呈显著正相关。

血压由心输出量和总外周阻力或全身血管阻力决定，每一项都受到许多其他因素的影响。心输出量与心率和每搏输出量密切相关。总外周阻力（total peripheral resistance，TPR）受小动脉床的口径（即外周血管阻力）、血液黏稠度和动脉壁弹性的影响。当心输出量和（或）总外周阻力都增加时，血压就会升高。

当调节血压的各种系统之间出现失衡时，也会出现高血压。神经内分泌系统、肾素-血管紧张素-醛固酮系统及各种神经递质浓度与活性异常，包括血管加压素、一氧化氮和许多血管活性肽（如内皮素和肾上腺髓质素），最终可使交感神经系统活性亢进，血浆儿茶酚胺浓度升高，阻力小动脉收缩增强而导致血压增高。不管什么原因，如果没有有效的治疗和控制，小动脉重塑，高血压病情将进一步发展，导致靶器官损害（如视网膜病变、左心室肥厚、肾功能不全和高血压脑病）、器官衰竭和过早死亡。此外，高血压患者常合并肥胖、胰岛素抵抗、2 型糖尿病和血脂异常（高甘油三酯和低水平高密度脂蛋白胆固醇）。

血管内皮细胞和小动脉结构、机械特性和功能的改变都可能会导致高血压的发生。高血压先在左心室上产生压力负荷，随后是减少心室壁应力的代偿性左心室肥厚。肾素-血管紧张素-醛固酮系统的持续激活会导致进一步的心室重构和最终的心力衰竭。最初，正常的左室收缩功能由肥厚的左室维持，但舒张功能障碍在疾病的早期发展。

随着高血压病情加重和/或左心室收缩功能障碍加重，即左心室射血分数（ejection fraction，EF）为 40%～50%，不利的神经和体液调节机制激活使心室重构的恶性循环永久化，收缩末期和舒张末期容积增加。

心脏和血管是高血压损害的主要靶器官，早期可无明显病理改变，长期高血压引起的心脏改变主要是左心室肥厚和扩大；全身小动脉病变则主要是血管壁与血管腔的比值增加、管腔内径缩小，导致重要的靶器官如心、脑等组织缺血。长期高血压及其伴随的危险因素可促进动脉粥样硬化的形成及发展。目前认为，高血压最早期、最重要的血管损害是血管内皮功能障碍。

高血压与心血管疾病和脑卒中高度相关。当高血压发展到引起靶器官损害时，往往预后较差。

二、冠状动脉疾病

冠状动脉疾病（coronary artery disease，CAD），也称为冠状动脉粥样硬化性心脏病或冠心病。该疾病具有进行性，在中老年时临床症状变得明显，尽管动脉粥样硬化形成的机制尚未完全明确，但已知有若干危险因素与患冠心病的可能性增加有关，如肥胖、吸烟、高血压。而感染、炎症等的一些相对较新的危险因素已被确定在动脉粥样硬化的发展和进展中发挥作用，由这些危险因素和氧化应激相关的内皮损伤诱导局部炎症并激活血管修复过程，导致内膜损伤的形成，内膜损伤可能发展为动脉粥样硬化斑块。最终可能是内皮细胞损伤和修复过程之间的平衡影响着心血管疾病的进展。

冠心病主要涉及高胆固醇血症、动脉粥样硬化、心肌缺血、心绞痛或急性冠状动脉综合征、心肌梗死、慢性缺血性心肌病、充血性心力衰竭和猝死等。

（一）高胆固醇血症

高胆固醇血症是动脉粥样硬化症状加重的主要危险因素，在没有动脉粥样硬化和原发性缺血性心脏病史的个体，胆固醇的增加可独立影响心脏功能。胆固醇水平的升高不仅会改变细胞的结构和膜的功能，还会反过来影响心肌的收缩力、兴奋性和传导性。而平滑肌和血管内皮细胞功能障碍的出现，又导致心血管系统中酶的活性和阳离子转运蛋白功能的紊乱。

（二）动脉粥样硬化

动脉粥样硬化是由动脉血管内皮损伤引起的，这可能与高血压、吸烟等各种原发性心脏相关危险因素所导致的损伤有关。动脉粥样硬化的病理变化主要累及体循环系统的大型肌弹力型动脉（如主动脉）和中型肌弹力型动脉（以冠状动脉、脑动脉居多，肢体各动脉、肾动脉次之，下肢多于上肢）。氧化应激已被确定为动脉粥样硬化形成、急性心肌梗死和心衰的常见标准。

目前，高血压已经被确定为损伤血管内皮的诱因，因为增加的压力和湍流可能会损伤血管壁的血管内皮细胞，从而使由平滑肌组成的介质暴露于循环系统当中。

当介质暴露于循环系统时，动脉粥样硬化的症状会持续发展，即使患者的病情稳定，也较容易有血栓出现。血小板在心血管系统的损伤部位凝集，并释放诱导内皮和平滑肌细胞应答的物质，而血小板凝集处就是脂纹和纤维斑块产生的场所。脂纹产生的原因是低密度脂蛋白沉积在平滑肌介质中。在纤维斑块产生后，血管内会产生湍流，接着斑块钙化或血管壁坏死引起出血，结果是血流量减少、氧合作用减少或靶器官的血流量和氧气完全中断，即出现缺血和（或）组织缺氧。

吸烟也被确定为血管内皮细胞损伤的潜在诱因。吸烟会导致红细胞和血浆中含有大量的一氧化碳和碳氧化合物，这些化合物与内皮细胞结合后会引起这些细胞的损伤甚至死亡。

动脉粥样硬化血栓的形成是一种广泛的弥漫性的影响多层血管床的进程，会导致急性冠状动脉综合征、缺血性脑卒中、外周动脉疾病等。

（三）心绞痛

心绞痛是指与心肌缺血有关的胸部疼痛。心肌缺血可能会引起左肩、颈部、下颌、肩胛骨之间的疼痛。心绞痛可分为稳定型、不稳定型和变异型。

1. 稳定型心绞痛

稳定型心绞痛通常发生在体力劳动期间，但也可能与压力有关。患者能够描述出较具体的心绞痛类型和强度。稳定型心绞痛的特征是胸骨下疼痛，通常在发作后持续5～15分钟，没有放射痛。患者在心绞痛发作之前，常有血压增高、心率增快、肺动脉压和肺毛细血管压增高，反映心脏和肺的顺应性降低。发作时可有左心室收缩力减弱和收缩速度降低、左心室收缩压下降、心搏量和心排血量减少、左心室舒张末期压力和血容量增加等左心室收缩与舒张功能障碍的病理生理变化。

临床通常采用舌下含服硝酸甘油并停止引起心绞痛的活动来缓解心绞痛，在治疗后心绞痛症状会完全消退。然而，由情绪压力引起的心绞痛较难治疗，因为压力不像停止运动那样容易停止。

2. 不稳定型心绞痛

不稳定型心绞痛也发生在体力劳动或情绪压力期间。稳定型和不稳定型心绞痛的主要区别在于心绞痛的频率、持续时间和强度。不稳定型心绞痛可以根据临床表现分为三类：静息型心绞痛、初发型心绞痛、恶化型心绞痛。相较稳定型心绞痛，不稳定型心绞痛发作更频繁，每次事件的持续时间通常超过 15 分钟。此外，不稳定型心绞痛疼痛的程度可能更严重。不稳定型心绞痛通常是冠状动脉粥样硬化进展的一个指标。不稳定型心绞痛患者发生心肌梗死的风险更大。不稳定型心绞痛患者休息和舌下含服硝酸酯类药物的治疗效果较差。通常情况下，患者需住院并进行静脉注射硝酸盐治疗。

3. 变异型心绞痛

变异型心绞痛在休息时发作，通常是在清醒时发作，且一般发作时间较固定。体力劳动不会对变异型心绞痛有影响。心绞痛患者可通过休息和含服硝酸甘油缓解症状。与不稳定型心绞痛一样，变异型心绞痛所产生的疼痛强烈且持续时间较长，甚至可能导致心肌梗死。此外，与劳力性心绞痛（即稳定型和不稳定型）相比，变异型心绞痛患者更容易发生心律失常。稳定型和不稳定型心绞痛被认为主要是由进行性动脉闭塞和缺血引起的。有研究表明，变异型心绞痛是由冠状动脉闭塞和痉挛共同引起的，因此，变异型心绞痛可采用钙通道阻滞剂治疗。

4. 心绞痛的预后

心绞痛本身不会导致患者死亡，冠状动脉粥样硬化的进展从心绞痛的临床症状到心肌梗死的变化中得以体现。虽然心绞痛没有死亡的风险，但是患者的生活方式会由此出现很大的变化。患者可能会因为心绞痛的症状而减少运动，并否认自己有劳力性胸痛。抵触、抑郁和愤怒是心绞痛患者常见的情绪表现。休息和低强度运动会减少一些危险因素，阻止冠状动脉粥样硬化的进展。

（四）心肌缺血

心肌缺血是由供氧不足以满足心肌某个区域的代谢需求而导致的相对状况，是心肌需求增加、血液氧合水平降低或血液供应不足导致心肌细胞减少、坏死、心肌纤维化、心肌瘢痕形成的疾病。它通常是由动脉粥样硬化造成固定狭窄引起的血液供应减少，或者冠状血管痉挛或小血管疾病叠加活动引起的需求增加引起的。影响心肌氧供需平衡的各种因素有心肌需氧量、冠状动脉血流灌注压等。因为心肌几乎完全依靠有氧代谢来提供能量，所以当冠状动脉血流不足时，心室功能障碍会迅速发展。值得注意的是，由于儿茶酚胺水平升高，许多患者在活动后可立即出现心肌缺血症状。

（五）心肌梗死

心肌梗死被定义为心肌部分坏死。心肌的缺血和缺氧会导致心肌坏死。受影响的血管包括左、右冠状动脉及其相应的分支。左冠状动脉分支形成左前降支和左旋支分别供应左室的外侧部分和前部。右冠状动脉供应左心室后部和部分下段。此外，右冠状动脉也供应右心房房室束和右心室。左冠状动脉供应左心房和主要的传导通路。一般来说，心肌梗死的临床症状类似于心绞痛，表现为胸骨区强烈的压榨性疼痛，但疼痛时间更长。此外，疼痛可以辐射到下颌、上背部和肩膀（往往左侧比右侧更频繁）。

心肌梗死可以根据心肌壁受累范围大小、位置和程度分类。术语"小和大"经常被用来描述心肌梗死。然而，复杂程度也与心肌梗死的范围有关。根据心肌梗死的范围大小和患者的恢复情况，心肌梗死可分为简单型和复杂型。位置表明心脏、冠状动脉或分支的累及区域。心肌梗死的常见区域是前部、后部、侧面和下部。心肌梗死的分类按照心肌壁的损伤程度划分。透壁性（或全壁）梗死从心内膜延伸到心外膜，反之，只有部分心室壁受到损伤的情况也有可能发生，如心外膜（心外膜下）正下方和心内膜（心内膜下）正下方。

1. 无并发症型心肌梗死

无并发症型心肌梗死是指发生一个小的梗死灶，在恢复过程中没有并发症。患者预后良好，在休息和轻中度活动期间心脏功能没有明显下降。然而，心肌梗死的位置和范围对于预后症状也很关键。位于心脏下部的心肌梗死最不明显，且部分厚壁型心肌梗死比透壁型心肌梗死症状更不明显。

无并发症型心肌梗死患者初期治疗与有并发症型心肌梗死患者治疗相同，患者在冠状动脉护理病房接受护理。内科治疗旨在增加心肌供氧，减少心肌做功和心肌需氧量。因此，临床常给予患者吸氧和使用冠状动脉血管扩张剂（硝酸甘油）来增加心肌血流量，并使用镇痛药减轻缺血性疼痛。此外，为了降低心率和（或）心肌收缩力，可使用钙通道阻滞剂或β受体阻滞剂。如果出现异常心律，则可给予抗心律失常药物。由于该过程不复杂，这意味着患者在冠状动脉护理病房的停留时间较短，可能只有几天。当患者病情稳定后，可进行科普教育并增加患者的运动。这个过程被称为心脏康复Ⅰ期。

2. 并发症型心肌梗死

并发症型心肌梗死不同于无并发症型心肌梗死，常见的并发症有心律失常、心力衰竭、血栓形成、心脏结构损伤，患者可能会有一个或多个并发症。

1）心律失常。

95％的心肌梗死患者会出现心律失常。心律失常的类型和严重程度取决于心肌损伤的程度和位置。如前所述，无并发症型心肌梗死患者通常仅有小面积的心肌受累，其引起的潜在的心律失常不太危险，也不太常见。危及生命的心律失常包括完全房室传导阻滞、室性早搏心律失常，以及室性心动过速、心室扑动和颤动。在这些情况下，要么心率过缓伴心输出量下降，要么心动过速。针对上述情况应直接使用药物治疗。如果保守治疗仍未改善，表明心脏电休克（扑动和颤动）发生，需行心脏电复律治疗。通常，存在以上情况的患者在病情稳定后，就会植入人工起搏器。

心律失常可能会在没有明显心肌缺血或心脏损伤时出现。此外，房颤是最常见的与心脏手术相关的心律失常，合并房颤的术后患者死亡率较高，且相应的康复费用也会增加。

2）心力衰竭。

心肌梗死后的另一个并发症是心力衰竭。心力衰竭是指心脏由于心肌损伤，心输出量不足而无法提供足够的氧气、营养和清除代谢废物来满足人体的营养代谢需要。当心肌缺血时，较小的心肌收缩力和传导异常即可能改变心肌的收缩机制。若心脏部分心肌梗死，受损的心肌将无法收缩，心肌室的充盈和射血能力受损，就会影响整体心脏输出。另一种与缺血和梗死没有直接关系的心力衰竭是充血性心力衰竭。

心肌梗死后，心输出量立即明显减少，然而，相应的代偿机制会增强交感神经支配，导致心率和心肌收缩力增加。这种代偿的结果是将心输出量维持至接近正常静息值。当心肌损伤范围超过一定限度时，机体会通过保钠和保水来提高肾脏循环量和静脉回流的代偿。心肌梗死的范围决定了患者的存活率，根据心肌组织梗死的程度，患者可能会因持续的液体潴留和低血压而出现慢性充血性心力衰竭。超过40％的左心室受损，通常会使患者因心源性休克而死亡。

3）血栓形成。

心肌梗死后深静脉血栓和受损心脏本身血栓形成的发生率增加。下肢不活动和循环停滞会使下肢深静脉血栓形成概率增加，下肢深静脉血栓栓塞通常会导致肺部并发症，甚至出现肺栓塞、死亡等情况。目前，由于患者通常在治疗和手术后不久便开始下床活动，肺栓塞发病率已有所降低，但在所有的心肌梗死后、手术或大创伤的患者中，肺栓塞必须纳入考虑和预防范围。

心壁或附壁血栓形成可导致栓子滞留在脑、肠、肾、四肢动脉或体循环中的任何位置。通常，附壁血栓不会影响肺部，因为即使是最小的碎片也会存积于毛细血管床，不会进入静脉系统。

4）心脏结构损伤。

心肌梗死导致的心肌组织结构性损伤影响心脏功能。如果主要位于中隔的传导通路（分支束）受损，就会导致心律失常。此外，调节心房室瓣开闭的乳头肌也可能会梗死。瓣膜功能不正常的结果是心输出量减少。除了这两个关键组织之外，如果心肌壁发生明显的全壁损伤，心脏功能也会受损。心壁损伤可导致心室微动脉瘤或心室壁破裂。在透壁型心肌梗死中，室壁瘤或薄弱的室壁或发生膨出。在透壁型心肌梗死后也可急性发生心室壁破裂，但更多发生在动脉瘤后心肌梗死后的第1～2周，且通常是致命的。因此，心肌梗死后，确定心肌是否出现室壁瘤至关重要，以便及时进行适当的手术干预。

5）心肌梗死的预后。

心肌梗死的预后取决于许多因素，通常心血管功能会降低，除非对心脏结构损伤的程度较小（如很多无并发症型心肌梗死）。最重要的因素是心室损伤的程度。然而，随着透壁型心肌梗死的早期发现、手术干预及冠状动脉疾病的护理，急性心肌梗死发生后患者的死亡率降低。其他关键因素包括剩余的心脏容量和心功能状态及危险因素。虽然冠状动脉疾病的死亡率已经下降，但该疾病仍然是成人死亡的首要原因。

（六）充血性心力衰竭

充血性心力衰竭的特征是心脏无法维持足够的心输出量。充血性心力衰竭的病因常为缺血性心肌损害，如继发于冠心病的心肌梗死。由于有害的生活方式、衰老和急性心脏疾病患者生存率的提高，充血性心力衰竭的发病率有所增加。

为了保持足够的血液流向体循环和肺循环，心率和心搏出量必须充足。通常，每搏输出量是维持足够心输出量的关键因素。每搏输出量是每一个收缩期内一侧心室射出的血量，心脏必须克服体循环的压力和阻力（后负荷）才能将血泵入体循环，心肌收缩力是左心室施加到室内血液的力的大小。如果以上三个变量中的任何一个受到负面影响，心输出量就会减少。心肌收缩力或舒张力的进行性下降和心脏负荷过度都会加速心力衰竭。

心力衰竭是肾功能不全和贫血病情恶化的主要因素。1/3 的心力衰竭的患者伴有贫血。慢性肾功能障碍可导致严重的心脏损伤，且往往与贫血有关。因此，心力衰竭、肾功能不全和贫血形成了一个恶性循环，临床应通过积极的治疗来减缓这三个疾病的进展。

1. 急性心力衰竭

如果患者有明显的心肌梗死，心肌收缩和心脏泵血能力会立即降低。最初表现为心输出量减少和静脉血流阻塞，最终导致全身静脉压升高，血液淤积在肺循环中会导致肺淤血。急性期可能会使心输出量减少到正常静息值的 40%，在交感神经系统被激活之前，副交感神经系统受到相互抑制，这一阶段是短暂的，仅持续几秒钟。随后交感神经支配存活的心肌组织收缩力增加，心输出量可增加至 100%。此外，由于血流张力增加，交感神经支配也增加了静脉回流，导致体循环充盈，压力增加，从而增加心脏的前负荷。心肌梗死后的症状反射在 30 秒内达到最大程度；因此，除了一些疼痛和昏厥之外，患有轻度心肌梗死的个体可能不知道他们有心脏病的发作。然而，个体可能仍然有持续的缺血性疼痛，应该早诊断、早治疗。

2. 慢性心力衰竭

心肌梗死后，多发生交感神经反射补偿的生理反应。同时，肾脏几乎立即开始保留体液，原因可能与心输出量减少引起的肾小球压力降低有关。此外，肾素输出量增加导致血管紧张素产生增加。血管紧张素促进肾小管对水和盐的重吸收。适度的液体潴留使得血容量和静脉回流增加，导致心脏前负荷增加，从而心输出量增加。然而，如果是严重的心肌梗死，则会使液体潴留过多。血容量和静脉回流过多可能会导致全身水肿和心脏负荷过大。这种处于慢性状态的情况被称为慢性心力衰竭。

心肌梗死后受损心肌会进行修复，新的侧支血管形成以供应梗死区周边区域，协助低活性细胞再次恢复全功能。此外，未受损的心肌细胞会肥大。在轻中度的心肌梗死中，这样的恢复可较大程度地改善心脏功能，恢复的时间会持续 6 周至几个月，具体取决于心肌损伤的程度。

3. 代偿性和失代偿性心力衰竭

代偿性心力衰竭是急性、慢性心功能障碍生理性代偿后的终末期。在此阶段心脏仍可以有效地泵血，但比起心肌梗死前的状态，心输出量降低。患者的心力储备，即最大心输出量与静息时心输出量之差会大大减少。当一个人高负荷运动或活动超负荷时，他们同样会经历急性心力衰竭的症状，因为无法获得活动所需的心输出量。这些症状包括心率快、脸色苍白和出汗。

当心脏严重受损或衰弱到无法维持正常心输出量时，就会发生失代偿性心力衰竭。结果是心输出量不足以维持正常的肾功能。机体中的液体持续潴留，心功能进一步被拉伸，心脏进一步衰弱，只能泵出中到少量的血液。在单侧左心衰竭时，左心室可能会衰竭，而右心室继续有力地泵送血液，肺中的血容量和肺毛细血管压力增加。如果发生这种情况，液体开始渗入肺泡间隙，导致肺水肿和窒息。随着心力衰竭加重，不仅组织血流量会减少，冠状动脉系统功能也会降低。受影响最大的区域是心内膜下区域。随着这些细胞损伤、死亡，心脏功能进一步衰弱，直到心脏的其他区域也处于缺血和梗死的状态。

三、心脏瓣膜病

心脏瓣膜功能障碍可由感染、先天性心脏结构异常、衰老或疾病引起，在心脏左侧比右侧更常见，并且通常涉及多个瓣膜。正常情况下，心脏瓣膜开放使血液向前流动，心脏瓣膜关闭则可防止血液反流，从而保证心脏内血流的单向流动。当瓣膜狭窄时，心腔压力负荷增加；瓣膜关闭不全时，心腔容量负荷增加；这些血流动力学改变可导致心房或心室结构改变及功能失常，最终出现心力衰竭、心律失常、猝死等。瓣膜异常通常在数年至数十年内无症状，但最终心脏功能可能会受损，导致舒张功能障碍和（或）收缩功能障碍，从而导致肺淤血或全身血管充血、心输出量减少。心脏瓣膜病的代偿机制包括心室肥大、心室扩张和外周适应，甚至当不止一个瓣膜出现故障时，以上机制也有助于维持心脏的整体功能长达数年至十年，然而，最终这些代偿机制可能会耗尽，从而导致心力衰竭。

四、心肌疾病

心肌疾病是由起源于心肌的多种疾病引起的心肌病变，常导致心脏结构和（或）心电活动障碍，表现为心室肥厚或扩张。确切地说，心肌疾病不包括由其他心血管疾病引起的心肌功能障碍，如高血压性心脏病、冠心病、心脏瓣膜疾病和先天性心血管疾病等引起的心肌病变，尽管术语缺血性心肌病通常用于描述弥漫性扩张和低收缩。心肌疾病根据异常心肌结构和功能的类型进行分类可分为扩张型、肥厚型、限制型、不定型和致心律失常型右室心肌病。然而，定义上有很多重合之处，因为一些疾病具有不止一种心肌病的特征，或者在疾病进展期间从一个类别变化到另一个类别。

第五节　呼吸系统疾病及相关功能障碍

一、阻塞性肺疾病

阻塞性肺疾病是指以气道阻力增加为特征的肺部疾病，包括慢性支气管炎、肺气肿、哮喘和支气管扩张等。患有阻塞性肺疾病的患者通常至少表现出一个下述的症状：间歇性喘息发作，伴有不同程度的慢性支气管炎和肺气肿。典型的影像学表现可显示肺过度充盈、膈肌扁平和右心室扩张，这些是由低氧血症和肺动脉压增加导致的。不同阻塞性肺疾病患者临床表现不尽相同，这主要取决于阻塞性肺疾病的进展程度。

（一）慢性支气管炎

慢性支气管炎是一种与支气管、细支气管慢性肿胀和炎症相关的疾病。此疾病的特征是咳嗽咳痰持续至少 3 个月，持续 2 年，且排除其他疾病。气道狭窄程度一般通过肺功能测试进行评估。

慢性支气管炎的病理学表现为气管支气管黏液腺的体积增加（Reid 指数增加）伴有杯状细胞增生。支气管上皮的黏液细胞化生导致纤毛数量减少；黏液层的纤毛功能障碍和黏膜持续性的破坏较常见。在周围气道中，可观察到细支气管炎、细支气管狭窄和黏液量增加。病情严重者表现为化脓性炎症，随着病情的进一步发展，炎症由支气管壁向周围组织扩散，黏膜下层平滑肌束可断裂萎缩，黏膜下和支气管周围纤维组织增生；支气管壁的损伤−修复过程反复发生，进而引起支气管结构重塑，胶原含量增加，瘢痕形成；进一步发展成阻塞性肺气肿时，可见肺泡腔扩大，肺泡弹性纤维断裂。

慢性支气管炎与气管支气管树受到长期的刺激有关，最常见的刺激原因是吸烟。吸入的香烟烟雾和有毒颗粒会刺激杯状细胞和黏液腺，导致其分泌更多的黏液。这种烟雾也抑制纤毛的作用并且对纤毛造成损伤。黏液分泌过多及纤毛受损和减少会导致咳嗽、咳痰。通常，吸烟者会分泌异常数量的黏液，这使他们容易受到呼吸道感染，他们需要很长时间才能从呼吸道感染中恢复过来。此外，烟雾会引起支气管痉挛。虽然吸烟是慢性支气管炎最常见的原因，但空气污染、支气管感染和某些职业也是慢性支气管炎的危险因素。

慢性支气管炎患者由于低氧血症常出现发绀。尽管大部分患者的动脉二氧化碳分压（$PaCO_2$）很高，但可通过调节肾脏的碳酸氢盐浓度来使 pH 正常化。慢性支气管炎患者的骨髓试图通过红细胞的增多来代偿慢性低氧血症，从而导致红细胞增多症。红细胞增多症反过来会使血液黏稠度升高，导致心脏泵血需求和做功增多。长期低氧血症可导致肺动脉压升高和右心室肥大。

支气管炎患者通常咳出褐色的黏液样痰。在病情恶化时，通常是感染加重时，患者的脓痰量会大幅度增加。通常，患者的肺通气/灌注比会出现异常，低氧血症会加重，伴随 CO_2 潴留。患者会通过辅助呼吸肌的做功来使呼吸频率增加。由于呼吸功的增加，辅助呼吸肌会消耗更多的氧气，产生的 CO_2 也会超过呼吸系统的承受能力，呼吸做功不成比例地增加。这导致 PaO_2 进一步下降，而 $PaCO_2$ 升高。低氧血症和呼吸性酸中毒会增加肺动脉收缩，从而升高肺动脉压、增加右心室负荷，最终导致右心衰竭（肺心病）。

（二）肺气肿

肺气肿是指终末细支气管远端的气道弹性减退、过度通气、肺容积增大或同时伴有气道壁破坏的病理状态。肺气肿主要有两种类型：小叶中央型和全小叶型。虽然有时这两种类型在同一位患者上出现，但小叶中央型肺气肿的发病率是全小叶型肺气肿的 20 倍。

小叶中央型肺气肿的特征是炎症、水肿、支气管破坏和支气管壁增厚。这些变化在肺上叶和肺下叶上段更常见、更明显。小叶中央型肺气肿在男性中更常见，在不吸烟者中很少见，在慢性支气管炎患者中也很常见。

全小叶型肺气肿以末端细支气管远端的肺泡破坏性扩大为特征，主要累及肺下叶。这

类肺气肿的特点是 α1－抗胰蛋白酶不足，涉及肺实质的弹性蛋白和弹性蛋白酶失调。肺气肿患者的气道阻塞是由于肺泡的弹性回缩力下降或丧失，以及细支气管径向牵引所引起的。肺功能正常的人在吸气时，气道被增大的肺拉伸开；呼气时，气道因肺的回缩而缩窄。然而，由于周围肺泡壁的损伤和破裂，全小叶型肺气肿患者的肺弹性下降。这反过来会使得细支气管缺乏牵引和支持，导致在正常呼气时也会面临塌陷。

肺大疱在肺气肿患者中常出现，即气肿区域直径大于 1cm 的现象。肺大疱是由邻近肺气肿区域的肿块或气道的阻塞造成的，气道在吸气时允许空气流入肺泡，但在呼气时气体流出则会受到阻碍，导致肺泡过度通气，甚至最终导致肺泡壁的破坏，使得肺实质中肺泡的体积扩大。有些肺大疱的直径可超过 10 cm，通过压迫，可损害剩余肺组织的功能。如果发生这种情况，应进行手术治疗，切除肺大疱区域通常是必要的。

气胸是肺气肿一种严重的并发症，可由其中一个肺大疱的破裂引起。肺气肿患者最常见的症状是呼吸困难。患者通常消瘦并伴有肩部升高和胸部前后径增加。患者往往因疼痛而身体前倾，通过肩膀的抬高，提高辅助肌肉的有效性，从而支持呼吸。这部分患者可能在呼气相时采用缩唇呼吸。

肺气肿的发病率随着年龄的增长而增加，最常见于慢性支气管炎患者。肺气肿还可能受遗传因素的影响，在严重的全小叶型肺气肿患者中很明显，患有 α1－抗胰蛋白酶缺乏症的患者即使不吸烟，在患有肺气肿时病情发展也会较快。反复的呼吸道感染也会使肺气肿病情加重。

（三）哮喘

哮喘是一种以气道平滑肌对各种刺激的反应增强为特点的慢性变态反应性炎症性疾病，表现为气道可逆性狭窄，可自行好转或者通过治疗恢复。哮喘发作时，表现为气道管腔变窄或支气管平滑肌痉挛、黏膜炎症反应和黏稠黏液分泌过多。哮喘中，嗜酸性粒细胞性炎症普遍存在，并且随着哮喘病情的进展，会发生气道重塑。

哮喘是当今世界常见的慢性呼吸道疾病之一。大约 80% 的哮喘患儿在 10 岁后痊愈。大多 35 岁以下患者的哮喘通常呈过敏性或外源性。当患者接触到过敏原，如花粉或家庭灰尘时，哮喘就会被诱发或者加速发作。哮喘患者通常可对多种过敏原产生过敏反应。

如果患者的第一次哮喘发作发生在 35 岁以后，通常有证据表明其为慢性气道阻塞伴间歇性急性支气管痉挛发作。这种不是由特定物质触发的哮喘被称为非过敏性或内源性哮喘。这类人群通常患有慢性支气管炎，此类患者在医院内常见。

患有急性哮喘发作的患者通常在夜间或早晨觉醒，并伴有以下一种或多种症状，即咳嗽、呼吸困难、喘息或胸闷。事实上，夜间觉醒是哮喘较常见的现象。患者呼吸频率快时需使用辅助呼吸肌进行辅助呼吸。在呼吸的呼气阶段延长时，肺部听诊可闻及哮鸣音。然而随着肺的过度通气，呼吸音减弱，患者可能会经常咳嗽并伴有胸闷。呼吸急促、过度通气、使用辅助呼吸肌呼吸、直立坐位等，都是气道严重阻塞的标志。在患者哮喘发作的早期阶段，动脉血气表现出轻度的低氧血症和低 $PaCO_2$。随着病程发展，PaO_2 持续下降，$PaCO_2$ 升高。在患者病情进一步恶化时，表现为高 $PaCO_2$、低 PaO_2、pH 值低于 7.30。最佳的监测手段依赖于呼吸循环评估和临床判断。

急性哮喘的医疗管理有三个目标，即缓解支气管痉挛，减少气道分泌物，维持肺泡通气以保持充足的动脉血氧饱和度。大多住院患者需要进行静脉治疗，使用支气管扩张剂、糖皮质激素和吸氧。持续数小时并对医药治疗无反应的严重哮喘发作状态称为哮喘持续状态。患者可能会因为呼吸困难而出现脱水、发绀和脱力。与哮喘发作早期听到哮鸣音相反的是，哮喘持续状态患者肺部呼吸音会大大减弱甚至消失。哮喘持续状态有较高的死亡率，所以需要紧急治疗。进行双侧胸下部按压可协助呼气，这是一种对哮喘有效的紧急处理措施。呼吸衰竭的患者需要进行机械通气，以避免动态过度通气的不良后果。

对哮喘患者进行尸检可发现其肺腑过度通气，当胸腔打开时肺也不会缩小。气道检查显示黏膜水肿发炎，基底膜增厚，并伴有黏液腺增大、杯状细胞增多。支气管痉挛表现为肥大增厚的平滑肌。大多细支气管腔内都充满黏稠的黏液，这可能会阻塞气道，导致患者窒息死亡。哮喘患者气管支气管树中的分泌物是由黏液腺分泌的黏液和基底层毛细血管的渗出液组成的。纤毛不能有效地将黏液、浆液排出体外。此外，纤毛上皮脱落碎片会进入支气管管腔，进一步导致气道阻塞。虽然肺泡过度通气，但不会导致永久性的结构性破坏。

（四）支气管扩张

支气管扩张是中型支气管和细支气管（第 4～9 级支气管）的异常扩张，通常与气道内慢性坏死性感染有关。通常，较大支气管的壁内有足够的软骨保护它们免受扩张。

气道畸形可分为三种类型：圆柱（或纵向）型支气管扩张是最常见的类型，气道扩张均匀。静脉曲张型支气管扩张是指比圆柱型支气管扩张更大的扩张，导致支气管壁类似静脉曲张。囊状支气管扩张是指气道出现间断性球形扩张。

支气管扩张通常局限于几个部分或整个肺叶。40%～50%的支气管扩张是双侧的，并且好发于位置较低的基底段。当涉及左下叶时，在左上叶则不易看到支气管扩张。需注意的是，右中叶支气管扩张在老年人中相对常见，可导致咯血和肺叶的反复感染。上叶支气管扩张通常累及肺顶和尖后段，通常由肺结核或支气管肺曲霉病引起。

支气管扩张的病理表现为黏膜水肿和溃疡。气道壁的弹性和肌肉结构的破坏会使气管出现扩张和纤维化。气管壁内部增生，并且黏液分泌细胞取代了正常的纤毛上皮，它中断了黏膜纤毛覆盖层，导致感染分泌物聚集，这将进一步损害和刺激支气管壁。

支气管扩张与气道结构阻塞和呼吸道感染有关。大约 60% 的支气管扩张患者曾患有急性呼吸道感染。感染累及支气管壁，导致部分黏膜被破坏，被纤维组织重新覆盖。肺实质对受损支气管的径向牵引会导致相关气道永久扩张和扭曲。这些区域缺乏正常的纤毛细胞，同时包含有分泌物，最终将发展为慢性感染。

阻塞可通过阻塞远端的肺组织塌陷（肺不张）引起支气管扩张。胸部增加的负压对气道施加更大的牵引力，导致气道扩张和扭曲。分泌物滞留在气道中，如果阻塞时间延长，就会发生感染，并造成支气管壁的损伤。

24 小时痰量已被用作判断支气管扩张严重程度的指标，对支气管扩张患者进行分类。24 小时痰量少于 10 ml 的被分类为轻度支气管扩张，24 小时痰量 10～150 ml 则为中度支气管扩张，24 小时痰量超过 150 ml 则为重度支气管扩张。

目前，患有严重、弥漫性、长期支气管扩张的患者较为少见，通常患有此病的患者躯体瘦弱，部分患者还可能会出现杵状指，或者有慢性咳嗽、咳痰的症状。咳脓痰是这些患者的典型表现。当痰液被收集并静置时，一般可以分成三个不同的层：最上层是泡沫状的、中间层是浆液性或黏液脓性的，最下层是脓性的。患者睡眠或起床时体位的改变通常会刺激气道引起咳嗽，因为聚集的分泌物会再次溢出到大型中央气道。这些患者可能患有扩展到肺毛细血管床的肺纤维化引起的肺心病。大多数支气管扩张的患者会存在呼吸困难，以及由于通气-灌注不匹配导致的低氧血症和高碳酸血症，从而增加呼吸功。支气管和肺血管系统的吻合术会导致全身血液从肥大支气管动脉分流。

大多数患者在呼吸道感染期间伴有咳痰咳嗽。咳痰量和咳嗽的严重程度因患者而异，取决于支气管受累的程度。约一半的老年患者中会出现咯血，这是因为支气管扩张伴有对支气管动脉的侵蚀。

局限性支气管扩张患者的肺功能检查显示较少或没有异常。然而，在病变更广泛的患者中，用力呼气指数、最大呼气中期流速、最大通气量、弥散量下降，残气量增加。

二、限制性肺疾病

限制性肺疾病的特征是肺实质硬化，肺部不能完全扩张。通常，在吸气时，膈肌下降，胸廓容积增加，肺组织随之充满空气。随着肺间质纤维化、结节病、尘肺和硬皮病等疾病的出现，肺实质的顺应性或弹性降低。胸膜畸形时，如胸腔积液（通过直接压迫）可阻止肺充分扩张。脊柱后凸、强直性脊柱炎等胸廓改变也可引起肺运动受到限制。

肺功能测试通常显示肺活量、深吸气量减少，残气量正常或减少。如果该限制起源于肺部，则肺顺应性和扩散能力降低。以下是对一些限制性肺病的简要介绍。

（一）间质性肺疾病

间质性肺疾病（interstitial lung diseases，ILD）是多种类型的肺损伤的常见表现。许多急性和慢性肺疾病与纤维增生、炎症相关，成为肺间质纤维化的诱因，导致肺泡-毛细血管功能单位丧失的弥漫的肺病。

慢性疾病表现为肺泡壁增厚和纤维化。ILD 最常见的早期症状是疲劳、用力时呼吸困难和慢性无效咳嗽。随着疾病的发展，患者逐渐出现呼吸困难和发绀，并伴有胸部扩张减少，手指常出现杵状指。影像学检查中，胸部 X 线检查通常显示有弥漫性网状斑纹，在下肺野最明显。

ILD 早期，患者动脉血氧分压在静息时正常，但随着运动可能会显著下降。过度换气会导致二氧化碳减少，一般机体通过肾脏代偿使 pH 保持正常。随后，PaO_2 由于肺泡膜增厚和通气/灌注比失调而显著降低。

支气管肺泡灌洗（broncho-alveolar lavage，BAL）通常用于评估肺泡中免疫效应、炎症细胞和蛋白质的蓄积量。该技术包括将纤维支气管镜深入亚小叶的气道，然后将 20~50ml 的 0.9% 氯化钠溶液（生理盐水）等分试样注入周围气道中，并立即回抽生理盐水，共回收 150~300ml，后续进行液体和细胞的分析。高强度肺泡炎是指 BAL 细胞差异计数中 10% 或更多的多形核粒细胞（polymorphonuclear leukocyte，PMNs）；低强度肺泡炎由 10% 中性粒细胞或更少组成。肺组织活检显示大量炎症细胞提示疾病早期，而纤维化的扩散则提示病情加重。

脱屑性间质性肺炎（desquamative interstitial pneumonitis，DIP）的特征是肺泡内单核细

胞积聚，肺泡壁相对完整，无破坏，也没有纤维蛋白分泌物（大量炎症细胞，很少或没有纤维化）。DIP 一般为良性病程，与其对糖皮质激素治疗有较好的应答相关。由于普通型间质性肺炎（usually interstitial pneumonia，UIP）和特发性肺纤维化（idiopathic pulmonary fibrosis，IPF）通常会出现一种类型的间质性膀胱炎，故一些人认为，这种类型的间质性膀胱炎的出现可能代表了 IPF 更早、更易逆转的阶段。糖皮质激素是治疗 IPF 的主要药物。

（二）肺嗜酸性粒细胞浸润症

嗜酸性粒细胞通常存在于肺组织中作为机体对多种因子和系统性免疫疾病细胞反应的一部分。它们也出现在特发性肺纤维化患者的气道和肺组织中。在具有变态反应的间质性肺炎如过敏性肺炎、药物性肺综合征、结节病中，嗜酸性粒细胞是炎症反应的次要成分。然而，在某些原发性或系统性疾病中，嗜酸性粒细胞在肺部的炎症细胞中所占比例明显增高。这些病症可以归为一类，称为嗜酸性粒细胞综合征。这些综合征之间存在可接受的重叠，因为它们的病因和发病机制目前尚不明确。

1. 单纯性肺嗜酸性粒细胞增多症

单纯性肺嗜酸性粒细胞增多症是一种自限性疾病，胸部 X 线显示位于肺周围的迁移性短暂肺浸润区，伴有轻微的呼吸道症状和血液嗜酸性粒细胞增多。某些药物如磺胺类药物可能是发病因素。这种疾病也被称为吕弗勒（Löffler）综合征。如果疾病与微丝蚴、人体寄生虫（如蛔虫、粪类圆线虫）或产生内脏幼虫移行的猫和狗寄生虫有关，则称为热带性嗜酸性粒细胞增多症（TPE）。

2. 迁延性肺嗜酸性粒细胞增多症

迁延性肺嗜酸性粒细胞增多症比单纯性肺嗜酸性粒细胞增多症周期更长，症状更复杂严重。随着时间的推移，它最终会导致弥漫性肺间质纤维化，胸部 X 线检查表现为蜂窝状改变，肺功能检查提示限制性通气功能障碍。

这种疾病在女性中更为常见，表现出一系列急性呼吸道疾病症状，并伴有发烧、盗汗、体重减轻和呼吸困难。迁延性肺嗜酸性粒细胞增多症容易与肺结核混淆，但这些患者在接受抗结核药物治疗时病情会恶化。这种疾病也必须与嗜酸性粒细胞性肉芽肿和脱屑型间质性肺炎相鉴别。胸部 X 线检查显示肺终末端密集浸润，可为诊断提供重要线索。通常，肺活检是明确诊断所必需的。

3. 肺嗜酸性粒细胞性肉芽肿

肺嗜酸性粒细胞性肉芽肿是一种影响肺部的单一性或多灶性疾病，可累及颅骨、下颌骨、椎骨、骨盆、肋骨和四肢。肺部受累的特征是由中等大小的苍白组织细胞和嗜酸性粒细胞组成的间质肉芽肿，以及伴有嗜酸性粒细胞浸润的动脉炎。嗜酸性粒细胞的组织浸润涉及细支气管、肺泡管和肺泡隔，导致它们的破坏。增生性动脉内膜炎会引起血管内皮细胞坏死。

这种疾病常见于 30 或 40 多岁的男性。他们通常表现为疲劳、不适、体重减轻、干咳、呼吸困难和胸痛等症状，有时与气胸或肋骨损伤有关。胸部 X 线检查通常显示弥漫性小结节和间质浸润，最初累及中、下肺野。在病情加重后，小囊性区域发生浸润，X 线片上呈现为一种蜂巢模式。部分患者会并发气胸。

部分患者的症状会自然消退。由于肺部纤维化和囊性改变，许多患者的肺部会出现一定程度损伤，肺功能测试提示限制性通气功能障碍。劳力性呼吸困难是其较为常见的并发症，部分患者在病情加重后会出现肺心病和呼吸衰竭。

（三）肺泡蛋白沉积症

肺泡蛋白沉积症是一种罕见的疾病，病因不明，其特征是肺泡内充满富含脂质的蛋白质类物质，肺泡壁、间隙、传导气道或胸膜表面没有异常。尽管各类人群都有可能患病，但本病常见于 30～35 岁的男性。最常见的症状是进行性呼吸困难和体重减轻。胸部 X 线检查显示弥漫性双侧（通常位于肺门周围）混浊。体格检查结果可能包括吸气性啰音、叩诊浊音，以及后期可能出现发绀和夜盲症。肺功能研究通常显示肺活量、功能残气量和弥散量减少。

（四）结节病

结节病是弥漫性间质性肺疾病（ILD）中最常见的一种，分类属肉芽肿性 ILD，病因不明，可累及各个器官和系统。双侧肺门、纵隔淋巴结及肺实质受累最常见，也可见到皮肤或眼睛的损伤。肺部是最常受累的器官。

结节病的特征性病理改变是非干酪样上皮样细胞性肉芽肿，主要由高分化的单核-吞噬细胞（上皮样细胞和巨细胞）与淋巴细胞组成。巨细胞可以有包涵体如舒曼小体和星状小体。肉芽肿的中心主要是 CD4$^+$ 淋巴细胞，而外周主要是 CD8$^+$ 淋巴细胞，结节病性肉芽肿或消散，或发展成纤维化。

结节病胸腔内的变化可分为四个阶段：第一阶段，患者无症状，胸部 X 线检查显示双侧肺门和右侧气管旁淋巴结肿大；第二阶段，出现弥漫性肺浸润，伴有双侧肺门淋巴结肿大；第三阶段，肺间质浸润或纤维化，没有肺门腺病；在第四阶段，出现肺囊肿和肺大疱。

大约 1/3 的肺结节病患者可自发消退，通常留下一些残余的肺纤维化，组织其余 2/3 的慢性结节病患者伴有进行性肺部感染，以及不同程度的心脏、肝脏、脾脏、淋巴结、肌肉、骨骼和中枢神经系统受累。大多数结节病患者不需要治疗。

（五）类风湿关节炎

类风湿关节炎是一种全身性疾病，主要累及关节，但也常累及肺和胸膜、心脏。类风湿关节炎最常见的胸部并发症是胸膜炎，伴有或不伴有胸腔积液。虽然类风湿关节炎在女性中发生的概率是男性的 2 倍，但胸膜炎更多发于男性。胸膜疾病是类风湿关节炎的一种表现，偶尔会引起纤维胸和限制性肺疾病。

约 40% 的类风湿关节炎患者存在间质性肺病，表现为肺功能异常、限制性通气功能障碍和通气能力降低。胸部 X 线检查显示弥漫性间质浸润，尤其是在肺底部。肺结节在病理上与类风湿关节炎中发现的皮下结节相同，也可能出现空洞。

患有类风湿关节炎的煤矿工人的胸部 X 线检查显示，与煤矿工人尘肺中发现的大面积纤维化相比，其圆形结节影发展迅速，并出现空洞（卡普兰综合征）。

（六）系统性红斑狼疮

系统性红斑狼疮是一种系统性胶原血管疾病，50%～90% 的患者有胸膜或肺部的损伤。胸膜炎性胸痛通常是系统性红斑狼疮伴有多发性浆膜炎的表现。胸腔积液是多浆膜炎的一种表现，如40%~60%的系统性红斑狼疮患者存在此类体征，往往累及双侧。

肺部受累的患者表现为咳嗽咳痰和用力时呼吸困难。系统性红斑狼疮患者很少出现仰卧位呼吸困难，若提示则表明膈肌麻痹或弥漫性膈肌病。胸部X线检查通常显示斑片状、非特异性密度影和（或）基底线性或板状肺不张。胸腔积液和肺浸润较常见，而弥漫性肺间质纤维化很少见到。肺功能检查通常显示弥散功能下降和动脉血氧饱和度降低。

（七）进行性系统性硬化症

进行性系统性硬化症（硬皮病）是一种罕见的疾病，可导致身体多个部位的结缔组织增厚和纤维化，其中许多结缔组织成分被置换成胶原蛋白。皮肤最常受累，肺、心脏、肾脏、骨骼和身体的其他部位也会受到影响。

约2/3的进行性系统性硬化症患者有肺部并发症。肺部受累的患者症状可能包括体重减轻、进行性呼吸困难、低热和咳嗽（有时会产生黏液样颗粒），大多患者是无症状的。胸部X线检查显示中、下肺野有特征性纤维化。听诊常出现双肺湿啰音。肺功能检查显示弥散功能受损。

小结

本章介绍了心血管和呼吸系统的生理和病理。第一节介绍了心血管生理，心脏的功能是提供足够的心输出量、足够的氧气，这对器官及外周组织极为重要。第二节介绍了呼吸控制的中枢与外周调节机制，如肌肉、关节和肺与胸壁的牵张受体、呼吸调节、呼吸机制、胸壁与肺的顺应性及气道阻力等影响呼吸的因素。呼吸系统（及胸壁与肺）的弹性由压力-容积曲线反映，该曲线使物理治疗师能更好地理解心肺疾病患者呼吸系统的工作效率与能量需求。通气/灌注比是气体交换及完整呼吸功能的基础。然而，除疾病影响外，许多因素也会影响通气/灌注比，包括年龄、体位、运动、低肺容量下的呼吸及吸烟史等。

本章还介绍了心血管系统疾病及其相关功能障碍的基本病理生理特征。心血管系统疾病通常会使心脏的前负荷和（或）后负荷增加，导致心脏做功增加，在代偿期出现结构性或功能性的改变。高血压、冠状动脉疾病等的病理生理学知识都在本章节中进行了重点讲述。同时，将阻塞性肺疾病和限制性肺疾病进行分类阐述，并详细描述相应的肺功能障碍的病理生理学知识，有助于本书的读者进行学习探究。

动脉 PaO_2 和 $PaCO_2$ 通常维持在一定范围内。健康人中，氧气通过肺泡毛细血管膜进入循环，氧合血红蛋白解离 O_2 确保有足够的氧气传送给组织。CO_2 的运输和缓冲机制是酸碱平衡及正常稳态的核心。

（李磊 李姣）

推荐阅读

［1］ CHEN Y，CHEN J，LI J，et al．Impact of epicardial adipose tissue on right cardiac function and prognosis in pulmonary arterial hypertension ［J］．Chest，2024，165（5）：1211—1223．

［2］ EGBE A C，SALAMA A A，MIRANDA W R，et al．Right heart reverse remodeling and prosthetic valve function after transcatheter vs surgical pulmonary valve replacement ［J］．JACC Cardiovasc Interv，2024，17（2）：248—258．

［3］ FALSTER C，HELLFRITSCH M，GAIST T A，et al．Comparison of international guideline recommendations for the diagnosis of pulmonary embolism ［J］．Lancet Haematol，2023，10（11）：e922—e935．

［4］ HANSON C，BOWSER E K，FRANKENFIELD D C，et al．Chronic obstructive pulmonary disease：A 2019 evidence analysis center evidence—based practice guideline ［J］．J Acad Nutr Diet，2021，121（1）：139—165．e15．

［5］ MA J，LI Y，YANG X，et al．Signaling pathways in vascular function and hypertension：molecular mechanisms and therapeutic interventions ［J］．Signal Transduct Target Ther，2023，8（1）：168．

［6］ MACREA M，OCZKOWSKI S，ROCHWERG B，et al．Long－term noninvasive ventilation in chronic stable hypercapnic chronic obstructive pulmonary disease：An official American Thoracic Society clinical practice guideline ［J］．Am J Respir Crit Care Med，2020，202（4）：e74—e87．

［7］ OTTO C M，NISHIMURA R A，BONOW R O，et al．2020 ACC/AHA guideline for the management of patients with valvular heart disease：Executive summary：A report of the American College of Cardiology/American Heart Association Joint Committee on Clinical Practice Guidelines ［J］．Circulation，2021，143（5）：e35—e71．

［8］ JAIN R，STONE J A，AGARWAL G，et al．Canadian cardiovascular harmonized national guideline endeavour（C—CHANGE）guideline for the prevention and management of cardiovascular disease in primary care：2022 update ［J］．CMAJ，2022，194（43）：E1460—E1480．

［9］ VIRANI S S，NEWBY L K，ARNOLD S V，et al．2023 AHA/ACC/ACCP/ASPC/NLA/PCNA guideline for the management of patients with chronic coronary disease：A report of the American Heart Association/American College of Cardiology Joint Committee on Clinical Practice Guidelines ［J］．Circulation，2023，148（9）：e9—e119．

［10］ ROCHESTER C L，ALISON J A，CARLIN B，et al．Pulmonary rehabilitation for adults with chronic respiratory disease：An official American Thoracic Society clinical practice guideline ［J］．Am J Respir Crit Care Med，2023，208（4）：e7—e26．

第四章　心血管系统疾病的临床诊断和程序

第一节　临床实验室检查

实验室检查可提供有关患者临床状态的重要信息。针对心功能不全患者的实验室检查项目包括心肌损伤标志物、血脂（甘油三酯和胆固醇）、全血细胞计数、凝血功能（凝血酶原时间等）、电解质水平、血尿素氮、肌酐水平、B型钠尿肽和血糖。

一、心肌损伤标志物

心肌损伤标志物是指在心肌损伤时释放入血液的一类蛋白或者酶类。特定心肌标志物的评估有助于诊断心肌缺血或坏死，在某些情况下有助于评估心肌损伤程度或再灌注的有效性。当心肌组织发生损伤时，细胞完整性丧失，细胞内心肌酶和心肌蛋白被释放到循环中。这些酶以可变速率释放，并被肾脏和其他器官清除。它们的存在可以通过血清、血液的实验室检查来判断。然而，由于其释放和清除率不同，即便以上指标在正常范围也不能排除心肌损伤的可能性。实验室检测的心肌损伤标志物包括肌酸激酶、肌钙蛋白、肌红蛋白。

肌酸磷酸激酶（creatine kinase，CK）具有三种同工酶（MB、MM、BB），它们的组织分布不同。CK-MB 主要存在于心肌中，是三种同工酶中判断心肌损伤具有具决定性的指标。CK-MM 对骨骼肌损伤最具特异性，CK-BB 对脑组织损伤最具特异性。如果 CK-MB 血清水平超过 3%，则认为 CK-MB 异常；CK-MB 在健康骨骼肌中的含量高达 3%。然而，在心脏手术和心肺复苏后（特别是进行了除颤），CK-MB 已被证明会升高，并且在用链激酶或组织纤溶酶原激活剂进行溶栓的患者中也被证明会异常升高。所有心肌梗死患者的 CK-MB 和肌钙蛋白水平均升高。

肌钙蛋白 I 和肌钙蛋白 T 是诊断心肌细胞损伤最敏感和特异的生物标志物，已取代 CK-MB 作为诊断心肌损伤的首选标志物。心肌肌钙蛋白（cardiac troponin，cTn）是一种由肌钙蛋白 I、肌钙蛋白 T、肌钙蛋白 C 组成的三蛋白复合物，是在横纹肌细胞中发现的一组结构相关的蛋白质，并与肌动蛋白丝相连。肌钙蛋白 C 存在于心肌和骨骼肌中。

大多数储存在肌原纤维中的蛋白质（实际上与肌原纤维结合的区域）是钙调节的心肌和骨骼肌收缩的关键。一些肌钙蛋白也存在于细胞质中（未结合）。肌钙蛋白Ⅰ可抑制肌动蛋白和肌球蛋白之间的相互作用。肌钙蛋白Ⅰ（cTnI）和T（cTnT）是心肌组织特有的，其心脏同工型仅在心肌中表达。受伤的心肌将心肌肌钙蛋白释放到血液中。因此，心肌肌钙蛋白水平升高，表明心肌可能损伤。心肌损伤后释放的心肌肌钙蛋白通常保持升高（其半衰期约2小时），并在血浆中可持续存在5～7天。

尽管急性冠状动脉综合征（acute coronary syndrome，ACS）会导致肌钙蛋白水平升高，但其他心脏损伤也会出现类似的检查异常，如心脏手术导致的心肌损伤。因此，肌钙蛋白的升高并不是心肌梗死所特有的；然而，术后肌钙蛋白水平越高，提示损害越大，预后越差。由于肌钙蛋白检测越来越多地被应用，有更多的心肌损伤被发现，但致病因素并不总是明确的。对心脏的直接损害，例如钝性心脏创伤，是肌钙蛋白水平升高的另一个原因。此外，除颤也可能会伤害心脏，在除颤或长时间复苏后肌钙蛋白水平更可能升高。

在没有心脏疾病诊断的危重患者中也发现了心肌肌钙蛋白升高。脓毒症的危重患者通常心肌肌钙蛋白水平会升高，但原因尚不清楚。肌钙蛋白升高可能与潜在的冠状动脉疾病（coronary artery disease，CAD）或脓毒症中毒素（如肿瘤坏死因子）的释放有关，这些毒素会伤害心脏并导致心肌肌钙蛋白水平升高。其他显示肌钙蛋白升高的疾病包括肾功能衰竭，其升高可能是由肌肉骨骼损伤造成的，但这些患者也具有心血管疾病的高风险，因此其基线心肌肌钙蛋白值可以用作未来急性心脏事件的预测参考。心力衰竭患者的心肌肌钙蛋白水平也升高，无论是在急性期还是慢性期，无论是否患有CAD。在心室肥大患者中，心室壁应力或氧失衡可能导致心肌肌钙蛋白升高，右心室应力和肺血管阻力增加可能解释急性肺栓塞（pulmonary embolism，PE）患者心肌肌钙蛋白水平升高。PE中心肌肌钙蛋白升高一般在40小时内消退。

心肌损伤后，血液中心肌肌钙蛋白在最初4～6小时内升高。峰值浓度出现在出现症状后18～24小时。通常患者在入院时检测心肌肌钙蛋白，然后在6～9小时后重复检测。心肌肌钙蛋白在损伤后可保持升高10天。若心肌肌钙蛋白长时间升高（超过24小时）且未寻求治疗的患者更容易诊断为心脏损伤，因为其他心肌损伤标志物，如CK-MB在这些患者中可能是正常的。研究还发现，肌钙蛋白升高对ACS患者的预后有影响。当肌钙蛋白水平升高时，ST段抬高型心肌梗死（ST segment elevation myocardial infarction，STEMI）患者的短期死亡风险增加，非ST段抬高型心肌梗死（non-ST segment elevation myocardial infarction，NSTEMI）患者的死亡和再次发生心肌梗死（myocardial infarction，MI）的风险更高。肌钙蛋白升高还有助于临床医生确定再梗死和预测梗死范围。不稳定型心绞痛患者的心肌肌钙蛋白水平不会升高。

肌红蛋白是一种存在于所有肌肉组织中的血红素蛋白。肌红蛋白最早可在受伤后2小时检测到，并在受伤后3～15小时达到峰值。肌红蛋白的升高需要明确可能的骨骼肌损伤与心肌损伤。

心肌肌钙蛋白检测被认为是诊断心肌损伤的金标准。在缺乏心肌肌钙蛋白信息的情况下，物理治疗师应参考CK-MB、心电图（electrocardiogram，ECG）的变化和患者的临床症状。

二、血脂

血脂水平升高（高脂血症）被认为是导致 CAD 的主要危险因素。血清胆固醇和甘油三酯的浓度是值得关注的血脂指标。胆固醇水平升高与摄入过量饱和脂肪酸和胆固醇有关，同时也受遗传影响。甘油三酯水平升高与碳水化合物摄入量增加有关。测量时应注意胆固醇和甘油三酯水平是在心肌急性损伤时检测的。在心肌损伤前或急性损伤后至少 6 周内进行此类检测量最为准确。

通过对总胆固醇的组成部分进行细分，可以提高临床实验室报告的有效性。高密度脂蛋白（high density lipoprotein，HDL）的高水平与 CAD 风险呈负相关。HDL 已进一步细分为载脂蛋白和载脂蛋白 A-I，后者是 HDL 的主要组成。

研究表明，在确定个体发生 CAD 的相对风险时，总胆固醇或 HDL 的绝对值不如总胆固醇与 HDL 的比率重要。总胆固醇与 HDL 的比率增加提示一个人患心血管疾病的风险增加（详见表 4-1-1）。高水平的低密度脂蛋白（low density lipoprotein，LDL）也会增加一个人患 CAD 的相对风险。降低总胆固醇，尤其是 LDL，已显示可将心血管事件减少 25%～35%。

表 4-1-1　总胆固醇与高密度脂蛋白的比值预测心血管疾病

	总胆固醇/高密度脂蛋白	心血管疾病风险
男性	3.43 4.97 9.55 23.39	1/2 倍 1 倍 2 倍 3 倍
女性	3.27 4.44 7.05 11.04	1/2 倍 1 倍 2 倍 3 倍

三、冠状动脉疾病的其他危险因素

同型半胱氨酸是一种在血液中发现的氨基酸，当其在血中的水平升高时，个体患心血管疾病的风险增加。此外，血同型半胱氨酸升高与许多心血管疾病患者的死亡风险增加有关，包括 CAD、充血性心力衰竭、第一次重大心血管事件、脑卒中复发和持续性房颤。此外，血液学因素，如纤维蛋白原和白细胞（white blood cells，WBC）计数升高，也与 CAD 风险增加有关。

炎症标志物和感染标志物也已显示出与 CAD 的某种关系。炎症标志物，如 C 反应蛋白（C-reactive protein，CRP），是一种炎症急性期反应物，研究显示与 CAD 风险增加有关。检测血中的 CRP 水平可能是评估心血管疾病风险的另一种方法。更敏感的 CRP 检测，称为超敏 C 反应蛋白（high-sensitivity C-reactive protein，Hs-CRP）检测，可用于确定心脏疾病风险。较高的 Hs-CRP 水平也与 CAD 患者较低的存活率相关，因此该项指标可能是一个有用的风险预测因子。

针对以上新的危险因素，由于没有足够的证据支持对其进行定期筛查，因此应仅在患有不明原因 CAD 或早发 CAD 的家庭中进行检测。在推荐其成为常规筛查之前，未来的研究将有必要记录它们在识别 CAD 方面的功效。

心室产生的一种蛋白质 B 型钠尿肽（B-type natriuretic peptide，BNP）目前已成为诊断心力衰竭的重要工具，可能对 CAD 有影响。BNP 在压力或容量超负荷时从心室，尤其是左心室释放。BNP 具有扩张动脉和静脉的功能，并充当减少血管收缩和钠潴留的神经激素调节剂。它还与心房钠尿肽（atrial natriuretic peptide，ANP）共同起作用以促进利尿。

BNP 和 N-末端脑钠肽前体（N-terminal pro b-type natriuretic peptide，NT-pro BNP）是源自共同-前体分子 proBNP 的肽片段。BNP 和 NT-proBNP 浓度已被证明可以强烈预测 ACS 患者的短期和长期生存率。BNP 现在与心力衰竭风险增加有关，而 NT-proBNP 与心血管死亡、心力衰竭和脑卒中的风险增加有关。需要强调的是，在肾功能衰竭时 NT-proBNP 也可能升高。

四、全血细胞计数

物理治疗师应评估全血细胞计数的三个指标：血红蛋白、血细胞比容（HCT）和白细胞计数。血红蛋白（hemoglobin，Hb）在整个身体的氧气运输中起主要作用，血细胞比容是血液黏稠度的重要指标。

低水平的血红蛋白或贫血会增加心肌的工作负荷，可导致红细胞携氧能力缺乏，组织可利用的氧水平下降。为了向组织输送足够的氧气（即使身体处于休息状态），心率会升高，随后心输出量增加。此外，平均血细胞比容（mean corpuscular volume，MCV）可反映每个红细胞的平均体积，可将贫血分为大红细胞性贫血、小红细胞性贫血和正红细胞性贫血。小红细胞性贫血见于缺铁、慢性感染、慢性肾病和恶性肿瘤。正红细胞性贫血见于出血、溶血性贫血、骨髓发育不全和脾肿大。大红细胞性贫血见于恶性贫血、叶酸缺乏、甲状腺功能减退症和肝细胞疾病。因此，确定 MCV 有助于治疗贫血的原因。

临床常使用低于 80 g/ml 的 Hb 临界值作为患者离床活动的危险信号。Hb 低于 80 g/ml 会导致个体红细胞的携氧能力极低，即使在卧床休息和从事日常生活活动（activities of daily living，ADL）的情况下也有很大的心血管负担。低 Hb 时心率会升高，并且呼吸做功也会增加。

在冠状动脉旁路移植术后患者中经常发现 Hb 和血细胞比容下降，并且由于红细胞携氧能力低，患者活动时可能会出现更多症状。血细胞比容水平升高时，由于血液黏稠度的增加，血液流向组织时可能会受到阻碍。血细胞比容水平升高常见于慢性阻塞性肺病患者，为血液系统对慢性低氧的反应。

监测 WBC 可以了解身体对传染病的反应。白细胞水平升高（白细胞增多症）是机体对白血病、细菌感染或红细胞增多症（继发于骨髓刺激）的反应。一些研究显示 WBC 计数升高与 CAD 风险增加之间可能存在关联。WBC 计数降低（白细胞减少症）与骨髓抑制、急性病毒感染、酒精摄入和粒细胞缺乏症有关。疾病可能会引起白细胞形态、功能或总数改变导致白细胞检查异常。因此，WBC 分类计数对于评估和确定引起 WBC 异常的可能原因很重要。

五、凝血功能

由于在心肌梗死（myocardial infarction，MI）的早期阶段使用溶栓剂，凝血功能检测已成为心肌梗死患者医疗过程的重要组成部分。凝血酶原时间（prothrombin time，PT）和活化部分凝血活酶时间（activated partial thromboplastin time，APTT）常用来评价凝血功能。链激酶或组织纤溶酶原激活剂（tissue plasminogen activator，tPA）输注是溶解阻塞冠状动脉并造成潜在梗死和随后心肌坏死血栓的一种手段。这些溶栓剂最常通过静脉给药，但也可以直接注入冠状动脉。临床一般先输注溶栓剂，随后开始静脉输注肝素。因此，必须密切监测 PT 和 APTT，以确定抗凝的治疗范围。APTT 通常会在任何溶栓剂或肝素输注后升高。APTT 升高表明形成血凝块的时间增加；因此，患者出现淤血或割伤时出血的机会增加，应特别注意。

另一种常用于治疗和预防静脉血栓形成和 PE 的口服抗凝剂是华法林。华法林会干扰维生素 K 依赖的凝血因子 Ⅱ、Ⅶ、Ⅸ 和 Ⅹ 的激活。当抗凝剂量在一定范围内时，华法林治疗既安全又有效；然而，抗凝不足会导致治疗失败或血栓形成复发，而抗凝过多则会导致严重或致命的出血。由于患者的反应受多种因素的影响，因此无法根据华法林的剂量准确预测抗凝剂量。实验室检测对于将华法林抗凝维持在治疗范围内至关重要。PT 是监测华法林治疗最准确的指标；然而，不同实验室检测的 PT 值一致性较低，使得 PT 不适合定义华法林的治疗范围。

国际标准化比值（international normalized ratio，INR）旨在标准化凝血酶原时间值，以便不同凝血活酶和凝血分析仪的测试结果具有可比性。INR 是凝血酶原时间与正常对照凝血酶原时间之比的国际敏感度指数（international sensitivity index，ISI）次方。根据欧美指南推荐，MI 后和机械瓣膜患者的目标 INR 为 3.0（2.5~3.5），其他凝血问题的目标 INR 为 2.5（2.0~3.0）。与欧美相比，我国患者抗凝相关出血并发症高于血栓相关并发症，故 INR 控制目标可适当降低。

心房颤动（atrial fibrillation，AF）使缺血性脑卒中的发病风险增加多达 5 倍，抗凝治疗的强度不仅降低了缺血性脑卒中发生的概率，而且降低了缺血性脑卒中的严重程度和死亡风险。尽管华法林治疗最大限度地减少了心房血栓的形成，从而有效预防了 AF 患者脑卒中的发生，但是通常要求 INR 在 2.0 以上，因此，这也会增加出血的风险。但研究表明，如果因担心出血而使 INR 低于 2.0，则患者发生更严重并发症的风险会增加。脑卒中和脑卒中后死亡率会更高。如果患者一直在使用溶栓剂或肝素，物理治疗师应格外小心以防止患者跌倒或在任何运动中碰撞其四肢，因为患者将面临更大的淤伤和出血风险。

六、电解质及其他

在评估实验室检查结果时应观察患者各项电解质水平，电解质紊乱可能会对物理治疗造成显著影响。电解质中参与维持细胞膜电位的钠离子、钾离子是需要监测的最重要的电解质指标。水合状态、药物和疾病会影响钠和钾在血中的水平。服用利尿剂的患者应仔细监测钠和钾的水平，因为有些利尿剂会影响肾脏功能。这些药物对肾脏的作用主要发生在肾小管和集合管上，这些电解质被允许排出或重吸收。低钠血症，即血清钠低于135mmol/L，高钠血症即血清钠高于145 mmol/L，患者通常表现为恶心、呕吐、头痛、癫痫发作或其他神经系统障碍，如不治疗可导致死亡。危险的低钾（低于3.5 mmol/L）会导致严重的、危及生命的心律失常。危险的高浓度钾（大于5.5 mmol/L）会影响心肌的收缩性。低水平的二氧化碳会导致碱中毒、肌无力和头晕。血尿素氮（blood urea nitrogen，BUN）升高可能表明心力衰竭或肾功能衰竭。升高的BUN值也表明尿毒症或尿素在血液中滞留。BUN值降低可能提示饥饿、脱水，甚至其他器官功能障碍，如肝脏疾病。

在心力衰竭患者中发现的异常实验室检查结果包括BUN升高、血清乳酸脱氢酶（lactate dehydrogenase，LDH）升高、BNP升高、CK－MB正常，以及可能由肾功能不全导致的肌酐水平升高。BUN值不适合作为评估肾功能的单一指标，同时还应注意肌酐水平。内源性肌酐在肾小球中完全过滤，在肾功能正常的情况下不会在肾小管中重吸收。因此，肌酐清除率（creatinine clearance rate，Ccr）是肾脏工作效率的衡量标准。肾小球滤过率下降，肌酐水平升高，提示肾脏功能损害。肌酐水平严重升高超过5.0 mg/dL表示严重肾功能不全或衰竭。因此，临床常使用BUN和肌酐浓度表明尿毒症的严重程度。

心血管疾病患者常用临床实验室检测指标及参考值见表4－1－2。

表4－1－2　心血管疾病患者常用临床实验室检测指标及参考值

	检测指标	参考值
心肌损伤标志物	肌酸激酶同工酶	<0.6 ng/ml
	肌钙蛋白 T	0.02～0.13 μg/L
	肌红蛋白	男性：20～80 ng/ml 女性：10～70 ng/ml
	B 型利钠肽	0～100 ng/L
血脂	总胆固醇	3.0～5.7 mmol/L
	高密度脂蛋白	0.9～1.8 mmol/L
	低密度脂蛋白	2.1～3.1 mmol/L
	甘油三酯	0.5～1.7 mmol/L
冠状动脉疾病的其他危险因素	同型半胱氨酸	5～15 μmol/L
	C 反应蛋白	0.068～8.2 mg/L
	超敏 C 反应蛋白	<3.0 mg/L
	血糖	3.9～6.1 mmol/L
	糖化血红蛋白	4.0%～6.0%

检测指标		参考值
全血细胞计数	红细胞	男性：$(4.0{\sim}5.5){\times}10^{12}/L$ 女性：$(3.5{\sim}5.0){\times}10^{12}/L$
	血红蛋白	男性：120~160 g/L 女性：110~150 g/L
	血细胞比容	男性：40%~50% 女性：36%~45%
	白细胞	$(4{\sim}10){\times}10^{9}/L$
	血小板	$100{\sim}300{\times}10^{9}/L$
凝血功能	凝血酶原时间	9.60~13.00 s
	活化部分凝血活酶时间	21.00~34.00 s
	国际标准化比值	0.8~1.2
电解质及其他	钠离子	135~145 mmol/L
	钾离子	3.5~5.5 mmol/L
	血尿素氮	3.2~7.1 mmol/L
	肌酐	44~133 μmol/L
	白蛋白	35~51 g/L

七、血糖

空腹状态下测量的血清葡萄糖的正常值为 3.9~6.1 mmol/L。血糖水平升高表明血液中葡萄糖过剩。升高的血糖值提示个体处于糖尿病前期，需要进行糖尿病检测，如糖耐量试验。严重高血糖患者需要立即注射胰岛素，此时因为细胞缺乏运作的能量来源，患者表现为严重疲劳和随后的代谢活动不足。当血糖值在特别异常/危险范围内时，患者不应运动。

在口服药物或注射胰岛素控制血糖不佳的糖尿病患者中也可能发现血糖值升高。测试糖化血红蛋白（haemoglobin A1c，HbA1c）可有效地反映过去 8~12 周的平均血糖水平，临床上常用作糖尿病控制的监测指标。

八、其他实验室指标

其他实验室指标可能异常，但通常并不提示心功能不全，而可能与其他合并症有关。应观察异常实验室指标以评估合并症和其对心脏系统可能造成的影响。例如，白蛋白是一种血液中的小蛋白质，是肾脏受损（如烧伤、休克、低心输出量）时尿液中检测到的第一种蛋白质。白蛋白升高很少见，但在慢性肝病、蛋白质营养不良、慢性感染和急性压力性损伤中可能会发现低水平的白蛋白。当出现出血或肝功能障碍时，可能会出现胆红素升高，而脂肪酶升高则表明胰腺功能障碍或胰腺炎。

第二节 其他诊断学检查

一、动态心电图

动态心电图又称 Holter 监测，它包括对患者进行连续 24 小时或更长时间的心电监测，提供诊断和管理心律失常发作和相应症状的必不可少的信息。Holter 监测追踪必须可靠，以捕捉、识别和再现所有心律异常，尤其是那些威胁生命或心脏血流动力学的异常。Holter 监测的使用目标包括识别可能由心律失常引起的症状（如头晕、晕厥、心悸或休息和活动时的呼吸急促），描述活动时注意到的心律失常（频率和严重程度），并评估抗心律失常治疗和起搏器的功能。一种常见的做法是在任何患有 MI 的患者出院之前进行 Holter 监测，因为心律失常通常与冠状动脉疾病所引起的心肌缺血和心肌损伤相关。

进行动态心电图检查时，患者胸壁连接多个导线和电极，通过经皮记录仪对患者心电活动进行监测，然后记录到数字闪存设备上（图 4-2-1）。患者佩戴 Holter 监测仪后进行 24 小时正常活动（洗澡除外），所有活动及可能在 24 小时内感觉到的任何症状都将被记录。将记录器从患者身上取下后，闪存设备上的信息会通过计算机或纸张再现并进行处理，以便检查。医生解释报告中的结果并相应地计划治疗。一旦开始治疗，可能需要重复 Holter 监测以评估治疗的有效性。

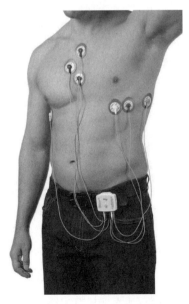

图 4-2-1　动态心电图

对需佩戴或曾经佩戴 Holter 监测仪的患者，物理治疗师的工作职责是分析检查结果以确定是否需要修改患者的活动计划。例如，Holter 监测仪记录到患者存在致命性心律失常，那么在开始或完成心律失常治疗之前不应开始物理治疗。随着病情的进展，患者心律失常频率增加或更严重（危及生命），应及时告知临床医生并进一步评估。

Holter 监测结果异常的患者可能会被转诊进行运动平板测试，以评估心脏做功增加期间的心律失常情况，或者可能会转诊进行超声心动图检查以评估心脏瓣膜功能。

在 Holter 监测中出现危及生命的心律失常的患者可能会被转诊至电生理专家，特别是如果他们表现出持续或非持续性室性心动过速。这些患者猝死风险高。进行电生理检查可以通过诱发心律失常然后尝试用一种或多种抗心律失常药物恢复正常心律来识别可能引发心律失常的特定区域。如果心律失常被诱发且无法通过抗心律失常药物成功治疗，则可能会转诊患者进行射频消融术或心脏起搏器植入术，或者可能会为患者提供植入型心律转复除颤器（implantable cardioverter defibrillator，ICD）用于心脏节律控制。ICD 治疗的适应证包括患有缺血性心肌病且左心室射血分数（left ventricular ejection fraction，LVEF）低于 30% 的个体，或患有缺血性或非缺血性心力衰竭且纽约心功能分级为 Ⅱ～Ⅲ 级且 LVEF 低于 35% 的个体。

二、超声心动图

超声心动图是一种无创技术，它使用反射超声脉冲来评估心脏功能。装有特殊晶体的探头可发出高频声波并在放置在患者胸壁上时接收回声，即经胸超声心动图（transthoracic echocardiography，TTE）检查。从心脏各面反射回来的声波则显示在超声设备上。

超声心动图优于其他心脏诊断性检查，因为该技术完全无侵入性，可提供心脏跳动的实时图像。将探头放置在靠近胸骨左缘的第三、第五肋间的胸壁上。然后以各种角度倾斜探头，以便声波可以扫描心脏的各个部分（图 4-2-2）。M 型、二维和多普勒超声心动图是超声心动图的常用技术，其中多普勒超声心动图可提供有关心脏内血流速度的信息。

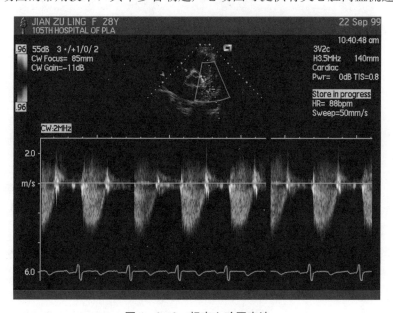

图 4-2-2　超声心动图声波

超声心动图可以提供多种心脏的重要信息，包括心室腔的大小、房间隔和心室内间隔的厚度及完整性、瓣膜的功能及心室壁各个节段的运动。例如，可以评估心肌本身的功能，尤其检测左心室功能是超声心动图的一项有价值的应用；可以评估部分心肌的正常增厚程度，并且对心肌缺血进行间接评估，因为缺血心肌不增厚；可以量化左心室的容积，估计每搏输出量和射血分数，并分析瓣膜和心肌的运动。超声心动图检查可以评估许多具体问题，包括心包积液、心包填塞特发性充血性心肌病、肥厚型心肌病、二尖瓣反流、二尖瓣脱垂、主动脉瓣关闭不全、主动脉瓣狭窄、瓣膜赘生物形成、心内肿块、缺血性心肌病、左心室动脉瘤、心室血栓、近端冠状动脉疾病、先天性心脏病、心室厚度、心包炎、主动脉夹层。

三、经食管超声心动图

由于肺部疾病、肥胖、胸部畸形等干扰因素的存在，标准超声心动图的图像质量可能受到一定程度的影响，经食管超声心动图（transesophageal echocardiography，TEE）（图4-2-3）解决了这些问题，并可以改善心脏和纵隔的视野。当患者开始吞咽时使用专用探头进行操作，麻醉剂和镇静剂的使用可以最大限度地减少患者不适，并且患者通常不会感到疼痛。探头沿着食管向下移动，就像吞咽食物一样。因此，重要的是指导患者吞咽探头而不是呕吐探头。

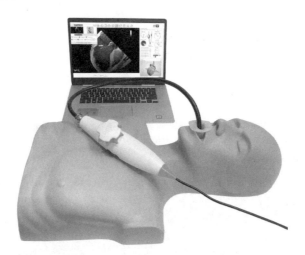

图4-2-3　经食管超声心动图

进行经食管超声心动图检查时，探头末端的传感器位于心脏正后方的食管中。通过旋转和移动传感器的顶部，医生可以从几个不同的角度检查心脏。在检查过程中应监测患者心率、血压和呼吸，给予氧气作为预防措施，并根据需要采用气道抽吸。

此外，TEE促进了心脏结构和功能的可视化，并且对术中和围手术期左心室功能监测及手术结果评估具有重要价值。经食管超声心动图也可用于检测有缺血性脑卒中风险的患者，因为它能够检测位于心脏内的血栓、肿块和肿瘤，以及非瓣膜性AF。TEE还可以衡量某些瓣膜问题的严重程度，并帮助检查心脏瓣膜感染、某些先天性心脏病，如房间隔缺损和主动脉夹层。

运动期间、运动后立即进行的二维超声心动图研究检查也称为负荷超声心动图。目前用于无创评估缺血引起的室壁运动异常。除运动平板或功率车运动外，心房起搏或使用药物可模拟出"运动状态"，二维超声心动图研究可以识别心室壁缺血引起的异常情况。其特别适用于评估非典型症状，如呼吸困难和疲劳，以及评估运动时心电图未确诊或有非典型胸痛综合征的患者。

三维超声心动图是最新形式的超声心动图，可以显示心内解剖结构的增强图像。三维超声心动图提供了先前需通过计算机分析评估的准确量化数据。

四、造影超声心动图

在超声心动图的基础上通过静脉注射造影剂可以提高超声心动图在评估心肌灌注和心室腔时的诊断准确性。所使用的造影剂由充有空气的微球悬浮液组成。造影超声心动图增强了心内和肺内分流、心内膜壁运动和心室壁厚度的显像，并改进了射血分数的计算。此外，造影超声心动图似乎具有量化冠状动脉血流和评估心肌活力的潜力。它是一种无创评估有损伤风险的心肌区域、冠状动脉侧支血流的存在与否，以及闭塞动脉的血运重建的方法。冠状动脉成形术后，造影材料的使用还促进了心内膜边界的可视化，允许区分心肌组织和血池。造影超声心动图还可与经食管或心外膜超声心动图（仅在手术室或心导管实验室）联合使用，以评估心脏停搏的分布和瓣膜反流的程度，以及冠脉旁路移植术的供应血管和移植部位。

五、其他成像方式

除了造影超声心动图，其他成像技术也可用于诊断心脏功能障碍，这些技术可能会或不会利用放射性同位素。正电子发射计算机断层显像、电子计算机断层扫描、单光子发射计算机断层成像、电子束计算机断层扫描、多门控采集扫描、磁共振成像都是用于评估CAD和心脏功能障碍的成像技术。其中一些技术使用高速摄影机，可以跟踪通过心脏右侧注入外周静脉的同位素显像心脏，显像剂随心导管发生流动。其他技术使用相机根据心动周期对图像的采集进行计时。所有这些技术在冠状动脉状态的诊断评估中都发挥着重要作用，每项技术都有其优点和缺点，将在以下段落中讨论。

（一）正电子发射计算机断层显像

正电子发射计算机断层显像（positron emission computed tomography，PET）是一种核医学技术，它提供代谢功能的可视化和直接测量，包括葡萄糖代谢和脂肪代谢，以及心脏的血流量。它被认为是心脏血流测量和代谢评估的金标准，但它需要专门的技术设备和训练有素的人员，因此该检查非常昂贵。PET拥有较高的分辨率，但考虑到与PET相关的高成本，它不太可能常规用于心脏成像，因为有更广泛可用且成本更低的检测手段。

PET是一种使用特殊类型的相机和示踪剂（放射性化学物质）来检查体内器官的技术。它需要在患者休息时给予双嘧达莫来引起冠状动脉舒张，并且通常给予示踪剂以评估心肌代谢和血流量，其中大部分示踪剂聚集在特定器官或组织中。示踪剂释放出微小的带正电的粒子（正电子）。相机记录正电子并将记录变成计算机上的图像。

因此，PET比运动时的铊成像更具优势，因为它可以检测出危险但有活力的心肌，而无需个体进行主动运动测试。心肌梗死后2~10天，或当涉及任何血流阻抗问题时，患者可以安全地接受PET检查。自从发明溶栓药物以减少梗死面积以来，该技术在评估溶栓技术的有效性方面表现出了巨大的优势，因为该检查可以在梗死后的早期进行。由于该成像技术的技术要求和成本，已经研究了其他技术并与PET的结果进行了比较，以确定同样有效的心肌血流诊断测试。例如，从多巴酚丁胺超声心动图获得的存活心肌结果与从PET获得的结果相似，因此可以作为替代选择。此外，PET已被用作评估脑血管意外和急性创伤患者的脑代谢和缺血/损伤的诊断工具。

（二）电子计算机断层扫描

电子计算机断层扫描（computed tomography，CT）主要用于识别心血管系统中的肿块、检测主动脉瘤或与心包炎相关的心包增厚。图像源自解剖结构，在这种情况下，心脏结构是在切片中查看和分析的，每张切片相距1~3 mm。CT扫描已被用于评估冠状动脉旁路移植术中的移植物的通畅性。

1. 单光子发射计算机断层扫描

单光子发射计算机断层扫描（single photon emission computed tomography，SPECT）是一种检测和量化心肌灌注缺陷和收缩缺陷的方法，并与放射性同位素结合使用。它使用了较新的门控断层扫描技术，可以与放射性示踪剂一起使用。以改善对心肌灌注研究的观察。使用伽马相机或根据心动周期（通过心电图）对采集进行计时或使用"门控"的相机采集图像。SPECT可以通过评估左、右心室射血分数，区域功能和心室容积来确定静息时的收缩力缺陷。此外，SPECT虽然不如PET准确，但由于这些门控成像机器的可用性和易用性，它更常成为首选的诊断工具。

2. 电子束计算机断层扫描

电子束计算机断层扫描（electron-beam computed tomography，EBCT）用于检测冠状动脉钙化，是一种检测和量化冠状动脉粥样硬化的无创检查方法。冠脉钙化可能是CAD的早期征兆。EBCT一般需要10分钟检查时间，扫描可得到40张心脏切片，每张切片相距3~6 mm，不使用静脉造影剂，因此辐射暴露量很小。EBCT检测冠状动脉中钙化灶的存在，以及沉积物的位置、范围和密度，并提供钙化评分系统。检查结果以整个心外膜冠状动脉系统的综合评分的形式给出。

（三）多门控采集扫描

多门控采集扫描（multiple gated acquisition，MUGA）是一种计算LVEF的技术。静脉注射放射性示踪剂，伽马相机采集来自示踪剂的图像。收集的信息是通过心电图仪从心脏的电活动中获得的。MUGA获得多个个体射血分数，通过了解心电图上的心率和RR间期，然后通过计算机测量心脏的排空曲线。这种技术的优势在于它是微创的，因此可用于危重心脏病患者（如急性心力衰竭患者），而其他更具侵入性的检查（如心导管术）会更危险。

（四）磁共振成像

磁共振成像（magnetic resonance imaging，MRI）用于评估心脏形态学、心脏血流和心肌收缩力。MRI 具有与 PET 相似的诊断准确性，并且也用作评估区域血流问题的无创检查，但它的应用范围更广且花费更少。磁共振可以生成高分辨率的心脏断层图像，无辐射。MRI 可用于评估心脏的解剖结构和先天性畸形、心腔的射血能力、心肌活动情况和心肌信号，并识别肿块和血栓等。

六、运动测试

运动测试仍然是用于诊断和管理 CAD 患者的最重要的无创技术。最初临床使用运动测试来评估功能能力或评估冠脉循环的异常。目前，运动测试可用于解决表 4-2-1 中列出的各种患者的问题。

表 4-2-1　运动负荷测试的适应证

· 评估提示冠心病的胸痛
· 评估非典型胸痛
· 确定冠状动脉疾病的预后和严重程度
· 评估药物或手术治疗或干预的效果
· 评估心律失常
· 评估活动性高血压
· 评估功能能力
· 筛查以提供运动处方
· 提供改变生活方式的动力以降低冠状动脉疾病的患病风险

运动测试包括系统地、逐步地增加需氧量并评估机体对需求增加的反应。运动测试包括以下类型：①上下台阶；②在固定自行车上锻炼；③使用手臂或轮椅测力仪；④在运动平板上以不同的速度和坡度步行或慢跑；⑤规定条件下的步行，如 6 分钟步行测试。

进行非正式测试以筛选运动测试项目，有时以小组为基础，包括 12 分钟步行、Cooper 的 12 分钟跑步、脉搏恢复测试或 1.5 英里[①]跑步等测试。

（一）极量与亚极量运动测试

极量与亚极量运动测试之间的区别在于测试的终止指征。亚极量运动测试在达到预定终点时终止，预定终点可以是达到患者预测的最大心率的某个百分比或达到某个运动负荷。亚极量运动测试的一个特殊子集是低水平运动测试，在心肌损伤或冠状动脉搭桥手术后的康复阶段对患者进行。

极量运动测试通常使用患者预测的最大心率或在患者受到症状限制时终止。极量运动测试用于测量功能容量和诊断 CAD。测试方案包括渐进递增运动负荷，直到患者感到由于某些限制性症状（如呼吸短促、腿部疲劳或胸部不适）而无法继续进行测试。

运动测试也可以分为间歇性或连续性测试。间歇性测试将递增运动负荷与短暂的休息

---

① 1 英里＝1.61 公里。

穿插在一起，让受试者有时间恢复并减少外周疲劳对测试的影响。连续性测试使用渐进式工作负荷，直到测试因患者症状或定义的终点而终止。

（二）低水平运动测试

MI 后不久进行低水平运动测试是一种安全、无创的评估身体活动功能能力的方法，可用于检测心律失常、心绞痛和高血压对运动的反应，以此来制定最佳医疗管理方案，以及预测发生心血管事件的风险。

不同机构选择使用的低水平运动测试方案不同，但递增运动负荷从 2~6 代谢当量（metablic equivalent，MET）是最为常见的。在低水平运动测试的方案中，改良的 Naughton（表 4-2-2）和改良的 Sheffield-Bruce（表 4-2-3）使用最广泛。5 米步行速度测试需要的设备很少，患者可以在医院走廊进行。

表 4-2-2　改良 Naughton 运动平板方案

	时间（分钟）							
	0	3	6	9	12	15	18	21
速度（mph①）	2	2	2	2	2	3	3	3
坡度（%）	3.5	7	10.5	14	17.5	12.5	15	17.5
METs	3	4	5	6	7	8	9	10

表 4-2-3　改良 Sheffield-Bruce 亚极量方案

等级	速度（mph）	坡度（%）	持续时间（分钟）
1	1.7	0	3
2	1.7	5	3
3	1.7	10	3
4	2.5	12	3

当患者最近经历过 MI 或近期接受过冠状动脉旁路移植手术，通常会进行低水平运动测试。此类测试最早在 MI 或手术后 5 天进行，但更有可能在患者遭遇急性事件后出院前或出院后立即进行。低水平运动测试可能有助于预测 MI 或搭桥手术的预后。目前，5 米步行速度测试已成功用于老年人群的评估。低水平运动测试为高危的患者预测并发症或死亡的风险增加、心肌缺血或心室功能差等预后。高危患者需要更直接的干预，不应将其视为心脏康复计划中的典型。确定高危患者后，最佳医疗管理或手术干预方案也更容易确定。

低水平运动测试可以为心肌损伤或手术后的最佳医疗管理方案的制订提供有用的信息，包括治疗心绞痛、心律失常或高血压。低水平运动测试中运动诱发的心律失常可能是出院前治疗管理的指征。据报道，在低水平运动测试中出现室性心律失常的患者猝死的发生率约为普通患者的 2.5 倍。

由于低水平运动测试的预后和治疗价值，低水平运动测试通常用于筛查希望参与心脏

---

① 　1 mph=1.609344 km/h。

康复计划的患者。患者在居家或医院康复期间的活动水平可以根据低水平运动测试的结果进行规划。

　　然而，并非所有患者都适合进行低水平运动测试。MI 后早期进行运动测试的安全性一直是一个受到争论的话题，因为传统医学认为最近受损的心肌易于进一步损伤，包括破裂、动脉瘤、梗死范围扩大或对严重心律失常的易感性。然而，早在 1973 年就记录了正确进行运动测试的安全性。了解并遵守测试禁忌证（表 4-2-4）可以提高低水平运动测试的安全性。

表 4-2-4　低水平运动测试的禁忌证

- 不稳定心绞痛或休息时心绞痛
- 严重心力衰竭（检查时明显的左心室衰竭伴肺部啰音和 S_3 心音）
- 静息时严重心律失常
- 二度或三度心脏传导阻滞
- 致残性的肌肉骨骼异常
- 血压>180/105 mmHg
- 患者拒绝签署同意书

（三）运动测试的安全性

　　物理治疗师必须清楚地了解终止任何运动测试的基本原理。终止的具体标准因机构而异，但终止极量或低水平运动测试的一般标准见表 4-2-5。出院前进行运动测试，患者和医生都会受益。运动测试有助于区分胸壁疼痛和心绞痛。此外，患者在出院前成功、平稳地完成运动测试有助于提升自信心，这将改善 MI 后的运动能力。高危患者或心肌损伤后患者的极量运动测试和亚极量运动测试应在即使情况紧急也可以专业有效地管理的环境中进行，这需要适当与可用的设备，包括急救药物（包括静脉用药）、插管和气道抽吸工具，这些设备均需准备并按规定更新。除颤仪应能正常工作。执行测试的人员应获得国家认证的高级心脏生命支持认证，并在心脏急救技术（如除颤）方面接受过良好培训。同时，应向所有测试人员提供描述要遵循的紧急程序的书面协议。

表 4-2-5　极量和低水平/亚极量运动测试的终止指征

极量运动测试	低水平/亚极量运动测试
• 室性早搏的频率增加或配对 • 室性心动过速进展 • 快速房性心律失常，包括心房颤动或心房扑动，心室反应率不受控制 • 二度或三度房室传导阻滞进展 • 心绞痛加重 • 低血压反应（降低 20 mmHg 或更多） • 极度气短 • 头晕、精神错乱或协调紊乱 • 严重的 ST 段压低 • 皮肤苍白和湿冷、出汗 • 收缩压和/或舒张压极度升高 • 存在腿部疲劳或腿部抽筋或跛行疼痛 • 患者要求终止测试	• 达到 17.5 ml/(kg·min) 的摄氧量（6METs） • 达到年龄预测最大心率的 70%~75% • 疲劳或呼吸困难 • 最高心率达到每分钟 120~130 次 • 频繁（每分钟 9 次或更多）单源性或多源性室性早搏、成对室性早搏或室性心动过速 • ST 段压低 1.0~2.0 mm • 跛行 • 头晕 • 收缩压较峰值降低 10~15 mmHg • 高血压（收缩压>200 mmHg，舒张压>110 mmHg） • 心绞痛

安全性是运动测试的首要考虑因素，安全性最重要的决定因素是执行测试人员的知识和经验。提高运动测试安全性的因素包括患者签署知情同意书、了解何时将患者排除在进行运动测试之外、了解何时终止运动测试、具备对异常反应或情况做出反应的知识和技能，以及管理紧急情况的适当设备和用品的可用性（如除颤仪、急救药物、插管、抽吸设备）。所有物理治疗师都应该了解运动测试和解释测试结果所涉及的程序，因为这些测试的主要目的之一是制定运动处方，运动处方基于运动测试的结果和其他相关信息。运动测试的结果解释见表 4-2-6。

表 4-2-6　运动测试的结果解释

- 测试的时间和方案
- 限制因素（终止原因）
- 运动极限时有无胸痛：通常定义为阳性、阴性或非典型心绞痛或极度呼吸急促
- 达到最高心率
- 血压反应
- 心律失常：描述心律失常发生的类型和发生时间
- ST 段改变：通常描述为阳性、阴性、可疑的或不确定的心肌缺血
  阳性：1.0 mm 或更大的水平或向下倾斜的 ST 段压低
  可疑：大于 0.5 但小于 1.0 mm 水平或向下倾斜的 ST 段压低或超过 1.5 mm 的向上倾斜压低
  阴性：小于 0.5 mm 的水平或向下倾斜的 ST 段压低
  不确定：由于存在以下任何一种情况，无法准确测量 ST 段：束支传导阻滞、药物（如果患者服用地高辛，心电图上的静息 ST 段变化）或心脏肥大
- 心音：测试前和测试后声音以及任何变化的描述
- 功能性有氧运动障碍：如果使用 Bruce 平板运动方案，将实测值与正常值进行比较以确定功能能力的水平
- R 波变化：振幅变化被认为是在解释运动测试结果时提供额外的诊断信息。对运动的正常反应是 R 波幅度减小。如果 R 波幅度没有变化或增加，CAD 患者被认为在未来发生心脏问题的风险增加。
- 最大摄氧量（maximum volume of oxygen，VO_{2max}）如果在测试过程中没有直接测量，可以使用公式计算；但是，这种方法不是很准确。

（四）运动测试禁忌证

安全测试的关键是识别哪些人群不应该进行测试。物理治疗师在测试前应进行全面的评估以排查测试禁忌证。有关极量运动测试的禁忌证，请参见表 4-2-7。除禁忌证外，在确定极量运动测试是否有禁忌证之前，还必须考虑患者的一般临床状况。

表 4-2-7　运动测试的绝对和相对禁忌证

绝对禁忌证	相对禁忌证
- 近期心肌梗死 - 急性心包炎或心肌炎 - 静息或不稳定型心绞痛 - 严重的室性或快速性房性心律失常 - 未经治疗的二度或三度房室传导阻滞 - 明显的充血性心力衰竭 - 任何急性疾病	- 主动脉瓣狭窄 - 已知的左主干冠状动脉疾病 - 重度高血压（定义为静息时收缩压＞165 mmHg，静息时舒张压＞110 mmHg，或两者兼有） - 特发性肥厚性主动脉瓣下狭窄 - 静息心电图上的 ST 段严重压低 - 代偿性心力衰竭

（五）运动测试设备

传统运动测试期间使用的临床监测项目包括连续心电活动监测、血压和心率的定期测量（心率可从心电图记录中提取）、患者报告或表现出的症状，以及心音和呼吸音，以上监测项目通过运动测试设备（图 4-2-4）可以被完整地记录下来。在一些实验室，可评估测试患者运动期间的摄氧量。多导联心电图用于描绘心脏的电活动，运动过程中的心律失常和缺血均可通过心电图仪进行检测。

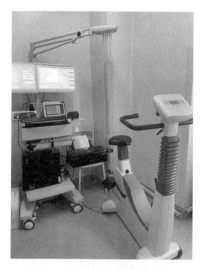

图 4-2-4　运动测试设备

（六）运动测试流程

在进入标准运动测试程序前要获得患者的 12 导联心电图，以在测试前排除任何急性心肌缺血或心肌损伤。在测试期间持续监测患者的 ECG。其他预检程序包括评估患者的 CAD 危险因素，评估患者的病史，评估患者的静息血压、心率，并进行心肺听诊。

当运动测试开始时，根据确定的运动方案增加运动负荷。对患者的心率和血压（以及在某些测试中，患者呼出的气体）在整个测试期间和恢复期进行定期监测。大多数测试是症状受限的，因此，应在患者的要求或在识别出一个或多个被测量参数出现异常时终止。在恢复期对患者进行持续监测，直到达到预测值。测试后完成书面或电子形式的测试结果报告，其中应包括结果的解释。

测试中最常用的方案包括使用固定功率车或运动平板。功率车占用更少的空间，操作时需要更少的协调，并且比运动平板便宜。然而，固定功率车的最大缺点是，对于大多数人来说，骑自行车并不是日常的功能性活动。因此，患者会更快地出现肌肉疲劳，因为其使用的肌肉群不像用于步行的肌肉那样"训练有素"。此类患者无法获得最佳结果，因为最大心率可能远低于诊断值（预计最大心率的 85%）。

运动平板占地面积比较大，需要患者具有良好的平衡和协调能力。然而，由于步行是一种功能性活动，肌肉不会像骑自行车那样迅速疲劳，因此运动平板被认为具有更大的诊断价值。两种最常见的运动平板测试方案是 Bruce 运动平板方案和 Balke 运动平板方案。

Bruce 运动平板方案（表 4-2-8）可能在医院的临床环境中使用最广泛，因为它能够以列线图的形式提供标准数据来计算功能性有氧运动障碍（图 4-2-5）。预测功能能力的首选方法是在运动平板测试中使用最大运动负荷。对有氧能力的真正测试最好将总运动时间限制在 10 分钟，因为耐力因素在运动 10 分钟后变得显著。

表 4-2-8　Bruce 运动平板方案

分级	时间（分钟）	速度（mph）	坡度（%）	MET
1	3	1.7	10	4~5
2	3	2.5	12	6~7
3	3	3.4	14	8~10
4	3	4.2	17	11~13
5	3	5.0	18	14~16
6	3	6.0	20	17~19

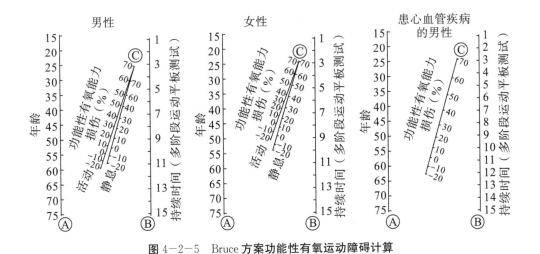

图 4-2-5　Bruce 方案功能性有氧运动障碍计算

Bruce 运动平板方案的起始速度是每小时 1.7 英里[①]，这对所有患者来说都是一个相当舒适的速度。然而，由于速度的迅速增加及坡度以 10% 起始增加，未受过训练的受试者的测试时间平均为 6~12 分钟。Balke 运动平板方案（图 4-2-6）以每小时 3.3 英里[②]的速度开始，这对于身体虚弱的患者或老年人来说通常太快了。在 Balke 运动平板方案中，受试者从水平面开始，测试期间逐渐增加斜坡坡度。逐渐增加的负荷允许在每个阶段更接近达到稳定状态，并有助于测量真正的最大摄氧量。然而，由于坡度的逐渐增加，Balke 运动平板方案需要更长的时间来执行。Balke 运动平板方案更广泛地用于运动员，尤其是跑步者，因为跑步者通常不会在陡峭的斜坡上训练。此外，该方案允许运动员在更短的时间内达到稳定状态。

---

① 1.7 英里=2.7 公里。

② 3.3 英里=5.3 公里。

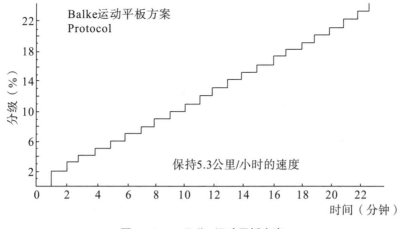

图 4-2-6　Balke 运动平板方案

（七）终止指标

执行运动测试的人员必须在测试期间持续观察患者和 ECG 监测仪，以决定何时终止测试。有关终止标准和低水平运动测试的终止标准参见表 4-2-5。

（八）结果解释

测试结束后，结果会被测试者记录在工作表上或以电子记录方式显示，以提供解释数据（图 4-2-7）。表 4-2-6 提供了解释所必需的参数。运动测试的最终报告应定义测试结果是正常还是异常；如果结果异常，应描述原因。尽管物理治疗师实际上可能不会执行运动负荷测试，但获得结果的解释为制定运动处方提供了宝贵的数据。该解释还为患者提供了有关运动期间安全性的宝贵信息。

```
姓名_____                              日期_____
年龄_____       性别_____        身高_____      体重_____
诊断_____        测试原因_____
方案_____
测试时间 _____    吸烟与戒烟_____  上一次进食时间_____
药物_____          上一次药物剂量_____
医师_____
结果
12 导联心电图分析_____
测试时长_____          受限原因_____
静息心率_____            静息血压_____      心脏听诊_____
最高心率_____            最大血压_____
血压反应_____
胸痛_____
ST 段_____
心律失常_____
躯体功能_____
建议_____

                                          分析/审核_____
                                          日期_____
```

图 4-2-7　运动测试报告示例

（九）极量运动测试对预后的价值

极量运动试验被用作 CAD 的无创筛查，但它对冠状动脉疾病的诊断准确性受到一定程度的限制，因为它是一种非侵入性测试，仅反映心脏的总体代谢和心电变化。敏感性是衡量负荷测试在确定疾病存在方面的可靠性指标。特异性是衡量负荷测试在识别无疾患者群中可靠性的指标。整体而言，40 岁以上男性的敏感性和特异性高于女性。女性通常表现出更高比例的假阴性结果。

极量运动测试的价值受到进行测试人群不同的变量影响。测试的影响因素包括给予患者多少鼓励、缺乏严格遵守程序、使用扶手支撑以及对 ST 段偏离和症状的解释。尽管有公认的潜在局限性，但一些研究试图确定特定的单个参数或变量组合、可能会识别出一组患有更严重疾病的患者。由 ST 段压低所反映的心肌缺血，发生在运动测试的早期阶段，与运动高峰时发生的心肌缺血相比，与更严重的疾病相关。冠心病的严重程度还与 ST 段恢复正常时间（运动后休息）的长短相关。通过确定其他患者亚群表现出的某些体征和症状，显示随后发生心脏事件的风险增加。增加预后价值的体征和症状包括 ST 段压低、心动过缓。

以下亚组患者的猝死发生率增加：①最大收缩压未超过 130 mmHg；②测试期间心律失常的频率和严重程度增加。

超过 6 分钟的运动时间、超过 150 次/分的最大心率和少于 1 分钟的 ST 恢复时间是最能识别患 CAD 低风险女性的指征。

（十）心率恢复

心率恢复被定义为峰值运动时和 1 分钟恢复时的心率差异。文献支持其作为死亡率的良好预测因子。心率恢复可用于低强度和最大强度运动测试中。它也可以用来评估适合年龄人群的健康水平。

（十一）运动测试中的气体分析

虽然单独的运动测试可以诊断冠心病，但进行气体分析的运动测试可以提供有关患者通气、心血管或代谢障碍的更多信息。计算机与对呼出空气采样的连续自动系统、测量呼出气体体积的系统、带有氧气的系统，以及测量呼出气体浓度的 CO_2 分析仪结合，可以生成气体交换和运动中每一秒的气体变量报告，并为运动处方和活动受限的诊断提供信息。使用计算机自动生成信息的一个缺点是，只有当电子设备和分析仪准确并根据先前建立的标准进行校准时，输出的数据才是准确的。

带有气体分析的心肺运动测试可提供有关心血管功能障碍和运动障碍的信息，尤其当受限个体的症状是呼吸困难时。在评估呼吸困难时，通气储备和呼吸困难指数（mMRC）是最重要的指标。通常个体活动中会利用 60% 的最大通气储备，呼吸困难发生在呼吸困难指数［分钟通气量（minute ventilation，VE）/最大自主通气量（maximal voluntary ventilation，MVV）］超过 50% 时，当 VE/MVV 超过 70% 时，几分钟内就会出现呼吸肌疲劳。呼吸困难指数大于 90% 时，人体不能继续锻炼超过几秒钟。

患者存在肺部疾病时发生呼吸困难将表现为早期浅快呼吸，峰值通气量减少和潮气量减少。VO_{2max} 和最大 CO_2 产生量均降低，运动呼吸困难指数峰值为 1.0。

患者存在心力衰竭时发生的呼吸困难会导致运动测试结果不同，心力衰竭患者比同龄健康人更早达到无氧阈值。最大通气量和最大 CO_2 产生量均降低。然而，呼吸困难指数可能是正常的。

将气体分析与运动测试结合使用具有许多优势，然而也存在一些缺点，包括设备（功率车）在临床环境中并未被广泛使用。该设备可以在医院环境中用于静息营养研究，也可以借用于运动测试。另一个缺点是许多患者对咬嘴或头带感到恐惧，使用咬嘴可能引起其过度换气。

（十二）运动测试成像技术

患者可进行运动测试以评估心肌氧供需关系（以确定生理应激时是否发生心肌缺血），并在运动完成后立即进行额外的无创成像。使用 SPECT 等成像技术可以提高诊断的准确性和敏感性，特别是在患有非典型胸痛综合征的个体中或对单独运动测试表现出低敏感性的女性中。二维超声心动图也经常被用于运动测试后。

七、药物负荷测试

当人体由于严重疾病或心力衰竭、神经肌肉损伤（如脑血管意外）、骨骼肌肉障碍（如髋关节或膝关节术后）而无法在跑步机或功率自行车上进行直立运动时，随年龄增长但功能能力下降，或无法达到至少 85％ 的预计最大心率，临床通常通过注射药物诱发患者休息体位时的生理压力。可将药物负荷测试与超声心动图、MRI 或 CT 检查结合使用，因为这样可以避免改变患者体位，而固定体位在核成像过程中可能是必要的。改变患者体位可能会得到假阳性药物负荷测试结果，因为女性乳房位置的变化会造成心肌组织成像发生不同程度的衰减。

药物负荷测试中最常用的药物是腺苷、双嘧达莫、多巴酚丁胺。双嘧达莫和腺苷都可引起冠状血管舒张，而在病变冠状血管中，这是一种难以产生的生理现象，从而影响灌注图像。在进行腺苷测试时，大约 80％ 的患者会因腺苷输注而出现轻微的不良反应。然而，没有这些反应并不意味着腺苷在冠状血管舒张方面缺乏功效。腺苷输注过程中出现的非特异性胸痛并不表示存在 CAD。然而，大约 1/3 的心肌缺血患者在腺苷输注过程中及灌注成像后出现 ST 段压低。腺苷（及类似的双嘧达莫）的不良反应包括头晕、头痛、症状性低血压、呼吸困难、胸痛或 ST 改变。

多巴酚丁胺作为一种兴奋剂（肾上腺素能），可以引起类似于运动的效应，导致心率和收缩压的增加，并导致心肌需氧量增加。药物负荷测试使用多巴酚丁按的目的是评估心肌供氧量。然而，舒张压随着多巴酚丁胺剂量的增加而下降。这些血流动力学变化类似于运动压力的变化。大约 75％ 的接受多巴酚丁胺负荷测试的患者会出现不良反应。这些不良反应包括 ST 改变、胸痛、心悸和明显的室上性或室性心律失常。通常需要提前终止输注，不良反应会在停止输注后 5～10 分钟内消退（多巴酚丁胺的半衰期为 2 分钟）。多巴酚丁胺的作用可以被 β-受体阻滞剂拮抗。临床通常使用具有超短半衰期的静脉注射剂，如艾司洛尔。由于大多数接受多巴酚丁胺负荷试验的患者患有支气管痉挛性疾病，因此应

谨慎使用 β-受体阻滞剂。

心率变异性（heart rate variability，HRV）是一种公认的心脏自主神经功能调节测量方法。这种对 RR 间期搏动变化的简单、无创测量可以提供有关窦房结自主调节的重要信息。自主神经系统的交感神经和副交感神经分支都会影响 MI 后猝死和心血管事件死亡率。HRV 可根据 24 小时动态心电图测量，观察 2~15 分钟内的变异性。由于该测试期间迷走神经-心脏活动的改变，深呼吸已被用于评估心率的变化。迷走神经传入受损会抑制深呼吸期间心率的变化。

八、心导管检查术：冠状动脉造影和心室造影

心导管检查术是一种侵入性检查，可为心脏病患者的诊断和管理提供极其有价值的信息。临床开展心导管检查是为了获得客观信息，包括：

1）建立或确认心功能不全或心脏病的诊断。

2）证明 CAD 或瓣膜功能障碍的严重程度。

3）获得对患者进行最佳管理的参考依据，包括内科和外科管理及运动计划。

心导管检查得到的数据如下：①心输出量；②心脏分流；③血管造影：冠状动脉和心室造影；④左心和右心压力（血流动力学）；⑤右心房压力；⑥右心室压力；⑦肺动脉压；⑧肺动脉楔压；⑨左心室舒张末期压力；⑩心室射血分数。

在某些情况下将不透 X 线的对比造影剂注入冠状动脉、肺动脉、主动脉及心腔内进行造影有助于诊断（图 4-2-8）。经左心导管施行的冠状动脉造影用于在各种临床情况下评估冠状动脉解剖结构，如怀疑有冠状动脉粥样硬化性疾病或先天性冠状动脉疾病、瓣膜病行瓣膜置换术前或不能解释的心力衰竭。

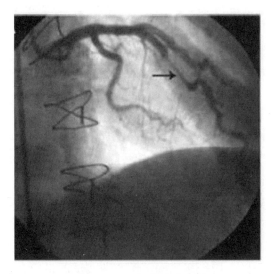

图 4-2-8　冠状动脉造影

九、数字减影血管造影

数字减影血管造影（digital subtraction angiography，DSA）是一种涉及将小浓度的碘造影剂注入血管床的技术，造影剂注入后由计算机进行分析以生成血管照片，而无需将造影剂直接注射到冠状动脉或心腔中。该方法在颈动脉循环和旁路移植术方面表现出出色的可靠性。它还可以提高冠状动脉造影的质量。

十、血管内超声检查

血管内超声（intravascular ultrasound，IVUS）包括使用一根特殊设计的导管，在导管的远端附加一个微型超声探头，导管近端与计算机超声设备相连。它允许应用超声技术从血管内部透过环绕的血流看到血管外，使血管的内皮清晰可见。此外，IVUS还可用于确定动脉壁内的斑块体积和/或动脉管腔的狭窄程度。IVUS最有价值的用途是可视化斑块，这是不能通过血管造影看到的。IVUS不仅能准确地显示冠状动脉的管腔，还能准确地显示动脉粥样硬化。与血管造影不同，IVUS可生成详细的层析图像，可以精确地评估动脉壁和动脉粥样硬化斑块的大小、组成，纵向重建和三维分析可进一步量化斑块、管腔面积和斑块体积。

十一、心内膜活检

在心脏移植患者置管时或通过导管介入技术可以获得右心室或左心室内膜样本，以确定心肌排斥反应。此外，心肌活检可用于诊断肥厚型心肌病和先天性心肌病。

十二、主动脉疾病的功能障碍和诊断性检查

肌肉和器官的充分灌注对于实现身体的最佳功能是必不可少的，这需要身体血管系统处于最佳灌注状态。因此，当怀疑这些血管中有疾病或功能障碍时，就要对特定的血管成分进行评估，包括体格检查、实验室评估和诊断评估。

主动脉最常见的功能障碍包括动脉瘤、动脉粥样硬化性疾病、主动脉瓣功能障碍和动脉炎。主动脉功能障碍最常见的诊断性检查包括心电图、血管造影、CT和胸部X线检查。主动脉瘤是继发于主动脉粥样硬化性疾病和主动脉瓣功能障碍的最常见的功能障碍之一，由于腹部动脉瘤很少产生症状，患者通常在X线检查或常规体检时意外发现。超声波扫描可以准确地确定动脉瘤的大小、形状和位置。腹部的正位和侧位X线检查可以发现主动脉钙化，勾勒出肿块。主动脉造影可以显示动脉瘤近端和远端血管的状况及动脉瘤的范围，但可能会低估动脉瘤的直径，因为它只能看到血流通道而不能看到周围的血栓。CT用于诊断和确定动脉瘤的大小。磁共振成像可以作为主动脉造影的替代方法。还可以使用主动脉血管造影，这包括使用造影剂和X线检查来观察血液是如何通过主动脉的。目前，增强CT是诊断主动脉疾病的首选方法。

十三、外周动脉疾病的功能障碍和诊断性检查

外周动脉疾病（peripheral artery disease，PAD）发病率随着年龄的增长而增加，其常见的临床表现是向下肢供血的大中型动脉的动脉硬化闭塞症（或动脉粥样硬化狭窄），或血栓闭塞性脉管炎、动静脉瘘、雷诺现象、动脉栓塞和外伤导致的其他外周动脉功能障碍。目前确定 PAD 是否存在的方法包括症状史、动脉粥样硬化性疾病危险因素史、脉搏检查和使用无创血管检查。无创血管检查包括踝肱指数（ankle brachial index，ABI）、节段性肢体压力、脉搏波、增强 CT、MRI 和血管动脉超声检查。如果需要侵入性检查，可以使用动脉造影术。

（一）踝肱指数

ABI 是一种无创检查，它将置于足背（或胫后动脉）的多普勒探头测得的血压与两次肱动脉压力较高的那个值进行比较。ABI 高于 0.9 被认为是正常的。ABI 低于 0.5 提示有严重动脉闭塞性疾病。研究表明，ABI 可能是预测弥漫性动脉粥样硬化、心血管事件风险和总体生存率的指标。ABI 值低于 0.9 的男性，其于各种原因（如心血管原因）死亡的相对风险较高。此外，在一项对 65 岁以上的男性和女性的研究中，ABI 越低，心血管危险因素和临床心血管疾病的发生率就越高。

（二）节段性肢体压力测试

通过在大腿、小腿、踝关节、足和趾的经跖骨区域放置压力袖套，将每个袖带内的压力依次增加到高于收缩压 20～30 mmHg，当袖带压力逐渐释放时，在每个节段使用多普勒超声测量压力，可以帮助定位血管狭窄或闭塞。

（三）脉搏容积记录

通过肢体的血流量的变化可以通过体积描记术检测。压力袖口放置在大腿和脚踝上，分别充气至大约 65 mmHg，同时记录容积描记图。正常的脉搏量记录包括一个快速的收缩期上冲程和一个快速的双切迹下冲程。患有严重动脉疾病的个体将表现出更弱的波形，并有更宽的下坡。血管几乎完全阻塞的患者将表现出无波形。

（四）动脉多普勒超声

动脉多普勒超声是一种更精确的诊断性检查，可以确定动脉狭窄和闭塞。使用 5.0～7.5 MHz 传感器在矢状面以 60°多普勒角度扫描腹股沟上和腹股沟下动脉。根据多普勒波形的变化来确定从正常到闭塞的五种类型。当进行血管内治疗时，多普勒超声可以用来指导介入手术。

（五）运动测试

运动测试可为 PAD 引起的功能限制提供客观信息，并确定动脉狭窄干预（血管成形术或搭桥手术）后的生理改善。然而在诱发心脏症状之前，跛行会限制患者活动，因此一

个渐进式的测试方案可能不是一个有效评价患有 PAD 的心脏病患者的方法。功率自行车因可以减少小腿三头肌的做功，可作为运动测试设备。在缺乏完整的分级运动测试方案的情况下，在跑步机上行走直到必须停止运动（有时称为跛行时间测试），至少应该进行跛行评估。踝关节压力应在跑步机行走前和运动后立即进行评估。运动后踝关节收缩压下降可以证实动脉疾病的诊断。踝关节压力应每隔 1 分钟测量一次，直到恢复到运动前的压力。对运动测试的其他研究表明，已知或疑似 PAD 患者在运动测试中出现高血压反应是全因长期死亡率增加的一个重要的独立危险因素。

（六）其他检查

1. Rubor Dependency 测试

该测试通过皮肤颜色变化和位置变化评估下肢动脉循环。开始测试时患者呈仰卧位，双腿抬高 35°～45°，测试者在这个体位对腿的颜色进行评估（苍白或正常的粉红色），然后将双腿放置在一个有支撑的位置。正常的反应是看到脚迅速发红；在此体位 30 秒后，动脉功能不全者脚会呈现深红色。

2. 静脉充盈测试

这个测试测量动脉血液流经毛细血管和进入静脉的效率。患者处于仰卧位，抬高腿以引流四肢的血液。然后将腿置于有支撑位置，记录静脉再充盈的时间。在动脉功能不全的情况下，静脉再充盈的时间大于 15 秒。

3. 外周静脉疾病及诊断

最常见的外周静脉疾病是血栓形成和随后的血栓性静脉炎（静脉炎继发于血栓形成，但也可因创伤或感染发生）。静脉炎最初常以红、肿和发热为临床表现，但诊断评价应通过多普勒检查和阻抗容积描记结果。偶尔也需要进行静脉造影（将造影剂注射到静脉系统而不是动脉造影时的动脉系统）。第二常见的外周静脉疾病是静脉曲张，可由血栓性静脉炎引起，但也常发生在先天性或静脉压升高的情况下（如怀孕、站立时间过长、肥胖或腹水）。在任何手术或化学治疗之前，静脉造影术被推荐用于评估外周静脉功能不全的严重程度。

4. 大隐静脉瓣膜功能测试（Trendelenburg 测试）

为了评估瓣膜功能，患者取仰卧位，双腿抬高 90°，促进静脉系统中的血液回流。在大腿周围放置止血带以阻断静脉回流。在评估静脉充盈情况时，患者采取站立姿势。正常的静脉充盈应在 30 秒内出现。止血带未解开而止血带下方的浅静脉迅速充盈，说明反流入该静脉的血液来自小隐静脉或某些功能不全的交通静脉。如果 10 秒后拆除止血带，突然出现充盈，则确定大隐静脉瓣膜功能不全。

十四、颈动脉疾病的诊断性检查

严重的颈内动脉疾病会增加神经系统短暂和永久性缺血发生的风险，并增加冠状动脉粥样硬化和梗死的风险。颈动脉多普勒评估在临床被广泛应用，特别是当医生在体格检查中听到杂音时，它可识别斑块、狭窄及颈内动脉、颈总动脉和颈外动脉的闭塞，以及椎动脉的血流方向。

十五、心电图

理解心电图需要掌握心脏和其传导系统的电生理学和解剖学知识，物理治疗师应该能够通过阅读心电图判断患者是正常的还是处于危急的状态，并能够根据这一判断做出适当的临床决定。

（一）心电图的生理学基础

心电图是被记录在布满大小方格的纸上。它代表心脏的电脉冲，并提供有关心脏功能的有价值的信息。心肌是由具有不同功能的细胞组成的，而心电图就是这些细胞及其功能的表达。普通心肌细胞（即工作细胞）对电刺激做出反应，收缩并泵送血液。特殊心肌细胞组成心脏的特殊传导系统，除了具有兴奋性和传导性之外，还具有节律性自动产生兴奋的能力。它们含肌原纤维甚少或完全缺乏，故收缩功能已基本丧失。传导系统是心脏内产生兴奋和传播兴奋的组织，起着控制心脏节律性活动的作用。

电刺激使细胞膜对离子更具渗透性。钾离子（K^+）分布在细胞内部，钠离子（Na^+）分布在细胞外部，电刺激让细胞膜对钠离子的渗透性更强，钠离子通过快速通道向细胞内流动，使心肌细胞内部的静息电位由负电荷变为正电荷。然后钾离子开始通过慢通道向外流动。对引起收缩的特殊心肌细胞的电活动称为去极化。当细胞内部呈阳性时，心肌细胞受到刺激而收缩。当向外流动的钾离子超过向内流动的钠离子时，复极化开始。在复极化过程中，心肌细胞恢复到内负外正的状态，肌肉放松。当去极化波向位于皮肤上的正电极移动时，心电图记录同时向上偏转。

心肌细胞在没有外部神经刺激的情况下也能自发发出电刺激，显示出其自律的特性。窦房结是心脏主要的起搏结构，具有最多自律性心肌细胞。然而，其他心肌细胞出现异常高的自律性时也可能随时放电，造成异常心率或节律，窦房结的频率为 60～100 次/分。房室结固有频率为 40～60 次/分，如果窦房结功能不正常，房室结就开始发挥起搏作用。希氏束－浦肯野系统的频率为 30～40 次/分。

心肌细胞也有将电信号迅速传导到邻近细胞的能力（传导性）。快速的心律失常如室上性心动过速和房室传导阻滞导致的心率减慢都是传导异常的例子。

1. 自主神经系统

自主神经系统通过交感神经和副交感神经两种平衡力量，对心脏反射活动产生重要影响（图 4-2-9）。交感神经和副交感神经决定了心脏活动兴奋和抑制之间微妙的平衡，这种平衡也受到许多生理和病理因素的影响，并可以在各种情况下改变为有利于其中一种或另一种。交感神经分支等同于加速或兴奋剂，副交感神经分支等同于减速或抑制剂。

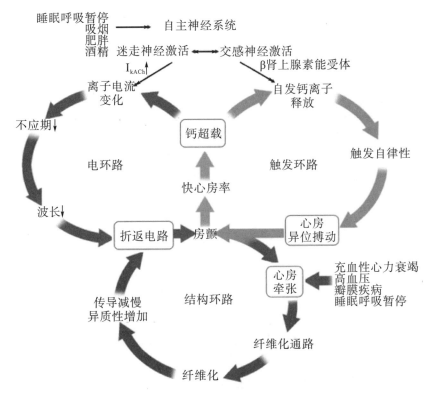

图 4-2-9 心脏自主神经系统对心脏反射活动的影响

1）交感神经。交感神经分支从位于心房和心室的末梢神经分支释放去甲肾上腺素，导致冲动形成速率、冲动传播速度和收缩纤维力量的增加。交感神经分支作用于窦房结和房室结及心室。此外，交感神经可以刺激肾上腺分泌去甲肾上腺素和肾上腺素进入血液。这些激素对心脏的直接作用相当于对心脏末梢神经的直接刺激。交感神经活动的增加会增加心率、房室结传导速度、心肌的收缩性和心脏的兴奋性。此外，心肌细胞的自律性可能增加，从而改变正常的窦性节律。

2）副交感神经。副交感神经分支从末端神经分支释放乙酰胆碱。迷走神经是控制心脏的副交感神经的主要组成部分，它主要作用于窦房结，作为冲动形成速率和传导速度的抑制剂。副交感神经活动的增加会减慢心率，减慢房室结的传导速度。副交感神经活动的减少可以增加心率，降低房室结的传导速度和心脏的兴奋性。因此，乙酰胆碱的释放和迷走神经刺激的作用降低了心脏的自律性和传导性。

2. 传导系统

传导系统（图 4-2-10）由心肌细胞组成，这些心肌细胞排列在一条通路上，将电活动传遍四个心腔（两个心房、两个心室）。启动心肌电脉冲的主要是窦房结，位于右心房，毗邻上腔静脉入口。冲动通过心房内通道传导到右心房，通过房间束（Bachmann 氏束）到达左心房。心房去极化波在心电图上表示为 P 波。因此，P 波代表心房去极化，通常与心房机械收缩相关。随着去极化信号通过心房扩散，脉冲到达房室结，房室结位于右心房下侧，靠近室间隔，正好在三尖瓣上方。房室结将来自心房的电脉冲传导延迟十分之一秒（在心电图上看到的是 P 波之后、QRS 之前的等电线），使心房机械收缩，将血液喷射到心室。心电图将这种延迟体现为 PR 间期。电冲动从房室结进入希氏束，然后进入束支。束支由左、右束支组成，位于室间隔。

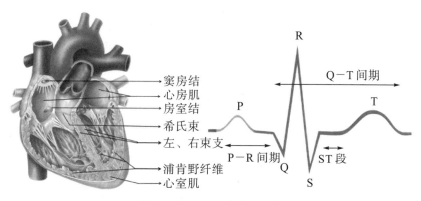

图 4-2-10　心脏传导系统

右束支负责右心室去极化，左束支有前、后、间隔三组分支，负责左心室去极化。电脉冲沿着束支扩散到浦肯野纤维中，浦肯野纤维数量多且非常小。这些纤维穿透心肌中层，刺激肌肉从心尖向心脏底部"绞"缩。心电图将心室去极化的电信号体现为 QRS 波。QRS 代表心室去极化，通常紧跟着心室收缩。心电图可能会显示各种各样的 QRS 波形，这取决于病理条件或电极的位置，但无论构型如何，它们均被称为 QRS 波。

心室收缩结束后开始复极。在 QRS 波之后，有轻微的停顿。这个停顿被称为 ST 段，为等电线的平段，从 QRS 波的末端开始，在 T 波的开始处结束。在心电图 ST 段，心室开始复极。复极随着 T 波的结束而完成。T 波代表心室复极。由于没有发生机械收缩，T 波严格来说是一种电现象，它记录了钾离子向内回流和钠离子向外回流及细胞的极化。

3. 心电图记录

心电图记录在方格纸上，最小的方格长 1 mm，高 1 mm。高度或深度（负偏转）测量的电压为 0.1 mV/mm（图 4-2-11）。当纸张速度设定为 25 mm/s 时，时间在方格纸上每小方格间 0.04 秒，大方格间 0.20 秒。准确认识心电图上的时间是很重要的，由此可以确定波段的持续时间（如 QRS 持续时间）和间期（如 PR 间期时间），以及识别心率和心律失常。

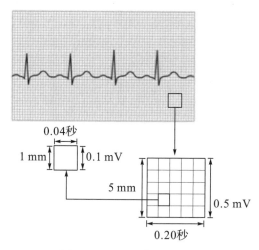

图 4-2-11　心电图记录纸

标准的 12 导联心电图由 6 条肢体导联和 6 条胸导联组成。6 条肢体导联分别为Ⅰ、Ⅱ、Ⅲ、aVR、aVL 和 aVF。每个肢体导联从不同的角度记录，提供心脏电活动的不同视角。因此，由于从不同的位置监测电活动，不同导连描记的图线形态上是不同的。心电图的 6 个胸部导联是 V_1、V_2、V_3、V_4、V_5 和 V_6，由放置在胸壁上的 6 个电极监测。从胸导联（$V_1 \sim V_6$）各波均呈渐进式变化。V_1 和 V_2 导联放置在心脏右侧，V_5 和 V_6 导联放置在心脏左侧。V_3 和 V_4 导联位于室间隔上方。图 4-2-12 展示了标准 12 导联心电图。

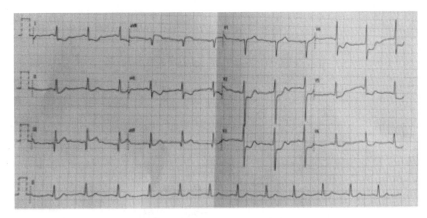

图 4-2-12　12 导联心电图

在 12 导联心电图中需特别评估 4 个要素：心率、心律、肥厚、梗死。

单导联通常用于评估心率、节律和是否存在心律失常。如果怀疑心肌肥大、缺血或梗死，应做 12 导联心电图。

通过多种方法可以从心电图中确定心率，包括 6 秒监测，特定 R 波计数，大格子（5 mm 或 0.2 秒的长度）计数。

1）6 秒监测。获得 6 秒长的心电图记录。然后，在 6 秒记录中以发现的 QRS 波数量乘以 10，可以确定每分钟心率，即 6 秒记录中的 QRS 波数量×10＝每分钟心率，见图 4-2-13。

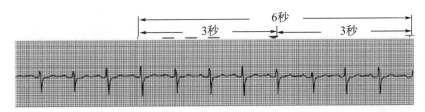

图 4-2-13　通过心电图计算心率

2）R 波计数。另一种测量心率的方法是通过识别一个特定的 R 波，它落在一条粗大的黑线上。对于每一条跟随 R 波直到下一个 R 波出现的粗黑线（即心电图纸上每 0.2 秒出现的纵向线），物理治疗师数 300、150、100、75、60、50。在这种计数方法中，下一个 R 波的出现给出了实际的心率。要使用这种方法，人们必须能够记住连续的黑线的具体数字，从而从图形纸上快速确定心率。用 R 波测量来确定心率的一个问题是它不能用于不规则的心律。为了准确估计，可计算 30 秒内的 QRS 波的数量，然后乘以 2 即得心率值，见图 4-2-14。

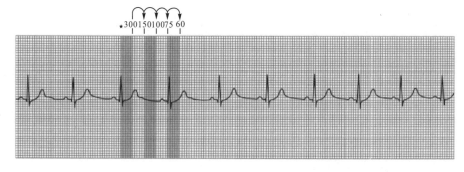

图 4-2-14　通过心电图 R 波计算心率

3) 数格子。从心电图中获得心率的第三种方法是计算第一个 QRS 波和下一个 QRS 波之间的大格子（5 mm 或 0.2 s）的数量。然后用 300 除以大格子数量，以获得心率值。更精确的心率测量可以通过计算 QRS 波之间的小格子（1 mm 或 0.04 s）的数量，然后用 1500 除以小格子数获得心率，详见图 4-2-15。

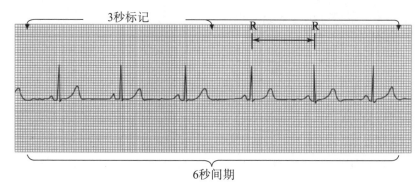

图 4-2-15　通过心电图 QRS 波计算心率

（二）心脏节律：单导联心电图

12 导联心电图主要用于确定心肌缺血或梗死，以及与患者以前的心电图记录比较。然而，对于简单的心率或心律的监测，单导联监测是合适的选择。通过遥测技术进行单导联监测是重症监护病房和心肺康复项目中常见的做法。单导联监测仅限于监测心率和心律失常；由于无法校准无线电遥测技术，所以无法监测出心肌缺血。固定导线系统经常用于重症监护病房或心脏监护病房，并应进行适当的校准。这些系统可以记录心肌缺血情况。当怀疑缺血或注意到患者病情变化时，应使用 12 导联心电图。

为了从单导联监测中确定心率和心律，必须了解正常的波形和间期。表 4-2-9 总结了通过心电图评估心动周期的系统方法。

1) 正常波形（图 4-2-16）。P 波通常为圆形、对称、直立，代表心房去极化。P 波应该出现在每个 QRS 波之前。PR 间期是从 P 波起点到 QRS 波起点的区间；P 波之后的部分也被定义为等电线。PR 间期通常为 0.12～0.20 秒（或 ECG 纸上多达 5 个小格子）。这段时间代表心房去极化和房室结电传导。

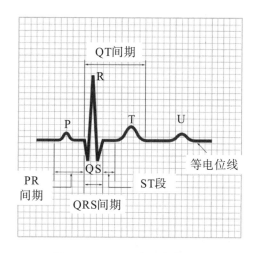

图4-2-16 正常心电图波形

表4-2-9 评估心动周期的方法

一种评估心动周期节律和速率紊乱的系统方法包括以下内容： (1) 评估P波。（它是正常的和直立的吗？在每个QRS波前面都有P波吗？所有的P波看起来都一样吗？） (2) 评估PR间期。（正常持续时间为0.12~0.20秒。） (3) 评估QRS波。（所有的QRS波看起来都一样吗？） (4) 评估QRS宽度。（正常持续时间为0.06~0.10秒。） (5) 评估T波。（外观正常吗？） (6) 评估RR间期。 (7) 评估心率。（如果心律正常，正常的心率为每分钟60~100次。） (8) 观察患者，评估症状。（观察结果、症状或两者都与心律失常有关吗？）

QRS波开始于PR间期的末端，以ECG记录到的尖部开始，通常以返回基线结束。QRS波的持续时间反映了冲动传导到浦肯野纤维和心室去极化所需要的时间。正常的持续时间为0.06~0.10秒。

ST段在QRS波后出现，是QRS波结束到T波开始的平线。ST段位于心电图的等电位线上。T波跟随ST段，应该是圆形的、对称的、直立的。T波代表心室复极化。

如果存在正常窦性心律，QT间期（从QRS波开始到T波结束）通常在0.32~0.40秒。除非怀疑有药物毒性，一般不测量QT间期。偶尔在T波后跟随有U波。

用RR间期评价心脏的节律。正常的节律在心电图上表现为有规律的RR间期；受正常的呼吸变化的影响，最短和最长的RR间期相差0.12秒是可以接受的。有时单导联监测可能会受到人为因素的影响，如肌肉震颤或运动（包括打喷嚏、咳嗽和实际的身体运动）、电极接触不良、其他电信号干扰等。

在人为因素干扰的大多数情况下，RR间期始终是有规律的，并且在R波之间可见干扰。

如果RR间期都是有规律的，则可以采用6秒监测或R波计数来确定心率。正常的心率是每分钟60~100次。如果RR间期是不规则的（并且RR间期相差大于0.12秒），则可能需要观察30~60秒的间期。

2）正常波形的生理意义。理解心电图每个波形的生理学意义可以用作解释心动周期中心脏舒张与收缩的过程。S波结束和T波开始是收缩期的实际结束和舒张期的开始。舒张早期，主动脉瓣和肺动脉瓣关闭，二尖瓣和三尖瓣打开。在整个T波过程中，心室开始被动地充满来自心房的血液。当T波结束和P波开始，心房去极化开始，心房收缩迫使最后一点容量进入心室，这部分容量实际上占有效每搏量的15%～20%。在P波和PR间期结束时，二尖瓣和三尖瓣关闭，这是舒张结束的信号。四个瓣膜瞬间关闭，形成等长收缩，直到产生足够的力量，使半月形瓣膜被迫打开，将血液喷射到肺动脉和主动脉。随着收缩期结束，半月形瓣膜关闭，二尖瓣和三尖瓣打开，心室充盈和舒张，心动周期再次开始。

（三）心脏节律的基本分析

在临床背景下，对心律的基本解释的关键包括使用先前提出的系统方法，将心电图解释与病史、患者的体征和症状相关联，然后决定心律是良性的还是威胁患者生命的。如果判定心律是良性的，那么患者就不需要心电图监测。如果心律相对良性，则可能需要偶尔进行心电图监测，或者至少应采用心率和血压的生理监测。如判定心律失常可能危及生命，应进行心电图监测和生理学监测。在某些情况下，在心律失常得到控制之前，患者可能不适合进行任何活动或手术。

本小节对所列每一种心律，均提供心电图记录，并对每一种心律的特征进行描述，同时解释与节律有关的可能病因及体征和症状。讨论治疗则可以让读者对心律失常及其控制的整体情况有更深入的了解。

1. 窦性心律及窦性心律失常

1）正常窦性心律。

正常的心律被称为正常窦性心律（图4-2-17），它以源自窦房结的冲动开始，通过正常的去极化通路传导。副交感神经刺激通常会减慢窦房结释放脉冲的频率，而交感神经刺激会增加窦房结释放脉冲的频率。窦性心律的特征包括：

· 所有P波均直立，外观正常，形态相同；每个QRS波群之前都存在P波。

· PR间期在0.12～0.20秒。

· QRS波群形态是相同的。

· QRS波持续时间在0.06～0.10秒。

· RR间期是规律的（或者，如果不规则，最短和最长RR间期之间的差异小于0.12秒）。

· 心率在60～100次/分。

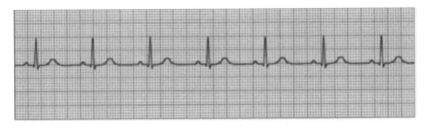

图4-2-17　窦性心律

2）窦性心动过缓。

（1）窦性心动过缓特征：窦性心动过缓与窦性心律的不同之处仅在于频率，是指心率每分钟小于 60 次（图 4-2-18）。窦性心动过缓的特征包括：

· 所有 P 波均直立，外观正常，形态相同；每个 QRS 波之前都存在 P 波。

· PR 间期在 0.12~0.20 秒。

· QRS 波群是相同的。

· QRS 波持续时间在 0.06~0.10 秒。

· RR 间期始终是规律的。

· 心率<60 次/分。

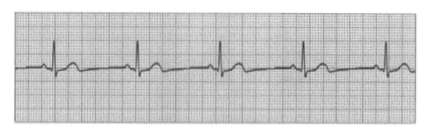

图 4-2-18 窦性心动过缓

（2）体征、症状和原因：窦性心动过缓在训练有素的运动员中是常见的，这是由于他们的每搏输出量增加所致。这在服用 β-受体阻滞剂的个体中也很常见。窦性心动过缓可能是由于窦房结自律性降低或迷走神经兴奋所致，如吸痰或呕吐。窦性心动过缓可见于颅内压升高的创伤性脑损伤患者和脑肿瘤患者。窦性心动过缓也可能发生在二度、三度房室传导阻滞的情况下，因此必须仔细评估 PR 间期和 P 与 QRS 的比值以排除心脏传导阻滞。

通常患有窦性心动过缓的个体没有症状，除非存在病理状况，这些患者可能会出现晕厥、头晕、心绞痛或出汗。也可能出现其他心律失常。

（3）治疗：除非患者有症状，否则无需治疗。如果患者有症状，可以使用阿托品，在某些情况下可以植入临时起搏器。

3）窦性心动过速。

（1）窦性行动过速特征。窦性心动过速与正常窦性心律的区别仅在于心率大于100 次/分（图 4-2-19）。窦性心动过速的特征包括：

· 所有 P 波均直立，外观正常，形态相同；每个 QRS 波之前都存在 P 波。

· PR 间期在 0.12~0.20 秒。

· QRS 波群是相同的。

· QRS 波持续时间在 0.06~0.10 秒。

· RR 间期是规律的。

· 心率>100 次/分。

（2）体征、症状和原因：窦性心动过速通常是良性的，通常出现在窦房结自律性增加（交感神经刺激增加）的情况下。诱发窦性心动过速的情况包括疼痛、恐惧、情绪激动、费力（运动），或服用任何人工兴奋剂，如咖啡因、尼古丁、安非他命阿托品。窦性心动过速也见于需氧量增加的情况，包括发热、充血性心力衰竭、感染、贫血、出血、心肌损伤和甲状腺功能亢进。窦性心动过速患者通常无明显症状。

（3）治疗：窦性心动过速的治疗包括消除（或治疗）根本原因，或者在某些情况下，使用 β-受体阻滞剂。

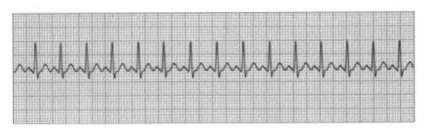

图 4-2-19　窦性心动过速

4）窦性心律不齐。

（1）窦性心律不齐特征。窦性心律不齐被归类为一种不规则的节律，其冲动由窦房结引发，但冲动形成的相位加快和减慢（图 4-2-20）。不规则通常是由迷走神经的交替刺激引起的。窦性心律不齐的特征包括：

- 所有 P 波均直立，外观正常，形态相同；每个 QRS 波之前都存在 P 波。
- PR 间期在 0.12～0.20 秒。
- QRS 波群是相同的。
- QRS 波持续时间在 0.06～0.10 秒。
- RR 间期始终不同。
- 心率在 40～100 次/分。

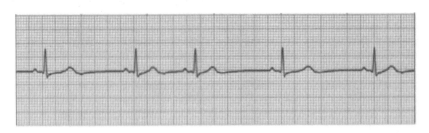

图 4-2-20　窦性心律不齐

（2）体征、症状和原因：最常见的窦性心律不齐类型与呼吸周期有关，心律随吸气增加而随呼气减少。这种类型的心律不齐多见于休息时的年轻人或老年人，随着活动而消失。另一种窦性心律不齐是非呼吸性的，不受呼吸周期的影响。非呼吸性窦性心律不齐可能发生在感染、药物作用（如地高辛或吗啡）和发热的情况下。

（3）治疗：呼吸性窦性心律不齐是良性的，不需要任何治疗。应评估非呼吸性窦性心律不齐的潜在病因，然后根据病因进行治疗。

5）窦性停搏。

（1）窦性停搏特征：窦性停搏又称窦性停止、窦性间歇、窦性暂停，出现在窦房结未能启动脉冲时，通常仅持续一个心动周期（图 4-2-21）。窦性停搏的特征包括：

- 所有 P 波均直立，外观正常，形态相同；每个 QRS 波之前都存在 P 波。
- 基础节律的 PR 间期在 0.12～0.20 秒。

- QRS 波群是相同的。
- QRS 波持续时间在 0.06~0.10 秒。
- 基础节律 RR 间期是规律的，但偶尔会出现暂停。
- 心率通常为 60~100 次/分。

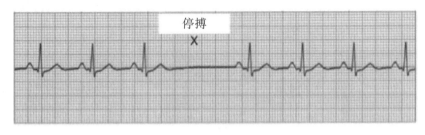

图 4-2-21　**窦性停搏**

（2）体征、症状和原因：窦性停搏的原因有很多，包括副交感神经突然兴奋、窦房结器质性疾病（有时称为病态窦房结综合征）、感染、风湿病、心肌严重缺血或梗死或地高辛中毒。如果停搏时间延长或频繁发生，心输出量就会受到影响，个体可能会出现头晕或晕厥发作。

（3）治疗：当患者出现症状时应开始治疗。其涉及潜在病因的治疗，可能包括减少地高辛的使用，消除对迷走神经的刺激及可能的阿托品治疗或植入永久性起搏器。

6）游走性心房起搏。

（1）游走性心房起搏特征：游走性心房起搏（多源性房性心律）是一种不整齐的不规则心律，由多个异位心房局灶随机放电所致（图 4-2-22）。游走性心房起搏的特征包括：

- P 波存在，但形态各异；每个 P 波形态可能看起来不同。
- AP 波存在于每个 QRS 波之前。
- PR 间期可能会有所不同，但通常在正常宽度内。
- QRS 波在形态上是相同的。
- QRS 持续时间介于 0.06~0.10 秒。
- RR 间期各不相同。
- 心率通常低于 100 次/分。

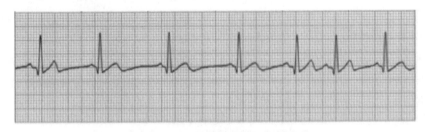

图 4-2-22　**游走性心房起搏**

（2）体征、症状和原因：这种类型的心律失常见于年轻人和老年人，可能由窦房结的缺血或损伤、充血性心力衰竭或迷走神经放电增加引起。通常这种心律失常不会引起临床表现。这种心律失常最常发生在有肺部疾病和低氧症、酸中毒、茶碱中毒或合并上述状况的患者。

（3）治疗：若这种心律失常可能导致心房颤动，需要治疗；否则，不需要治疗。

2. **房性心律失常**

1）房性早搏。

（1）房性早搏（premature atrial contraction，PAC）的特征：是早于基础窦性心律而提前出现的心房来源的异位搏动（图4-2-23），心房的异位起搏点在下一个窦房结脉冲启动之前启动。房性早搏的特点包括：

- 潜在的节律是窦性心律。
- 正常复合波由一个P波和一个QRS波组成。
- 早搏的P波明显不同于正常的P波。
- 根据心率的不同，早搏的P波可能会被掩埋在之前的T波中。
- 涉及早搏的QRS波应该与其他QRS波群相似。
- 所有PR间期都在0.12~0.20秒。
- 所有QRS波持续时间都在0.06~0.10秒。
- 通常在房性早搏后出现心搏暂停，但它可能不是代偿性的。

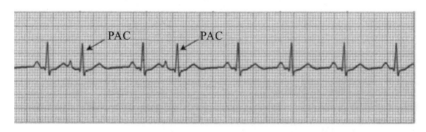

图4-2-23 **房性早搏**

（2）体征、症状和原因：房性早搏的原因包括情绪压力、尼古丁、咖啡因、酒精、低氧血症、感染、心肌缺血、风湿性疾病和心房损伤。除了触诊脉搏并注意到不规则性心律，患者可能没有与房早相关的体征或症状。房早是良性心律失常。它们经常在慢性阻塞性肺病患者中被发现。

（3）治疗：如果房性早搏发作频率低，除非可能引起血流动力学的不良后果，否则不需要治疗。当发作频率增加时，可能会发生室上性心动过速或心房颤动。

2）房性心动过速。

（1）房性心动过速的特征：连续出现三个或更多的房性早搏（图4-2-24）。通常心率大于100次/分并且可能快到200次/分。房性心动过速的特征包括：

- P波可能相同，也可能看起来不同。
- P波可能不会出现在每个QRS波之前。
- PR间期会有所不同，但不应大于0.20秒。
- QRS波应该与源自窦房结的其他波群相同。
- QRS波持续时间一般在0.06~0.10秒。
- RR间期各不相同。
- 心率很快，超过>100次/分，甚至可能高达200次/分。

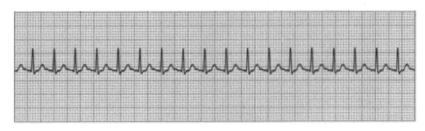

图 4-2-24　房性心动过速

（2）体征、症状和原因：引发房性早搏的原因及严重肺病伴有低氧血症、肺动脉高压和 pH 值改变等均可以引发房性心动过速。房性心动过速常见于慢性阻塞性肺疾病患者。如果房性心动过速持续时间延长，个体可能会由心输出量受损而出现症状，从而导致头晕、疲劳和呼吸急困难。

（3）治疗：房性心动过速的治疗包括对病因的治疗（如果患者血氧不足或 pH 值改变）；如不受意识控制的一些行为（如 Valsalva 动作、屏气和咳嗽）。可以开具 β 受体阻滞剂、维拉帕米和地高辛等药物。

3）阵发性房性心动过速。

（1）阵发性房性心动过速（paroxysmal atrial tachycardia，PAT）或阵发性室上性心动过速（paroxysmal supraventricular tachycardia，PSVT）是房性心动过速的突然发作或心房搏动点重复放电（图 4-2-25）。潜在的心律通常是正常窦性节律（normal sinus rhythm，NSR），然后是 PAT，最终恢复为窦性心律。PAT 每次出现可能非常短暂，但可以间断持续数小时，突然开始和停止。PAT 的特征包括：

· P 波可能存在，但可能与先前的 T 波融合。

· PR 间期可能难以确定，但小于 0.20 秒。

· 除非有异常情况，否则 QRS 波形态是相同的。

· QRS 波持续时间在 0.06～0.10 秒。

· RR 间期通常是有规律的，能显示 PAT 的开始和停止。

· ST 段可能升高或降低，但变化的幅度在诊断上并不可靠。

· 心率非常快，通常超过 160 次/分。

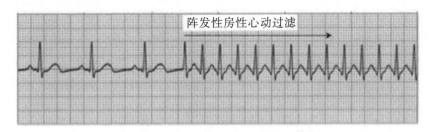

图 4-2-25　阵发性房性心动过速

（2）体征、症状和原因：PAT 的原因包括情绪因素、过度用力、换气过度、低钾血症；摄入咖啡因、尼古丁等；风湿性心脏病；二尖瓣功能障碍，特别是二尖瓣脱垂；洋地黄中毒。阵发性房性心动过速患者的临床表现是心电图显示心率突然增加或颤动。如果 PAT 持续超过 24 小时，则认为是持续性房性心动过速。如果过快的速度持续一段时间，其他症状可能包括头晕、虚弱和呼吸困难。应注意部分敏感人群可能由换气过度而发生 PAT。

（3）治疗：治疗包括确定病因（通常在年轻女性中，需要评估二尖瓣脱垂情况）；停药；自主神经刺激，包括 Valsalva 动作、屏气、咳嗽或作呕；如果持续时间过长，则使用维拉帕米或 β 受体阻滞剂等药物治疗。

4）房扑。

（1）心房扑动的特征：为由心房中的异位病灶以每分钟 250～350 次的频率去极化引起的快速连续的心房去极化（图 4-2-26）。因为只有一个异位病灶重复放电，所以 P 波看起来形态相同，呈现具有特征性的"锯齿"模式。心房扑动的特征包括：

· P 波以 F 波的形式存在，具有特征性的"锯齿"模式。

· 心房除极率为每分钟 250～350 次。

· QRS 形态通常是正常且相同的，但通常每个 QRS 波有不止一个 P 波。

· QRS 持续时间为 0.06～0.10 秒。

· RR 间期可能因心房触发频率和每个 QRS 波前 P 波的数量而异。传导率可以在 8：1 至 2：1 之间变化。

· 心率不同。

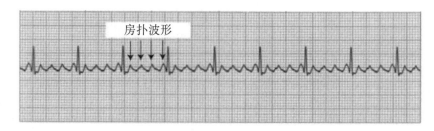

图 4-2-26　房扑

（2）体征、症状和原因：心房扑动可由多种病理状况引起，包括风湿性心脏病、二尖瓣疾病、冠状动脉疾病或心肌梗死、压力、药物、肾功能衰竭、低氧血症和心包炎。由于异位病灶的放电速度很快，因此房室结起到了关键作用，它阻止了所有冲动的传导。因此，心室可能存在与心房扑动相关的不规则节律。这种心律通常不会危及生命，但可能导致心房颤动。患者通常不会出现任何症状，除非心室率太快或太慢，否则心输出量不会受到影响。

（3）治疗：如果静息时心率低于每分钟 100 次，心房扑动相对不会危及生命。心房扑动在高心率时可能危及生命。如果静息时心率高于每分钟 100 次，则应开始药物治疗。心房扑动的治疗包括药物治疗（地高辛、维拉帕米或 β-受体阻滞剂是常用药物）或使用 50～100 J 的除颤仪进行心脏复律。

5）房颤。

（1）心房颤动的特征：为心房中的多个异位病灶不断发出电脉冲引起的心房肌肉不规则颤动或抽搐（图 4-2-27）。实际上没有一个异位病灶使心房去极化，因此在心房颤动中没有真正的 P 波。房室结用于控制启动 QRS 波的冲动；因此存在完全不规则的心室律。房室结通过阻断冲动或允许它们向前推进来确定心室反应。这种心室反应可能是正常的、过慢或太快。心房颤动的特征包括：

· P波不存在，从而留下平坦或波浪形的基线。

· QRS波持续时间在 0.06～0.10 秒。

· RR 间期不规则。

· 房颤发作频率包括心房频率和心室频率，一般心房频率超过 350 次/分，心室频率根据传导情况，可快可慢，慢至 70 次/分，快至 200 次/分。

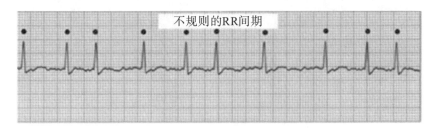

不规则的RR间期

图 4-2-27 房颤

（2）体征、症状和原因：许多因素都可能导致房颤，包括高龄、充血性心力衰竭、心肌缺血或梗死、心肌病、地高辛中毒、使用相关药物、压力或疼痛、风湿性心脏病和肾功能衰竭。心房颤动将引发以下问题：一个问题是没有心房去极化，心房就不会收缩。在心室舒张期，心房收缩使最后一部分血液流入心室。由于心房收缩而进入心室血液的容积提供了高达 30% 的心输出量。因此，如果心房不收缩，心输出量将减少 30%。对于心率（或室间反应率）低于 100 次/分的房颤患者，心输出量的减少通常不是问题。然而，当个体运动或静息时心率大于 100 次/分时，心输出量可能减少。因此，如果静息时心率小于100 次/分，心房颤动被认为是相对良性的，但应通过运动进行生理监测以评估代偿的心输出量。然而，对于静息时心率大于 100 次/分的房颤患者，应在所有活动中进行生理监测，并且应谨慎从事任何活动。心房颤动引起的另一个问题是，房颤患者的血液凝结风险增加，有可能形成附壁血栓。附壁血栓可导致栓塞（30% 的房颤患者发生栓塞性疾病），因此需要抗凝治疗。

心房颤动（不规则心律）在老年人群中很常见，除非静息时心率升高（超过 100 次/分被认为是无法控制的），否则不会威胁生命。由于缺乏心房有效收缩，患者心输出量低于正常水平（15% 到 20%）。由于这种异常节律的血液可能引发血液凝结，患者应服用阿司匹林或华法林，以防止血栓形成和潜在的脑血管事故。

（3）治疗：房颤的治疗通常包括药物控制（如地高辛、维拉帕米、抗心律失常药物）或心脏复律。如果确定了特定病因，则应启动针对该病因的治疗。所有新诊断的房颤患者都应立即接受抗凝治疗。

3. 房室交界区心律失常

1）交界性早搏。

（1）交界性早搏的特征：为房室结或交界组织引起的过早冲动发放。由于未知的原因，房室结变得兴奋并释放冲动导致早搏（图 4-2-28）。除了存在倒置、缺失或逆行（QRS波之后的波）P 波之外，交界性早搏与房性早搏相似。交界性早搏的特征包括：

· 存在倒置、缺失或逆行 P 波。

- QRS 波形态通常是相同的。
- QRS 波持续时间在 0.06～0.10 秒。
- RR 间期自始至终都是规律的，除非出现早搏。
- 心率通常是正常的（每分钟 60～100 次）。

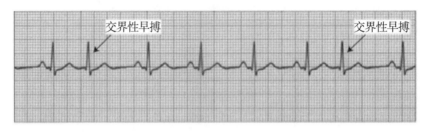

图 4-2-28　交界性早搏

（2）体征、症状和原因：交界性早搏的原因包括 SA 的自律性和传导性降低或交界区连接组织的激惹性较高。可导致交界性早搏的病理状况包括心脏疾病和二尖瓣疾病。患者通常没有症状或体征。

（3）治疗：通常不需要治疗，因为没有具有临床意义的症状。

2）交界性心律。

（1）交界性心律的特征：当房室交界处连续发生 3 次或 3 次以上冲动并形成节律，称为交界性心律（图 4-2-29）。交界性节律可被视为一种逃逸节律。交界性心律的特征包括：

- 在 QRS 波之前没有 P 波，但可以识别出逆行 P 波。
- QRS 波具有正常形态。
- QRS 波持续时间在 0.06～0.10 秒。
- RR 间期是规则的。
- 心室率每分钟在 40～60 次。

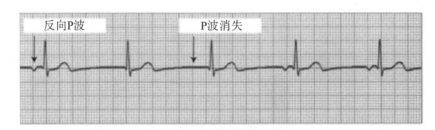

图 4-2-29　交界性心律

（2）体征、症状和原因：引起交界性心律的病因包括在窦房结疾病、迷走神经张力增加、地高辛毒性和传导系统梗塞或心肌严重缺血（通常是右冠状动脉疾病）等情况下，SA 不能作为起搏点。仅当心率过慢时才会出现症状，因为会导致心脏输出受限。

（3）治疗：治疗包括确定病因并在可能的情况下进行治疗。如果心率过慢（≤50 次/分），则患者可能会出现心输出量失代偿表现（如头晕和疲劳）。在出现症状和心率减慢的情况下，治疗包括使用增加心率的药物（通常是阿托品或异丙肾上腺素）或植入心脏起搏器。

3）交界性心动过速。

（1）交界性心动过速的特征：交界性心动过速的发生是因为房室交界区发挥起搏的作用（如交界性节律），且放电速度加快（图4-2-30）。放电速度的增加可能是暂时的，也可能是长期的。交界性心动过速的特征包括：

- P波不存在，但可能存在逆行P波。
- QRS波形态是相同的。
- QRS波持续时间在0.06～0.10秒。
- RR间期是规则的。
- 心率通常>100次/分。

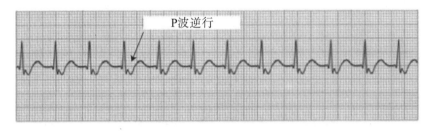

图4-2-30 交界性心动过速

（2）体征、症状和原因：引起交界性心动过速的原因包括换气过度、冠状动脉疾病或梗死、心脏手术后、地高辛中毒、心肌炎、咖啡因或尼古丁摄入、过度劳累和情绪因素等。当心率极快时，个体可能会出现心输出量失代偿的症状，如头晕、气短和疲劳。

（3）治疗：治疗包括确定病因并对其进行治疗。如果根本原因不是地高辛中毒，则给予地高辛。可以采用迷走神经刺激或给予药物治疗（维拉帕米或β受体阻滞剂）。

（四）心脏传导阻滞

1. 一度房室传导阻滞

1）一度房室传导阻滞的特征：源于窦房结的电脉冲在到达房室结的途中延迟；或者它可能是在房室结启动的，延长了房室结传导时间，从而导致PR间期延长（图4-2-31）。一度房室传导阻滞的特征包括：

- 房性P波在每个QRS波之前都存在并且形态正常。
- PR间期延长（大于0.20秒）。
- QRS波形态正常。
- QRS波持续时间在0.06～0.10秒。
- RR间期是规则的。
- 心率通常在正常范围内（每分钟60～100次），但可能低于每分钟60次。

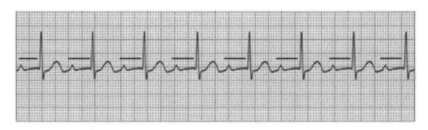

图 4-2-31　一度房室传导阻滞

注：横线表示 PR 间期。

2）体征、症状和原因：一度房室传导阻滞的原因包括冠状动脉疾病、风湿性心脏病、心肌梗死和对药物（地高辛或 β 受体阻滞剂）反应。一度房室传导阻滞是一种相对良性的心律失常，因为它没有症状（除非严重的心动过缓与一度房室传导阻滞同时存在）。然而，临床医生应该随着时间的推移对其进行监测，因为它可能会发展为更严重形式的房室传导阻滞。

3）治疗：通常不需要治疗，除非房室传导阻滞是服用相关药物的结果，在这种情况下，应停用药物。

2. 二度Ⅰ型房室传导阻滞

1）二度Ⅰ型（Wenckebach 或 Mobitz Ⅰ型房室传导阻滞）的特征：是一种相对良性的暂时的传导障碍，发生在较房室结交界处高一些的地方，并阻止一些冲动通过房室结传导。二度Ⅰ型房室传导阻滞的典型表现是 PR 间期逐渐延长，直到最后一个脉冲无法传导到心室（P 波后没有 QRS 波）（图 4-2-32），然后开始下一个循环。二度Ⅰ型房室传导阻滞的特征包括：

- 最初 P 波在每个 QRS 波之前，但最终 P 波可能独立（传导受阻）。
- PR 间期的逐渐延长以渐进的顺序发生。
- 随着 PR 间期增加，QRS 波将被漏掉。
- PR 间期逐渐延长，随后漏掉一个 QRS 波，重复循环。
- QRS 形态正常，持续时间在 0.06～0.10 秒。
- 由于 QRS 波有漏掉，致 RR 间期不规则。
- 心率变化。

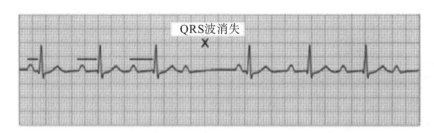

图 4-2-32　二度Ⅰ型房室传导阻滞

注：图中横线表示 PR 间期。

2）体征、症状和原因：二度Ⅰ型传导阻滞的原因包括右冠状动脉疾病或梗死，地高辛中毒和过量 β-受体阻滞剂药物引起的不良反应。通常患有二度Ⅰ型房室传导阻滞的患者是无症状的。

3）治疗：治疗通常是不必要的，因为患者通常没有症状，也没有心输出量受限。在极少数情况下，给予阿托品或异丙肾上腺素，或安装临时起搏器。这种类型的房室传导阻滞很少进展为更高一级的房室传导阻滞。

二度Ⅰ型传导阻滞可能是短暂的，伴有严重的缺血或梗死。治疗可能包括植入临时起搏器和治疗因心率缓慢引起的症状。随着缺血情况的缓解，心律可能会恢复。

3．二度Ⅱ型房室传导阻滞

1）二度Ⅱ型房室传导阻滞（Mobitz Ⅱ型）的特征：表现为脉冲未传导至心室而 PR 间期没有改变（图 4-2-33）。阻滞部位通常在希氏束下方，可能是双侧束支阻滞。二度Ⅱ型房室传导阻滞的特征包括：

- P 波与 QRS 波的比例大于 1：1，每个 QRS 波后可能有 2~4 个 P 波。
- QRS 波持续时间在 0.06~0.10 秒。
- QRS 形态是正常的。
- RR 间期可能会根据阻滞的情况而变化。
- 心率通常低于 100 次/分，也可能低于 60 次/分。

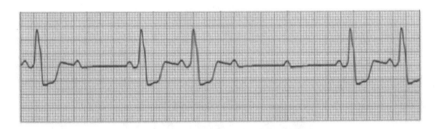

图 4-2-33　二度Ⅱ型房室传导阻滞

2）体征、症状和原因：二度Ⅱ型房室传导阻滞发生于心肌梗死（尤其是左冠状动脉前降支受累时）、房室结缺血或梗死或地高辛中毒。当心率低且心输出量降低时，患者可能会出现症状。

3）治疗：治疗通常包括植入起搏器，但为了立即缓解症状，可以使用阿托品或异丙肾上腺素。二度Ⅱ型房室传导阻滞的危险性在于其可能发展为完全性心脏传导阻滞（Ⅲ度房室传导阻滞），危及生命。

4．三度房室传导阻滞

1）三度房室传导阻滞的特征：又称完全房室传导阻滞，在三度房室传导阻滞中，所有在心室上方启动的冲动都不会传导到心室。即在完全性心脏传导阻滞中，心房以其自身固有的速率放电（心房中的窦房结放电或异位病灶），同时心室中的异位起搏点起搏启动所有脉冲。然而，心房和心室之间没有通信，因此心房的放电和心室的放电之间没有协调，从而形成两个完全独立的系统（图 4-2-34）。三度房室传导阻滞的特征包括：

- P 波存在、规则且具有相同的形态。
- P 波与 QRS 波群没有关系，因为心房以其自身固有的频率释放电脉冲。
- QRS 波是规则的，RR 间期是规则的。
- 如果在心室中存在隐匿的起搏点，QRS 持续时间可能会大于 0.10 秒。

·心率取决于心室起搏频率，可能在每分钟 30～50 次。

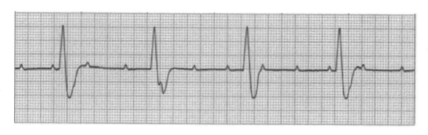

图 4-2-34　三度房室传导阻滞

2）体征、症状和原因：三度房室传导阻滞的原因通常包括急性心肌梗死、地高辛中毒或传导系统退化。如果出现缓慢的心室率，则心输出量通常会减少，患者可能会出现头晕、呼吸困难，并可能出现胸痛。

3）治疗：三度房室传导阻滞的治疗包括永久性起搏器植入，在急性情况下使用阿托品和异丙肾上腺素。三度房室传导阻滞是一种紧急医疗情况。

（五）室性心律失常

1. 室性早搏

1）室性早搏（premature ventricular contraction，PVC）的特征：当产生电冲动的异位病灶来自心室时，就会发生室性早搏（图 4-2-35）。心室异位去极化发生在心动周期的早期，在窦房结实际冲动触发之前。PVC 在 ECG 上很容易识别，因为脉冲起源于希氏束分叉以下部位，与特殊的传导组织相比，这些心肌细胞传导脉冲非常缓慢。因此，QRS 波被经典地描述为一个宽阔而奇异的 QRS 波，没有 P 波，然后是完全的代偿间歇。室性早搏可能有多种模式或可能是孤立的。室性早搏可能相同，也可能看起来不同。所有这些因素都会影响 PVC 的严重性，并影响临床决策和治疗。PVC 的特征包括：

·早搏中没有 P 波，所有其他搏动通常为窦性心律。

·早搏的 QRS 波宽且奇异，比正常窦性心律引起的搏动发生得更早。

·早搏的 QRS 波持续时间大于 0.10 秒。

·ST 段和 T 波通常向与正常复合波相反的方向倾斜。

·PVC 之后通常会出现一个代偿间歇。

·二联律是指每个窦性搏动后跟随一个室早；三联律是每两个正常搏动后出现一个室性早搏；如此类推。

·如果所有 PVC 的形态都相同，则该 PVC 被称为单形性室性早搏。

·如果存在多个 PVC 并且没有两个在配置上看起来相似，则 PVC 被称为多形性室性早搏。

·如果两个 PVC 连续在一起，则称为成对 PVC，如果三个 PVC 连续在一起，称室性心动过速。

·如果室性早搏刚好插入两个窦性搏动之间，不产生室性早搏后停顿，称为间位性室室性早搏。

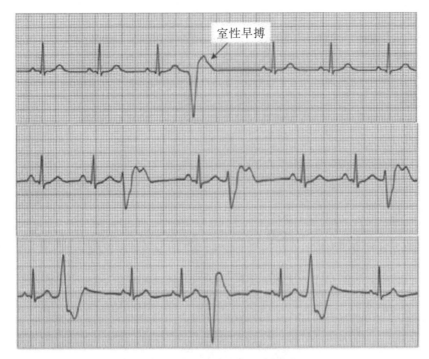

图 4-2-35　三种不同的室性早搏

2）体征、症状和原因：引起 PVC 的原因有很多，对咖啡因或尼古丁敏感、压力、过度劳累或电解质失衡（特别是低钾血症或高钾血症）者，可能存在孤立的 PVC。在心肌缺血、心脏病、心室过度长大（如充血性心力衰竭或心肌病）、急性梗死、对心肌或其血管的刺激（如心导管插入术）、慢性肺病和低氧血症以及药物治疗（奎尼丁或地高辛毒性）等情况下，PVC 也很常见。

如果 PVC 频繁出现，患者可能会出现 PVC 症状，因为它们可能会影响心输出量。一般在检查脉搏时可以触摸到心跳的节拍。PVC 就像是正常节奏中的暂停或跳跃，通常紧随其后的是更强的节拍。不看心电图不能诊断室性早搏；PVC 也可能是因为 PVC 的前负荷减少，随后是较长时间的代偿性暂停，这将许增加心室的充盈时间，代偿性暂停引起早搏后搏动的前负荷增加，随后每搏输出量增加。这种增加的每搏输出量通常是先前无症状的个体所感受到的第一个症状。随着 PVC 频率的增加，心室的充盈时间减少，这导致前负荷减少，随后每搏量减少。与 PVC 相关的症状包括焦虑（尤其是新发的心律失常）、气短和头晕。

3）治疗。PVC 的治疗取决于病因、PVC 的频率和严重程度，以及与它们相关的症状。PVC 的频率和心电图表明了患者病情的严重程度，有助于确定临床决策。当出现以下情况时，室性早搏被认为是严重的或可能危及生命的：①成对 PVC；②多形性 PVC；③每分钟超过 6 次；④PVC 直接降落在 T 波上；⑤连续三个或以上 PVC。

室性早搏被认为是严重的或危及生命的，因为它们可能预示心室肌的不稳定性增加，并可能发展为室速或心室纤颤——这是两种临床急症。

尽管 PVC 可能是良性的，但一旦发现应进行全面的心脏评估，以排除突然发生 PVC 的个体的潜在疾病。如果个体有心律失常病史，没有症状，并且心律失常的频率或严重性没有改变，则治疗是没有必要的。如果心律失常产生症状或在全天或活动增加时出现更频繁，则需要进一步评估心脏和可能的治疗。如果慢性肺病患者新发 PVC，可能提示低氧血症，需要补充氧气。在评估了所有潜在原因后，可能需要使用抗心律失常药物。当一个人开始使用抗心律失常药物时应该小心，因为抗心律失常药物治疗并不总是有效，甚至会导致心律失常。

2. 室性心动过速

1）室性惊动过速的特征：室性心动过速被定义为连续三个及以上的 PVC（图 4-2-36）。室性心动过速的发生是由单个心室病灶的快速放电引起的。室性心动过速的特征包括：

· P 波不存在。

· 三个及以上的 PVC 连续出现。

· QRS 波群宽且形态奇异。

· 心室率在每分钟 100~250 次。

· 室性心动过速可能是心室颤动的前兆。

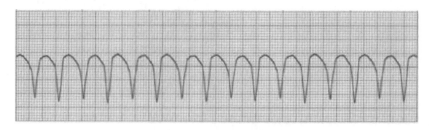

图 4-2-36 室性心动过速

2）体征、症状和原因。室性心动过速的原因包括心肌缺血或急性梗死、冠状动脉疾病、高血压心脏病和药物（地高辛或奎尼丁中毒）反应。运动员在运动期间偶尔会发生室性心动过速（可能是电解质失衡的结果）。室性心动过速表明心室兴奋性增加并且是一种紧急情况，因为其会导致心输出量大大减少，血压也是如此。症状通常为头晕，有时还会出现晕厥，出现非常弱的线状脉。如果室性心动过速持续，患者可能无法直立。室性心动过速可发展为室颤，甚至导致个体死亡。

3）治疗。通常需要引起重视立即进行药物（利多卡因或普鲁卡因胺）注射或进行心脏复律或除颤。室性心动过速是一种医疗紧急情况，应引起重视。

3. 尖端扭转型室性心动过速

1）尖端扭转型室性心动过速的特征：尖端扭转型室速是一种独特的室性心动过速（图 4-2-37），通常在心电图上体现为延长的 QT 间期（>0.5 秒）。其命名与其绕等电位线扭曲的心电图表现有关。这种心律失常的特征是快速发生并自发终止。

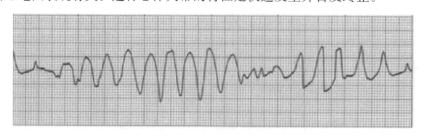

图 4-2-37 尖端扭转型室性心动过速

2）体征、症状和原因：其发生机制与折返有关，因心肌细胞传导缓慢、心室复极不一致引起。常见病因包括各种原因所致的 QT 间期延长综合征、严重的心肌缺血或其他心肌病变、使用延长心肌复极药物（如胺碘酮等）及电解质紊乱（如低钾、低镁）。由于其可致心输出量严重减少并且通常会转化为心室颤动，因此这种情况被视为医疗紧急情况。因这种心律失常而保持清醒的个体可能会表现出严重头晕或晕厥。

3）治疗：心脏复律。

4. 心室颤动

1）心室颤动的特征：心室颤动为心室肌的不规则颤动，可导致无心输出量。心室颤动与心房颤动一样，由多个激动点自律性增高，先后或同时产生激动引起。心电图显示基线呈不规则锯齿状，非常不规则的上下波动（图 4-2-38）。

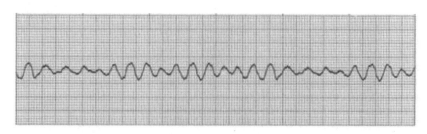

图 4-2-38　**心室颤动**

2）体征、症状和原因：室颤的原因与室性心动过速相同，因为室颤通常由室性心动过速进展而来。

3）治疗：尽快除颤，然后进行心肺复苏、补充氧气和注射药物。

（六）12 导联心电图的其他发现

1. 心脏肥大

心脏肥大是指心肌厚度或心室大小的增加。心房肥大的迹象可以通过观察心电图的 P 波发现，在胸壁导联 V_1 中可发现双相 P 波或超过 3mV 的电压。右心室肥大可见大 R 波和比 R 波小的 S 波，在连续的胸壁导联（V_2、V_3、V_4、V_5）中，R 波逐渐变小。左室肥大见宽大的 QRS 波，胸壁导联中 R 波高度增加和 S 波深度增加。在左心室肥厚的心电图中，V_1 出现深 S 波，V_5 出现大 R 波。如果 V_1 中 S 波的深度（以毫米为单位）与 V_5 中 R 波的高度（以毫米为单位）相加，结果大于 35，则提示存在左心室肥厚。

2. 心肌缺血、梗死或损伤

简要地说，缺血即血液减少，指心肌供血减少。这可能是由血管痉挛、动脉粥样硬化、血栓或三者结合引起的冠状动脉阻塞造成的。梗死是指细胞死亡，是冠状动脉完全闭塞的结果。损伤表明梗死的严重程度。由于局部缺血、损伤或梗死，电脉冲的传导发生改变，因此肌肉的去极化发生改变。由于心电图记录了心肌的去极化，在心肌存在缺血、梗死或损伤时，心电图就会发生变化。缺血、梗死或损伤的位置是根据显示去极化改变的心电图的特定导联来确定的。

典型的 12 导联心电图心肌缺血表现为 T 波倒置（图 4-2-39）或 ST 段压低。T 波可以从一个平坦的结构变化为一个下降的反向波。T 波反映心室复极活动的变化是极其敏感的。T 波的短暂波动可以在许多情况下观察到，必须将活动和症状结合以确定是否异常是由缺血造成的。对于一个因为胸痛发作而去看医生的患者来说，T 波倒置可能是唯一可以注意到的异常。如果患者在上班时服用硝酸甘油，在心电图检查前疼痛消失，由于缺血事件的解决，T 波可能不会出现异常。

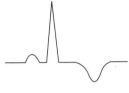

图 4-2-39　T 波倒置

ST 段的位置（心电图描记从 S 波末端开始，至 T 波起始端的部分）是提示缺血或损伤的另一表现。ST 段跟随 R 波高于基线，表明心肌急性损伤（图 4-2-40）。在出现急性梗死时，ST 段升高，随后恢复到基线水平（在 24~48 小时内）。ST 段抬高也可能发生在室壁瘤（心室壁膨出，通常伴随着心室壁的大量损伤）。室壁瘤的 ST 段抬高不会回到等电线，形态也有所不同。室壁瘤 ST 段抬高通常伴随着 QRS 波的大 Q 波而不是 R 波。如果心电图记录提示患者在出现急性胸痛（数小时内）时出现 ST 段抬高，则存在心脏急症，需要立即治疗。

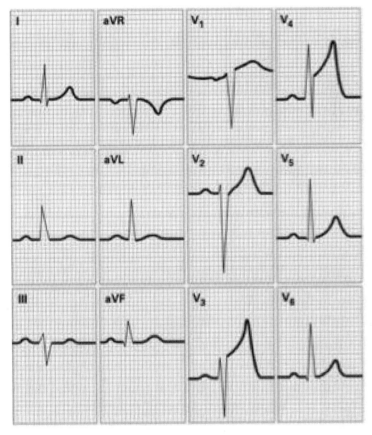

图 4-2-40　心肌急性损伤

当患者在有胸痛或预期的冠状动脉缺血的情况下休息时，心电图可显示 ST 段压低。

这种情况下 ST 段压低代表心内膜下梗死，也需要立即治疗。心内膜下梗死（也称为非跨壁、非 Q 波梗死或非 ST 段抬高型心肌梗死）是一种急性损伤，损伤仅发生在心内膜下，损伤并没有波及心室壁的全层。

这个心电信号是非常重要的，因为它表明跨壁梗死（也称为 ST 段抬高型心肌梗死或 Q 波梗死）可能即将发生。研究表明，被诊断为心内膜下梗死的个体在 6 周内再次发生梗死（这次是跨壁）的风险极高。

其他可导致 ST 段压低的情况：①无缺血或心绞痛的 ST 段下降可能是由洋地黄中毒引起的。②在运动测试过程中出现的 ST 段压低被定义为心脏对运动的缺血反应，休息后它应回到等电线上，这是一种对运动的异常反应，表明运动过程中冠状动脉供血受损。出现这种类型的缺血反应应进一步评估，以确定冠状动脉受累的程度。

在心肌损伤或梗死时，受影响的肌肉区域失去了产生和传导电活动的能力，因此 QRS 波的初始部分发生变化。细胞死亡，不能正常去极化，这导致无法控制冲动。因此，由于 ST 段抬高或压低可用于诊断急性梗死，病理性 Q 波的存在也可用于诊断梗死，但单纯通过研究心电图不能确定梗死的发生时间。梗死的发生时间可根据患者的症状确定。Q 波是 QRS 波的第一个向下的部分，小 Q 波可能在某些导联中正常存在。当 Q 波宽 0.06 秒，或占 QRS 波大小的 1/3（包括高度和深度），被认为是重要的病理指征。因此，心电图所有导联都应该检查是否存在病理性 Q 波，以确定是否有梗死史。胸壁导联出现病理性 Q 波，特别是 V_1、V_2、V_3 和 V_4，提示左心室前壁梗死（图 4-2-41）。当仅累及 V_1 和 V_2 时，被称为间隔梗死，因为它们主要累及室间隔。由于左前降支主要供应心脏前部，所以前壁梗死意味着左前降支某处闭塞。

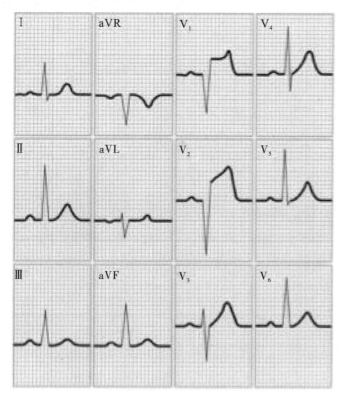

图 4-2-41 病理性 Q 波诊断心肌梗死

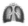

下壁梗死可通过Ⅱ、Ⅲ和 aVF 导联的病理性 Q 波识别。鉴于右冠状动脉主要供应心肌的下壁，下壁梗死意味着右冠状动脉某处闭塞。外侧壁梗死在Ⅰ导联和 aVL 导联中显示病理性 Q 波。因回旋支供应心脏侧后壁，所以可推测回旋支闭塞。

最难以检测的梗死是后壁梗死，因为 12 个导联都不能直接测量心脏的后部。只有两条导联可检测到后壁梗死，即 V₁ 和 V₂，它们与心肌后壁相对，因此直接对心电导联 V₁ 和 V₂ 的前壁梗死的描记应与后壁梗死的心电图描记相反。

前壁梗死伴 ST 段抬高，V₁ 和 V₂ 出现明显的 Q 波。考虑到后壁可能由右冠状动脉或回旋支供血，后壁梗死可能表明这两条动脉中的任何一条存在问题。如果侧壁导联（如Ⅰ、aVL）也有改变，则会使动脉可能受累。然而，如果下壁导联改变（如Ⅱ、Ⅲ、aVR）及后壁改变，则提示右冠状动脉也可能受累。

在有左束支传导阻滞的情况下进行心电检查时应谨慎，如果左侧心肌传导延迟，Q 波的识别可能会很困难。由于遗传缺陷、损伤或梗死继发的传导系统功能障碍，心肌传导可能延迟。当脉冲阻滞发生在右侧或左侧束支时，就会发生束支阻滞的传导延迟。束支阻滞会使传导到被阻断一侧的电脉冲延迟，从而使心肌去极化延迟。当左右两侧不同时去极化时，心电图上可看到增宽的 QRS 波，有时可看到两个 R 波。在左束支阻滞的情况下，心室左侧病理性去极化延迟，从而使心脏右侧先去极化，从而隐藏了任何可能来自左心室的病理性 Q 波。

对 12 导联心电图的系统回顾将提高物理治疗师正确解读 12 导联心电图的能力。系统的方法包括：

1）通过在Ⅰ和 aVR、aVR 和 V₁、V₁ 和 V₄ 之间应用垂直线识别和分离 12 个导联。

2）察看所有的导联，以确定是否有任何病理性 Q 波。如果确实存在病理性 Q 波，应注意是哪个导联显示了病理性 Q 波。

3）察看所有导联以确定是否有 ST 段抬高或 ST 段压低。如果是，注意哪一个导联显示 ST 段变化。

4）V₁、V₅、V₆ 导联检查心室肥厚。V₁ 的大 R 波表示右室肥厚，V₁ 的深 S 波伴 V₅ 的大 R 波表示左室肥厚。

急性心包炎也可引起心电变化，但其表现不同于缺血和梗死引起的心电图改变。急性心包炎通常是心肌梗死和心内直视手术后的心脏并发症。疼痛通常很强烈，但其位置与心绞痛相似。疼痛通常因呼吸和体位的改变而加重或减轻。心电图表现包括 ST 段抬高、PR 间期压低、晚期 T 波倒置和房性心律失常（常为室上性心动过速）。症状和心电图变化往往是能为诊断提供的全部信息。此外，在听诊心音时可能出现心包摩擦。其他心电图异常包括起搏心率（图 4-2-42）将在后面章节讨论。

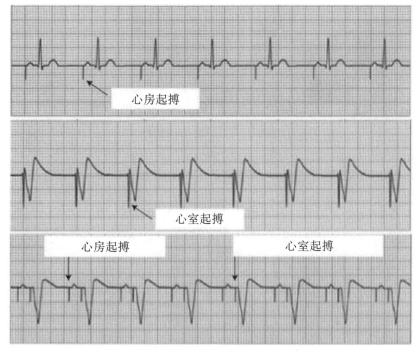

图 4-2-42 起搏心律

小结

心血管系统疾病的客观信息来源于实验室检查和诊断性检查所获得的数据。物理治疗师必须能够识别和解释这些医疗检查的结果，以便评估患者心血管系统的状态。本章提供了检查相关的医学基础知识，有助于理解心肺医学检查的重要性，而这些检查可以帮助确定疾病和障碍的情况。此外，这些检查也有利于提供鉴别诊断信息，帮助预防并发症，确定预后，识别亚临床疾病状态，并协助监测治疗进展。

本章讨论的医学检查包括临床实验室检查（如心肌损伤标志物、胆固醇和甘油三酯及全血细胞计数）、心电图、动态心电图、超声心动图、造影超声心动图、正电子发射计算机断层显像、电子计算机断层扫描、单光子发射计算机断层扫描、电子束计算机断层扫描、多门控采集扫描、磁共振成像、灌注成像、运动测试、冠状动脉造影和心室造影、数字减影血管造影、心率变异性和心内膜活检。表 4-2-10 总结了本章中所有的检查项目。

表 4-2-10 心血管系统诊断性检查

检查内容	检查项目
心律异常	动态心电图 12 导联心电图 运动心电图 电生理研究

检查内容	检查项目
心肌缺血	静息心电图 运动心电图 药物负荷测试 单光子发射计算机断层扫描 正电子发射计算机断层显像 造影超声心动图 心导管检查 心脏磁共振成像 数字减影血管造影
心脏瓣膜评估	超声心动图 造影超声心动图 心导管检查
心室大小和射血分数	胸部 X 线检查 多门控采集扫描 超声心动图
心脏泵血功能	超声心动图 心脏磁共振成像 心室造影 多门控采集扫描
急性心肌梗死	心肌酶学和心肌损伤标志物 静息心电图 数字减影血管造影 超声心动图
血管诊断性检测	踝肱指数 节段性下肢压力测试 脉搏容量 动脉多普勒超声 运动测试

由于所有诊断性检查都不是 100% 准确的，因此本章对用于定义测试准确性的术语进行以下简要说明。通常文献会报告测试的灵敏度、特异性或测试的预测值。

灵敏度为测试结果为真阳性的患病个体的比例。例如，高灵敏度意味着测试的假阴性率较低。特异度为那些没有疾病且测试为真阴性的个体的比例。具有高特异度的测试将具有低假阳性率。

使用预测值是因为其能为临床提供更多信息，并转化为个体患病的可能性。这些值高度依赖于疾病流行病学。阳性预测值为检测结果呈阳性并实际患有疾病的个体比例。阴性预测值被为检测结果为阴性且确实没有患病的个体比例。

（杨梦璇　石峻）

推荐阅读

［1］ CAPODANNO D，MEHRAN R，KRUCOFF M W，et al．Defining strategies of modulation of antiplatelet therapy in patients with coronary artery disease：A consensus document from the academic research consortium ［J］．Circulation，2023，147（25）：1933－1944.

［2］ KULASEKARARAJ A，CAVENAGH J，DOKAL I，et al．Guidelines for the diagnosis and management of adult aplastic anaemia：A British Society for Haematology Guideline ［J］．Br J Haematol，2024，204（3）：784－804.

［3］ 急诊胸痛心血管标志物联合检测共识专家组，中国医疗保健国际交流促进会急诊医学分会．急诊胸痛心血管标志物检测专家共识 ［J］．中华急诊医学杂志，2022，31（4）：448－458.

［4］ 中国医师协会心力衰竭专业委员会，国家心血管病专家委员会心力衰竭专业委员会，中华心力衰竭和心肌病杂志编辑委员会．中国心力衰竭患者离子管理专家共识 ［J］．中华心力衰竭和心肌病杂志，2020，4（1）：16－31.

［5］ 中国血脂管理指南修订联合专家委员会．中国血脂管理指南（2023 年）［J］．中华心血管病杂志，2023，51（3）：221－255.

［6］ LEE J Y，MINAMI Y，CHOI B I，et al．The AFSUMB consensus statements and recommendations for the clinical practice of contrast－enhanced ultrasound using sonazoid ［J］．J Med Ultrasound，2020，28（2）：59－82.

［7］ NARULA J，CHANDRASHEKHAR Y，AHMADI A，et al．SCCT 2021 expert consensus document on coronary computed tomographic angiography：A report of the Society of Cardiovascular Computed Tomography ［J］．J Cardiovasc Comput Tomogr，2021，15（3）：192－217.

［8］ MOURA B，AIMO A，AL－MOHAMMAD A，et al．Integration of imaging and circulating biomarkers in heart failure：a consensus document by the Biomarkers and Imaging Study Groups of the Heart Failure Association of the European Society of Cardiology ［J］．Eur J Heart Fail，2021，23（10）：1577－1596.

［9］ 中华医学会超声医学分会超声心动图学组，国家超声诊断专业医疗质量控制中心专家委员会．经胸超声心动图检查规范化应用中国专家共识（2024 版）［J］．中华超声影像学杂志，2024，33（1）：1－13.

［10］ 中华医学会心血管病学分会，中国康复医学会心肺预防与康复专业委员会，中华心血管病杂志编辑委员会．心肺运动试验临床规范应用中国专家共识 ［J］．中华心血管病杂志，2022，50（10）：973－986.

第五章 呼吸系统疾病的临床诊断和程序

本章将介绍评估呼吸系统疾病患者常用的几种诊断性检查。虽然本章描述的诊断性检查在临床实践中不一定都由物理治疗师执行，但这些诊断性检查的信息为物理治疗师提供了关于患者呼吸系统疾病的重要线索。物理治疗师需要对胸部影像学检查、肺功能测试、动脉血气分析、血氧测定及细菌学和细胞学检查结果有基本的了解，以使将这些信息应用于患者的治疗计划中。

第一节 胸部影像学检查

一、胸部 X 线检查

尽管随着影像学的发展，有越来越多的新技术可供医疗团队选择，但在目前的临床实践中，标准的 X 线检查仍然是确定胸部解剖异常和病理变化的主要检查项目。更先进的医学影像成像技术常常被用作胸部异常信息的补充检查手段，为患者的鉴别诊断提供进一步的信息。

当患者位于 X 射线源和装有底片的暗盒之间时，会生成标准的胸部直立图。X 射线穿过人体的时候与人体内部的原子相互作用而导致衰减，X 射线穿过人体组织（皮肤及器官）后照射到底片上，所成图像被称为 X 片。X 片以它的发现者威廉·康拉德·伦琴的名字命名，同时因为他在相关领域的研究成果，他获得了第一届诺贝尔物理学奖。

胸部 X 片提供了胸部解剖结构的静态视图，它可以作为筛查胸部异常的诊断方法。同时通过多次结果的对比还能提供患者不同时间点的情况，为疾病的后续治疗提供重要信息。

在胸部 X 片上显示的主要物质是气体、脂肪、水、组织和骨骼。肺是含气器官，因此肺组织的密度非常低，这使得更多的 X 射线能够穿透，导致 X 片上肺组织的轮廓呈暗色。相反，身体致密结构（如骨骼）仅允许较少的 X 射线穿透，因此在 X 片上产生白色图像（射线不透性）。标准的胸部 X 片通常在患者接近全肺活量时从两个视角进行拍摄。通常使用后前视图（图 5-1-1）和左侧视图（除非怀疑患者胸部右侧有病理变化）来呈现。后前视图拍摄时患者处于站立位，患者面向胶片。而侧位视图（图 5-1-2）则有助于定位病变的位置，因为在后前视图，肺的上叶和中叶覆盖了下叶的部分。表 5-1-1 总结了不同拍摄体位可以获得的特殊信息。

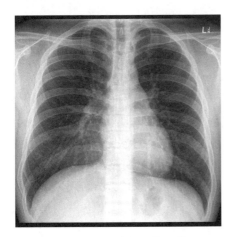

图 5-1-1 胸部正位 X 片

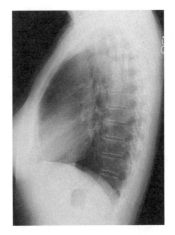

图 5-1-2 胸部侧位 X 片

表 5-1-1 不同体位胸部 X 线摄影的目的

体位	目的
卧位	确认肺组织中是否存在胸腔积液。根据疑诊病灶的位置，可将患者置于仰卧、俯卧或右侧或左侧卧位
前弓位	用于显示肺尖或肺中间（右中叶或左舌段）区域，该体位常用于筛查肺结核，因为肺结核病变通常出现在肺尖区域
倾斜位	评估胸膜增厚，评估心脏和大血管

物理治疗师应能够正确阅读胸部 X 片，区分急性和慢性变化。急性病理变化通常包括肺泡和肺间质的变化。慢性变化包括膈肌变平、肋骨角度和肋间隙变化、肺容积异常和间质增厚。胸部 X 线检查结果所提供的信息对于物理治疗师治疗干预措施的选择和计划，以及治疗效果的评估都有着重要的意义。对于胸部 X 片的阅读方法虽然目前还没有标准的最佳方法，但还是强调在读取胸片报告的时候使用系统的方法，以避免遗漏重要信息。表 5-1-2 提供了系统阅读胸部 X 片的要点。

表 5-1-2 系统阅读胸部 X 片的要点

评估胸部 X 片的质量（体位、穿透、运动、肺容积、伪影）
评估所有导管、引流管和血流动力学支持装置的位置
胸壁：外形、肿胀、肿块、钙化、空气、骨性异常
纵隔：心脏外形、肿块、增宽、钙化、空气
肺门：高度（左右对比）、大小、密度、轮廓
肺野：肺不张、肺间质性疾病、局灶性阴影（孤立性肺结节/包块）
气道：气管直径、结节/团块、支气管扩张
胸膜，膈肌
患者的情况变化（如果有异常，需与之前的检查比较）

1. 骨骼和软组织

胸部 X 光片阅读应考虑胸廓的大小、形状和对称性。椎体应通过纵隔阴影隐约可见，胸部的所有其他骨骼都应包括在 X 片上。为确定患者是否向任一侧旋转，应检查双侧锁骨的内侧末端以确保它们到椎体棘突的距离相等（如果患者旋转，锁骨内侧末端到棘突的距离将是不等距的）。在后前位成像中，锁骨通常看起来比前后位 X 片中的要低。由于肩部的位置，在后前位 X 片中肩胛骨的内侧通常位于肺野的外侧。而在前后位 X 片中，肩胛骨内侧边界可能在肺野内表现为垂直线或斜线。在观察肋骨时需要考虑肋间隙的宽度，因为肋间隙增宽可能表明胸腔容积增大（了解正常肋间隙宽度的最佳方法是查看正常的胸片）。胸部 X 片中膈肌应呈现圆形、光滑、轮廓分明的阴影。膈肌右侧的穹窿顶通常比左侧高 1~2 cm。膈肌的情况还可以根据深吸气时穹窿上方可见的肋骨数量来判断，正常情况可见 9~10 对肋骨。肋骨数量少于 9 对则称为膈肌升高，相反超过 10 对则提示膈肌下移。在膈肌侧面与胸壁相交的地方，为肋膈角。肋膈角变钝表明胸膜增厚（几个月或几年内发生）或胸腔积液（近期发生）。

2. 纵隔、气管和心血管系统

纵隔的大小因体型而异，高瘦者的纵隔长而窄，矮胖者则短而宽。纵隔的边界包括胸骨、脊柱、锁骨和膈肌。气管通常表现为叠加在中线纵隔阴影上的垂直半透明阴影。在大多数情况下，气管偏离中线位置的原因是患者拍摄时有身体的偏转。然而，这种状况也可能由病理性的因素导致。例如，严重的气胸使得气管被推向胸部的健侧，而大量的肺不张可造成患者的气管被拉向胸部的患侧。在气管插管的患者中，气管阴影的可视化尤为重要，因为气管插管的位置是否合适取决于其远端与气管分叉的接近程度。当患者的头部处于中立位时，正确放置的气管插管的远端应位于隆突上方约 2cm 处。

心脏和大血管占据纵隔的下 2/3，纵隔具有特征性的轮廓。在心血管阴影的右侧，观察者应该注意观察两条不同的曲线。第一条由右心房形成，从右心膈角开始并向上行进。胸部 X 片上经常可以看到下腔静脉从下方进入右心房。而第二条曲线则由升主动脉和上腔静脉形成。在左侧，通常有四条重要曲线。主动脉弓和降主动脉形成第一条曲线，主动脉从肺动脉后面经过形成第二条曲线。第三条曲线表示左心耳的位置，但不一定在所有 X 片中都能找到。左心室的边界向下延伸至膈肌形成图像上的第四条曲线。

3. 肺门和肺野

肺门由肺血管、支气管和淋巴结组成，位置大约在第 4 到第 5 胸椎水平。左肺门通常被心脏和大血管的阴影覆盖，部分被遮挡，它的位置比右肺门略高。尽管从胸片中通常无法区分不同肺叶，但了解肺叶和肺段的解剖结构对于评估肺野至关重要。左、右肺上叶和右肺中叶位于胸腔内上方和前方，而下叶则位于后下方。右中叶的内侧段与心脏的右缘接触，左上叶的舌段与心脏的左缘接触，各叶之间有很大的重叠。因此单独在后前位或前后位的胸部 X 片中不可能清楚地定位每个肺叶。为了准确描绘肺叶及其各个支气管肺段，侧视图是必不可少的。需要注意的是在重症监护环境中，生命支持和监测设备可能会使胸部 X 片的解读更加复杂。

纵隔外的气道壁薄且腔内充满空气，因此在胸部 X 片上通常不容易被观察到。然而，当肺动脉和肺静脉向外分支并逐渐变细时，可以看到它们在肺野的外 1/3 处消失。通过动态观察不同时间的胸片，这些血管特征可以描述为不变、增加或减少。血管纹理增加通常提示肺静脉扩张，而血管纹理减少通常提示肺组织过度充气。观察肺野的异常密度可以用于评估特定的肺部病变，这些异常密度通常提示血管的特征性改变或肺野内血管密度分布的改变。除此之外，观察者还应检查肺野是否有异常的放射状影。影像学中这些异常的放射状影通常被称为肺泡型或间质型，它们可能同时出现在同一个患者身上。肺泡型通常代表远端气道内的病理变化，如肺水肿或肺泡性肺炎（图 5-1-3）。相反，间质型代表肺间质增厚，如炎症（图 5-1-4）。肺间质性疾病也可能表现为整个肺部的细小弥漫性结节。如果它们大小一致，则称为粟粒性结节。肺血管分布增加的表现通常与间质型非常相似。

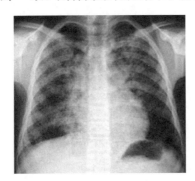
图 5-1-3　肺泡浸润

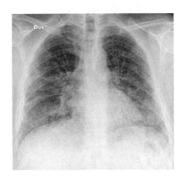
图 5-1-4　间质性肺炎

二、胸部计算机断层扫描

计算机断层扫描（CT）的配置包括 X 射线源、瞄准仪、X 射线探测器和计算机终端，这些设备可根据所采集的数据重建采集者扫描部位的横截面图像。常规的胸部 CT 要求患者取仰卧位，扫描范围从肺尖到肺底。非螺旋 CT 一般以 10 mm 层厚和 10 mm 间隔为标准进行逐层扫描，对病变或者可疑区域有时会加扫。在 CT 技术中，高分辨率 CT（HRCT）是指采用更大的矩阵和薄层的小视野进行扫描并运用骨算法重建的一种扫描技术。多排 CT 可以在 4~8 秒内扫描整个胸部，而且能够获得良好的可视化效果。

对于心肺疾患者，CT 通常用于疾病的进一步检查。CT 能克服胸部 X 线检查分辨率低、胸腔结构显示重叠可能掩盖部分病灶等缺点。通常来说，CT 的分辨率是胸部 X 线检查的 10 倍。因此 CT 有机会发现肺内 2mm 大小的病灶，并且能够更明显地显示病灶内钙化等肺组织病理性变化。因此胸部 CT 也被认为是除胸部 X 线检查外诊断肺部疾病的首选检查。表 5-1-3 展示了呼吸系统疾病诊断中 CT 的优点和缺点。

表 5-1-3　呼吸系统疾病诊断中 CT 的优点和缺点

CT 的优点	CT 的缺点
敏感性更高	适用性差
检查部位：肺，心脏，纵隔，胸膜，胸壁，上腹部	有辐射
为介入提供参考	静脉注射造影剂存在风险
对隐匿性气胸或胸腔积液的敏感性高	
评估胸导管放置情况	

对纵隔疾病而言，CT 常常被作为一线诊断工具，其作用包括对纵隔肿瘤进行分期以及对囊肿进行鉴别。相关结果可以作为医疗团队评估患者预后和手术指征的重要依据。在肺癌的诊断中，CT 能够清楚地显示肺门、纵隔淋巴结的情况，这些对肺癌的分期与诊断和治疗方案的制订都有重要的意义。此外，CT 还用于诊断肺栓塞。随着技术的进步（更快的扫描仪和更薄的层厚），CT 诊断的灵敏度和特异性均显著提高。目前 CT 多层扫描（4 个以上的探测器）的灵敏度在 83％以上，而特异性达到了 89％。由于胸部 CT 成像技术的改进，CT 血管造影现在被认为是诊断肺栓塞的金标准。

CT 的横断面成像机制对发现大血管异常也有着特别的优势。在临床实践中，CT 的运用使得临床对主动脉瘤、主动脉夹层、心脏和心包肿瘤及一些复杂的心脏畸形等心脏大血管疾病的诊断水平得到了质的提升。

三、胸部磁共振成像

磁共振成像（MRI）设备主要包括主磁体、射频系统、梯度系统和计算机数据处理系统等装置。磁共振成像的基本原理是利用人体中存在的氢原子在磁场中受到射频脉冲激发产生核磁共振信号。当患者暴露在无线电信号下，脉冲信号会刺激那些核磁共振与无线电信号频率相同的原子核。这些受刺激的原子核则重新发射无线电信号，由 MRI 扫描仪中的天线接收并由计算机记录，之后通过计算机对这些信号的分析和处理最终成像。人体不同组织的磁共振信号成像结果是不同的，甚至同一组织在不同病理情况下磁共振成像也是不同的。相对于 CT，MRI 的优势首先在于检查者可免于电离辐射的危害。这样的优势对于需要多次检查的慢性疾病患者而言有一定价值。MRI 与 CT 的对比参见表 5-1-4。临床上 MRI 主要用于评估胸部、骨骼、肌肉、脂肪等组织。在呼吸系统检查与评估中，MRI 常用于异常胸片（显示结节或肿块）患者的进一步检查。

表 5-1-4 CT 和 MRI 对比

	CT	MRI
适应证	·骨组织、肿瘤、肺组织的可视化 ·广泛用于急诊 ·能够区分组织，如骨骼，肌肉和血管 ·与 MRI 相比，对患者运动的敏感度较低	·软组织可视化，如韧带损伤、肌腱损伤、脊髓损伤和颅内肿瘤等 ·能够探测到细微的软组织变化 ·与 CT 相比，对骨骼差异的敏感性较低
时间要求	·总共大约 5 分钟，扫描时间为 30 秒	·扫描时间为 15 分钟至 2 小时
安全性和不良事件	·造影剂肾病的风险在肾功能不全患者中最显著 ·造影剂过敏反应（罕见） ·不建议孕妇在高辐射环境下使用 ·金属植入物在 CT 成像下是安全的	·封闭环境引起幽闭恐惧症和焦虑患者不适 ·造影剂过敏反应（罕见） ·部分存在金属植入物和心脏起搏器的患者禁止使用 ·文身可能会影响结果

四、肺通气/灌注扫描

肺通气/灌注扫描是通过吸入标记的气溶胶或放射性气体来显示肺通气分布情况。该测试通常要求患者在坐位或仰卧位从包含特定体积或浓度的氙气的封闭系统吸入正常潮气量的气体，然后屏住呼吸几秒钟，同时对肺野进行通气扫描。为了测量肺部肺血流的区域分布，患者需要通过静脉注射示踪剂，并在血液灌注肺至部时对肺野进行连续灌注扫描。虽然它们可以作为单独的测试进行，但通气和每次灌注扫描一起使用时提供的信息量会更大。以上信息提供了患者的肺泡通气和肺灌注的匹配情况。对于健康人群，肺通气/灌注扫描结果会显示肺基底部的通气和灌注更大，肺尖部的通气和灌注更少。在 D−二聚体检测阳性的患者中，通气正常而灌注缺陷时通常提示患者有肺栓塞。虽然目前在临床上，对怀疑肺栓塞的患者，CT 检查因其更快速和简便的优势被作为首选检查手段。但对 CT 检查存在禁忌的患者，如慢性肾病患者或妊娠妇女，肺通气/灌注扫描仍被视为一种重要的替代检查方法。

五、支气管造影

支气管造影常用来评估一些先天性肺异常和一些获得性疾病。气管支气管树图可以显示正常和异常的气管−支气管解剖结构，以及支气管壁和管腔的大体病理变化。通过灌注造影剂使支气管树显像，可以获得气道的影像学图像。当然，目前随着高分辨率 CT 成像技术的发展，该技术已经显示出比支气管造影具有更高的可靠性。

第二节 肺功能检查

一、肺容积和肺容量测试

根据呼吸生理学的定义，潮气量（tidal volume，TV）、补呼气量（expiratory reserve volume，ERV）、补吸气量（inspiratory reserve volume，IRV）和残气量（residual volume，RV）组成了四种肺容积。而肺容量为两个或者多个肺容积值的结果，包括肺总量（total lung capacity，TLC）、肺活量（vital capacity，VC）、功能残气量（functional residual capacity，FRC）和深吸气量（inspiratory capacity，IC）。以上几种概念的关系如图 5−2−1 所示。

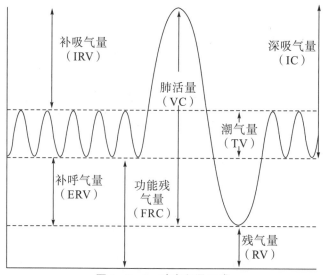

图 5-2-1 肺容积及组成

肺容积主要取决于呼吸肌的功能和胸廓的扩张程度,其变化幅度主要与呼吸深度有关。肺容积是肺通气和换气功能的基础,容积的减少将导致患者所需通气量的减少,从而影响呼吸功能。

传统的肺量计大多是浮桶式,依靠人工读数,且没有校准功能。而现在计算机设备因为更高的测试信效度和适用性已经成为临床检查的主流。这些设备通常都会生成肺容积的肺量图以帮助物理治疗师更方便地分析测量结果。目前,随着检测技术的进一步发展,一些便携设备已经可以帮助检测者在床旁为患者进行肺功能测试。测定肺活量要求患者在坐位下进行,并使用鼻夹。患者应通过紧密贴合的咬嘴向肺活量计(或其他合适的仪器)正常呼吸,直到建立正常的呼吸节奏。肺活量测试要求患者在一次尽力吸气后尽力呼出气体,呼气末要求没有气流(肺泡压力等于此时的气道压力)。需要注意的是,通过肺活量计所测的肺容积不能测到患者的 RV、FRC 和 TLC。这些指标都需要采用体积描记法或气体稀释法进行测定。

体积描记仪是一个密闭的空间,测试时要求患者坐在里面。压力传感器测量气道(通气口)和胸腔内的压力。患者坐在体积描记仪中,口通过咬嘴连接到呼吸口,并被要求正常呼吸。终末吸气和终末呼气时,没有气流,肺泡压力与气道压力相等。在特定的时间点(如呼气末)呼吸阀门关闭以测量不同的体积和压力值。TLC 是 VC 和 RV 的总和,是肺活量测定中唯一的个体诊断参数。在阻塞性肺疾病患者中,TLC 通常有增加。而在慢性限制性肺疾病患者中,TLC 则是降低的。在某些急性疾病,如肺水肿、肺不张和肺实变,也会导致 TLC 降低。表 5-2-1 总结了临床常用肺功能检查项目。

表 5-2-1 临常用肺功能检查项目

测试名称	技术介绍	主要参数
肺活量测定	最大吸气后最大呼气,测量空气体积和时间	FVC、FEV_1、FEV_1/FVC、VC
一氧化碳弥散量测定	吸入固定浓度的 CO 和氦气,屏气 10 秒,然后呼气并测量呼气末 CO 和氦气浓度	CO 的吸收和扩散能力

测试名称	技术介绍	主要参数
氦气肺容积检查	最大呼气，然后吸入已知的氦浓度直到达到稳定状态	RV、ERV、IRV、TV、TLC、VC、FRC、IC

* FEV_1，第一秒用力呼气量；FRC，功能残气量；FVC，用力肺活量；IC，吸气量；IRV，补吸气量；RV，残气量；TLC，肺总量；TV，潮气量；VC，肺活量。

二、肺量测定法

从生理学角度而言，肺功能主要包括肺通气和肺换气。临床上，肺通气功能的评价主要来自肺量计的检测结果。用力呼气动作期间测量气流速率的测试提供了与肺的实际功能、损伤程度，以及损伤涉及的具体位置（大气道、小气道等）等相关的重要信息。用力肺活量（forced vital capacity，FVC）是指让患者最大吸气后，尽力尽快呼出所能呼出的最大气量。在临床实践中，FVC 的结果往往依赖于患者的配合程度。因此，在测试中需要物理治疗师的合理指导，尽量让患者进行最大限度的努力呼气。阻塞性和限制性肺疾病的患者 FVC 结果普遍降低。限制性肺疾病患者与阻塞性肺疾病患者的主要区别在于流量－容积曲线的斜率。当存在气道塌陷和空气滞留时，FVC 小于正常的肺活量。此外，通过分析 FVC 与单位时间呼出的空气量，以及呼气流量与肺容积的关系，还有机会推断病变的部位。

第一秒用力呼气量（FEV_1）是指在测量 FVC 时第一秒内的呼气量，反映气道中气流的容量。FEV_1 测量结果与气道阻塞程度有一定的关系。一般来说，如果被测者的 FEV_1 ＞2.0 L/s，那么该患者发生气道阻塞的机会可能性会很小。当受试者存在轻度至中度阻塞时，FEV_1 的结果一般介于 1.0~2.0 L/s。而如果 FEV_1＜1.0L/s，则提示该患者可能存在重度阻塞。但需要注意的是 FEV_1 也与患者用力程度有关。当结果显示 FEV_1 和 VC（或 FVC）同时降低时，应该警惕患者配合程度不足而不是气流阻塞导致 FEV_1 降低。另外，该体积也可以表示为第一秒内呼出的 FVC 百分比（$FEV_1\%$）。正常情况下应在第一秒内呼出 75% 的 FVC，即 $FEV_1\%$ 在 75% 左右。$FEV_1\%$ 超过 80% 或 90% 提示受试者可能存在限制性肺疾病或者患者测试配合度差，而 $FEV_1\%$ 降低提示患者气道阻塞。目前有明确证据证明，FEV_1 测量值的显著降低与患者的死亡率相关，而 $FEV_1\%$ 的显著下降仅与男性患者全因死亡率较高相关。在解释测试结果时，物理治疗师还应该注意患者年龄也是 FVC 和 FEV_1 测量结果的不可忽视的影响因素。有研究表明，FEV_1 的平均下降范围为男性每年 40 ml，女性每年 30 ml。自 20 岁到 30 岁之后的健康人群中，FEV_1 每年会逐渐下降 20~50 ml，但在患有慢性阻塞性肺疾病的成年人中，下降幅度高达每年 50~80 ml。

用力呼气中段流速（$FEF_{25\%-75\%}$），以前称为最大中段呼气流量，是以测量 FVC 时中段呼出的空气量除以呼出所需的时间。正常的 $FEF_{25\%-75\%}$ 约为 4 L/s（240 L/min）。尽管从理论上讲 FEF_{25-75} 可以识别小气道疾病，但它的结果似乎比较依赖于患者的用力程度。目前尚未证明它是用于量化疾病变化的特别令人满意的指标。表 5－2－2 列举了肺功能报告中经常出现的其他常见指标。

表 5-2-2 肺功能报告中的其他常见指标

指标	解释
$FEF_{200-1200}$	呼气早期的平均呼气流量。呼气相 $200 \sim 1200$ ml 平均流速。正常的 $FEF_{200-1200}$ 通常 >5 L/s（300 L/min）
最大自主通气量（MVV）	MVV 是指患者在 1 分钟内可以呼吸的最大气体量（以前称为最大呼吸量）。要求患者在 10 秒、12 秒或 15 秒内尽可能深地和快速地呼吸。呼出的体积被推断为以 L/min 为单位的流速。成年男性的正常值为 $160 \sim 180$ L/min。由于正常值的变化幅度可高达 $25\% \sim 30\%$，因此只有值的大幅降低才具有临床意义。MVV 通常被描述为比 FEV_1 值大 35 倍左右
呼气峰值流速（PEF）	FVC 期间出现的最大流速。正常峰值流量平均为 $9 \sim 10$ L/s。PEF 作为评估肺的力学的临床指标的可靠性是有限的，因为即使在阻塞性肺疾病中也可能发生初始高流量

三、流量－容积环

流量－容积环是一种以图形的形式呈现患者在用力吸气和呼气期间各项参数变化的方式。图中 X 和 Y 轴上分别记录容积与流量。标准的操作流程是在患者正常安静呼吸一段时间后，指导其进行最大吸气，之后屏气 $1 \sim 2$ 秒，然后进行一次用力肺活量呼气，最后再进行另一次最大吸气。图 5-2-2 显示了一个标准流量－容积环。呼气循环的初始部分依赖于努力，而在呼气曲线的前 1/3 之后，曲线与患者的努力程度无关。

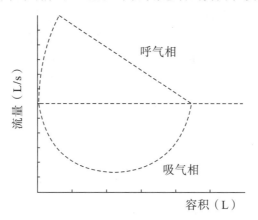

图 5-2-2 标准流量－容积环

图 5-2-2 所示呼气曲线上的最高点表示呼气峰值流速（PEF）。连接 PEF 和呼气末剩余容积（RV）的线通常是一条直线。如果患者有限制性或（和）阻塞性病理变化时，图形的形状就会发生改变。轻度小气道阻塞性肺疾病患者的流量环看起来基本正常。但随着疾病的进展，PEF 会显著降低并且直线变得凹陷，具体见图 5-2-3。需要注意的是，曲线的吸气部分对中央气道阻塞更敏感，而曲线的呼气部分对周围气道阻塞更敏感。

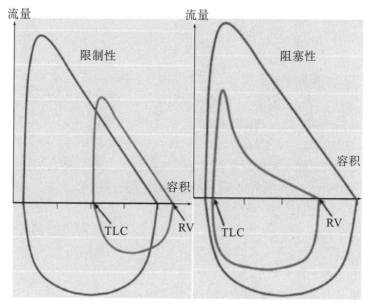

图 5-2-3 不同类型肺部疾病流量－容积环特征示意

四、支气管舒张试验

支气管舒张试验是指在使用支气管舒张剂后 5～20 分钟（时间取决于具体药物及其剂量），对患者再次进行肺功能测试。对于没有呼吸系统疾病或仅仅有单纯限制性障碍的患者，支气管舒张剂使用前后测量结果是没有差异的。在阻塞性疾病患者中，支气管舒张剂主要用于测量阻塞的可逆性。支气管舒张试验阳性被定义为 FVC、FEV_1 和 FEF_{25-75} 三个参数中的至少两个参数在吸入支气管扩张剂后增加 12%。这通常表示气道阻塞是可逆的。除了确定肺部疾病的病理生理学影响外，吸入支气管舒张剂前后肺活量测定结果的变化也可以帮助物理治疗师监测和指导具有可逆性阻塞性疾病患者的运动训练情况。物理治疗师还可以使用肺活量测定和专业测试的结果来帮助、指导患者在运动前使用支气管舒张剂。此外，支气管舒张剂还可能通过减少 COPD 患者的动态过度充气来提高运动耐量。

五、肺弥散功能测定

肺弥散量（diffusing capacity of the lungs，DL）或肺—氧化碳弥散量（diffusing capacity of the lungs for carbon monoxide，DLco）是指单位时间内进入肺血流的气体量的测试，其结果通常与肺泡中气体分压差和肺内血容量有关。临床上 DL 以 ml/（min·mmHg）表示。一氧化碳通常用于测量 DL，因为它对血红蛋白的亲和力几乎是氧气的 210 倍。只要患者的血红蛋白正常，血红蛋白的高度亲和力将使得血浆中—氧化碳分压应为零，即所有肺泡中的一氧化碳应与血红蛋白结合。一氧化碳的正常扩散能力为 25～30 ml/（min·mmHg）。导致 DLco 检测异常的原因有很多，通常情况下相关的病理因素可以归结为：①每单位体积血液中血红蛋白的数量减少；②肺泡毛细血管膜的"厚度"增加；③肺组织可用于扩散的功能表面积减少。在以上三个因素中肺组织可用于扩散的功能表面积的损失被认为是影响弥散功能的主要原因。

六、基础肺功能检查解读

肺功能检查结果以预计值、实测值和预计值百分比的形式显示。预计值通常是根据患者的年龄（预计值随着年龄增加而减少）、性别（男性的体积比女性大）、身高（预计值随着身高的增加而增加）、体重和种族（美洲印第安人、黑人和亚洲人的预计值比白种人低12%～14%）计算得出。用实测值比预计值可以由此得出预计值百分比。一般来说，实测值和预计值之间的差异超过20%就会被视为异常指标。表5-2-3总结了肺功能检查结果中阻塞性或限制性疾病的肺功能测试结果。表5-2-4列举了常见肺部疾病类型和肺功能检查结果。在解释肺功能检查结果时应该注意以下重点和逻辑顺序：

1）确定结果是否正常。

2）确定结果是否表明存在阻塞性或限制性疾病。

3）如果怀疑阻塞性疾病需要确定其可逆性。

4）考虑病史、体格检查及连续肺功能检查结果以确定疾病进展。

5）如果检查时患者配合不佳，物理治疗师应对检查结果持怀疑态度。

表5-2-3　阻塞性和限制性疾病在肺功能检查中的表现

测量参数	阻塞性疾病	限制性疾病
潮气量（TV）	正常或上升	正常或下降
吸气量（IC）	正常或下降	正常或下降
补呼气量（ERV）	正常或下降	正常或下降
肺活量（VC）	正常或下降	下降
用力肺活量（FVC）	正常或下降	下降
残气量（RV）	正常或上升	正常或下降
功能残气量（FRC）	正常或上升	正常或下降
肺总量（TLC）	正常或上升	下降
第一秒用力呼气百分比（FEV_1%）	下降	正常
用力呼气至200～1200 ml段的流速（$FEF_{200-1200}$）	下降	正常或下降
用力呼气介于25%和75%FVC之间的流速	下降	正常或下降
每分钟最大通气量（MVV）	下降	正常或下降
呼气峰值流速（PEF）	正常或下降	正常或下降

表5-2-4　常见的肺部疾病类型和肺功能检查结果

类型	常见医学诊断	肺功能测试结果表现
阻塞性肺疾病	• 肺气肿 • 慢性阻塞性支气管炎	FEV_1%＜60% FEV_1/FVC＜70%

类型	常见医学诊断	肺功能测试结果表现
限制性肺疾病	• 间质性肺病 • 肺纤维化	按比例减少 FEV_1；FVC，FEV_1/FVC 接近正常
反应性气道（可逆性或部分可逆性阻塞）	• 哮喘	随着活动和气道刺激，FEV_1 变化 10%～20%
小气道疾病（大气道和肺间质之间）	• 结缔组织病 • 细支气管炎伴机化性肺炎 • 非特异性间质性肺炎 • 肺移植或异体造血干细胞移植后闭塞性毛细支气管炎 • 过敏性肺炎	FEF 减少，$FEF_{25\%-75\%}$ 或 $FEF_{50\%}$ 减少，DLco 减少

第三节 动脉血气分析

动脉血气分析（arterial blood gas analysis，ABG）用于评估患者体液酸碱平衡、通气和氧合相关生理过程。动脉血气样本来自动脉采血或外周动脉留置管。静脉血样本取自外周静脉采血或导管，而混合动静脉血样本常取自肺动脉导管。需要注意，在实际临床工作中除非特殊注明，所有的血气样本都应被视为来自动脉的血液样本。动脉血气是重症患者的重要监测手段，对重症患者的护理和治疗方案的确定具有重要意义，对于物理治疗也同样有价值。因此，血气的基础分析是在重症监护环境下工作的物理治疗师必须掌握的基本技能。

血气分析的典型报告包含以下测量指标：动脉血 pH 值、二氧化碳分压（$PaCO_2$）、氧分压（PaO_2）、氧饱和度（SaO_2）、碳酸氢盐（HCO_3^-）浓度和碱剩余（BE）。尽管在临床工作中脉搏血氧仪可以反映患者血氧饱和度的情况，但血气分析能提供更多关于患者体内酸碱平衡、通气或氧合状态的情况。在重症监护环境下，动脉血气检查目前仍有自己的优势。

在解读动脉血气分析的结果时应注意 SpO_2（指经皮血氧饱和度）和 SaO_2（指动脉血氧饱和度）在动脉血氧饱和度方面可互换使用，但它们的含义在临床上是不同的。SaO_2是通过动脉血液样本直接测量氧饱和度，而 SpO_2 是通过使用脉搏血氧仪间接计算的氧饱和度。pH 值的正常范围是 7.35～7.45，$PaCO_2$为 35～45 mmHg。当然血气分析的结果还取决于患者的体位、年龄、肥胖和其他因素。一些临床医生提出了一个更广泛的"临床可接受范围"。表 5-3-1 列出了动脉血气分析基本参数的正常值和正常范围。对血气分析报告的解释一般可以从肺泡通气的充分性、酸碱平衡和氧合状态三个方面来做具体的分析。

表 5-3-1　动脉血气分析基本参数的正常值和正常范围

	pH	$PaCO_2$ (mmHg)	PO_2 (mmHg)	HCO_3^- (mmol/L)	BE (mmol/L)	SaO_2 (%)
正常值	7.40	40	97	24	0	97%
正常范围	7.35~7.45	35~45	>80	22~28	±2	>95%

一、肺通气

血气分析中 $PaCO_2$ 直接反映肺泡通气的充分性。$PaCO_2$ 的正常值是 40mmHg，低于正常值的 $PaCO_2$ 表示肺泡过度通气，而大于正常值的 $PaCO_2$ 常表示肺泡通气不足。在血气分析中，通气衰竭只能根据 $PaCO_2$ 水平进行诊断，但其严重程度取决于患者酸中毒的程度和 pH 值变化的快慢。实际上 pH 值的突然（急性）变化比逐渐变化对细胞功能的阻碍程度更大，并且与逐渐（慢性）变化相比，更容易导致患者的觉醒水平降低而进展为昏迷。当复杂性疾病的存在掩盖了这种急性变化时，患者的觉醒水平也应被视为评价肺通气的重要指标。在重症监护环境下导致呼吸衰竭的事件可能发生得相对较快，而在慢性呼吸系统疾病中患者中可能需要数天或数周的时间。

二、血气分析与酸碱平衡

患者血液 pH 值的评估可以提供患者呼吸和代谢紊乱严重程度的信息。pH 值体现了血液中酸和碱之间的平衡，它表示血液中氢离子（H^+）的浓度。人体的酸碱平衡调节主要通过肺（挥发性酸）和肾脏调节（非挥发性酸）进行。

肺通过改变呼吸模式来增加或减少 CO_2 的排出，以调节挥发性酸，在血液中这部分的酸主要是以碳酸的形式存在。而非挥发性酸（如乳酸或酮酸）不能变成气体，因此必须由肾脏排泄。非挥发性酸的主要来源是摄入的饮食（有机酸和无机酸），最终由肾脏来调节它们从体内的排泄。此外肾脏还主要负责调节血液的磷酸氢盐（HCO_3^-）水平。而碳酸氢盐负责 60%~90% 的非挥发性酸的细胞外缓冲（缓冲液的作用是防止氢离子浓度的极端波动，从而不会阻碍细胞代谢）。血红蛋白约占非碳酸氢盐缓冲作用的 85%（磷酸盐和血清蛋白属其他非碳酸氢盐缓冲剂）。

因为血液中标准的 pH 值是 7.4，pH 值低于 7.4 被定义为酸血症。根据哈塞尔巴尔赫方程，酸血症发生的方式有两种，即低 HCO_3^- 产生代谢型酸中毒和/或高 $PaCO_2$（呼吸性酸中毒/高碳酸血症）。类似地，pH 值大于 7.4 被定义为碱血症。碱血症也有两种发生途径，即高 HCO_3^-（称为代谢性碱中毒）和/或低 $PaCO_2$（呼吸性碱中毒/低碳酸血症）。

以上这四种酸碱状态构成了主要的酸碱失调结果，而且每一种都会引起一种代偿反应。例如，某些疾病导致 HCO_3^-（原发性代谢性酸中毒）降低，身体的反应将试图降低 $PaCO_2$（代偿性呼吸性碱中毒），使得 pH 值恢复到正常值。肾脏可以通过保留或排泄 HCO_3^- 和氢离子来补偿原发性呼吸障碍。当然，与呼吸代偿活动显示作用的快速性不同，肾脏代偿需要 12~24 小时才能产生显著的 pH 值变化。

根据哈塞尔巴尔赫方程的描述，我们能快速识别基于 pH 值和 CO_2 变化的四种酸碱失衡主要问题中的任何一种。如果 pH 值与 $PaCO_2$ 保持正常的反向关系，则主要的问题很可能来自呼吸方面。而如果关系没有维持，原发性的问题很可能来自代谢。以上概括在大多数情况下都是正确的，即使呼吸和代谢问题同时在一个患者身上发生。除了上述指标之外，还必须考虑一个反映代谢成分的附加参数，即碱剩余（base excess，BE），BE 是常用于表示患者代谢情况的独立参数。根据定义，BE 是测量非挥发性酸浓度与正常（定义为 pH 值为 7.40 和 $PaCO_2$ 为 40 mmHg）的偏差。因此，BE 是一个观察代谢性酸碱水平的重要指标，反映了碳酸氢盐在体内的浓度。BE 的正常范围为 ± 2 mEq/L。一般来说 BE 正值增大（超过 $+3$）提示缓冲碱增多，为代谢性碱中毒，相反负值增大（超过 -3）则提示缓冲碱减少，可以给出代谢性酸中毒的判断。

三、评估氧合水平和低氧状态

患者的氧合状态通过 PaO_2 来评估。一般来说，只要患者的 PaO_2 在正常范围内，动脉氧合就是可以接受的。如果患者的 PaO_2 介于 $60\sim80$ mmHg，则该患者为轻度低氧血症；如果患者 PaO_2 介于 $40\sim60$ mmHg，则为中度低氧血症；而如果患者的 PaO_2 低于 40 mmHg，则被诊断为严重低氧血症。当然，从生理学的角度来说，低氧血症不是细胞缺氧的绝对指标，它只是细胞氧合不足的一种情况。因为整个氧运输的过程还必须考虑其他环节，如血红蛋白水平和毛细血管循环等。但无论如何，低氧血症都强烈提示组织缺氧，并且需要医疗团队进一步评估和找到潜在病因。需要强调的是，当患者接受辅助氧疗时，动脉氧合的充分性是根据吸入氧的分数来评估的。一般吸入氧气浓度（FiO_2）乘以 500 近似于预期的动脉氧分压。例如，两个同样 PaO_2 为 95 mmHg 的患者。患者 A 呼吸室内空气，因此 95 mmHg 的 PaO_2 代表该氧合充足且无低氧血症。而患者 B 如果正在接受氧疗，FiO_2 30%，则这位患者的预计 PaO_2 将在 150 mmHg 左右。因此我们应该得出患者 B 出现低氧血症的结论。需要特别注意的是，重症监护状况下的患者病情往往变化很快，因此血气分析的值强调在特定时间、特定情况下才有意义。运动、活动和气道清除技术等治疗干预措施可能会影响呼吸频率从而可能改变患者的整体血气值。因此在整个重症医疗团队的治疗计划中，物理治疗师可能需要等到采集血气结果后才能开始治疗。静脉血气（venous blood gas，VBG）是从静脉部位获得的混合静脉血样本，也可以提供有关 pH 值和 $PaCO_2$ 状态的信息。通常来说，静脉样本的 $PaCO_2$ 比纯动脉样本高 $4\sim8$ mmHg。需要注意的是，ABG 的绝对值可能因为不同实验室设施而异。因此，对于物理治疗师而言，了解报告的值和该结果的变化趋势同样重要。

四、动脉血气分析结果解读

对于没有经验的物理治疗师，一些复杂的血气分析报告的解读可能会存在较大的困难。尽管如此，如果临床新手能够掌握血气分析的基本方法，大多数的血气分析结果都能得到合理的解释。一般来说，我们把血气分析数据的解释分为两个部分：通气状态的评估和氧合状态的评估。下面的临床路径推荐了解释血气分析的基本步骤。

1）根据 pH 值确定患者是酸血症、碱血症，还是正常状态。

2）根据 pH 值和 $PaCO_2$ 值之间的关系对通气系统的病理生理状态进行分类。此步骤确定血气值是否代表原发性呼吸系统疾病或原发性代谢紊乱。如果 pH 值和 $PaCO_2$ 之间是反比关系，则原发疾病很可能是呼吸系统疾病。相反，则原发疾病可能是代谢性疾病。

3）$PaCO_2$ 值确定肺泡通气的充分性：①$PaCO_2 < 30$ mmHg，过度通气；② $PaCO_2 < 30 \sim 50$ mmHg，肺泡足够的通气；③$PaCO_2 > 50$ mmHg，肺泡通气不足。

表 5-3-2 总结了通常用于描述酸碱平衡失调的分类术语，图 5-3-1 提供了 ABG 解释的决策树以供参考。

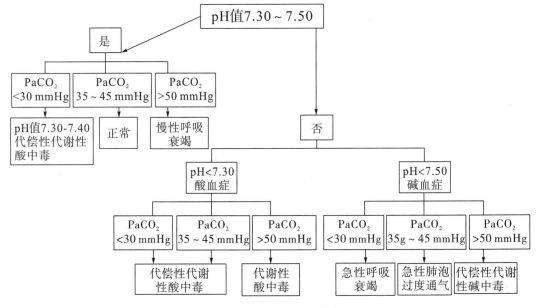

图 5-3-1　血气分析决策树

表 5-3-2　酸碱失衡的分类

酸碱状态	pH 值	$PaCO_2$
肺泡换气过度（急性）	>7.50	<30 mmHg
肺泡换气过度（慢性）	7.40～7.50	<30 mmHg
代谢性酸中毒（代偿）	7.30～740	<30 mmHg
代谢性酸中毒（部分代偿）	<7.30	<30 mmHg
代谢性碱中毒	>7.50	35～45 mmHg
正常	7.35～7.45	35～45 mmHg
代谢性酸中毒	<7.30	35～45 mmHg
代谢性碱中毒	>7.50	>50 mmHg
慢性呼吸衰竭	7.30～7.50	>50 mmHg
急性呼吸衰竭	<7.30	>50 mmHg

第四节 血氧定量法

血氧饱和度是指血液中氧合血红蛋白占总血红蛋白的百分比。现代脉搏血氧仪包括发光二极管（LED）、光电二极管信号检测器和微处理器。LED 每秒交替发出数百次红光和红外光，微处理器将信号检测器接收到的信号进行比较，并根据检测器处透射光的强度计算氧合血红蛋白饱和度。大多数装置会显示每隔几秒更新一次的数字氧合血红蛋白饱和度。对于氧饱和度，物理治疗师经常纠结的事情是如何根据氧饱和度的数值来为患者调整供氧策略。图 5-4-1 的决策树提供了物理治疗干预中患者血氧饱和度降低的对应策略。脉搏血氧饱和度仪因其方便、快速等优点在临床环境中被广泛接受，其准确性和可信度也随着技术的进步不断提高。然而，物理治疗师需要警惕其代表意义和监测价值的局限性。一些影响因素，如血液循环不良、伪影和血红蛋白水平等导致读数可能会失真。当出现异常读数时，物理治疗师需要将设备的心率读数与心电图等其他客观结果对比。即使是高质量医用的脉搏血氧饱和度仪，在 90%～100% 范围内的所有读数都有 ±2% 的误差，在 80%～90% 范围内的所有读数都有 ±3% 的误差。低于 75% 的脉搏血氧饱和度结果尚未经过正式的准确性测试。关于脉搏血氧饱和度试仪使用的注意事项通过表 5-4-1 进行了总结。

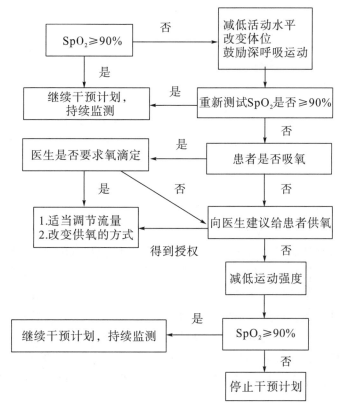

图 5-4-1 辅助氧疗决策树

表 5-4-1　脉搏血氧饱和度仪使用的注意事项

脉搏血氧饱和度仪使用的注意事项
·运动：运动和承重会干扰传递给探测传感器的信号。新的动作感应技术的应用已被证明比传统技术在运动时更加精确
·探头的位置：把探头放在第三和第四指上比放到食指上得到的读数更准确，把探头放在手指上一般比放在耳垂上更准确
·前额探头可能是测量脉搏血氧最准确的方法之一，因为它位于身体的中心位置，能够绕过温度、循环和神经因素对手指和耳垂的影响
·污垢、指甲油、血液等会堵塞传感器的光路。当使用耳探头时，传感器也应经过校准，以考虑耳朵中的组织/软骨的造成的影响。然而，脉搏血氧饱和度仪不会因为污垢阻挡光从发射器到探测情感器
·探头的尺寸和类型：儿童应使用专门的小儿科探头。根据临床症状，如果手指和耳垂检测结果不准确，可使用前额探头
·传感器位置：如果发射器和探测传感器（特别是一次性探头）没有正确对准，就会出现错误的低氧饱和度读数
·"探头断开"错误读数：有时候探头实际上已经离开了手指或耳朵，但仪器还是有度数，这样的读数显然是不可信的
·低灌注和/或心律失常：灌注不良患者信号强度较弱，因此可能会出现不准确的读数
·房颤：房颤患者的信号强度较弱（由于脉搏频率不规则），可能会出现读数不准确的情况

第五节　细胞学和血液学检查

作为诊断过程的一部分，住院期间医疗小组会根据患者的情况安排许多细胞学和血液学检查。这些检查有助于识别疾病的病因并监测身体对它们的反应。细胞学检查还适用于识别可能导致疾病的特定微生物。

一、微生物检查

临床对于检查结果的描述临床会根据其不同特点进行分类，因此分类的方法是多样的。例如，根据微生物结构分类，病毒以 DNA 或 RNA 为核心，由蛋白质外壳包裹；原核生物具有离散的细胞壁但缺乏核膜；真核生物具有不同的细胞膜和核膜。根据微生物的栖息地分类，专性细胞内寄生虫需要特定的细胞类型或细胞器进行繁殖；兼性寄生虫可以在细胞外或细胞内复制；而细胞外寄生虫只能在细胞外繁殖。也可通过形态学来给微生物分类，如球形、棒状、螺旋形。对于细菌，人们经常根据它们的染色特征（如革兰阴性、革兰阳性、抗酸）或形态进行分类。5-5-1 介绍了微生物的分类情况。

表 5-5-1　微生物的分类

分类	形态	栖息地	形态学
病毒	衣壳	专性细胞内	螺旋体
细菌		细胞外或兼性细胞内	
衣原体	原核生物	专性细胞内	球形（球菌） 棒状（杆菌） 螺旋形（螺旋体）
支原体		细胞外	
立克次氏体		专性细胞内	
真菌	真核细胞	细胞外或兼性细胞内	
原生动物		细胞外，兼性或专性细胞内	

　　许多微生物通常可以在人体的鼻咽、口咽和上呼吸道的皮肤或黏膜上发现。内源性微生物通常被称为正常菌群。如果寄生微生物对宿主细胞没有造成伤害，并且寄生微生物存在于宿主细胞的外表皮，则被描述为感染。一些微生物与宿主具有共生关系（如维生素B_{12}由回肠中的细菌产生）。而有些是致病性的，会干扰宿主的完整性和功能。有些是共生的，对"健康"宿主没有有害影响，但在受感染的宿主中机会致病。

　　微生物干扰宿主功能的程度取决于致病微生物的毒力和数量。一些致病性微生物能够被识别到意味着更准确的疾病诊断。而其他生物体也可能是兼容性的，即能够定植或引起感染，这取决于宿主的天然化学和物理屏障的状态。

　　呼吸道感染通常根据感染的部位分为上呼吸道感染和下呼吸道感染。尽管任何共生微生物都可能成为病原体，但鼻病毒被证明是引起上呼吸道感染的主要病因。声带水平以下的气管支气管树通常是无菌的或仅有少量定植菌。下呼吸道感染通常由病毒、细菌、原生动物和真菌引起。下呼吸道常见致病菌见表 5-5-2。微生物通常通过吸入到达肺部，但偶尔也会通过血液从其他感染部位运输。不幸的是，许多医疗干预（如免疫抑制或细胞毒性治疗、插管、导管插入术和手术干预）为传染性病原体的进入提供了机会。呼吸道感染的确诊取决于从肺部分泌物中分离出特定病原体或检测到病原体特异性抗体。一旦收集到合适的标本，就可以进行显微镜检查和培养。痰是诊断肺炎最常采集的标本。这些标本最常通过咳痰获得，当然医疗人员也可以用一些侵入性技术从患者气管抽吸直接获得进行检查或培养。但咳痰这种标本的收集过程也存在争议，因为下呼吸道分泌物经常被上呼吸道菌群污染，这使得结果变得很难解释。因此，在获取痰标本进行培养之前，最好指导患者取下假牙并用水冲洗口腔。

表 5-5-2　下呼吸道常见致病菌

种类	病原体
细菌	• 链球菌 • 金黄色葡萄球菌 • 流感嗜血杆菌 • 肠杆菌 • 结核分枝杆菌 • 鸟分枝杆菌复合体 • 铜绿假单胞菌 • 军团菌 • 肺炎支原体 • 衣原体
真菌	• 粗球孢子菌 • 荚膜组织胞浆菌 • 皮炎芽生菌 • 曲霉属真菌 • 新型隐球菌 • 假丝酵母
原生动物类	• 卡氏肺孢子虫
病毒	• 甲型流感病毒 • 乙型流感病毒 • 腺病毒 • 呼吸道合胞病毒 • 副流感病毒

　　用各种染色的显微镜检查大致可以明确标本中存在何种微生物，但要最终确定还是需要根据培养的结果。培养需要将标本置于不同的培养基中。在临床上，通常在识别出感染的体征和症状时，甚至在确定特定病原体之前，抗感染治疗就开始了。而一旦确定了病原微生物，医疗人员就会评估其对各种抗微生物剂的敏感性，以便适当地指导抗微生物治疗。

二、血液学检查

　　在临床工作中，血液学检查对心肺疾病的评估有重要的意义。常规的血液学检查包括血气分析、电解质分析、全血细胞计数和凝血功能检验。全血细胞计数是最常用的血液学实验室检查之一，能提供有关红细胞数量、血红蛋白水平、血液中的细胞比例（血细胞比容）、白细胞的数量和组成，以及血小板计数的信息。凝血功能查验评估血液凝结的趋势。表 5-5-3 和表 5-5-4 提供了全血细胞计数各个指标的正常值。低于正常量的血红蛋白、红细胞计数或血细胞比容常表明患者有处于贫血的状态，同时也反映了携氧能力下降。相反，血红蛋白、红细胞计数或血细胞比容的数量增加常提示红细胞增多症。白细胞增多通常与细菌感染有关，而白细胞减少可能是白血病的征兆，当然这在接受放疗或化疗的患者中也很常见。中性粒细胞计数增加有时是身体对炎症或细菌感染的进行反应的第一个迹象。未成熟中性粒细胞水平的增加被称为中性粒细胞向左移，它是身体压力反应的指标（偏移越大，压力越大）。嗜酸性粒细胞水平升高通常提示过敏反应。病毒感染通常会导致淋巴细胞数量增加。单核细胞数量增加是慢性感染的典型表现。嗜碱性粒细胞数量的增加通常与一些骨髓增殖性疾病有关。血小板是正常凝血过程中不可或缺的一部分，血小板过少会导致出血，过多会增加血栓形成的可能性。术前出血倾向筛查和抗凝治疗检测的常用指标有血浆凝血酶原时间（PT）、活化部分凝血活酶时间（APTT）、血浆纤维蛋白原（FIB）和血小板计数。PT 和 APTT 能够检测到 95％以上的凝血功能异常。表 5－5－5 汇总了多个实验室检查参考值和运动训练注意事项。物理治疗师也需要及时了解参考值和更新的临床实践指南的变化和修改。

表 5－5－3　全血细胞计数正常值

测试	男性	女性
红细胞	$(4.8\sim6.0)\times10^{12}/mm^3$	$(4.1\sim5.1)\times10^{12}/mm^3$
血红蛋白	12～16 g/dL	11～15 g/dL
血细胞比容	40％～50％	35％～45％
白细胞计数	$(4.0\sim10.0)\times10^9/L$	$(4.0\sim10.0)\times10^9/L$
血小板	$(100\sim300)\times10^9/L$	$(100\sim300)\times10^9/L$

表 5－5－4　白细胞计数正常值

细胞类型	正常百分比
中性粒细胞	50％～75％
嗜酸性粒细胞	2％～4％
嗜碱性粒细胞	＜0.5％
淋巴细胞	20％～40％
单核细胞	3％～8％

表 5－5－5　实验室检查参考值和相关运动训练注意事项

临床实验室值	正常范围	运动训练注意事项
血红蛋白	男性：12～16 g/dL 女性：11～15 g/dL	• 10 g/dL：运动能力降低 • 8～10 g/dL：运动能力显著降低 • ＜8 g/dL：运动禁忌
血细胞比容（％）	男性：40％～50％ 女性：35％～45％	• ＜30％：运动能力下降 • 24％～30％：运动能力显著降低 • ＜24％：运动禁忌
血小板	$(100\sim300)\times10^9/L$	• $200\times10^9/L$：抗阻训练禁忌 • $100\times10^9/L$ 运动禁忌
凝血时间	PT：11～13.5 秒 PTT：30～45 秒 APTT：23～37 秒	• ＞3 倍正常范围值：运动禁忌

小结

　　本章简要介绍了呼吸系统疾病的主要检查项目。在胸部影像学的检查中重点描述了胸部 X 光片的原理和阅读方法,之后介绍了几种肺功能检查的方法和血气分析的原理和结果的解释,最后简要介绍了细胞学和血液学检查。掌握这些检查方法和结果的解释将有助于物理治疗师收集到更多关于患者有价值的信息,为精准兼个性化的康复评估和物理治疗干预计划的制订打下基础。

(罗泽汝心　李晓欧)

推荐阅读

[1] DAVIS M D, WALSH B K, SITTIG S E, et al. AARC clinical practice guideline: blood gas analysis and hemoximetry: 2013 [J]. Respir Care, 2013, 58 (10): 1694-1703.

[2] BHAKTA N R, BIME C, KAMINSKY D A, et al. Race and ethnicity in pulmonary function test interpretation: An official American Thoracic Society Statement [J]. Am J Respir Crit Care Med, 2023, 207 (8): 978-985.

[3] 朱蕾,陈荣昌. 成人常规肺功能测定规范中国专家共识 [J]. 临床肺科杂志, 2022, 27 (11): 1621-1633.

[4] PELLEGRINO R, VIEGI G, BRUSASCO V, et al. Interpretative strategies for lung function tests [J]. Eur Respir J, 2005, 26 (5): 948-968.

[5] STANOJEVIC S, KAMINSKY D A, MILLER M R, et al. ERS/ATS technical standard on interpretive strategies for routine lung function tests [J]. Eur Respir J, 2022, 60 (1): 2101499.

[6] CULVER B H, GRAHAM B L, COATES A L, et al. Recommendations for a standardized pulmonary function report: An official American Thoracic Society Technical Statement [J]. Am J Respir Crit Care Med, 2017, 196 (11): 1463-1472.

[7] EXPERT PANEL ON THORACIC I, MCCOMB B L, CHUNG J H, et al. ACR appropriateness criteria (R) routine chest radiography [J]. J Thorac Imaging, 2016, 31 (2): W13-W15.

[8] 中华医学会放射技术分会传染病影像技术专业委员会结核学组,中华医学会结核病学分会影像专业委员会. 胸部 CT 扫描规范化专家共识 [J]. 中国医疗设备, 2020, 35 (2): 185-189.

[9] EXPERT PANEL ON THORACIC I, BANG T J, CHUNG J H, et al. ACR appropriateness criteria (R) routine chest imaging [J]. J Am Coll Radiol, 2023, 20 (5S): S224-S233.

[10] 中华医学会呼吸病学分会. 肺部感染性疾病支气管肺泡灌洗病原体检测中国专家共识(2017 年版) [J]. 中华结核和呼吸杂志, 2017, 40 (8): 578-583.

第六章　心血管和呼吸系统的相关药理学知识

第一节　心血管系统药理学

药理学（pharmacology）可以被定义为研究药物与机体（包括病原体）间相互作用规律的一门学科。在生物学上，药物被定义为在体内主要发挥有益或治疗效果的任何物质。对于医务人员来说，临床使用的药物为药品，是经国家药品监督管理局批准并允许开具或使用于诊断、预防或治疗疾病的物质，包括中药材、中药饮片、中成药、化学原料药及其制剂、抗生素、生化药品、血清、疫苗、血液制品和诊断药品等。尽管近几十年来心血管疾病治疗药物本身的有效性、安全性取得了巨大的进展，但临床医生和物理治疗师仍不能低估规范的药物管理对心血管疾病患者的重要性。物理治疗师在治疗任一患者时，均需了解其药物治疗方案的效果和潜在副作用，以及患者治疗药物对物理治疗干预的影响等。本章节将介绍常见的心血管疾病治疗药物的临床管理相关内容。

一般来说药品有两个名称：通用名（generic name）和商品名（trade name）。通用名是指药品中活性化学成分的专有名称，而商品名是各个制药公司为其产品注册的商标名称。因此，一种药品只有一个通用名，但如果由不同企业生产，则可能有多个商品名。例如，同一种药品布洛芬（通用名）就有许多不同的商品名，如美林、迪尔诺等。本章节中介绍的药品使用药品通用名，如果涉及商品名将备注在括号中，如维拉帕米（查兰、异搏定）。对于药品而言，品牌药（brand drug）和仿制药（generic drug）也是两种不同的概念。品牌药通常指具有专利技术、商标或知名专有名（商品名）的药品，由原研公司独家生产并销售。在专利到期后，任何公司都可以生产和销售这种药物（以其自己的商品名或通常以通用名作为药品名），这种药品被称为仿制药，要求须与品牌药（原研药）生物等效，临床上可相互替代。事实上，为保障仿制药在质量与疗效上与品牌药一致，在临床上可互相替代，节约医疗费用，提升医药行业发展质量，国家药品监督管理局近年来正在大力推进仿制药一致性评价工作，对于批准通过评价的仿制药给予相应的供应保障及政策支持。

对于药理学的基本知识，两个重要的概念需要了解，即药物代谢动力学（pharmacokinetics）和药物效应动力学（pharmacodynamics）。药物代谢动力学，简称药动学，主要研究机体对药物的处置的动态变化，涉及药物在机体内吸收、分布、生物转化及排泄的过程。药物效应动力学，简称药效学，主要研究药物对机体的作用与作用机制，以阐明药物防治疾病规律。需要补充说明的是，虽然每种药品都有其明确且固定的药代学和药动学参数，但是当药品作用在患者个体身上时仍可能表现出差异，即需要充分考虑患者个体因素，如过敏史、年龄、性别及肝肾功能等。

一、药物代谢动力学

药物代谢动力学是一门研究药物在患者体内过程的学科。药物可以通过不同的途径进入机体，常见的两种方式是口服给药和注射给药。口服给药（oral，PO）也称为胃肠内给药，是指药物在进入循环之前先进入胃肠系统。胃肠外途径可绕过胃肠系统的影响。注射给药是胃肠外给药的一种形式。药物常见给药方式及其特点见表6-1-1。

表 6-1-1　药物常见给药方式及其特点

给药方式	特点
胃肠外给药（parenteral）	无胃肠道吸收，作用快
注射（injection）	在紧急情况下有用，可能导致注射部位疼痛和组织损伤
静脉注射（intravenous，IV）	可快速给予高浓度药物
皮下注射（subcutaneous，SQ）	可由患者自行给药
肌内注射（intramuscular，IM）	
鞘内注射（intrathecal）	通过腰穿等方法将特定药物注射入蛛网膜下腔，可用于颅内肿瘤等疾病的治疗
腹腔内注射（intraperitoneal）	
颊/舌下（buccal/sublingual）	快速起效
吸入（inhalation）	快速将药物输送到支气管和肺泡以达到局部效果，如吸入气态麻醉剂；此方式适用于易挥发的药物
胃肠内给药（enteral）	通过胃肠道吸收
口服（oral，PO）	方便
片剂或胶囊（tablets or capsules）	最常见
肠溶制剂（enteric coated）	有效地吸收
缓释制剂（sustained release）	通常是最方便的给药方式
咀嚼制剂（chewable）	
液体制剂（liquid）	便于儿童使用
直肠给药（rectal）	可能有局部或全身影响，适用于胃肠不适而不能口服时
经皮给药（transdermal）	吸收缓慢，延长使用周期

（一）生物利用度

生物利用度（bioavailability）是指制剂中药物被吸收进入人体循环的速度与程度。给药方式可能会影响药物生物利用度、药物起效时间及药效持续时间。口服药物从胃肠吸收后通过肝（门静脉循环）到达体循环。有些药物不能口服。原因可能如下：一是药物可能会在胃肠道中直接被破坏，如胰岛素；二是药物可能在通过肝时被代谢失去活性，从而使进入循环的药量减少，药效降低，这种现象被称为首过效应（first-pass effect）。一种药物的首过效应越大，药物的生物利用度越低。肝功能可能影响药物的首过效应。在肝功能障碍患者中，首过效应可能不会发生，结果可能造成患者正在服用的药物的效应增强。胃肠外给药的药物可以绕过胃肠系统，与胃肠内给药相比，胃肠外途径给药的药物生物利用度通常更高，起效通常更快。由于胃肠外给药起效快，特别是通过静脉和舌下途径进入人体的药物，是急救和重症监护病房中管理和治疗血流动力学不稳定患者的关键方式之一。通过舌下途径给药的药物通过舌下黏膜丰富的血管直接进入血液循环而发挥疗效，不通过胃肠道或门静脉循环。例如，硝酸甘油就是临床广泛使用的经舌下给药治疗心血管疾病的药物。

（二）药物分布

尽管循环系统并非药物分布到身体各组织和器官的唯一的途径，但它是迄今为止最常见的途径。药物分布（distribution）可以是全身的也可以是局部的，这取决于药物通过特定细胞膜的能力和特定药物的毛细血管通透性。出现以下情况之一时，可能会出现药物分布差异：药物与蛋白质（尤其是血浆蛋白）结合，药物穿过中枢神经系统血脑屏障的难度较大，药物在身体组织（尤其是脂肪和肌肉组织）内储存。药物通常与组织和血浆中的蛋白质结合，最常见的血浆蛋白是白蛋白和 α_1-酸性糖蛋白。蛋白质和药物结合是一个可逆的动态过程，它可能会暂时限制药物的分布。体重超标的患者可能需要增加推荐药物的剂量，因为药物在其体内的分布容积和稀释程度都要大得多。

（三）药物清除率

药物清除率（clearance）是机体消除药物速率的一种表示方法，一般以机体消除器官在单位时间内清除药物的血浆容积表示，单位为 ml/min。药物代谢的主要部位在肝，排泄清除在肾，也有一些次要途径，如肺和胆道系统。亲脂性（脂溶性）药物在肝中被多功能氧化酶系（mixed-function oxidase）化学转化为更具亲水性（水溶性）的代谢物，这个过程称为药物代谢（drug metabolism）或药物生物转化（drug biotransformation）。以上反应分为Ⅰ相和Ⅱ相反应，包括氧化、还原、水解和结合。这些反应会使得一些代谢物失去药理活性，或者代谢物可以保持其治疗活性。在少数情况下，肾以外的组织也可以进行此类生物转化。一些被称为前体药物（prodrug）的药物在药理学上是无活性的，却能在体内通过这些生物转化被激活。大多数患者代谢范围较窄，也有少部分患者代谢率较高或较低，这会影响药物的治疗和毒性反应，因此剂量必须相应地进行或高或低的调整。此外，多种药物进入患者体内可能竞争同一种酶，这可能导致一种或两种药物在体内的蓄积，有时药物的相互作用甚至会危及生命。

亲水性药物（肾不能排泄亲脂性药物或化合物）或代谢物通常从血液进入肾单位，经肾小球滤过后排泄到尿液中排出体外。这些药物清除过程受遗传和环境因素、营养习惯、个人体重、运动和年龄的影响。此外，由疾病引起的任何清除途径的功能障碍或分布药物的循环系统功能不健全也会干扰药物从体内正常清除。肝功能的问题会减慢药物生物转化，肾功能障碍会减少药物排泄，除非剂量已做出相应调整，否则两种情况都会导致潜在的药物过量效应。

（四）药物半衰期

药物半衰期（half−life）指的是血液中药物浓度或者是体内药物量减少到50％所需的时间。半衰期反映了药物在体内清除（排泄、生物转化及储存等）的速度及药物在体内的时间与血药浓度间的关系。一般来讲，药物从体内排出需要4～5个半衰期。它还可以作为药物作用持续时间的粗略指标：半衰期越长，药效越久。因此药物的半衰期决定了给药的频率。有些药物必须每天服用4次才能最有效。其他的药物可能每天只需要服用1次、2次或3次。因为药品需要尽量规律间隔服用，物理治疗师应教育患者不要随意改变服药时间。

（五）药物剂量

决定适当的药物剂量（dosage）时应考虑以下因素：所用药物、所治疗疾病、可能存在的其他疾病及其药物治疗、患者的体质。主管医生必须根据患者的临床情况或疾病，决定是间歇使用还是连续使用药物。连续给药可通过静脉输注（如在心肌缺血的急性阶段临时给予硝酸甘油）、皮下（胰岛素泵）、在皮肤上使用贴剂。慢性长期的药物治疗需要按半衰期间隔给药，因此半衰期短的药物必须比半衰期长的药物更频繁地给药。在此还必须认识到，只有在第四次给药后才会出现全部药效。如果需要立即发挥全部药效，如患者在急救和重症监护情况下，可以初始高负荷剂量给药，从而更快地达到有效治疗剂量。在负荷剂量之后，接着给予较低的维持剂量维持药效以达到稳定状态。在稳定状态下，给药速度与药物清除速度趋于相等，可用的有效药物量与消除量之间实现了平衡，这种给药方案的目标是用最小剂量的药物达到预期药效。

有效的药物治疗是复杂和多维度的，它受到代谢过程的影响，其中肝、肾、肺、心血管系统等任何一系统功能受损都可能导致药物治疗无效或需要谨慎使用药物治疗。如肾或肝功能衰竭时，药物清除可能受损，导致机体内药物量增加，这时如果不调整药物剂量以适应受损的清除率，可能会导致药物过量或药物毒性。运动可以增强全身和/或局部的新陈代谢，在药物可以局部给药（如肌内注射、经皮途径、皮下注射胰岛素）的情况下，运动可能会更快地促进药物进入循环系统。

二、药物效应动力学

药物效应动力学（pharmacodynamics）描述了药物与组织受体的相互作用及由此产生的药理作用。这些药物受体遍布全身，药物会影响与药物结构相关的所有受体，从而发挥药物的治疗作用和（或）不良反应。药物受体位于细胞内外，其主要类型是细胞蛋白质，最常见的受体是那些与特定神经递质、激素和自体激素相互作用的蛋白质受体。其他常见的药物受体位于各种酶和核酸上。药物和它的受体形成一种特定的互补关系，就像一把钥匙插入一把锁。在大多数情况下，这种相互作用要么是短暂的，要么是不可逆的。

受体可能参与许多细胞共有的生化功能，如打开电解质通道或影响第二信使系统。同一种药物的受体可以位于不同的组织或器官上，因此没有一种药物会产生单一的效果或只影响特定的组织，这也是为什么药物同时存在治疗作用和副作用。在心血管药物中，地高辛是一个很好的例子，它是最早发现对心脏疾病有效的药物之一，并且对多种类型的组织能产生广泛的影响，这种药也具有多种副作用，并且毒性阈值较低。具体表现为地高辛不仅对心脏有直接作用，如降低房室结传导和增加心肌收缩力，还有胃肠道作用（恶心、厌食、腹泻）、中枢神经系统作用（视力模糊或黄视、意识模糊、头痛）和非预期的心脏副作用（室性心动过速、心室纤颤、心脏毒性）。药物对它们所结合的受体类型具有选择性，可以粗略地分为刺激受体增强生理作用的激动剂和抑制受体降低生理作用的拮抗剂两种类型。

（一）自主神经系统及其受体

想要理解自主神经系统（autonomic nervous system）需要对其解剖结构进行彻底了解。自主神经系统通常包含两个部分：交感神经系统和副交感神经系统。两者之间的区别之一是它们的节后神经递质，副交感神经系统是乙酰胆碱，而交感神经系统是去甲肾上腺素。副交感神经系统的受体被称为胆碱能受体，而交感神经系统的受体被称为肾上腺素能受体。胆碱能受体被归类为毒蕈碱型受体和烟碱型受体，而肾上腺素能受体又被分为 α 肾上腺素能受体和 β 肾上腺素能受体。α 和 β 受体进一步细分为 α_1 和 α_2 及 β_1 和 β_2 受体。此外，血管床和心脏上还含有多巴胺能受体。每个受体对其神经递质的敏感性因每个受体的位置和作用而异。当血管平滑肌中的 α 受体受到刺激时，就会发生血管收缩，而血管平滑肌中的 β 受体受到刺激时，就会发生血管舒张。尽管在身体的许多细胞中都发现了药物受体，但心脏药物受体相互作用的常见部位是自主神经系统（表 6-1-2）、肾和血管平滑肌，其他至关重要的部位是控制高血压的中枢神经系统和调控出凝血功能的血细胞。

表 6-1-2 自主神经系统受体及其作用

类型	受体分布部位	作用
α_1	大多数血管平滑肌（受神经支配） 瞳孔扩张肌 竖毛肌 心脏 血小板 一些血管平滑肌（非神经支配） 脂肪细胞	血管收缩 收缩（扩张瞳孔） 直立毛发 增加收缩力 聚集 血管收缩 抑制脂肪分解
β_1	心肌和窦房结 脂肪细胞	增加心肌收缩力和收缩频率 促进脂肪分解

续表

类型	受体分布部位	作用
β₂	呼吸道 子宫（怀孕） 血管平滑肌 骨骼肌 肝	支气管扩张 子宫松弛 血管舒张 收缩力增强 糖原分解
毒蕈碱	心房、房室结、窦房结 平滑肌细胞	收缩性降低、心率减慢 外周血管阻力降低
烟碱	交感神经和副交感神经节后神经元	血管收缩增加（动脉和静脉）、 可能会降低心率
多巴胺	血管平滑肌 心脏	血管舒张 收缩性增强

（二）自主神经药物

肾上腺素能激动剂（adrenergic agonists）也被称为拟交感神经药（sympathomimetic）。拟交感神经药是一组化学结构及药理作用与内源性儿茶酚胺类肾上腺素、去甲肾上腺素和多巴胺相似的药物。而肾上腺素能拮抗剂（adrenergic antagonists）也称为抗交感神经药物（sympatholytic），可以粗略地被分为 α₁、α₂、β₁ 和 β₂ 四种拮抗剂。其中广为人知的肾上腺素能拮抗剂是 β 肾上腺素拮抗剂（β 受体阻滞剂），在过去 40 多年中已成为治疗冠状动脉疾病的基石之一。

模拟副交感神经活动的胆碱能药物（cholinergic drugs）被称为拟副交感神经药（parasympathomimetic）或胆碱能激动剂（cholinergic agonists）。反之，阻断胆碱能活性的药物被称为副交感神经阻滞剂（parasympatholytic）或胆碱能拮抗剂（cholinergic antagonists）。它们可以根据各自具体作用进行分类，即分为毒蕈碱和烟碱激动剂或拮抗剂。毒蕈碱类药物通常具有更明确的作用方式，而烟碱类药物通过其自主神经节作用影响两个系统。通常，激动剂引起血管收缩，拮抗剂引起血管舒张、血压降低和静脉回流减少。

三、心血管药物管理的一般考虑

心功能不全的患者管理通常涉及制定多方面的药物治疗方案，这些方案必须根据患者的病情进行动态的个体化调整。长期使用某些药物可能会导致受体反应的改变，因为激动剂可以下调受体，而拮抗剂也可以上调受体，两种情况都会导致患者药物耐受或身体依赖。在耐受的情况下，可能需要增加剂量、更换药物或开出额外的药物来作为补充以保证治疗效果。在患者产生身体依赖的情况下不应突然停药，因为这可能导致撤药综合征，在一段时间内缓慢减少剂量可以避免这个问题。所以在临床上，长期使用 β 受体阻滞剂后不应突然终止，而应缓慢停止以避免撤药综合征。由于全身性疾病、胃肠道不适或药物代谢的变化，药物有效性也可能降低，因为某些药物可以增加其自身（以及其他药物的）生物转化。在现实的情况下，患者依从性还受到药物成本的影响。一些患者可能选择减少服药频率以达到省钱的目的。如果患者产生某种药物的不良反应，通常可以用其他同类药物替代，这样可以在获得临床效果的同时减少副作用。如果患者出现药物耐受，则需要药物替代或改变剂量。所有医务人员都应该意识到规范服用药物才能保障药物有效发挥作用。医务人员处方时对患者进行必要的解释和良好的指导可以最大限度地减少这些问题。虽然药物处方是在广泛的人群中得到证据医学所产生的结果，临床应用时仍不能忽略患者对药物或药物类别的个体差异性反应。遗传因素、环境因素、习惯（如吸烟）、种族、年龄和性别已被证明会影响药物效果。随着药物遗传学和干细胞研究的持续发展，了解个体细胞和基因组成将有助于简化和确定个体的最佳治疗方案，精准药物治疗是未来疾病药物治疗的要点。

（一）缺血性心脏病药物的运用

20 世纪后半叶，缺血性心脏病的药物治疗发生了巨大的变化。随着 β 受体阻滞剂、钙通道阻滞剂、溶栓剂、血管升压药和正性肌力药在重症监护治疗中广泛使用，许多以前可能过着"心脏瘫痪"生活方式患者的血流动力学稳定得到保障。近几十年来，随着对动脉粥样硬化认识的增加，炎症、脂质代谢和细胞生理学对动脉粥样硬化发展的影响引领了新药的开发方向。随着对从缺血状态发展为心肌梗死（myocardial infarction，MI）过程和过程中细胞事件的理解得到增强，人们对急性冠状动脉综合征（acute coronary syndrome，ACS）临床综合表现的了解逐步加深。ACS 患者的紧急用药和介入治疗包括尽快消除冠状动脉血栓，降低心肌需氧量，识别"罪犯"血管和增加心肌供氧。ACS 的紧急处理能阻止心肌梗死（理想情况下）或尽可能减少心肌梗死面积，从而保留左心室（left ventricular，LV）功能。对于那些有动脉粥样硬化高危因素的人群，一级预防（药物和生活方式）成为管理的积极目标，而对那些已经确诊的人来说，药物干预的二级预防更加重要。随着医学技术的发展，减少动脉粥样硬化对心肌组织的影响及增强左心室功能的干预措施也得到了发展。微创冠状动脉旁路移植术（coronary artery bypass graft，CABG）、经皮冠状动脉介入术（percutaneous coronary interventions，PCI）、双心室起搏器，以及新型自动植入式心脏复律除颤器（automatic implantable cardioverter defibrillators，AICD）等技术的发展让治疗动脉粥样硬化及其并发症更加积极。21 世纪医学的发展见证了药物、新技术、干细胞、遗传学和生活方式改变（包括营养、锻炼和压力管理）的通力协作，以尽量减少或消除动脉粥样硬化对社会疾病负担的影响。

心脏是一个依赖氧气的器官，其能量需求通过有氧代谢来满足。氧气通过冠状动脉输送到心肌和传导组织。充足的氧供应取决于许多因素，其中重要的因素包括冠状动脉血流量、血液的携氧能力和冠状动脉的解剖结构（如管腔直径）。当心肌需氧量增加时，冠状动脉血流量增加，以满足心肌需求。多种因素决定了心肌对氧的需求，如心脏后负荷、收缩期室壁张力和厚度、收缩状态、前负荷、心率及左心室体积和直径。在心率、血压或两者同时增加的情况下，氧的需求量也会增加。进入心肌的含氧血液不足可能由血流量不足（缺血）或动脉氧合不足（低氧血症）导致。冠状动脉是向心肌供应含氧血液的主要途径，当冠状动脉血供不足以满足心肌对氧的需求时，心肌就会发生缺血。在病理上，心肌供氧量减少的最常见原因是冠状动脉疾病（coronary artery disease，CAD）。与冠状动脉疾病相关的冠状动脉粥样硬化缩小了管腔直径，从而减少了冠状动脉的血流量。冠状动脉内皮平滑肌痉挛也可能导致管腔直径减小。痉挛可能发生在冠状动脉疾病存在或不存在的情况下，如变异型心绞痛。在这些情况下，患者会感到胸闷、胸口剧烈疼痛或心绞痛。在此还必须提到的是，部分其他情况也会出现类似的症状，如食管痉挛。

在急性 MI 中，血栓可能在动脉粥样硬化病变部位形成并进一步阻塞管腔。血栓形成需要三个步骤：一是有利于血栓形成的表面（如受损的血管内皮）；二是一系列血小板介导的事件，即血小板黏附与聚集，然后是释放和进一步刺激血小板聚集和血管收缩的介质；三是凝血机制的激活和纤维蛋白的形成。血凝块由不溶性纤维蛋白和血小板组成，它们连接在一起形成网状物。血凝块形成要经过一系列复杂的相互作用，这些相互作用涉及血小板、组织凝血活酶、凝血因子、凝血酶原、纤维蛋白原和纤维蛋白。纤维蛋白由在肝中产生并存在于血浆中的纤维蛋白原转化而来。纤维蛋白原是一种稳定的物质，只有在凝血酶的影响下才能转化为纤维蛋白。凝血酶原是一种天然存在的血浆蛋白，在特定血液成分受损的情况下会转化为凝血酶，损伤同时会激活加速凝血酶的形成。从凝血酶原至凝血酶需要经历高度复杂的聚集反应过程，足够的钙离子、维生素 K、磷脂和至少七种血浆蛋白（凝血因子 V、凝血因子 Ⅷ 和凝血因子 Ⅸ 至 Ⅻ）是凝血酶形成所必须物质。促凝物质也是必需的，组织损伤时会释放促凝物质，进一步与凝血因子 Ⅹ 相互作用从而启动凝血反应途径。虽然凝血本质上是一个多步骤过程，但它可以被视为两个并存的、相互作用的、某种程度上有些重叠的过程，它们汇聚在一个共同的位置：凝血酶原激活剂（凝血因子 Ⅹ）。这两个途径分别是外源性途径和内源性途径：前者由血管壁和邻近组织的损伤引起；后者由血细胞损伤而激活，从而导致血小板聚集和黏附增加。一旦血栓形成，溶栓过程也会启动，正常情况下，这会在出血部位稳定后几天发生。天然存在的组织纤溶酶原激活剂（t－PA）从受损组织中缓慢释放，并将纤溶酶原（一种血浆蛋白）转化为纤溶酶。纤溶酶主动溶解血栓，导致纤维蛋白片段的形成和血凝块的溶解。

心肌缺血的药物治疗目标是重建心肌供氧和需氧之间的平衡。这可以通过减少心肌耗氧量或增加心肌供氧量来实现。降低心率或全身血压的药物会降低心肌耗氧量。通过减少冠状动脉痉挛或血栓形成来增加动脉管腔内径的药物会增加心肌供氧量。目前，还没有药物能迅速、紧急地溶解冠状动脉内固定的动脉粥样硬化斑块。冠状动脉疾病危险因素的减少和积极的血脂管理已被证明可减缓冠状动脉粥样硬化斑块的进展。与心肌氧供需失衡相关的心血管疾病常见的临床诊断有心肌缺血、ACS 和 MI，以上疾病除组织损伤外，还可能发生室性心律失常和急性心力衰竭等并发症。心肌缺血是一个可逆的过程，而 MI 是不可逆的且涉及组织永久性死亡的极其危险的过程。ACS 是导致 MI 或中止 MI 的暂时状况。从缺血到梗死，关系到每个阶段的药物管理，涉及病理生理条件、患者的血流动力学稳定性和患者舒适度驱动。

1. 降低心肌耗氧量的药物

1）β 受体阻滞剂（β blockers）。β 受体阻滞剂的原理是与儿茶酚胺类肾上腺素和去甲肾上腺素竞争 β 受体结合位点，阻止儿茶酚胺结合并限制其作用。β 受体阻滞剂活性可能是完全的（阻断所有儿茶酚胺刺激）或部分的（部分儿茶酚胺刺激）。在两种 β 受体亚型中，$β_1$ 受体主要存在于心肌中，对肾上腺素和去甲肾上腺素具有相同的亲和力。而 $β_2$ 受体对肾上腺素的亲和力高于去甲肾上腺素，它们也存在于心肌中，尤其是心房中，但大多数

β2受体位点位于外周循环和支气管中。β受体阻滞剂通过与β肾上腺素受体结合，从而阻断神经递质和儿茶酚胺对β受体的激动作用，产生降低心率、降低心肌收缩力、降低心输出量和降低血压的药理效应，从而降低心脏的需氧量。同时阻断β1和β2受体的药物被称为非选择性β受体阻滞剂，而更优先阻断β1受体的药物被称为心脏选择性或β1选择性受体阻滞剂。患有涉及β2受体分布部位，尤其是支气管（如哮喘），以及较小程度上涉及外周循环疾病过程的患者，当他们需要β受体阻滞剂来管理其心血管疾病（CVD）时，这时使用非选择性β受体阻滞剂会带来加重支气管痉挛的不利作用，这种情况下就体现出了β1选择性受体阻滞剂的优势。因此，这类药物通常用于慢性阻塞性肺疾病或外周血管疾病患者，以避免不必要的β2受体拮抗剂作用。实际上，到目前为止还没有一种β1选择性拮抗剂能够完全避免与β2受体的相互作用，因此在为肺病患者开具β受体阻滞剂处方时应进行谨慎的权衡。

　　一部分β受体阻滞剂可能具有α受体阻断活性（表6-1-3）。这种结合会产生无心率代偿性增加的全身血管阻力（systemic vascular resistance，SVR）降低。另一类β受体阻滞剂是具有拮抗和激动双重效应的具有内在的拟交感神经活性（ISA）的β受体阻滞剂，一般来讲其激动作用较弱，具备ISA活性的β受体阻滞剂对抑制心肌收缩力、减缓心率和收缩血管的作用较不具有ISA的β受体阻滞剂弱一些。

表6-1-3　不同类型β受体阻滞剂

分类	名称
非选择性β受体阻滞剂	普萘洛尔 噻吗洛尔 纳多洛尔 梭达罗
β1选择性受体阻滞剂	美托洛尔 阿替洛尔 醋丁洛尔 艾司洛尔 比索洛尔 奈比洛尔 倍他洛尔
β2选择性受体阻滞剂	布托沙明
α、β受体阻滞剂	拉贝洛尔 卡维地洛
内在拟交感神经活性β受体阻滞剂	喷布洛尔 吲哚洛尔

　　β受体阻滞剂潜在的副作主要涉及三个方面：中枢神经渗透（镇静），平滑肌痉挛（支气管痉挛和四肢寒冷）和过度的心脏治疗作用（心动过缓、直立性低血压、心脏传导阻滞、心力衰竭时过度负性肌力作用）。β1选择性受体阻滞剂如阿替洛尔应比非选择性β受体阻滞剂如普萘洛尔具有更少的支气管痉挛、四肢寒冷、跛行恶化和性功能障碍等副作用。β受体阻滞剂还可能导致疲劳、失眠、抑郁、糖尿病患者低血糖症状、糖耐量受损、高甘油三酯血症和高密度脂蛋白胆固醇（HDL-C）降低。罕见严重不良反应有粒细胞缺

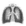

乏症等。

药物相互作用方面，β受体阻滞剂的作用可以被巴比妥类药物降低，被西咪替丁增强，且其降压作用可能被一些中草药制剂如槲寄生、海带和蒲公英等增强。

β受体阻滞剂作为抗心肌缺血治疗方案的重要组成部分是无可争议的。目前的指南指出，对于所有患有心肌梗死或急性冠脉综合征后血流动力学稳定的患者应尽早开始并持续进行β受体阻滞剂治疗。β受体阻滞剂也可被视为所有冠状动脉或血管疾病患者慢性治疗的选择。除此之外，β受体阻滞剂还被用于高血压、充血性心力衰竭、心律失常、青光眼、甲状腺功能亢进和二尖瓣脱垂，以及各种神经系统疾病，如偏头痛、酒精戒断和焦虑等的治疗。

心血管疾病患者选择时多选择β₁选择性受体阻滞剂，对一种β受体阻滞剂的耐受性差并不意味着对所有β受体阻滞剂的耐受性都很差，可根据患者情况做适当的尝试，且可从小剂量开始并根据耐受情况逐渐增量。还需要认识到，在血糖控制方面，β受体阻滞剂可能会掩盖低血糖的症状。因此，患有糖尿病并同时服用β受体阻滞剂的患者，物理治疗师在运动时应提高警惕。对此类患者低血糖的体征和症状的快速识别和适当的干预是必不可少的。尽管β受体阻滞剂是负性肌力药，但它们已成功用于左心室功能受损患者的临床管理（如射血分数低于35％的心衰患者）。当使用具有α受体阻滞活性的β受体阻滞剂如卡维地洛时，也发现了心力衰竭患者群体的治疗效果显著改善。高质量的临床试验已经证明，每天给药2次，卡维地洛可以改善缺血性或非缺血性心力衰竭患者的左心室射血分数。如果服用β受体阻滞剂的患者反应自身有新发呼吸困难、脚踝或四肢水肿、呼吸问题（如端坐呼吸）或有其他体征和心衰症状，物理治疗师都应该推迟治疗，并在重启治疗之前与医疗小组进行讨论。对于病情稳定并通过医疗小组许可，可以继续物理治疗的患者，应强调治疗从低强度开始，而且在治疗过程中还需要持续评估患者的耐受性。

β受体阻滞剂能降低静息心率和运动心率。因此，在为服用β受体阻滞剂的患者根据心率开具有氧运动处方之前，有必要了解患者心率反应及在服用药物期间运动耐力的表现。不同药物之间的心率反应和药物剂量之间似乎没有可靠的关系。例如，从普萘洛尔改为美托洛尔的患者运动时的心率反应可能不同，因此可能需要更新运动处方和进行新的运动耐力测试来完成新的评估。对于服用β受体阻滞剂的患者，根据主观疲劳量表（rate of perceived exertion，RPE）来设置运动强度可合理替代用心率作为运动强度的评估方案。体重控制和β受体阻滞剂之间可能存在潜在的有趣关系。脂肪细胞具有β₁受体，当受到刺激时会激活脂肪分解，因此β受体阻滞剂可抑制脂肪分解。临床观察表明，服用β受体阻滞剂的患者很难实现体重减轻。

2）硝酸甘油。硝酸甘油（nitrates）及其类似物于1846年被首次合成，这可能是最古老的抗缺血药物之一。硝酸盐能够在血管中转化为一氧化氮（一种内源性内皮松弛因子），这会增加第二信使环磷鸟苷（cyclic guanosine monophosphate，cGMP）的作用，从而降低收缩蛋白对钙的敏感性并舒张血管。这组药物几乎只作用于平滑肌细胞，特别是血管平滑肌。硝酸甘油至少以三种方式在生理上发挥作用：作为静脉扩张剂，可减少静脉回流（预负荷）；作为动脉扩张剂，可减少后负荷；作为冠状动脉平滑肌的松弛剂，可增加冠状动脉血供。以上作用会降低心肌需氧量，特别是降低静脉回流和左心室充盈压的能力。除了用于抗缺血外，硝酸盐还可用于通过降低前负荷和控制舒张期高血压来实现对慢性心衰患者的管理。到目前为止，硝酸盐发展出许多不同的制剂。给药途径和作用持续时间因制剂而异，从速效和短效舌下含服硝酸甘油到缓释、长效透皮贴剂而不同。

硝酸盐对心血管疾病患者而言最令人不安的副作用是头痛，尤其是在使用短效舌下含片时及在开始使用长效透皮贴剂的"调整"阶段。血管扩张作用引起的其他潜在副作用还包括低血压和头晕、反射性心动过速、皮肤潮红、恶心和呕吐。由于使用硝酸盐可能造成患者出现低血压，因此建议第一次服用硝酸甘油时患者应该取坐位。

对于在物理治疗干预之前或之后舌下含服硝酸甘油的患者，物理治疗师应该注意监测一些重要的生理学指标（如心率和血压）。有时建议在运动前预防性舌下含服硝酸甘油，但须注意的是，该医疗决策必须来自医生而非物理治疗师和患者。患者应将硝酸甘油储存在暗色容器中，并保持密闭，避免受潮。未使用的舌下含服硝酸甘油通常在开封3~6个月后应该丢弃。当置于舌下时，具有活性的硝酸甘油会在舌下产生灼烧感，如果舌下含服硝酸甘油没有"燃烧"的感觉，那说明药物的作用可能已经大大降低。硝酸甘油也有舌下喷雾形式，其保质期比舌下制剂更长。使用1~3片硝酸甘油通常可以迅速终止心绞痛发作。如果不适和疼痛持续存在，可能是心肌梗死发作的迹象，应帮助患者立即联系急诊医疗单元。长效硝酸盐可能导致患者产生硝酸盐耐受性，从而使药物受体脱敏。使用间隔剂量，形成无硝酸盐时间（通常在晚上），可能会延长受体部位的敏感性。

必须告知患者的是，在未获得主管医生同意的情况下，患者不得私自更改自己的用药方案。还应注意硝酸盐与其他抗高血压药物可能发生的药物相互作用，增强降压作用。硝酸盐类药物不应与治疗勃起功能障碍的药物如西地那非等联用，可导致严重的低血压发作伴昏厥。

2. 增加心肌氧供的药物

增加CAD患者心肌氧供的药物是有限的。尽管钙通道阻滞剂和硝酸盐可以使得冠状血管扩张而产生继发效应，并且钙通道阻滞剂还可能带来减少冠状动脉痉挛的效应，但目前没有直接的药物治疗方法可以在缺血性心脏病的情况下增加冠状动脉血流量。目前，ACS管理的重点之一是预防即将发生的急性MI，包括紧急使用溶栓和抗血小板药物。

1）溶栓药物（thrombolytic agents）。溶栓药的目的是急性溶解或减少斑块破裂时冠状动脉内血凝块（血栓）形成，使得受影响区域内的一些冠状动脉血流得以恢复，减少梗死面积。各种溶栓剂的作用机制有一定区别，但最终结果都是促进纤溶酶原转化为纤溶酶，加快血凝块溶解。关于溶栓，美国心脏病学会（American College of Cardiology，ACC）和美国心脏协会（American Heart Association，AHA）提出两大重要建议。如果患者满足PCI的适应证，那么建议在进入急诊室后90分钟内进行手术。如果患者因为各种原因无法在120分钟内完成手术，则有必要使用溶栓剂。ACC/AHA指南还指出，治疗该类患者的总体目标是通过PCI或溶栓药物使从症状出现到再灌注的总缺血时间控持在120分钟以内。在考虑溶栓时，出血异常、脑血管事件或未控制的高血压病史可能是禁忌证。与溶栓相关的风险包括全身性出血。值得庆幸的是，阿替普酶（alteplase，t-PA）是特异性的纤维蛋白，与以前使用的药物（如链激酶）相比，其引起的全身效应更少。当然，医疗人员还应该意识到使用这些药物并非没有风险。溶栓药物并非绝对具有组织特异性，因此可能会同时发生全身性出血及冠状动脉血栓的溶解，其潜在的不良反应包括脑血管意外、泌尿生殖道出血和胃肠道出血。此外，如果脑缺血发作不是由出血性脑卒中引起，此类药物还可用于治疗急性脑缺血发作。室性心律失常在溶栓后的早期很常见，这被认为是对组织再灌注的反应，因此不需要长期抗心律失常治疗。在使用溶栓药物时必须小心，以避免出现潜在的组织创伤，如静脉穿刺、剃须、高强度抗阻运动，因为在此期间患者的凝血功能会发生显著改变。

2）抗血小板药物（antiplatelet agents）。给予患者抗血小板药物是抗血栓的一级和二级预防策略。基本原理是通过降低血小板在损伤部位的黏附和聚集能力，从而阻断血栓形成的第一步。最常用的抗血小板药物是水杨酸（阿司匹林）。AHA 建议对有心血管事件危险因素的患者使用低剂量阿司匹林（多数为 100mg/d），对持续急性 MI 的患者使用负荷剂量及维持剂量进行干预。在这之后，随着对血凝块形成理解的进一步加深，糖蛋白Ⅱb/Ⅲa（gp2b/3a）受体抑制剂和二磷酸腺苷（adenosine diphosphate，ADP）受体抑制剂也被广泛使用。gp2b/3a 受体抑制剂能够阻止血小板受体与纤维蛋白原结合，从而抑制血小板聚集，常用的有阿昔单抗、替罗非班和依替非巴肽等。ADP 受体抑制剂可与血小板的 ADP 受体特异性结合从而抑制血小板聚集，氯吡格雷、替格瑞洛是这类药物的代表，经常在 PCI 和支架置入围术期及后续长期使用。

3）抗凝血药（anticoagulants）。抗凝血药的基本原理是抑制凝血酶的形成，从而防止凝血酶对纤维蛋白原的影响。当血栓已经形成时，也可以使用抗凝剂来防止栓塞。常用的抗凝血药有肝素钠、依诺肝素钠和华法林。华法林也一直是治疗房颤的首选药物，用于降低发生缺血性脑卒中的风险。研究人员已经开发出了一组能够直接作用于凝血酶和凝血因子 Xa 的抑制剂，如达比加群酯、利伐沙班和阿哌沙班等。这些药物可能在功效、减少食物和药物相互作用、降低出血风险及稳定性方面优于华法林，而其缺点包括每天给药 2 次、成本增加和缺乏对应的解毒剂等。目前个别药物如达比加群酯已有相应的解毒剂上市使用。

4）钙通道阻滞剂（calcium-channel blockers）。体内钙离子（Ca^{2+}）的来源主要有两种，储存在肌浆网中的细胞内钙和储存在血浆中的细胞外钙。不同的组织类型对两种来源的钙的亲和力是不同的。位于冠状动脉和外周血管系统内及心脏的窦房结和房室结内的平滑肌更依赖于细胞外钙。而横纹肌、心肌和冠状静脉对细胞内钙具有更强的亲和力。钙在肌肉收缩中起关键作用。因为肌肉收缩过程需要肌动蛋白、肌球蛋白、肌钙蛋白、原肌球蛋白和钙离子的共同作用，为了使肌动蛋白和肌球蛋白形成交叉桥，钙离子必须与肌钙蛋白结合。肌钙蛋白未与钙离子结合时，会抑制肌动蛋白和肌球蛋白的偶联。在钙缺乏的情况下，肌钙蛋白可以自由抑制肌动蛋白-肌球蛋白的相互作用，从而减少或抑制收缩。钙通道阻滞剂的作用是阻止钙离子从细胞外储存进入细胞。钙通道阻滞剂减少血管痉挛和促进血管舒张的能力有助于改善含氧血流。钙通道阻滞剂最初被用作抗缺血药物治疗方案的一部分。当然除了主要作用之外，特定的钙通道阻滞剂现在还用于心律失常控制（尤其是室上性心动过速）、血压控制和降低非 Q 波梗死患者梗死的再发生率。

在心脏病患者，心肌缺血导致钙离子流入细胞。细胞内钙的增加提高了细胞代谢率，从而提高了心肌的氧需求。因此，降低细胞内钙可能会降低心肌需氧量。虽然钙通道阻滞剂是相对安全的药物，几乎没有严重的副作用，但这些药物在高剂量时可能产生负性肌力特性。体位性低血压通常发生在硝苯地平剂量的启动和调节中，因此在开始增加活动量或首次帮助患者下床时应注意观察患者的体位性体征和症状。新出现的体征，如外周水肿，在确定它们主要是由于使用钙通道阻滞剂导致的不良反应之前，应进行彻底调查以排除其他非药物原因。钙通道阻滞剂涉及的其他副作用包括头痛、嗜睡和潮红。

（二）心力衰竭药物的应用

心力衰竭（heart failure，HF）是一种临床综合征，其症状和（或）体征由心脏结构和（或）功能异常引起，并由脑利钠肽（brain natriuretic peptide，BNP）水平升高和（或）肺部或全身充血等客观证据所证实。其特征是心脏、骨骼肌和肾功能异常，交感神经系统激活，以及神经激素复杂的变化。呼吸困难和疲劳常常是 HF 患者最主要的临床表现。当然，HF 的临床表现可因疾病补偿程度的不同而不同。例如，在代偿良好的 HF 患者中，患者的水肿很少见或不出现，BNP 也会在正常范围内。相反，失代偿期的 HF 患者会存在不同程度的水肿和生物标志物升高。在代偿良好的患者中，HF 对日常功能的影响很小，且通常很容易通过口服药物控制，而进入失代偿期的患者如果心衰发作往往会危及生命，而且通常需要额外的药物来维持足够的心输出量和组织灌注。在实际的临床工作中，患者的情况可能介于代偿良好和失代偿不良的 HF 之间。ACC/AHA 根据发生 HF 和心脏结构变化的危险因素等将 HF 分为了 4 个阶段（A~D 期）。另一个经典的分类是纽约心脏病学会（New York Heart Association，NYHA）心功能分级，其核心是根据功能状态把心衰患者分为 4 个等级。两种分类系统的使用有助于拓宽对 HF 的病理生理学和功能障碍的理解（表 6-1-4）。

表 6-1-4　心力衰竭患者的分期和分级

ACCF/AHA 分期	NYHA 心功能分级
A 期：心衰高风险，但无结构性心脏病或心衰症状 ·药物治疗：控制危险因素	
B 期：结构性心脏疾病，但无心衰的体征或症状 ·药物治疗：ACEI/ARB，适当使用 β 受体阻滞剂	Ⅰ：体力活动不受限制。一般的体力活动不引起乏力，呼吸困难，或心悸
C 期：结构性心脏病，既往或目前有心衰症状 ·射血分数保留型心衰（heart failure with preserved ejection fraction，HFpEF）药物治疗：用于充血症状的利尿剂；控制并发症 ·射血分数降低型心力衰竭（heart failure with reduced ejection fraction，HFrEF）药物治疗：在特定的患者人群中应用利尿剂，ACEI/ARB，β 受体阻滞剂，醛固酮拮抗剂，洋地黄	Ⅱ：体力活动轻度受限。一般的体力活动引起乏力，呼吸困难，心悸，心绞痛或体力活动显著受限 Ⅲ：休息时尚可。轻微的体力活动可引起乏力，呼吸困难，心悸或心绞痛
D 期：需要专门治疗的难治性心衰 ·药物治疗：强心药物、利尿剂、血管扩张剂的使用（非肠道给药）	Ⅳ：休息时有症状。任何的体力活动均增加不适

对早期发生的轻微临床变化，物理治疗师应进行密切的医学监测，并对这些失代偿的最初迹象进行早期干预，这有助于防止患者 HF 恶化和再入院治疗。药物管理是动态变化的，需要考虑疾病对心血管系统和对全身系统的影响。有密切监测并且存在一个可靠的系统进行动态的、持续的评估和积极的药物干预追踪管理的综合管理被认为是最成功的模式。HF 患者通常会频繁进行药物剂量和种类的更改，尤其需要滴定的药物是利尿剂。因此，物理治疗师应让患者了解这些持续变化与监测是医疗管理的重要组成部分。HF 患者

药物治疗的建议受疾病分期和类别的影响。一般而言，以下类别的药物常用于 HF 治疗：β 受体阻滞剂（抑制交感神经活性）、利尿剂（降低前负荷）、血管紧张素转换酶抑制剂（angiotensin converting enzyme inhibitor，ACEI）、血管紧张素 Ⅱ 受体阻滞剂（angiotensin receptor blocker，ARB）和醛固酮拮抗剂。在重症监护环境中，针对 HF 患者的管理可能会扩展到使用强心苷、拟交感神经药等增加正性肌力支持，以及使用动脉扩张剂、钙通道阻滞剂、ACEI 或 ARB 减少后负荷。

心脏的泵血为身体的各个部位提供含氧血液。心脏每分钟能够泵出的血液量称为心输出量。心输出量直接受每搏输出量（每次心跳时 LV 泵出的量）和心率（每分钟心跳次数）的影响。影响每搏输出量的因素是前负荷、后负荷和心肌收缩力（表 6-1-5）。增加心肌收缩力的药物被称为正性肌力药，而降低心肌收缩力的药物被称为负性肌力药。HF 被定义为一种复杂的临床综合征，由负责心室充盈或射血的任何结构或功能障碍引起。HF 可以根据射血分数减少或保留的情况被分为不同的类型。射血分数保留型 HF 心力衰竭（HFpEF）是由于充盈受损（舒张功能障碍）引起的 HF，通常表现为正常或接近正常的射血分数。由于射血障碍（收缩功能障碍）引起的心力衰竭为射血分数降低型心力衰竭（HFrEF），通常表现为射血分数降低。心力衰竭的发生往往是因为存在维持心输出量的至少一个组成部分（心率、节律、每搏量、前负荷、后负荷或收缩力）受损。可能诱发心力衰竭的危险因素见表 6-1-6。

表 6-1-5　影响每搏输出量的因素

名称	定义	决定因素
前负荷	左室充盈压（左室舒张末期压）	左心室静脉回流扩张
后负荷	左心室收缩时受到的阻力	跨主动脉瓣的压力
心肌收缩力	心肌收缩的能力	适量的钠、钾和钙，以促进细胞去极化和肌动蛋白－肌球蛋白相互作用

表 6-1-6　可能诱发心力衰竭的危险因素

可能诱发心力衰竭的危险因素：
· MI 导致的收缩组织丧失；
· 心律失常（尤其是因心输出量减少引起的）；
· 与流体过载相关的前负荷增加；
· 高血压导致的后负荷增加；
· 心肌缺血、心肌功能障碍或心肌病导致收缩力显著下降；
· 糖尿病；
· 代谢综合征

HF 的药物治疗涉及三个主要目标：减缓疾病进展、改善症状和延长生存期。轻度、有症状的 HFrEF 的初始治疗包括生活行为改变，调节液体和盐的摄入，以及药物干预。推荐的药物使用基本策略首先是使用袢利尿剂，然后是初始的低剂量 ACEI，当患者使用 ACEI 情况稳定时再添加 β 受体阻滞剂。随着血流动力学损害的进展和临床症状的加重，治疗干预强度会随之加大，可能包括吸氧、镇静（以减少焦虑和代谢能量），并最终使用额外药物治疗。HF 各阶段治疗中常用的药物种类有：利尿剂、β 受体阻滞剂、ACEI/ARB、血管扩张剂和正性肌力药等。常用慢性心衰管理药物种类及药品名称见表 6-1-7。

表 6—1—7　常用慢性心衰管理药物种类及药品名称

分类	药品名称
血管紧张素转换酶抑制剂	卡托普利 依那普利 赖诺普利 培哚普利 福辛普利
血管紧张素 II 受体阻滞剂	坎地沙坦酯 氯沙坦 缬沙坦 厄贝沙坦
醛固酮受体阻滞剂	螺内酯 依普利酮
β 受体阻滞剂（β₁ 选择性）	比索洛尔 美托洛尔
β 受体阻滞剂（α₁、β₁、β₂）	卡维地洛
袢利尿剂	布美他尼 呋塞米 托拉塞米
噻嗪类利尿剂	氯噻嗪 氢氯噻嗪 氯噻酮 吲达帕胺
保钾利尿剂	阿米洛利 氨苯蝶啶
正性肌力药	地高辛 肾上腺素 多巴胺 多巴酚丁胺 米力农 氨力农 左西孟旦
硝酸盐	硝酸异山梨酯 单硝酸异山梨酯

　　吗啡和氧气用于重症监护和 D 期心力衰竭患者。吗啡可减少与肺水肿相关的焦虑和不适，而且也具有血管舒张作用，可降低前负荷。一项关于 HFpEF 患者治疗的文献综述发现，虽然神经体液药物如 β 受体阻滞剂、ACEI 和 ARB 可有效治疗 HFpEF 患者，但它们并没有降低发病率或舒张性心力衰竭的死亡率，所以 HFpEF 的综合管理计划包括积极管理合并症，尤其是收缩压和舒张压，以及优化充盈压和水肿管理。

　　1. 利尿剂

　　作为治疗 HF 的一线药物，利尿剂（diuretics）可减少循环血容量，从而降低前负荷。利尿剂通过抑制钠和水的重吸收来促进利尿并影响水和电解质平衡。对利尿的影响取决于药物在肾内的作用部位。强效利尿剂作用于肾髓袢的利尿剂（袢利尿剂）。中效利尿剂是作用于近端小管和集合小管。治疗症状性 HF 最常用的利尿剂是袢利尿剂呋塞米，它除了抑制钠离子外，还能抑制钾离子和氯离子穿过质膜。利尿剂还可降低前负荷，从而改善心室心肌细胞的长度张力关系。这种改善优化了收缩性并降低了心肌需氧量。与呋塞米相比，螺内酯是一种相对较弱的利尿剂。它用于治疗 HF，不是因为它的利尿作用，而是因为它能抑制醛固酮的生物学作用，醛固酮是肾素－血管紧张素－醛固酮系统（RAAS）的关键组成部分，抑制醛固酮有利于降低 RAAS 对 HF 的不利影响。

2. β 受体阻滞剂

2013 年，ACC/AHA 实践指南在对多项关于 HF 患者使用 β 受体阻滞剂疗效的对照研究的回顾中指出，长期使用 β 受体阻滞剂治疗可以减轻 HF 的症状，改善患者的临床状态，并增加患者的生活质量。此外，与 ACEI 一样，β 受体阻滞剂可以降低 HF 患者的死亡风险、死亡或住院的综合风险。β 受体阻滞剂的这些益处在有或没有冠状动脉疾病的患者、有或没有糖尿病的患者及女性和黑人患者中都可以看到。在已经服用 ACEI 的患者中也观察到了 β 受体阻滞剂的额外有利作用。因此指南进一步建议，除非有禁忌证或药物不耐受，否则应为所有临床稳定的 HFrEF 患者开具 β 受体阻滞剂。

根据现有的证据，三种 β 受体阻滞剂已被证明可有效降低慢性 HF 患者的死亡风险。这其中包括两种 $β_1$ 选择性受体阻滞剂（比索洛尔和美托洛尔）及一种非选择性 β 受体阻滞剂与 $α_1$ 拮抗剂（卡维地洛）。

3. 影响肾素－血管紧张素－醛固酮系统的药物

影响肾素－血管紧张素－醛固酮系统的药物（RAAS）可以作用于多个位点：在将血管紧张素 I 转化为血管紧张素 II 的酶水平上、在血管紧张素受体上及在醛固酮受体上，醛固酮受肾素－血管紧张素系统和其他全身和局部因素的影响（醛固酮拮抗剂）。

1）血管紧张素转换酶抑制剂（ACEI）。当心输出量减少时，肾动脉的灌注也可能减少。肾灌注减少会刺激肾小球传入小动脉释放肾素。肾素与肾素底物一起形成血管紧张素 I，后者转化为血管紧张素 II。这种反应由血管紧张素转化酶（ACE）催化，血管紧张素转化酶位于许多器官中，包括肺、血管上皮细胞的腔膜和球旁器等。血管紧张素 II 有两个关键作用：其作为血管收缩剂增加全身血管阻力，以及由于醛固酮刺激引起的肾水钠潴留而增加细胞外容量。当血管紧张素 I 向血管紧张素 II 的转化受到抑制时，血管紧张素 II 的效果就会显著降低。ACEI 可改变因水钠潴留而导致的血管内容量过量，并减少因动脉血管收缩引起的后负荷增加。HF 前负荷的降低会降低心肌需氧量并可能改善心肌收缩力（参见利尿剂和抗高血压药部分）。HF 常用的 ACEI 有卡托普利、依那普利和赖诺普利。目前的证据还支持 ACEI 用于左室功能障碍受到抑制但没有明显 HF 迹象的患者。对这类患者，ACEI 的应用可能降低症状性心衰的发生率和相关住院率。虽然在此类患者中 ACEI 的作用机制尚未被完全了解，但它们可能在限制 MI 后不良心室重构和心室扩张方面发挥有利作用。

2）血管紧张素 II 受体阻滞剂（ARB）。ACEI 仍然是慢性 HF 患者抑制肾素－血管紧张素 II 系统的首选。血管紧张素 II 受体阻滞剂可抑制血管紧张素 II 对血管收缩受体的作用，是不能耐受 ACEI 的患者的替代药物。在坎地沙坦酯降低 HF 死亡率和发病率的评估（Candesartan in Heart Failure Assessment of Reduction in Mortality and Morbidity，CHARM）替代试验中，坎地沙坦酯改善了不耐受 ACEI 的 LVEF 保留的患者的预后。目前一种治疗 HF 的新药也逐渐在临床批准使用，该药将缬沙坦与沙库巴曲（可抑制、可降解 ANP 和 BNP 的脑啡肽酶）联合，组成复方制剂使用。这种复方制剂已证明能够减少 HF 患者的心血管死亡率和住院治疗。

4. 正性肌力药物

三类药物可增加心脏收缩力：强心苷、拟交感神经药和磷酸二酯酶抑制剂。正性肌力药物（positive inotropes）主要是拟交感神经药和磷酸二酯酶抑制剂，与血管扩张剂和吗啡一起静脉给药，最常用于 D 期 HF 和失代偿患者的重症监护治疗。

作为最古老的心脏药物类别之一，强心苷以洋地黄为代表，该药物被用于治疗 HF 的历史已达到数百年。洋地黄有多种制剂，其中最常见的是洋地黄毒苷和地高辛。在临床实践中，地高辛是这两种制剂中更常用的一种，这是由于其半衰期相对较短，因此毒性风险较低。

洋地黄的基本原理是通过抑制 Na^+-K^+-ATP 酶来增加心肌收缩力，Na^+-K^+-ATP 酶通常为钠钾泵（NA^+-K^+ 泵）提供能量。Na^+-K^+ 泵将去极化过程中积累的 Na^+ 从细胞中排出，并在复极化程中引入 K^+。通过与酶结合，洋地黄抑制 Na^+ 和 K^+ 的主动转运，从而增加细胞内 $[Na^+]$。细胞内 $[Na^+]$ 的增加导致细胞内钠与细胞外钙离子（Ca^{2+}）的交换。由此产生的细胞内 $[Ca^{2+}]$ 的增加会刺激大量的 Ca^{2+} 从肌浆网中释放出来，并可用于增加兴奋-收缩作用。洋地黄以前是 HFrEF 患者一线用药的常见选择。然而，随着人们对 HF 病理生理学理解的深入，其地位逐渐被 β 受体阻滞剂和 ACEI 等神经激素取代。目前，对于尽管进行了最佳治疗（如 ACEI 或 ARB、β 受体阻滞剂和利尿剂），但仍存在症状的患者（左心室收缩功能障碍），地高辛依然是被推荐使用的药物。除此之外，洋地黄还被推荐作为 β 受体阻滞剂不能充分控制心率时的第二种选择。洋地黄也常常被作为 HFrEF 患者房颤心室率管理的二线药物。但需注意的是，作为药物，洋地黄具有多种毒性作用，包括胃肠道症状、黄绿视、心律失常和疲劳。故使用洋地黄的患者需警惕这些不良反应。

与肾上腺素受体结合并部分或完全模拟肾上腺素或去甲肾上腺素作用的药物被称为拟交感神经药。拟交感神经药在 HF 治疗中经肠外途径给药可以优化心输出量，仅用于重症监护环境中血流动力学不稳定的患者。心肌 $β_1$ 受体的刺激导致心肌细胞 Ca^{2+} 内流增加，造成窦房结放电增加、房室传导增强和心肌收缩力增加。$β_2$ 受体的刺激使得支气管和血管平滑肌扩张。因此，在心脏衰竭患者使用作用于 $β_1$ 和 $β_2$ 受体的激动剂，通过其外周动脉血管舒张作用增加收缩力并降低后负荷。这些药物的使用仅限于重症监护环境中的急性干预，因为长期使用 β 受体激动剂可能导致受体脱敏和肌力下降。由于药理作用诱导的收缩力改善导致心肌氧消耗增加，可能会发生预期外的室性心律失常。心肌耗氧量增加可能进一步加重缺血。选择性的 $β_2$ 受体激动剂主要用于治疗呼吸功能障碍。

另一类拟交感神经激动剂是多巴胺。多巴胺作用于心肌 $β_1$ 受体、D-1（多巴胺）血管受体和血管 α 受体。心力衰竭伴有全身性低血压时使用多巴胺，因为它既可作为正性肌力药（通过 $β_1$ 受体）又可作为血管加压药（通过 α 受体）。联合刺激 β 和 α 受体通过增加收缩力增加心输出量，并通过外周血管收缩和增加心输出量增加血压。在低剂量时，多巴胺（通过其 D-1 受体）会导致选择性血管舒张，从而增加流向肾、脑、冠状动脉和肠系膜动脉床的血流量。多巴胺及其类似物多巴酚丁胺常一起用于治疗伴有低血压的 HF。尽管两者都是有效的 β 受体激动剂，但多巴酚丁胺没有 α 受体刺激作用，因此不会收缩血管

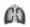

使血压升高，而多巴胺可发挥这样的作用。中等剂量的两种药物一起给药时，已被证明可以维持动脉血压、降低肺动脉楔压和增加心肌收缩力。

磷酸二酯酶抑制剂作为正性肌力药和血管扩张剂，通常被推荐用于治疗对其他药物治疗无效的心力衰竭。该药物的正性肌力作用不同于前两种药物，即增加心肌收缩力而不改变 Na^+-K^+ 泵送机制（如地高辛）或刺激肾上腺素受体（如多巴胺）。磷酸二酯酶抑制剂通过抑制环核苷酸磷酸二酯酶来增加细胞 Ca^{2+} 内流。氨力农是该类药中物第一种被批准用于对洋地黄、利尿剂或血管扩张剂反应不佳的严重 HF 患者的药物。氨力农因其血管舒张作用在前负荷和后负荷之间是平衡的，故对心肌和血管平滑肌具有相对特异性，综合效果是增加心输出量、减少前负荷和减少后负荷。在降低前负荷方面，可通过降低肺动脉楔压来衡量，氨力农比多巴胺或多巴酚丁胺更有效；作为正性肌力药和血管扩张剂，它介于硝普钠和多巴酚丁胺之间。米力农的作用机制与氨力农相似，主要用于急性心力衰竭的短期治疗。

5. 血管扩张剂

动脉和静脉血管扩张剂（vasodilators）分别作为后负荷和前负荷降低剂用于心力衰竭的治疗。动脉血管扩张剂仅在不存在动脉低血压时才有用。动脉血管扩张剂可降低后负荷，从而降低 LV 心肌需氧量。降低前负荷也可能通过减少心室容积来降低心肌需氧量，从而改善心肌纤维的长度张力关系。这种改进允许更多的肌动蛋白-肌球蛋白相互作用和更有效的收缩性。随着收缩效率的提高，心肌需氧量可能会降低。

α 受体阻滞剂主要用于治疗高血压而不是 HF。反射性心动过速和长期使用时血容量的补偿性增加已被确定为 α 受体拮抗剂的潜在有害不良反应。哌唑嗪和特拉唑嗪是 α_1 受体拮抗剂的常见代表性药物。

硝普钠会影响动脉阻力和静脉血容量。胃肠外给药时起效迅速，可有效治疗伴或不伴心源性休克的严重心衰。静脉容量增加导致前负荷降低，从而导致左心室舒张末压降低，并降低心肌需氧量；动脉阻力的增加会降低后负荷，从而降低心肌需氧量。

奈西立肽（重组人脑利钠肽）用于治疗在休息时或活动量很小时出现呼吸困难的急性失代偿性 HF 患者。奈西立肽用于静脉内降低肺毛细血管楔压（pulmonary capillary wedge pressure，PCWP），目的是改善血流动力学和增加心输出量。

研究已证明，吗啡在治疗重度 HF 时其镇痛作用和血流动力学作用是有意义的。吗啡通过显著的静脉扩张降低前负荷并表现出轻微的动脉血管扩张，也能一定程度改善与严重 HF 相关的呼吸困难焦虑。

（三）抗心律失常药物的应用

心律失常表现出广泛的临床后果，它们可能是良性的，终身未被发现，或者在最初发现时就是致命的。在临床实践中，心律失常通常在触诊、听诊或心电图检查时被发现。心律失常根据可异常搏动的解剖起源（如心房、结节或心室）、频率（如心动过速或心动过缓）及搏动的关系（如早搏或晚搏）分类。包括 CAD、HF、心肌病和先天性心脏病在内的多种心脏疾病均可导致心律失常。当然除了心源性的原因，电解质失衡、药物毒性、过量摄入尼古丁或咖啡因、情绪压力、甲状腺功能亢进也会产生心律失常。在纠正这些情况后，血流动力学仍存在显著改变的持续性心律失常需要药物治疗。因此，抗心律失常治疗的重点是在存在心脏的异常起搏或传导阻滞疾病的情况下保持足够的心输出量。

物理治疗师必须对心律失常的病因和存在、血流动力学后果及所处方抗心律失常药物的功效保持警惕。药物通过改变细胞膜对特定离子（如 Na^+ 和 Ca^{2+}）的通透性来抑制异常脉冲的形成或传导）。运动可能是心律失常的原因，但电解质失衡和抗心律失常药物的毒性水平在临床工作中也是不可忽略的原因。通过药物抑制心律失常在临床中是一个复杂的过程。虽然抗心律失常药物可以逆转致死节律，但目前为止还没有找到关于这些药物能延长患者寿命的证据。由于抗心律失常药物对动作电位的影响，它们可以抑制心肌收缩力，甚至可能诱发心律失常。抗心律失常药与各种离子通道的确切相互作用是复杂的。简单地说，存在门控通道的激活和失活，它们根据刺激控制钠离子、钙离子、钾离子和氯离子的流动。目前的抗心律失常药物可被分为 4 类（表 6-1-8），其中包括 β 受体阻滞剂（Ⅱ类）和钙通道阻滞剂（Ⅳ类），不仅可有效治疗心律失常，而且还是主要的抗缺血药和抗高血压药。所有类别中都存在药物特性的显著重叠。注意：某些抗心律失常药物实际上可能会诱发某些个体的心律失常（促心律失常作用）。

Ⅰ类药物主要阻断快速钠通道（作用类似于局部麻醉剂）并减少钠离子的内流。a、b、c 亚类能显著阻断去极化细胞的钠通道，但不同的药物对正常细胞中钠通道阻滞程度不同。Ⅰ类药物延长了去极化细胞的不应期，但对正常细胞的影响各不相同。病变组织不应期的延长通过在这些细胞中产生双向阻滞来抑制折返。利多卡因是Ⅰb类药物的代表，具体作用机制是通过缩短正常细胞动作电位的不应期，同时减慢或完全阻断病变组织中的潜在折返刺激，促进原始（窦房结）刺激的传播。利多卡因是一种非常有效的治疗室性心律失常的药物。一般来说，Ⅰ类药物在治疗室性心动过速（ventricular tachycardia，VT）方面非常有效。它们可用于治疗室上性心动过速（supraventricular tachycardia，SVT），其中Ⅰc类对心房颤动最有效。使用Ⅰ类抗心律失常药物的患者的心电图可能表现出 QRS 波持续时间延长，PR 间期正常或延长。

表 6-1-8　抗心律失常药物分类

分类		药理	代表	应用
Ⅰ类［膜稳定剂（钠通道阻滞剂）］	Ⅰa类	适度阻滞，延长复极（ERP 显著）	奎尼丁、普鲁卡因胺	奎尼丁为广谱；普鲁卡因胺对房性、室性心律失常均有效，但对心梗所致持续性心律失常不作为首选
	Ⅰb类	轻度阻滞	利多卡因、苯妥英钠	室性心律失常
	Ⅰc类	明显阻滞	普罗帕酮	长期维持室上性心动过速的窦性心率
Ⅱ类：β 受体阻滞剂		降低自律性	普萘洛尔、美托洛尔	窦性心动过速首选
Ⅲ类：延长动作电位时程药		延长动作电位时程药	胺碘酮	广谱
Ⅳ类：钙通道阻滞剂		降低窦房结自律性，减慢房室结传导性	维拉帕米、地尔硫䓬	阵发性室上速

Ⅱ类抗心律失常药是 β 受体阻滞剂。该类药物通过阻断心脏的交感神经兴奋来控制心

律失常，从而间接改变动作电位，特别适用于治疗 MI 后期发生的室上性和室性心律失常及运动期间发生的心律失常。用于心力衰竭患者的 β 受体阻滞剂由于其抗心律失常特性，也改善了该人群的预后。值得注意的是，β 受体阻滞剂因其负性肌力活性而需要被谨慎使用，需要在用药期间注意观察。服用 β 受体阻滞剂的患者在其心电图追踪中可能会延长 PR 间期。

Ⅲ类药物的主要作用是延长心肌细胞动作电位时长，从而减少复极时间和有效不应期，有效地终止折返。它们可能对室上性和室性心律失常都有效。但胺碘酮是目前此类药物中的一种，具有Ⅰa、Ⅱ、Ⅲ和Ⅳ类药物的特性。但胺碘酮可能会对多种身体系统产生不利影响，从而使患者的依从变得困难。它可引起以下不良反应：心律失常加重、窦性心动过缓、QT 间期延长、光敏性、肝毒性、甲状腺功能减退或甲状腺功能亢进、肺纤维化、皮肤色素沉着、角膜沉积、周围神经病变和全身不适。应监测服用胺碘酮的患者是否出现虚弱、疲劳和呼吸急促，因为这可能表明药物发生肺毒性。索他洛尔作为非选择性 β 受体阻滞剂也具有 3 类抗心律失常药物的作用，延长 QT 间期，但可能引起尖端扭转等恶性心律失常。

Ⅳ类药物主要阻断了慢钙通道。与Ⅰ类药物一样，该类药物延长不应期并降低去极化细胞的起搏活性。服用钙通道阻滞剂的患者的心电图可能显示 PR 间期延长，但对 QRS 波群没有影响。维拉帕米在此类中表现出最佳抗心律失常的特性，并且在治疗室上性心律失常方面明显比治疗室性心律失常更有效。

洋地黄虽然未在上述分类中出现，但也是治疗心律失常的常用药物之一。在健康的心脏中，它直接增强迷走神经张力（副交感神经系统），而在衰竭的心脏中，它会抑制肾上腺素能的作用（交感神经系统）。这两种效应都会导致心率减慢，并抑制通过房室结的传导。这是洋地黄用于防治房性心律失常的基本原理。然而，由于洋地黄对心脏电生理特性的作用，使得这种药物容易造成患者心律失常。在治疗充血性心力衰竭时，洋地黄会抑制 $Na^+ - K^+$ 泵，导致细胞内钙和钠的过量积累。虽然增加的钙会增强心肌细胞收缩，从而改善心衰，但增加的钠会导致细胞内钾的减少。随着细胞内钾含量的降低，最大直径-收缩膜电位降低（更少的负性），造成第四期去极化的斜率增加。由此产生的自律性和异位活动的增加会增加心律失常的可能性。因此，无论是用于治疗 HF 还是管理快速房性心率，都应仔细监测血清洋地黄浓度和电解质水平。

心律失常的药物治疗需要用系统化的方式进行。首先，应该通过临床评估、心电图、动态心电图或电生理学研究充分记录心律失常。其次，需要考虑在急诊或长期护理环境中评估血流动力学受损、后果和症状。一旦选择了一种药物，就应该通过临床和心电图监测及可能的电生理研究来评估其疗效。最后，还应该通过测定血液中的药物浓度来评估剂量的充分性。抗心律失常药物不耐受和药物毒性是心律失常治疗过程中的常见问题。在临床实践中，抗心律失常药的处方的选择往往是经验性的，在发现一种既有效又耐受性良好的药物之前，可能需要尝试几种药物。电生理学研究和测试的快速进展有助于验证某些药物的有效性。此外，随着这项技术的进步，新的药物组合也将不断被开发出来。

负责监测患者对抗心律失常药物的运动反应的医务人员应了解心律失常产生和抑制的基础知识。对于心血管疾病患者而言，运动通常被认为是心律失常的主要原因。然而，我们不能忽略因为异常的电解质水平或药物毒性导致的心律失常。如果血清药物浓度超过治疗水平，用于抑制心律失常的处方药实际上可能会导致心律失常。心律失常的血流动力学改变和潜在后果将决定后续的患者管理和治疗计划。值得注意的是，当发现不规则节律时，物理治疗师应及时监测患者一分钟静息脉搏的情况。

（四）高血压类药物的应用

根据各种不同的调查结果，约 30％ 的中国成年人患有高血压（血压值高于 140/90 mmHg）。高血压治疗的目标是防止慢性血压升高造成的不良影响。持续的高血压会导致与肾功能衰竭、冠心病和脑卒中相关的发病率和死亡率增加。不幸的是，在大多数患者中，高血压不会给患者带来任何明显的体征或症状，导致早期无法得到足够的识别和治疗。因此高血压被贴上了"沉默的杀手"的标签。类似地，控制不佳的高血压症状和现有药物的众多不良反应也常常导致药物治疗依从性不理想。

许多生理因素联合起来建立和维持心血管系统的正常功能。人体的多个机制相互作用以维持循环中足够的压力，保证身体的各个系统正常运行。颈动脉压力感受器和肾传感器监测血压变化并触发心输出量和外周血管阻力的适当生理反应以调控血压在正常范围。血压升高会使得心率和心输出量降低，而血压降低会增加心率和心输出量。这些改变在小动脉、毛细血管后小静脉和心脏受到调节。除此之外，肾还可以通过调节血管内容量（心脏前负荷）来控制血压。交感神经系统和体液机制，即 RAAS，也会不断地调控各个部位并在它们之间产生代偿反应。

在大多数高血压患者中，压力感受器（心脏、肺、主动脉弓、颈动脉窦、右锁骨下动脉起始部等均存在）和肾容量−压力调节系统的刺激阈值"设置"过高。这导致与维持正常血压相关的中枢和外周调节变化的启动延迟。一旦压力感受器受到刺激，交感神经系统和肾等器官通常会迅速做出反应。然而，就像在血压正常的个体中一样，如果一个解剖部位基于某种原因（如疾病、药物）被"阻塞"，其他部位会代偿以维持血压水平，不再刺激压力感受器。

降压药可以根据主要受体部位和作用方式分为三类，包括：①利尿剂，作用于肾，减少容量；②用于限制交感神经系统活动以引起血管舒张（动脉和静脉）并减少心输出量的药物；③作用于 RAAS 以减少容量并引起血管舒张的药物。

目前，还没有发现直接改变压力感受器活性的有效且安全的药物。一些药物仅作用于一个部位，另一些可以作用于多个部位。同样，具有不同作用的药物也常常联合形成复方制剂，这允许减少每种药物的剂量，最大限度地减少不良反应。例如，利尿剂和 β 受体阻滞剂、钙通道阻滞剂或利尿剂和 ACEI，可以组合成复方药丸或片剂，以促进患者的自我管理，提高患者依从性。值得注意的是，一些研究试图"梳理"出哪种药物最适合治疗与特定病理改变相关的高血压，如 HF、CAD、糖尿病或慢性肾病的一级或二级预防。在不同人群，部分研究对女性、儿童和老年人群的最佳高血压治疗方案的确定也进行了严格的研究。

1. 利尿剂

血管内血容量的变化对血压有显著影响。利尿剂是最常用的抗高血压药物之一，通过 Frank−Starling 心脏定律降低前负荷和收缩力，从而减少循环量，降低血压。利尿剂作用于肾小管或髓袢的不同部位，改变钠的重吸收，从而影响水的保留。呋塞米是一种袢利

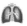

尿剂，作用于髓袢升支粗段，为强效利尿剂。作用于近端小管的碳酸酐酶抑制剂和作用于集合小管和集合管的保钾利尿剂是中效利尿剂。磺胺类利尿剂（噻嗪类和噻嗪样药物）具有中等利尿作用，它们作用于髓袢的皮质升支和远端小管。噻嗪类是常用的利尿剂，它们的主要副作用是低钾血症和葡萄糖耐受不良。此外，一些利尿剂在运用了一段时间后可能会使血管平滑肌细胞内缺钠，导致 $Na^+ - Ca^{2+}$ 交换减少，引起一些血管舒张，造成外周阻力降低。

常用利尿剂有 3 类：袢利尿剂（强效利尿剂，代表药物呋塞米）、噻嗪类利尿剂（中效利尿剂，代表药物氢氯噻嗪）、保钾利尿剂（弱效利尿剂，代表药物螺内酯）。利尿剂的选择取决于高血压的严重程度和药物的副作用。药物的效力取决于其在肾单位中的作用部位。同时医生还可以开具利尿剂的组合来治疗高血压。物理治疗师在鼓励服用利尿剂的患者参加有氧运动时应谨慎，容量减少和电解质紊乱可造成接受运动训练的患者产生低血压和心律失常。当开具强效利尿剂时，低钾血症可能是利尿剂治疗的严重后果。通常规律补钾可以防止潜在的不稳定电解质环境。此外，使用保钾利尿剂也可能造成患者发生高钾血症。

2. 作用于交感神经系统的药物

血压受交感神经系统调节、心输出量和外周血管阻力的影响。药物可用于通过以下方式改变交感神经系统活动以控制血压。

1）作用于中枢的化合物可以减少来自脑干血管加压中心的神经传递，抑制血管收缩。

2）神经节阻滞剂可阻断交感神经节的胆碱能传递，从而减少节后神经释放去甲肾上腺素，导致血管舒张。

3）用节后心脏阻滞剂可阻断去甲肾上腺素对 β 受体的作用，减少心输出量。

4）阻断小动脉和小静脉中的 α 受体，阻止去甲肾上腺素的作用并降低外周血管阻力。

5）阻断负责释放肾素的肾小球旁细胞上的 β 肾上腺素能受体，限制血管收缩。

3. 血管扩张剂

这组降压药直接作用于血管平滑肌细胞，从而降低外周血管阻力（动脉扩张）或静脉回心血量（静脉扩张）。动脉扩张剂对于收缩期高血压有显著的控制效果。肼屈嗪、米诺地尔和二氮嗪是临床上常用的动脉扩张剂。钙通道阻滞剂通过抑制血管平滑肌内的肌动蛋白和肌球蛋白耦联来降低血压，从而促进血管平滑肌扩张。静脉扩张剂在治疗舒张期高血压方面特别有效，因为它们可降低心脏前负荷和舒张末期压力。硝普钠是一种兼顾静脉和动脉的扩张剂。许多血管扩张剂可以通过口服或静脉给药，当然后者是快速治疗恶性全身性高血压的首选。作为对血管舒张的反应，用药后患者经常出现代偿性交感神经激活表现，如心动过速、反射性血管收缩、醛固酮增加和血浆肾素升高。由于这些原因，在高血压的管理中，血管扩张剂通常与 β 受体阻滞剂或其他交感神经系统抑制药物联合使用。此外，同时使用利尿剂治疗可以限制因使用血管扩张剂引起的醛固酮代偿性增加引起的液体潴留。

4. 作用于肾素—血管紧张素系统的药物

肾皮质产生肾素的三种刺激来自肾动脉压力下降、交感神经系统刺激及钠减少。肾素反应形成血管紧张素Ⅰ，并且在转换酶（ACE）的存在下，血管紧张素Ⅰ形成血管紧张素Ⅱ。后一种物质是一种有效的血管收缩剂，会影响醛固酮的产生和随后的钠潴留，所有这些因素都会导致血压升高。与血管扩张剂不同，ACEI的优势在于不会导致反射性交感神经系统活动。目前已经有足够的证据表明ACEI在射血分数降低患者的血压管理中有效。另一类阻断血管紧张素Ⅱ作用的抗高血压药是ARB。ARB通过降低血管张力和减少水钠潴留来降低血压。ACEI和ARB在控制血压方面同样有效，而ACEI的主要副作用是干咳。

5. 中枢性降压药

许多药物可抑制中枢交感神经，其中可乐定是代表药物之一，可乐定可通过激活抑制性神经元，降低血管运动中枢的紧张性，使外周交感神经的功能降低，减少外周血管阻力和心输出量。它会引起恶心、嗜睡、心悸，极少数情况下还会引起心力衰竭。

（五）脂代谢紊乱的药物的应用

胆固醇是一种天然的类脂肪物质，存在于身体的各种组织（细胞膜、激素和血浆）：大约93％的胆固醇存在于细胞膜中，其余7％在血浆中循环，这些循环的胆固醇一部分被肾上腺和性腺用于激素合成；另一小部分被外周细胞用于组成和维持细胞膜结构。胆固醇在血液中以脂质分子的形式运输，而脂质分子又由蛋白质携带，这种复合物被称为脂蛋白。因此，胆固醇异常的评估包括脂蛋白的评估。三种主要脂蛋白携带血液胆固醇：低密度脂蛋白（low-density lipoproteins，LDL）、高密度脂蛋白（high-density lipoproteins，HDL）和极低密度脂蛋白（very-low-density lipoproteins，VLDL）。甘油三酯是一种具有三个脂肪酸链的甘油分子，约占VLDL的80％，其余20％是胆固醇。肝脏是胆固醇代谢的主要场所。肝脏主要从三个来源获得胆固醇，即以乳糜微粒、低密度脂蛋白的形式和通过从头合成的方式。肝脏将胆固醇作为胆汁酸和VLDL输出。随着对脂蛋白复杂性质的理解不断加深，脂质管理变得更加针对特定人群和病理。ACC/AHA发布的指南确定了能够通过他汀类药物从动脉粥样硬化性心血管疾病（atherosclerotic cardiovascular disease，ASCVD）的一级和二级预防中受益的四个主要群体，体现了治疗模式的不断优化，从单纯的治疗胆固醇到以数字"目标"识别高危人群，并开出适当剂量的他汀类药物治疗处方（表6-1-9）。对任何个体的具体血脂建议受年龄、性别和存在的动脉粥样硬化危险因素的数量，以及糖尿病、代谢综合征和已知的动脉粥样硬化疾病（如外周血管疾病、腹部主动脉瘤、血管炎症过程和颈动脉狭窄）的影响。近年来新的降胆固醇药物前蛋白转化酶枯草杆菌蛋白酶/kexin 9型（proprotein convertase subtilisin/kexin type 9，PCSK9）抑制剂适用于那些他汀类药物不耐受（由于肌肉疼痛、肌肉无力等）的个体，这些个体能够迅速降低LDL，但价格非常昂贵。这两种新药是阿利西尤单抗和依洛尤单抗。

表 6-1-9　他汀类药物

医疗管理目标	他汀类药物受益群体	药物剂量
日剂量可降低 50% 的低密度脂蛋白胆固醇	动脉粥样硬化性心血管疾病＋年龄≤75； 低密度脂蛋白胆固醇≥190mg/dL； 年龄 45～70 岁的糖尿病患者＋低密度脂蛋白胆固醇≤190 mg/dl＋估计 10 年 ASCVD 风险≥75%	阿托伐他汀（立普妥）：40～80 mg； 瑞舒伐他汀（可定）：20～40 mg
每日剂量可降低 30%～50% 的低密度脂蛋白胆固醇	动脉粥样硬化性心血管疾病≥75 岁； 糖尿病年龄 45～70 岁＋低密度脂蛋白胆固醇≤90 mg/dl	阿托伐他汀（立普妥）：10～20 mg； 瑞舒伐他汀（可定）：5～10 mg； 普伐他汀（普拉固）：40～80 mg； 辛伐他汀（舒降之）：20～40 mg

血脂异常的治疗干预措施从控制低密度脂蛋白胆固醇（LDL-C）开始。降低 LDL-C 的第一个推荐治疗方法是治疗性生活方式改变（therapeutic lifestyle changes，TLCs），时间持续 12 周。TLCs 包括减少饱和脂肪，降低胆固醇，增加可溶性纤维，增加植物固醇，减轻体重，增加身体活动。如果 TLCs 不足以在合理的时间范围内实现预期的 LDL-C 降低，则应该在这之后开始药物治疗。LDL-C 管理的目标取决于患者的情况。需要考虑存在的 CVD 危险因素，存在的 CHD、糖尿病、代谢综合征和致动脉粥样硬化的血脂异常的影响，包括降低的高密度脂蛋白胆固醇（HDL-C）、升高的甘油三酯和增加的载脂蛋白 B。一般的药物干预和目标指南旨在降低 LDL-C，而在甘油三酯升高（>200mg/dL）的患者人群中使用非高密度脂蛋白胆固醇（non-HDL-C）值代替 LDL。有研究显示，相对 LDL，non-HDL-C 能更准确地反映了所有致动脉粥样硬化脂蛋白中的胆固醇浓度。用于脂质控制的药物治疗方案通常是多维的。主要目标是通过使用他汀类药物来降低 LDL-C。如果没有获得预期的结果，指南建议首先确保药物依从性，然后加强生活方式的改变，最后排除任何其他可能的高脂血症原因。如果高脂血症仍持续存在，可以根据患者个人的医疗状况和其对药物不良反应的反应添加非他汀类药物治疗，如烟酸、鱼油、贝特类和胆汁酸螯合剂。表 6-1-10 列举了脂质管理药物。

脂质管理药物一些更常见的不良反应包括胃肠道不适（如便秘、腹泻和恶心）、肝功能异常、皮疹和潮红（尤其是烟酸）、出血时间增加（鱼油）、胆结石形成轻微增加（吉非罗齐），增加血糖水平（烟酸），并可能使糖尿病患者的血糖水平恶化（烟酸）。洛伐他汀可能会导致头痛、睡眠障碍、睡眠时间缩短、疲劳和肌肉痉挛。普伐他汀是另一种 3-羟基-3-甲基戊二酸单酰辅酶 A（3-hydroxy-3-methyl glutaryl coenzyme A，HMG-CoA）还原酶抑制剂，不会像洛伐他汀一样穿过血脑屏障，因此对中枢神经系统的影响可能较小。

表6-1-10　脂质管理药物

干预目标	药物	药物名称	作用	不良反应
降低低密度脂蛋白（LDL）	HMG-CoA还原酶抑制剂/他汀类药物	阿托伐他汀 西立伐他汀 氟伐他汀 洛伐他汀 普伐他汀 瑞舒伐他汀 辛伐他汀 匹伐他汀	抑制胆固醇合成；增加LDL受体活动	肌病； 肝功能异常
	阴离子交换树脂/胆汁酸隔离剂	考来烯胺（消胆胺） 考来替泊 考来维仑	结合肠道胆汁，导致粪便排出胆汁酸；增加LDL受体活性	胃肠道不适；其他药物和维生素的吸收减少可能会增加甘油三酯
	抑制肠道对胆固醇的吸收	依折麦布		
增加HDL	烟酸（速释制剂、缓释制剂、控释制剂）	烟酸	增加高密度脂蛋白；减少肝脏合成VLDL；降低血浆游离脂肪酸水平	潮红；上消化道不适；血糖增加；
	烟酸联合他汀类药物			
降低甘油三酯+高密度脂蛋白（HDL）	贝特类	非诺贝特 吉非贝齐 氯贝丁酯 非诺贝特酸缓释剂	降低游离脂肪酸形成甘油三酯的能力；增加VLDL的血管内分解	消化不良；胆结石；肌病
	抑制肠道对胆固醇的吸收	依折麦布		胃肠道不适；肌痛；关节痛；
降低甘油三酸酯	鱼油/Ω-3脂肪酸	许多非处方药品种		胃肠道不适；鱼腥味；增加出血时间
	烟酸			

　　他汀类最常见的不良反应之一与骨骼肌有关。患者在开始服用他汀类药物后的最初几周内出现静息性肌肉疼痛通常表明药物毒性，并可能导致肌肉损失。这种药物毒性在极端情况下会导致横纹肌溶解（深色尿和肾处理蛋白质的功能下降导致肾功能衰竭）。当出现以上症状时应停药，其作用通常是可逆的。联合药物治疗更有可能出现不良反应。例如HMG-CoA还原酶抑制剂（他汀类药物）与烟酸合用时，会增加肝毒性的风险。他汀类药物与吉非罗齐或烟酸合用可能会引起肌炎、肌肉紧绷和疲劳。为服用口服抗凝剂的患者开具贝特类药物或者鱼油制剂相关处方时必须谨慎，因为抗凝剂的抗凝作用可能会被加

强。一般不建议糖尿病患者使用烟酸，因为这可能使血糖水平恶化。在有必要的情况下，则必须进行非常严格的血糖监测。对于服用洛伐他汀、烟酸和吉非贝齐的患者，应在前6周内可根据需求检查肝酶、肌酸激酶水平，并根据需要每隔3个月和6个月检查一次。一般疲劳、疼痛和腹部不适可能伴随血脂水平升高。接受运动训练并且服用洛伐他汀的患者经常抱怨肌肉疼痛时，应评估可能的药物副作用和运动不耐受。使用他汀类药物早期治疗期间必须进行肝酶监测，早期发现肝脏问题和停用药物通常可逆转药物对肝脏不利的病理作用。

（六）用于重症监护的心脏药物

许多病理状况需要在重症监护环境中进行观察和管理。由潜在病理状况引起的血流动力学不稳定通常需要医务人员快速反应。给予适当的药物治疗并密切监测其作用可以显著改变治疗结果。许多心血管疾病可导致全身性损害，常见疾病包括急性心肌缺血或梗死、充血性心力衰竭和肺水肿、心脏结构异常和心脏传导系统疾病等。与这些疾病相关的心脏功能障碍的临床表现可能包括缺氧、疼痛、血压变化（如高血压或低血压）、休克、心率变化和心律失常。

药物治疗旨在纠正潜在的病理状况，如溶栓（已在本章其他小节讨论）。除了为患者提供氧气以帮助逆转缺氧外，药物治疗可侧重于调控自主神经系统，以有利于维持血流动力学稳定。副交感神经和交感神经系统的药物激动剂和拮抗剂用于诱导血管舒缩张力、心肌收缩力和时变性的变化。通过服用抗高血压药物（独立于自主神经系统的药物）和抗心律失常药物，可以进一步改善心输出量。

在重症监护环境中，也可以通过药物治疗来消除疼痛、诱导镇静和预防卧床并发症。重症监护环境中心血管疾病患者的药物管理通常包括侵入性测量及症状指导。例如，在开血管扩张剂处方时，医生必须密切监测LV充盈压（前负荷）和心输出量。呼吸困难和充盈压高的患者可能受益于静脉扩张剂以减少前负荷，而疲劳和低心输出量的患者可能受益于动脉扩张剂以改善心脏射血分数。

1. 氧疗

氧气（oxygen）应该被视为一种药物，并且有必要在心脏重症监护病房使用时，与用药情况一起进行讨论。由心输出障碍引起的组织缺氧很少可以通过给氧改善。然而，当同时存在低氧血症时，氧疗通常是有益的。肺水肿通常是CHF的表现，会阻碍氧在肺中的扩散，从而降低动脉氧含量。氧疗可能有助于缓解低氧血症和随之而来的组织缺氧的严重程度。此外，当血红蛋白浓度降低时，如在贫血或血红蛋白去饱和的情况下，氧疗被认为是有益的。

2. 影响自主神经系统的药物

自主神经系统能对心血管功能发挥显著的控制作用。一个复杂的反馈回路系统协调交感神经和副交感神经系统的反射反应。通过神经递质，中枢神经系统的自主神经部分向待刺激的效应器官传递冲动。大多数神经节前纤维和所有副交感神经系统神经节后纤维都会释放乙酰胆碱。大多数交感神经系统节后纤维释放去甲肾上腺素。这些物质可以部分或完全被药物制剂（如拟交感神经药、拟副交感神经药或交感神经或副交感神经系统激动剂）模拟。类似地，效应器官中的受体可以被药物（如肾上腺素受体或胆碱受体阻断剂，交感神经或副交感神经系统拮抗剂）部分或完全阻断。

当感知到平均动脉压的负性变化时，肾上腺素能受体和胆碱能受体受到刺激，适当调整外周血管阻力和心输出量。在心脏病危重症患者中，药物可以作用于自主神经系统受体，以帮助稳定血流动力学和有效心输出量，通过精细控制血管舒张、血管收缩或心肌收缩力，维护足够的平均动脉压。由于自主神经系统反馈"回路"的反射性质，必须密切监测这些药物的作用。尽管一些药物具有受体选择性，但大多数药物常同时作用于多个受体位点。通常利用药物联合使用以试图减少或增强某些血流动力学反应，这进一步强调了用药后进行监控的重要性。例如，肾上腺素（氯化肾上腺素）既是一种 α 受体激动剂，又是一种 β 受体激动剂。

血管加压素用于治疗与难治性休克相关的低血压。它不直接作用于自主神经系统，而是作为一种下丘脑合成的激素（也称为抗利尿激素）发挥作用。它主要作用于血管平滑肌，引起动脉血管收缩，其作用机制复杂，在低浓度时可引起肺血管扩张。

3. 非自主神经系统血管扩张剂和正性肌力药物

除了在重症监护环境中用药物控制自主神经系统以控制动脉血压外，还有其他抗高血压药和（或）血管扩张剂可供选择，如硝普钠和经常用于静脉注射的硝酸甘油。与硝普钠相比，静脉注射硝酸甘油的前负荷降低幅度稍大，后负荷降低幅度稍小。虽然这两种药物均能有效降低血压，但静脉注射硝酸甘油是治疗 CHF 与缺血性心脏病的首选药物。硝普钠是治疗高血压急症首选的胃肠外治疗药物。奈西立肽是人 BNP 的重组形式，是一种有效的血管扩张剂。当初始治疗（利尿剂和非胃肠外硝酸盐）无效时，奈西立肽通常可用于缓解急性失代偿性 HF 的症状。

正如本章前面所讨论的，利尿剂通过减少静脉回流来降低中心静脉压。呋塞米是一种强效、速效的利尿剂，通常在出现左心室功能障碍和肺充血的紧急治疗中，通过胃肠外给药。磷酸二酯酶抑制剂是正性肌力药物，在治疗急性失代偿性 HF 时应谨慎使用。米力农和氨力农短期胃肠外使用，与类似作用的药物相比，可能导致死亡率增加。临床上等待心脏移植的患者经常使用上述一种药物进行治疗。直到最近，肺动脉高压的直接药物治疗才可用，包括强效血管扩张剂，包括前列环素（和前列环素类似物）和一氧化氮，已在某些患者中显示出稳定血流动力学和缓解症状的益处。

4. 抗心律失常的药物

危及生命的心律失常通常在心脏重症监护病房进行治疗。除了心律失常的电复律外，药物干预也是临床治疗的主要手段。利多卡因和胺碘酮是用于抑制危重症患者心室异位心律的主要药物。如果患者情况稳定，可对急性心肌缺血患者预防性使用利多卡因，对室性心动过速或纤颤患者进行治疗。在紧急情况下，这两种药物均大剂量静脉推注后进行连续静脉滴注。当利多卡因或胺碘酮无法控制室性心律失常时，普鲁卡因胺可作为备选药物。维拉帕米是一种钙通道阻滞剂（Ⅳ类抗心律失常药），已用于治疗不需要复律的室上性心动过速。新发阵发性室上性心动过速（paroxysmal supraventricular tachycardia，PSVT）的急性治疗通常使用腺苷。腺苷是一种天然存在的内源性嘌呤核苷。当涉及窦房结或房室结的折返通路（包括与沃尔夫–帕金森–怀特综合征相关的心动过速）时，腺苷在终止 PSVT 方面非常有效。腺苷通过快速静脉推注给药，其峰值效应在几秒钟内发生。洋地黄可用于控制心房扑动或颤动的心室率，但它可能会对危重患者产生显著的毒性和不良的药物相互作用。尽管洋地黄可以成功地将 PSVT 转化为正常窦性心律，但它也可能将心房扑动转化为心房颤动。洋地黄类药物作为正性肌力药，其对收缩力的影响不如胃肠外给药的有拟交感神经作用的正性肌力药，如多巴酚丁胺或去甲肾上腺素，因此洋地黄在重症监护环境中通常不用于此目的。

　　5. 用于重症监护的其他药物

　　其他常用于重症监护的药物包括抗凝剂（如肝素钠）、减少躁动和焦虑的镇静剂及镇痛剂。硫酸吗啡是治疗心肌缺血性疼痛的首选药物。同时，它在治疗急性心源性肺水肿方面也非常有用。它是一种有效的血管扩张剂，可增加静脉容量，并缓解肺充血。电解质变化也是危重患者管理中的常见现象。钾、钠或镁的失衡通常是由于肾功能受损和/或补液过多造成的。

　　急性冠脉综合征管理的进展促进了专科重症监护病房的发展。接受 PCI 的患者通常接受符合标准临床路径的药物治疗，且需要密切监测和特殊管理。因很多用于逆转初始冠状动脉阻塞的药物固有的特性——溶栓、溶解纤维蛋白、抗血小板和抗凝等——导致这些PCI 患者活动性出血风险增高。总之，随着患者血流动力学稳定，本节中描述的许多强效药物的处方将停止并由口服药物替代。

第二节　呼吸系统药理学

　　对药物干预有反应的呼吸系统的三个结构是支气管、细支气管和肺泡。支气管和细支气管具有外层软骨、平滑肌中央层和最内层的黏膜。这些结构可以保持空气流动。肺泡有一个单一的薄膜层，负责气体交换。支气管和细支气管疾病的主要特征是支气管收缩，即平滑肌层受到刺激而收缩使管腔变窄。该作用在阻塞性肺疾病的病理生理学中起主要作用。因此支气管扩张剂是治疗呼吸系统疾病最常用的药物。支气管收缩可归因于三个主要病理因素：支气管运动张力异常（支气管痉挛）、炎症和机械阻塞。维持支气管运动张力和炎症的控制是呼吸系统疾病患者气道管理的主要内容。黏液纤毛运输、去除分泌物及随后的肺泡通气和氧合只能在收缩气道实现扩张的基础上才能发生。

　　正常的支气管张力是收缩性和扩张性之间的平衡，受肾上腺素能和胆碱能之间动态变化的影响。支气管痉挛是由外部刺激物（如过敏原）破坏正常支气管运动引起的。急性支气管痉挛的特征表现为平滑肌收缩、黏液产生、血管充血和黏膜下炎性水肿。

　　在哮喘模型中，支气管痉挛的机制得到最清楚的阐释。在哮喘中，主要由副交感神经发挥作用增加支气管运动张力并导致支气管和细支气管变窄。结缔组织和血液中的受体，如肥大细胞，也会对外来刺激做出反应并释放介质物质，从而产生炎症反应。在许多呼吸系统疾病中，炎症是支气管痉挛的主要因素。炎症过程中释放的炎症介质可能来自血浆、邻近细胞或受影响的组织，并与以下八种细胞作用有关：①血管流量和管径的变化；②血管通透性的变化；③白细胞（如中性粒细胞、单核细胞、嗜酸性粒细胞、淋巴细胞和嗜碱性粒细胞）渗出；④白细胞在损伤部位（边缘）沿毛细血管内皮细胞聚集；⑤白细胞黏附在损伤部位的内皮表面（粘连）；⑥反应性释放的引诱物（趋化性），多形核白细胞从血流单向迁移到损伤部位；⑦内皮细胞间白细胞浸润（迁移）；⑧吞噬作用。

巨噬细胞、白细胞和中性粒细胞通过吞噬作用清除入侵的病原体。入侵的有机物质，如细菌或病毒上的抗原，或其他刺激物，如过敏原，会引发免疫反应。淋巴细胞负责多种免疫作用，包括激活巨噬细胞（通过产生和释放巨噬细胞激活因子）、抑制白细胞迁移（通过产生和释放白细胞抑制因子）及破坏易感靶细胞（淋巴毒性效应）。抗原刺激淋巴结中储存的不同类型的淋巴细胞产生两种物质：抗体或致敏淋巴细胞。抗体是由抗原和 B 淋巴细胞相互作用产生的，这一过程称为体液免疫（humoral immunity）。抗体也称为免疫球蛋白，抗体主要分布在血清、组织液及外分泌液中，能中和细菌外毒素，并有加强吞噬细胞杀灭和溶解细胞外的细菌和病毒的作用。抗体通常分为五个主要类别：免疫球蛋白（Immunoglobulin，Ig）A、IgE、IgG、IgM 和 IgD，其中前四种已在呼吸道分泌物中得到鉴定。致敏淋巴细胞（淋巴因子）是通过抗原与 T 淋巴细胞相互作用产生的，这一过程称为细胞免疫（cell-mediated immunity）。

对致敏原的过敏或免疫反应可分为四种类型，其中 I 型和 IV 型非常重要。I 型过敏反应立即发生，与肥大细胞上的 IgE 抗体活性有关，在反应中释放大量组胺。这种反应表现为在 10~20 分钟内发生发红、瘙痒和荨麻疹。在最严重的情况下，可能会发展为严重过敏反应，其特征是危及生命的支气管收缩和低血压。IV 型过敏反应需要大约 48 小时才能发生（通常称为迟发型过敏反应），并且很可能是由产生炎症的特定酶（但不是组胺）的释放引起的。这种延迟通常会使确定过敏原变得困难。这些反应通常不会在第一次接触过酶原时发生，并且与剂量无关，因为多次暴露于极低剂量的过敏原也可能会导致过敏反应和死亡。通常，I 型过敏反应用抗组胺药或皮质类固醇治疗，而 IV 过敏型反应仅用皮质类固醇治疗。

一、支气管扩张剂

支气管扩张剂（bronchodilators）的主要治疗目的是通过两种核苷酸影响自主神经系统，即环磷酸腺苷（cyclic adenosine monophosphate，cAMP）和环磷酸鸟苷（cyclic guanosine monophosphate，cGMP）。这些核苷酸被称为第二信使，因为它们的形成源于神经递质或药物的相互作用，并进一步引起细胞水平的生理反应。cAMP 促进平滑肌松弛并抑制肥大细胞脱颗粒，从而导致支气管舒张。cGMP 促进平滑肌收缩，并可能促进肥大细胞释放组胺和其他介质，导致支气管收缩。在肺部，cAMP 和（或）cGMP 的影响可归因于以下任何一种：

1）刺激毒蕈碱受体→增加 cGMP→增强支气管收缩。

2）刺激 β_2 受体→增加 cAMP→支气管舒张。

3）刺激 α_1 受体→cAMP 下降→促进支气管收缩。

副交感神经受到刺激，导致心率降低、支气管收缩和外分泌腺分泌增加，对肺病患者是有害的。尽管 β 受体激动剂、前列腺素、皮质类固醇和甲基黄嘌呤等药物不被视为支气管扩张剂，但它们可用于增加 cAMP 从而促进支气管扩张。α 受体阻滞剂、皮质类固醇、胆碱能受体拮抗剂和色甘酸可用于抑制 cGMP 或增强 cAMP，从而导致支气管扩张。表 6-2-1 介绍了目前常用的支气管扩张剂。

表 6-2-1　支气管扩张剂

类别	药物	使用方式	起效时间	达到峰值效果的时间	有效时间	说明
短效β受体激动剂	沙丁胺醇（舒喘灵）	MDI，neb	5～10 分钟	1～1.5 小时	6～8 小时	
	肾上腺素	Neb，ET，SC，IM	3～15 分钟	15～20 分钟	1～4 小时	激活受体
	异丙肾上腺素	MDI，Neb，IV，SL，tabs	2～5 分钟 5～20 分钟 15～30 分钟		0.5～2 小时 <1 小时 1～2 小时	作用于 β_1 和 β_2 受体
	左旋沙丁胺醇	Neb	10～17 分钟	1～2 小时	5～6 小时	少有
	特布他林	MDI，neb	15～30 分钟	1～2 小时	3～6 小时	
长效β受体激动剂	沙丁胺醇（缓释制剂）	Oral	15～30 分钟	2～3 小时	12 小时	不要咀嚼或压碎药片；应储存在冰箱中
	福莫特罗	DPI	≤5 分钟	≤30 分钟	12 小时	胶囊放置在雾化吸入器中
	沙美特罗	MDI，DPI	10～20 分钟	3～4 小时	12 小时	
	特布他林	Oral	≤1～2 小时	≤2～3 小时	48 小时	
抗胆碱药	异丙托溴胺	MDI	15～30 分钟	1～2 小时	6 小时	味道不佳
	噻托溴铵	DPI	≤5 分钟	≤30 分钟	24 小时	
黄嘌呤衍生物	氨茶碱	IV，Oral				
	茶碱	Oral	20～30 分钟	5～9 小时	12 小时	吸收变化大，多种药物相互作用

续表

类别	药物	使用方式	起效时间	达到峰值效果的时间	有效时间	说明
糖皮质激素	倍氯米松	MDI，DPI	1～2 天	1～2⁺ 周	6～8 小时	年龄≥25 岁
	倍他米松	Injection，Oral				
	布地奈德	Neb，MDI	2～8 天	4～6 周	12～24 小时	令人讨厌的味道
	可的松	Oral，MI				
	地塞米松	Oral	NA		4～6 小时	多系统不良反应
	氟替卡松	MDI，DPI	24 小时	1～2⁺ 周	12～24 小时	年龄≥12 岁
	氢化可的松	Injection，Oral				许多全身不良反应
	甲泼尼龙	IV，Oral				许多全身不良反应
	泼尼松龙	Oral				许多全身不良反应
	泼尼松	Oral				许多全身不良反应
	曲安奈德	MDI	1 周	2⁺ 周	12 小时	年龄≥6 岁
白三烯调节剂	孟鲁司特口服片	Oral tabs	NA	2～4 小时	24 小时	年龄≥12 月
	扎鲁司特	Oral tabs	NA	2～3 小时	12⁺ 小时	年龄≥5 岁，空腹
	齐留通	Oral tabs	NA	1～2 小时	5～8 小时	年龄≥12 岁
肥大细胞稳定剂	色甘酸	MDI，neb	10～15 分钟	几个星期以上	6 小时	年龄≥5 岁
	奥马珠单抗	SC	NA	7～8 天	3～4 周	年龄≥12 岁

注：Oral：口服，DPI：干粉吸入器；ER：延长释放；ET：气管内；IM：肌内注射；IV：静脉注射；MDI：计量吸入器；NA：不可用；neb：喷雾器；SC：皮下注射；SL：舌下；tabs：片剂。刺激肾上腺素能受体的药物通常被称为拟交感神经药或肾上腺素能激动剂，抑制肾上腺素能受体的药物被称为交感神经抑制剂或肾上腺素能拮抗剂。类似地，刺激胆碱能受体的药物被称为拟副交感神经药或毒蕈碱激动剂，抑制胆碱能受体的药物被称为副交感神经抑制剂或毒蕈碱拮抗剂。

二、拟交感神经药或肾上腺素受体激动剂

拟交感神经药的作用可能是选择性的或非选择性的。选择性拟交感神经药直接与一种特定的受体类型发生反应。非选择性拟交感神经药要么增加去甲肾上腺素的释放，要么阻止去甲肾上腺素的再摄取。这种突触间隙去甲肾上腺素的增加发生在所有受体上，并与所有肾上腺素能受体发生反应。拟交感神经药的反应取决于它们对受体的亲和力、给药途径和特定药物的剂量。

α 受体分布在外周和支气管平滑肌、心肌和血管黏膜内。它们在外周血管平滑肌中含量最多。β₁受体主要存在于心脏组织中，但也存在于血管黏膜中。β₂受体主要存在于支气

管平滑肌中，但也存在于外周平滑肌和骨骼肌中。

肾上腺素可直接作用于所有受体类型，而麻黄碱可增加去甲肾上腺素突触对所有受体类型的浓度。两者都被归类为一般的、非选择性的拟交感神经药。肾上腺素的作用持续时间很短，表现出中等的 α 受体活性、强的 β_1 受体活性和中等的 β_2 受体活性。麻黄碱作用时间长，表现出温和的 α 受体活性和中等的 β_1 受体和 β_2 受体活性。

因此，当用于缓解支气管收缩时，α 和 β_1 受体刺激可能会引起外周血管收缩并加速心脏反应，其他不良反应包括激动、出汗、头痛和恶心。此外，特定药物的给药途径可能会显著影响不良反应的程度。例如，与全身给药相比，吸入拟交感神经药产生的严重有害不良反应较小。理想情况下，更具有 β_2 受体特异性活性且没有 α 和 β_1 受体活性的药物将是用于扩张支气管治疗的最佳选择。然而目前尚无此类拟交感神经药被证实可用于临床，现在可以使用的是相对选择性地刺激 β_2 受体，影响肺而不影响心脏 β_1 受体的药物。这些 β_2 受体特异性药物通过促进 cAMP 水平的增加来放松支气管平滑肌，从而产生细支气管扩张。推荐的 β_2 受体激动剂有长效或短效的。目前可用的 β_2 受体特异性拟交感神经药的副作用较非特异性 β 受体拟交感神经药轻一些。然而，当使用高剂量或用于某些心脏敏感个体时，这种特异性就会失效。常发生的不良反应包括震颤、心悸、头痛、神经质、头晕、恶心和高血压，以及肌力作用（增强的心肌收缩力）和变时作用（增强的心率）。

短效 β_2 肾上腺素能受体激动剂（SABA）起效快（通常在 3～5 分钟起效），但持续时间相对较短（4～6 小时）。这些药物通常被用作快速缓解药物，因为它们可以快速缓解患者呼吸急促的症状。因此 SABA 常被用作抢救，进行反应性气道疾病（哮喘）中支气管痉挛的突破性治疗。除此之外，它们还用于预防或减轻已知由特定情况（如运动或寒冷天气）引发的支气管痉挛。

长效 β_2 受体激动剂（LABA）通常需要更长的时间起效（3～20 分钟），但持续时间更长（长达 12 小时）。由于其长效特性，此类药物被用作对症状的 12 小时控制，以提供日常稳定的气道。2006 年发表的沙美特罗多中心哮喘研究试验表明，在接受沙美特罗治疗的总人口中，呼吸相关和哮喘相关死亡及合并哮喘相关死亡或危及生命的事件有少量的增加，且具有统计学意义。由于这些发现，目前临床应用时都建议仅使用 LABA 作为吸入皮质类固醇的补充。

β_2 受体激动剂可以通过多种方法给药，其中吸入是首选的给药途径，因为它允许药物直接输送到呼吸系统，起效更快，同时绕过体循环并最大限度地减少全身不良反应。当然，长期使用 β_2 肾上腺素能受体激动剂可能会增加支气管对过敏原或刺激物的反应，导致气道刺激和支气管痉挛。常用的吸入方法有两种：定量吸入器（metered dose inhaler，MDI）和雾化器。MDI 是一种吸入辅助装置，可将特定量的药物以雾化药物的形式在患者吸入的短时间内输送到肺部。该装置在推进剂中自动释放含有溶解或悬浮药物的单一剂量制剂。挥发性推进剂分解成液滴，这些液滴快速蒸发，产生微米大小的药物颗粒组成的气溶胶，然后被吸入。MDI 包含足够的药物，可喷射的次数一般印在罐上。尽管吸入器可能会在超过该使用次数后继续工作，但输送的药物量可能不准确。监测吸入器的使用次数非常重要，以便在使用完推荐使用次数后更换。定量吸入器体积小，携带方便。然而，它们需要患者掌握一定的使用和吸气技巧。MDI 有时与气雾器（图 6-2-1）一起使用。这些装置用作储雾罐或间隔器以降低气溶胶进入口腔的速度。挤压药物之后，吸气辅助器将药物保存在腔室中，让患者可以缓慢而深地吸入 1 或 2 次。这使得吸入器的使用更方便，并有助于确保更多的药物进入肺部。

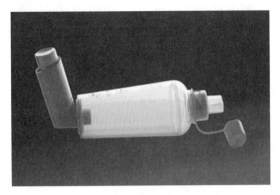

图 6-2-1　定量吸入器和气雾器

喷射雾化器（图 6-2-2）是一种用于以吸入肺部的雾状形式给药的装置。雾化器有多种类型，但最常见的是喷射雾化器（以下简称喷雾器）。喷雾器通过管道连接到压缩空气源，由压缩空气或氧气气流作为高速喷射驱动力，将液体药物变成气溶胶。在临床中医生常推荐患者使用 MDI，主要是因为它们比雾化器更方便和便携。喷雾器通常用于医院环境中和使用吸入器有困难的患者，如患者存在呼吸系统疾病或严重哮喘发作。

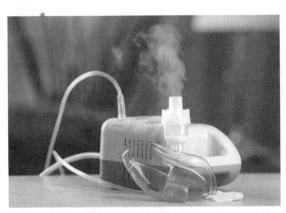

图 6-2-2　喷射雾化器

三、副交感神经阻滞剂或毒蕈碱受体拮抗剂

迷走神经（颅神经 X）向肺发出丰富的副交感神经进行支配。胆碱能受体可分为存在于骨骼肌和自主神经节中的烟碱受体，以及毒蕈碱或终末器官受体。在支气管平滑肌上的受体本质上是毒蕈碱受体。毒蕈碱受体在受到刺激时会激活支气管收缩。因此，抑制这些受体会阻断其作用机制并防止 cGMP 增加。这会进一步改善 β 受体激活的效果，并引起 cAMP 作用增加和支气管平滑肌松弛。毒蕈碱受体拮抗剂中常用的药物是阿托品。然而，阿托品很容易进入全身循环，并且经常与许多不良反应有关。其中一些重要的不良反应包括口干和皮肤干燥、头痛、意识模糊、头晕、心动过速、视力模糊、皮疹、谵妄（老年患

者）和胃肠活动减少。迷走神经张力增加和乙酰胆碱的释放是介导肺气肿和慢性阻塞性肺疾病（COPD）支气管收缩的重要因素。因此，降低迷走神经张力影响的毒蕈碱受体拮抗剂是治疗 COPD 支气管收缩不可或缺的一部分。在哮喘等反应性气道疾病中，相较迷走神经张力的增加，气道炎症是主要的病理生理因素，这是毒蕈碱受体拮抗剂通常不用于治疗哮喘的根本原因，但其可用于辅助抗炎药物治疗中度至重度哮喘的急性发作。常见的药物包括异丙托溴铵和噻托溴铵。这些药物通过吸入给药，不会被吸收到循环系统中，因此全身不良反应较少。其主要不良反应包括口干、心动过速、视力模糊和便秘。

（一）茶碱类

另一种提高细胞内 cAMP 水平的机制是抑制磷酸二酯酶（PDE）的作用。PDE 负责 cAMP 的降解，因此如果能阻断 PDE，可以使得 cAMP 的作用增强并延长，如此就能达到扩张支气管的目的。茶碱类（methylxanthine）药物有显著抑制 PDE 的效果。除此之外，茶碱类还可以通过抑制前列腺素、阻断腺苷受体、提高内源性儿茶酚胺水平、抑制 cGMP 和促进细胞内钙的移位来促进支气管扩张，以及刺激中枢神经系统和骨骼肌，从而改善慢性肺病患者的膈肌收缩力和减少膈肌疲劳，减少患者呼吸困难的程度，提高运动耐力。这类药物中临床上常用的是茶碱和氨茶碱。当然它们也存在多种不良反应，包括增加心肌工作负荷、增加对心室和室上性心律失常的易感性和利尿作用。

（二）糖皮质激素

糖皮质激素（corticosteroids）类似于人类激素皮质醇，但糖皮质激素的作用时间更长，并且具有更明显的免疫抑制或抗炎活性。糖皮质激素通常不被视为主要的支气管扩张剂。然而，由于支气管收缩是一种炎症反应，糖皮质激素会减少炎症反应，减少黏膜肿胀，并扩张支气管腔和增加气流。糖皮质激素可通过以下作用介导支气管腔内径增加：抑制淋巴细胞、嗜酸性粒细胞和肥大细胞的迁移；减少多形核白细胞的黏附和边缘化；抑制激肽活性，导致支气管黏膜内的脉管系统收缩；抑制 IgE 作用并稳定肥大细胞膜，减少组胺和其他支气管收缩介质的释放；增加 cAMP 活性，让 β 受体活性随着 cAMP 的增加而增强；降低 PDE 活性。

由于其强大的抗炎作用，糖皮质激素被认为是长期和快速缓解哮喘的首选药物。糖皮质激素的给药途径特别重要，因为不同的给药途径会对其副作用发生率产生巨大影响。在严重支气管收缩发作期间，通常静脉给予糖皮质激素。然而，对于需长期使用的情况，应使用口服或吸入给药的途径。吸入是首选，因为它引起的副作用较少。

糖皮质激素治疗的副作用大多数呈剂量依赖性，需要几天或几周才能显现出来。一些副作用是不可避免的，这些副作用从轻微到威胁生命、危险程度不等。与高剂量和长期糖皮质激素治疗相关的主要副作用包括免疫抑制与感染风险增加、胃肠道紊乱、情绪紊乱（在兴奋和抑郁之间摇摆不定）、失眠、骨质疏松症、生长迟缓、肌肉无力和萎缩（特别是骨盆和肩带肌肉组织）、高血糖、钠和水潴留、青光眼和白内障的发生率增加，以及与脂肪分布相关的满月脸和水牛背。

（三）肥大细胞稳定剂

肥大细胞稳定剂（mast cell stabilizers）如色酮（如色甘酸钠）可以稳定肥大细胞并防止组胺和其他炎症介质的释放。除此之外色酮还被认为能抑制感觉 C 纤维对刺激物的反应，从而阻止局部轴突反射及 T 淋巴细胞因子和其他与哮喘有关的介质的释放。还有研究证实，它可以抑制氯离子和钙离子通道。由于起效时间较长，这类药物主要用于慢性哮喘的预防，还可以预防急性哮喘发作的晚期反应。这种晚期反应是在哮喘初始发作后4～6 小时发生的严重的气道阻塞和支气管收缩。色甘酸钠的副作用是吸收不良。其他相关的副作用可能包括口干、咳嗽和喉咙刺激。虽然这些药物不太可能替代对更严重阻塞性气道疾病患者吸入性皮质类固醇的使用，但它们在减少类固醇造成的副作用方面有潜在益处。

（四）白三烯抑制剂

白三烯（leukotriene）是重要的炎症介质，可促进中性粒细胞与内皮的相互作用、诱导支气管收缩并促进气道高反应性。白三烯是在许多触发因素下合成的，包括受体激活、抗原-抗体相互作用、物理刺激（如寒冷）及任何增加细胞间 Ca^{2+} 浓度的刺激。除此之外，它们还会导致平滑肌肥大、黏液分泌过多和嗜酸性粒细胞流入气道组织。因此，白三烯抑制剂（leukotriene inhibitor）可能在治疗哮喘和其他过敏性疾病（如过敏性鼻炎、特应性皮炎和慢性荨麻疹）中发挥重要作用。

目前有两种药物可以实现这一目标。齐留通能够抑制 5-脂氧合酶并减少或阻止白三烯合成。而孟鲁司特和扎鲁司特可以抑制白三烯 B4。白三烯抑制剂的副作用包括肝损伤、头痛、疲劳、恶心和呕吐。

（五）抗 IgE 单克隆抗体

过敏是由过敏原引发的，过敏原可以是大分子（如蛋白质），也可以是称为半抗原的小分子，这些小分子通常与人体自身的蛋白质结合，通过改变它们的结构并将它们转化为过敏原。

敏感人群首次接触过敏原后，只有 IgE 类抗体繁殖并与肥大细胞和其他细胞（如嗜碱性粒细胞）结合。重新接触这些过敏原会导致这些过敏原与 IgE 结合，并大量释放炎性介质，如组胺、白三烯、前列腺素和白细胞介素。这些炎性介质导致血管舒张、黏膜肿胀及支气管的分泌和收缩。奥马珠单抗是一种实验室制造的抗 IgE 单克隆抗体（anti-IgE monoclonal antibodies），能与 IgE 类抗体特异性结合并阻止其作用。但由于其成本高昂，奥马珠单抗通常用于无法用高剂量皮质类固醇控制的严重的持续的哮喘患者。奥马珠单抗的副作用包括瘙痒、头痛、注射部位疼痛，在严重的情况下会出现过敏反应。

四、辅助类药物

除上述药物外，以下几种药物也常用于治疗呼吸系统疾病：抗组胺药、镇咳药、祛痰药、呼吸兴奋药和抑制药、肌松药和抗菌药。

（一）抗组胺药

治疗与季节性过敏相关的呼吸道过敏反应是抗组胺药（antihistamines）最常见的用途之一。组胺与 H_1 和 H_2 受体的两种特定受体类型相互作用。H_2 受体位于胃中并参与胃酸分泌，H_1 受体主要位于血管、呼吸道和胃肠平滑肌，在治疗哮喘时可被抗组胺药物阻断。H_1 拮抗剂可减少吸入致敏原引起的黏膜充血、刺激。抗组胺药也可以减少与普通感冒有关的咳嗽和打喷嚏等症状。临床常用的主要是组胺 H_1 受体拮抗药，如苯海拉明、异丙嗪和氯苯那敏等。抗组胺药最常见的副作用包括镇静、疲劳、头晕、视力模糊、共济失调和胃肠道不适。

（二）镇咳药

咳嗽是呼吸系统的常见症状，有许多处方药可用于治疗咳嗽。咳嗽可分为排痰性咳嗽和无效性咳嗽。排痰性咳嗽可以从气道中清除分泌物并增加气流。无效性咳嗽对患者没有意义，且会使患者感到不适甚至可能增加患者呼吸困难程度。因此镇咳药（antitussives）仅适用于抑制与轻微喉咙刺激和普通感冒相关的无效咳嗽，如干咳。镇咳药的作用原理是阻断过度活跃的受体或增加大脑髓质部分咳嗽中枢的阈值。它们通常仅适合短期使用，通常在夜间使用，但不适用于因分泌物滞留引起的咳嗽。镇咳药可分为局部麻醉剂（如苯佐那酯）、非麻醉药（如右美沙芬）和麻醉药（如可待因、吗啡）。非麻醉性和麻醉性镇咳剂的主要副作用是镇静，胃肠道不适、恶心、便秘，头晕也可能发生。

（三）祛痰药

促进呼吸道分泌物清除的药物称为祛痰药（mucoactive agents），又称黏液活性剂，有四种基本类型：黏液溶解药、恶心性和刺激性祛痰药、润湿药和表面活性药。

黏液溶解药物的基本原理是破坏黏液和化脓性分泌物中的化学键，降低黏液的黏稠度并促进咳痰，常用药物包括糜蛋白酶、脱氧核糖核酸酶、溴己新、氨溴索、乙酰半胱氨酸、羧甲司坦等。乙酰半胱氨酸（吸入给药）是常用的黏液溶解药。人们认为它可以"打开"黏液中的二硫键，并使其更具流动性。乙酰半胱氨酸的主要不良反应包括黏膜刺激、咳嗽、支气管痉挛（尤其是那些存在气道反应性的患者）和恶心。糜蛋白酶、脱氧核糖核酸酶是此类药物的另外的代表，它通过雾化器给药。其中脱氧核糖核酸酶是一种高度纯化的重组人脱氧核糖核酸酶Ⅰ（rhDNase）溶液。这种酶选择性地裂解和水解存在于痰液/黏液中的 DNA，并降低其黏度，促进分泌物的清除。它的主要用途是用于铜绿假单胞菌培养阳性的囊性纤维化患者。目前的证据证明脱氧核糖核酸酶可有效治疗非囊性纤维化支气管扩张症，即原发性纤毛运动障碍。

恶心性和刺激性祛痰药的基本原理是通过增加呼吸道的水合作用或分泌物的体积来促进呼吸道分泌物的咳出。最普遍的祛痰药的例子是简单的水合作用［通过气溶胶，即 3% 氯化钠溶液或口服碘化甘油和愈创木酚酸甘油酯（愈创甘醚）］。愈创甘醚的成分可在非处方祛痰药中找到，但从循证医学的角度来说，其功效似乎很小。

湿润和润滑分泌物的润湿药使患者更容易咳出痰液。半生理盐水（0.45% NaCl 注射液）一直是诱导痰液的首选药物。它通过连续气溶胶或间歇超声雾化输送。然而，这种做法目前在临床上也很少使用，因为发现吸入高渗盐水（7.0% NaCl 溶液）可通过增加痰量来增加黏液纤毛清除率。有趣的是，是患有囊性纤维化的澳大利亚冲浪者发现了高渗盐水的作用。他们告诉临床医生，海水有助于清除分泌物。随后的研究表明，在短期试验中，囊性纤维化患者的肺功能有所改善，但缺乏更多的临床研究证据。

表面活性药可以稳定气溶胶液滴，从而提高它们作为雾化药物载体的功效。然而，这些药物的有用性仍在研究中。

（四）呼吸兴奋药和抑制药

刺激呼吸中枢的药物被称作呼吸兴奋药（respiratory stimulants）。有害刺激，如疼痛，可能会导致中枢神经系统兴奋，从而引起呼吸中枢活动增强。某些药物，如某些拟交感神经药和茶碱类药物，也会刺激呼吸中枢活动并诱导呼吸增加。具有引起呼吸中枢兴奋并随后增加呼吸活动的特定能力的药物称为呼吸兴奋药。呼吸兴奋药的明显副作用是会引起剂量依赖性的中枢刺激，最终会导致抽搐，因此临床使用存在一定的争议，一般仅当呼吸衰竭因潜在的有害干预措施［如氧气和（或）麻醉剂］加重时，可以考虑使用呼吸兴奋药。

多沙普仑可以刺激颈动脉和（或）皮质和脊髓神经元中的化学感受器，进而刺激脑干中的呼吸中枢，它能增加潮气量和呼吸频率，是被广泛接受的呼吸兴奋药之一，通过静脉内给药，用于防止急性呼吸衰竭氧疗时动脉二氧化碳分压升高。此外，其还被用于预防高危术后患者的呼吸抑制。

一些药物（如镇静药、镇痛药、麻醉镇痛药）在不同程度上也是呼吸抑制药（respiratory depressants）。一般来说，肺病患者应避免使用这些药物，因为它们会抑制通气驱动。然而在某些情况下，如果机械通气患者焦虑或激动导致呼吸频率增加并阻碍机械通气，则可以静脉注射吗啡、咪达唑仑、丙泊酚或地西泮。抗精神病药物氟哌啶醇可用于控制自主呼吸患者激越，因为它的作用比其他镇痛药或镇定药小。用于治疗精神疾病的许多药物具有不同程度的镇静作用，抑制中枢神经系统，并可能导致某些患者的呼吸抑制。其他一些抗精神病药物与显著的副交感神经或抗胆碱能作用有关，部分引起支气管扩张，但也会引起口干、视力模糊、便秘和尿潴留，后者在老年患者中更为明显。

（五）肌松药

肌松药（neuromuscular blocking drugs）虽然可以缓解肌肉痉挛，但不能阻止自主肌肉活动。为了在全身麻醉期间完全消除肌肉张力，麻醉水平必须很深，但这种情况并不完全可取。因此，临床麻醉医生通常选择较轻的全身麻醉与肌松药相结合，以获得所需的固定程度。肌松药也用于促进气管插管和控制喉痉挛。长效药物肉毒杆菌毒素用于治疗局部肌肉痉挛和美容去除皱纹。表 6-2-2 列出了临床常用的短效肌松药。

表 6-2-2　常用的短效肌松药

药物名称	类型	通常效果持续时间	不良反应
阿曲库铵	非去极化型	30 分钟以上	低血压
加拉明	非去极化型	60~120 分钟	心动过速
泮库溴铵	非去极化型	180 分钟以上	心动过速
维库溴铵	非去极化型	50 分钟以上	轻度高血压，轻度心动过速
琥珀酰胆碱	去极化型	5 分钟左右	迷走神经和交感神经刺激，肌肉疼痛

（六）抗菌药

用于对抗侵入人体的单细胞生物（如细菌、病毒和真菌）的药物通常称为抗微生物药物（antimicrobial agents），如果药物为天然来源，则可称为抗生素。由于患者经常遭受病原微生物引起的感染，因此许多接受物理治疗的患者很可能会服用一种或多种抗微生物药物。需要注意的是，除了杀死或延缓微生物的生长外，抗微生物药物对宿主细胞也是有毒的。抗微生物药物通过不同的机制发挥作用，主要包括抗菌药、抗病毒药和抗真菌药。青霉素类、头孢菌素、糖肽类、抗真菌多烯类和单环 β-内酰胺类抑制细菌细胞壁合成和功能。氨基糖苷类、大环内酯类、四环素类和林可霉素类抑制细菌蛋白质合成。喹诺酮类和一些抗病毒药物会干扰微生物脱氧核糖核酸（deoxyribonucleic acid，DNA）的合成。抗菌药可分为杀菌药（杀死或破坏细菌）或抑菌药（限制细菌的生长和增殖）。药物的杀菌或抑菌特性可能取决于药物的剂量。一些药物，如红霉素，在低剂量时具有抑菌作用，在高剂量时具有杀菌作用。细菌可根据其体外染色分为革兰阴性菌或革兰阳性菌，也可以根据对氧气的需要进行划分，分为需氧菌或厌氧菌。

青霉素类是治疗呼吸道感染的中流砥柱。半合成青霉素比天然青霉素具有更广泛的抗菌活性，而且口服有效。使用青霉素的主要缺点是过敏反应，表现为皮疹、荨麻疹、支气管收缩，甚至过敏反应。

当青霉素类不能耐受或无效时，头孢菌素类通常被认为是青霉素类的替代品。第一代头孢菌素用于治疗革兰阳性球菌和一些革兰阴性菌。第二代头孢菌素对革兰阳性球菌的有效性相似，通常被认为对革兰阴性菌更有效。第三代头孢菌素对大多数革兰阴性菌有效，但对革兰阳性球菌的作用有限。头孢菌素类可能引起胃痉挛、腹泻、恶心和呕吐。此外，一些患者可能表现出与青霉素类相似的过敏反应。

氨基糖苷类药物具有广泛的抗菌活性。它们对许多需氧革兰阴性菌、部分需氧革兰阳性菌和许多厌氧菌具有活性。然而，这种广谱活性与更高的毒性有关。肾毒性和耳毒性是该类药主要的药物毒性表现，尤其是对易感的患者（老年人、肝或肾功能衰竭患者）。

红霉素还表现出广谱抗菌活性，对许多革兰阳性菌和一些革兰阴性菌有效。红霉素给药最常见的副作用是胃肠道不适，如胃痉挛、恶心、呕吐和腹泻。

确定急性呼吸道感染的致病因素通常很困难，因为呼吸道感染的临床症状常常是相似的。用于微生物学分析的痰液标本很容易被污染，培养时会产生多种生物的混合物。尽管如此，通常认为肺炎链球菌和流感嗜血杆菌是慢性肺病患者呼吸道黏膜感染的主要原因。通常，基于临床观察的经验性治疗就足够了。对于对经验治疗无反应的感染，需要进行准确的诊断，这通常需要通过气管抽吸、支气管镜检查或经肺抽吸获得痰标本。然后根据临床实验室的结果进行判断和治疗。表6-2-3总结了目前临床上的常用抗菌药。

表6-2-3　常用抗菌药

分类		名称	特定抗菌使用的适应证
氨基苷类抗生素		阿米卡星 庆大霉素 卡那霉素 奈替米星 链霉素 妥布霉素	
头孢菌素类	第一代	头孢羟氨苄 头孢唑啉 头孢氨苄	
	第二代	头孢克洛 头孢羟唑 头孢尼西 头孢替坦	
	第三代	头孢哌酮 头孢噻肟 头孢西丁 头孢他啶 头孢布坦	
	第四代	头孢吡肟 头孢匹罗	
大环内酯类		红霉素	
单环β-内酰胺类		氨曲南	
林可霉素类		克林霉素 林可霉素	

分类		名称	特定抗菌使用的适应证
青霉素类	天然青霉素	青霉素 G 青霉素 V	
	耐青霉素酶 青霉素	氯唑西林 双氯西林 甲氧西林 萘夫西林 苯唑西林	
	氨基青霉素	阿莫西林 氨苄西林 巴氨西林	
	广谱青霉素	阿洛西林 羧苄西林 美洛西林 哌拉西林 替卡西林	
喹诺酮类		环丙沙星 洛美沙星 氧氟沙星 左氧氟沙星 莫西沙星	
磺胺类		磺胺嘧啶 磺胺甲噁唑 磺胺异噁唑	
四环素		金霉素 强力霉素 土霉素 四环素	
抗结核药物		卷曲霉素 异烟肼 吡嗪酰胺	
抗病毒药		无环鸟苷	疱疹（特别是单纯性）感染
		金刚烷胺 利巴韦林 阿糖腺苷	甲型流感感染 呼吸道合胞体感染 单纯疱疹、巨细胞、水痘带状疱疹感染
		齐多夫定 更昔洛韦	减缓艾滋病毒的发展 减缓艾滋病毒的发展
抗真菌药		两性霉素 B	曲霉菌病、芽孢菌病、念珠菌病、球孢子菌病、隐球菌病、组织胞浆菌病
		氟胞嘧啶	念珠菌病、隐球菌病、曲霉病
		制霉菌素 氟康唑 伊曲康唑	口咽念珠菌病 口咽念珠菌病 肺芽生菌病

分类	名称	特定抗菌使用的适应证
抗原生动物药	氯喹 羟氯喹 甲硝唑 喷他脒	疟疾 疟疾 阿米巴病、贾第虫病、滴虫病 卡氏肺孢子虫

小结

　　物理治疗师了解患者的药物治疗效果对于制订康复计划至关重要，同时物理治疗师对药物副作用的了解也有助于在康复治疗过程中更好的监测患者安全。本章为物理治疗师理解心血管和呼吸系统药物治疗的作用机制、适应证和副作用提供梳理和引导。

（罗泽汝心　罗敏）

推荐阅读

［1］BRUNTON LL，BC K. Goodman&Gilman's：The pharmacological basis of therapeutics ［M］. 14ᵗʰ Edition. New York：McGraw－Hill Education，2023.

［2］JACOBS A K，ALI M J，BEST P J，et al. Systems of care for ST－segment－elevation myocardial infarction：A policy statement from the American Heart Association ［J］. Circulation，2021，144 （20）：e310－e327.

［3］HEIDENREICH P A，BOZKURT B，AGUILAR D，et al. 2022 AHA/ACC/HFSA guideline for the management of heart failure：A report of the American College of Cardiology/American Heart Association Joint Committee on Clinical Practice Guidelines ［J］. Circulation，2022，145 （18）：e895－e1032.

［4］JOGLAR J A，CHUNG M K，ARMBRUSTER A L，et al. 2023 ACC/AHA/ACCP/HRS guideline for the diagnosis and management of atrial fibrillation：A report of the American College of Cardiology/American Heart Association Joint Committee on Clinical Practice Guidelines ［J］. Circulation，2024，149 （1）：e1－e156.

［5］REDDEL H K，BACHARIER L B，BATEMAN E D，et al. Global Initiative for Asthma Strategy 2021：executive summary and rationale for key changes ［J］. Eur Respir J，2021，59 （1）：2102730.

［6］Vanderah TW. Katzung's Basic&Clinical Pharmacology ［M］. 16ᵗʰ Edition. New York：McGraw Hill Medica，2024.

第七章 心血管和呼吸系统物理治疗评估程序

第一节 病历审阅

病历审阅的目的是从患者的"个人数据库"中提取对物理治疗有用的信息。根据获得的信息，物理治疗师确定进一步的康复评估内容并根据这些信息决定最佳治疗计划。如果患者没有提供病历资料，物理治疗师必须尽可能地在与患者初次见面时尝试通过问诊等方式获取病历资料中的关键信息。以下给出对于心肺疾病的患者物理治疗师在病历审阅中需重点注意的信息。

一、病程

心血管疾病和呼吸系统疾病的病情变化可能非常急骤，因此物理治疗师需要尽可能了解患者的入院主要诊断及自入院或转介至康复中心后的最新/修正诊断结果或医疗事件，以确定治疗的适当性和在治疗过程中监测患者反应的必要性。有时候患者的主要诊断可能是入院的原因（如髋部骨折），但次要诊断可能是患者转介进行心肺物理治疗（如术后肺部并发症）的原因。此外，医疗事件发生的日期很重要，因为它决定了病情的严重程度和医疗干预的过程。主要医疗事件或诊断的日期通常记录在电子病历系统的病史和体检报告中。了解患者在治疗过程中的医疗事件通常需要物理治疗师定期查看病程记录和医嘱记录。

二、症状

对于心肺疾病的患者，物理治疗师评估的重点是患者的心血管和呼吸系统。典型的心脏缺血产生的症状通常发生在患者腰部以上任何部位。这些症状的特点是劳累时表现出来或加剧，休息后会缓解。每位患者对这些症状的描述可能不同。基本来说，除非排除心脏功能障碍，否则任何不适，如胸痛、胸闷或压力、呼吸急促、心悸、消化不良和胸口灼热，都不应该排除心脏症状的可能。当心血管系统中其他部位出现缺血相关的表现时，也应该对其进行评估（如间歇性跛行可能是外周动脉疾病的表现）。

典型的呼吸系统的症状和体征通常为呼吸困难、疲劳、胸痛、咳嗽和咳痰。识别这些症状和区分严重程度以及再现这些症状的方式都属于评估的重点内容。关注这些症状的变化（如症状恶化与改善）有助于物理治疗师制订满足患者不断变化的需求的治疗计划。

三、其他健康问题及既往病史

患者的既往史可能会影响物理治疗师的评估或治疗计划。高龄患者心血管和呼吸系统以外的合并症常包括骨骼肌肉系统、神经系统、皮肤等相关疾病。例如，类风湿性关节炎病史的患者的活动水平可能会受到骨骼关节功能障碍而非心血管或呼吸系统疾病的限制。这提示物理治疗师需要全方位考虑患者功能受限的原因，而不仅仅局限于呼吸和心血管功能的疾病。

四、药物使用

在住院环境中，患者目前正在服用的药物通常可以在患者的医嘱中找到。这要求物理治疗师需要具备一定的药理学知识，这也是了解心肺疾病患者现病史和既往史的重要信息来源。近期的药物使用和医疗操作等信息往往能够更准确地反映患者的医疗进展。与心肺物理治疗相关的信息包括高血压、心力衰竭、心绞痛、支气管痉挛、感染等的治疗要点。在门诊环境中，物理治疗师可以通过检查患者携带当前服用的处方药、非处方药及其他药品的清单来获取这些信息。需要强调的是，某些心血管药物可能会影响患者对运动训练的反应，因此物理治疗师必须熟悉心血管药物的广泛类别，了解其使用适应证和一般副作用。有关药物及其适应证和副作用的进一步讨论，可以参阅第六章的内容。

五、心脏疾病的危险因素

从病史和体格检查中，通常可以确定患者是否存在以下任何心脏病主要危险因素，对患者危险因素的了解可以帮助物理治疗师为患者的长期康复计划制订切合实际的康复目标。心脏疾病的危险因素包括高血压、吸烟史、血清胆固醇升高或高胆固醇饮食、心脏病家族史、心理压力、久坐的生活方式、高龄、男性、肥胖、糖尿病。

六、药物滥用和成瘾史

患者的药物滥用和成瘾史，如过度饮酒、吸烟和使用违禁药物都会对心血管和呼吸系统产生持续的负面影响，并可能减低物理治疗干预效果。了解患者的习惯，包括养成习惯的时间长度和每日摄入量，是这部分评估的重要组成部分。值得注意的是，这些信息通常是从患者或家属那里获得的。大量饮酒与心肌病的发展有关，而长期吸烟与慢性阻塞性肺疾病的发展有关，也会影响患者伤口愈合。吸毒是一种可能不容易被识别的行为，但可以从个人的行为（如极度紧张）、失眠史、肌肉抽搐、厌食等症状和体征发现端倪。而毒品，如可卡因对心血管系统，尤其是对冠状动脉有严重影响。有研究证实，可卡因会导致严重的冠状动脉痉挛，在某些情况下会导致急性心肌梗死。使用可卡因还会增加严重心律失常的发生率，在某些情况下会成为患者猝死的主要原因。患者的主管医生或其他医务人员可能不知道患者酗酒或吸毒的习惯。因此在物理治疗和评估中应当对由于突然停用这些物质所产生的表现和副作用保持警觉。

七、基本生命体征

住院期间患者的生命体征通常由护理团队进行监测并记录，物理治疗师可以在治疗前通过患者的护理记录查看这些信息。心率、体温、血压和呼吸等生命体征对于动态变化和建立基线很重要。例如，正在监测病情好转的肺部感染患者需要持续体温检查及呼吸和心率跟踪。

八、临床实验室数据

实验室检验结果提供了心肺功能障碍患者有关临床状态的重要客观信息。患者功能障碍的严重性也可以从检测值与正常值的偏差幅度推断出来。特定的心肺功能障碍患者的实验室数据包括心肌酶谱结果（肌钙蛋白、肌酸磷酸激酶、乳酸脱氢酶、天冬氨酸氨基转移酶）、血脂（胆固醇和甘油三酯）、全血细胞计数（特别是血红蛋白、血细胞比容、白细胞计数）、尿素氮和肌酐等。

九、影像学结果

心肺功能障碍患者常规影像学检查主要包括胸部 X 线摄影、计算机断层扫描（CT）、磁共振成像（MRI）和放射核素检查。胸部 X 摄影能够提供肺和胸壁的一般静态评估结果，包括胸膜情况、胸壁构造、液体的存在、心脏大小和肺血管的变化等。除此之外，物理治疗师还可以从中获得关于心力衰竭或心肌病程度拍摄及肺炎、限制性肺病、胸腔积液等信息。心力衰竭和急性肺功能障碍患者一般都需要通过系列胸片进行随访，以监测疾病进展和治疗效果。

十、氧疗和其他呼吸治疗

物理治疗师应注意补充氧气的使用及其输送方法（如鼻导管、面罩、无创或有创通气），以及患者的实际呼吸参数和状态。例如，在患者习惯用嘴呼吸，并且通过鼻导管给予氧气的情况下，患者将不会从这种方式的供氧中获得最大益处。物理治疗师还必须了解输送的氧气浓度和滴定方法。动脉血气分析或氧饱和度等数据可以帮助物理治疗师获得在开始任何治疗之前确认患者得到充足的氧供的线索。这些信息能帮助物理治疗师在患者主动运动训练时评估使用氧气或增加氧气浓度的必要性。

理论上而言，任何在室内空气中静息 PO_2 低于 60 mmHg 或氧饱和度低于 90% 的患者都应考虑补充氧气。如果患者运动时的 PO_2 较低，但静息时 PO_2 不低于 60 mmHg，则患者可能需要在运动时补充氧气，以防止运动过程中出现低氧血症。应注意患者处方中其他相关的呼吸治疗（如雾化治疗、支气管扩张剂治疗、激励肺活量计），在运动前进行这些治疗，可以改善患者的运动表现。然而，它们也可能使患者极度疲劳。例如，在重症监护环境中的自主呼吸试验、脱机程序和支气管镜检查等。在这些操作之后，患者可能需要限制活动。因此，协调物理治疗和呼吸治疗的程序以优化患者治疗流程也是物理治疗师在临床工作中需要考虑的内容。

十一、手术记录文书

对于接受了外科手术的患者，物理治疗师有必要了解其特定的手术方法和程序，以及胸壁解剖结构的知识。这些信息可能有助于确定物理治疗诊断、问题的严重程度及确定任何正在计划的治疗程序的限制或预防措施。例如，对于接受冠状动脉旁路移植术（CABG）的患者，物理治疗师需要了解旁路移植物的数量和位置，以及在患者手术过程中发生的任何并发症（如是否插入了起搏导线或起搏器）。病情严重的心血管和呼吸系统疾病患者通常在活动时出现更多症状，并且可能在低强度运动时就受到限制。此外，在手术期间或手术后出现并发症（如围手术期心肌梗死或术后肺部并发症）的患者通常恢复较慢。在实际工作中，这类患者往往是从事心肺疾病相关的物理治疗师的工作重点。对于接受过肺部手术的患者，需要注意切除肺组织的量（如楔形切除术、肺叶切除术或全肺切除术）及切口的位置。理论上，患者被切除的肺组织量越大，可用于气体交换的肺空间量就越小，因此活动能力受损就越大。确定这些干预措施有助于物理治疗师制订具有适当预防措施的治疗计划。

十二、心电监测结果

心电图（ECG）可提供有关心电图检查时心肌状态和心脏节律的宝贵信息。ECG 常用于确定既往和当前的心肌损伤、心肌肥大、心包受累或去极化迟延等。连续心电监测会提供患者心脏损伤和心律失常的历史记录，这些结果将有助于医疗团队了解患者心律失常的情况与药物或医疗状况的关联性。当然，需要注意的是心电图检查也是有局限性的，如其结果不能提供提供冠状动脉解剖相关医学信息。关于 ECG 和心律失常的详细信息已在之前的章节中讨论。

十三、肺功能测试结果

肺功能测试（PFT）是心肺疾病患者评估内容的重要组成部分，因为异常的 PFT 结果往往能表明呼吸系统病理状况的程度和原因。临床上广泛的 PFT 形式是通过肺活量测定完成的。肺功能测试可以评估胸肺的静态和动态特性及气体交换的情况。

肺功能测试的指标可以被分为静态测量指标（体积和容量）和动态测量指标（流量和流速）。静态测量指标评估肺容量和容积（如潮气量、肺活量、吸气储备），而动态测量指标则可以提供与呼吸流速相关的数据。动态特性可反映肺系统的非弹性成分，如用力呼气流量和容积的关系。其中任何一个部分出现异常都可以被定义为可疑的肺功能障碍。

PFT 结果中表现出体积和容量下降的患者通常被归为限制性肺功能障碍。该类型的患者由于通气储备减少，常在运动方面受到限制。对这类患者可能需要在运动训练中按氧气滴定的原则给氧。而对于 PFT 结果中动态值减少的患者通常被定义为可疑阻塞型肺功能障碍。这部分患者可以通过在运动前使用支气管扩张剂提高呼吸功能储备的水平。需要注意的是，PFT 中相当一部分步骤都需要患者的配合并体现学习效应。因此物理治疗师在阅读肺功能结果的时候需要特别考虑测试的可信度，以批判性思维来判断测试结果。

十四、动脉血气分析结果

动脉血气分析是通过动脉血样本测量患者的酸碱度和氧合状态。医疗小组可以根据患者的情况适时地增加该项检查。物理治疗师需要不断跟进结果以获得患者疾病的最新进展。同时，动脉血气测定还可以被用来评估改善气道清除和通气治疗的有效性。

十五、营养摄入情况

确定营养摄入量对于体重过轻或超重的患者尤为重要，评估患者在康复期间的营养摄入量属于物理治疗师的工作范畴。患者可能正在接受肠内（通过鼻、胃或肠管提供食物）或肠胃外营养。如果患者自己能够经口进食，则需要通过与患者及其家属沟通来核实患者的营养摄入情况，了解患者的饮食情况。对于一些虚弱的患者，物理治疗师需要跟营养师仔细核对患者每日热量摄入，以保证有足够的能量为以运动训练为基础的心肺康复计划提供保障。

十六、职业史

了解患者当前从事的工作类型有助于为患者制订切合实际的目标和重返工作岗位的计划。例如，急性主动脉夹层术后的患者可能不适合重返需要重体力活动的工作岗位，并且需要转介职业康复的相关机构进行干预。

十七、家庭环境和家庭情况

家庭的支持是患者康复成功至关重要的因素。此外，对于一些需要高等级护理的患者，家庭提供这种护理的能力及其财务资源也应该被物理治疗师纳入评估内容中。对家庭状况和家庭环境的早期评估，以及家庭对患者康复的参与程度的评估是患者依从性评估的重要组成部分。

十八、住院诊治经过

对病历的概览和诊治过程的梳理，可以帮助物理治疗师把以上零散的信息串联起来形成完整的逻辑链条。

第二节　心血管和呼吸系统物理治疗检查与评估

在了解了患者的病历信息和对这些信息进行了系统的梳理后，物理治疗师已经获取了患者的基本信息。这时物理治疗师需要列出通过病历审查和系统梳理之后还需要进一步获得的信息或者问题。这些问题和相应的物理治疗检查是物理治疗师在给患者初次查体过程中的内容要点。

一、视诊

视诊是体格检查的基础组成部分，心肺功能障碍患者的外观可能会随着其临床状态的变化而不同。识别这些细微变化对于这类患者的日常管理和治疗至关重要。实际上，从物理治疗师见到患者的那一刻起，视诊的工作就开始了。和其他检查程序一样，视诊还是强调以系统的方式进行，一般建议从头部开始。除了患者总体外观外，检查时应注意的其他特定内容，包括患者的面部表情、通过鼻子或嘴呼吸的努力程度、颈部肌肉和血管、静止和动态情况下的胸廓活动情况、发声、咳嗽和咳痰，姿势和定位，以及四肢的评估。

在评估总体外观时，首先应考虑患者的意识水平、体型、姿势和体位、肤色，以及对外部监测或支持设备的需求。患者的意识水平（如警觉、激动、嗜睡、半昏迷、昏迷状态）可能对治疗计划是否能被理解有直接影响。昏迷的患者可能需要注意体位和预防肺功能障碍的干预措施，而谵妄的患者可能无法在没有帮助的情况下遵循物理治疗师的指示。体型（如肥胖、正常、恶病质）可以间接反映患者的营养和耐力水平。过度肥胖的患者可能会由于过大的腹部推动膈肌的限制作用而表现出运动耐力降低和呼吸做功增加。相比之下，由于肌肉萎缩导致的虚弱，恶病质患者也可能表现出运动耐力降低和呼吸做功增加。

视诊应评估患者的身体姿势和位置，以确定它们对呼吸系统的影响。脊柱或者胸廓畸形可能是患者肺容量受限的主要原因，这也可能是影响这类患者的运动耐量的主要原因。此外，如果患者采取坐位前倾姿势，如患者膝盖前倾或靠在某个物体上（图7-2-1）并表现出呼吸用力增加和辅助肌肉使用增加，可能提示患者患有慢性肺阻塞性疾病（COPD）。大多数心肺功能障碍患者不能忍受平躺卧床，因此患者经常会采取半坐卧位的体位或坐在床边或椅子上。另外，患者的皮肤颜色异常也能表明外周氧合和灌注的水平。有发绀（在嘴唇和指甲床处最明显，呈蓝色）的患者可能具有较低的动脉氧分压，提示患者处于缺氧的状态。如果患者使用监护仪、肺动脉导管或主动脉内球囊泵等设备，则表明患者病情较重，可能有心脏节律或血流动力学紊乱。物理治疗师还应评估患者是否正确使用了医疗设备。例如，患者是否能够跟无创呼吸机很好地配合。此外，对于患呼吸系统疾病的患者而言，面部表情和呼吸用力状态也能够直观地显示出呼吸困难的情况。患者出现痛苦或疲劳的面部表情可能是患者病情变化的预警。痛苦面部表情包括鼻翼张开、出汗、脸色苍白、瞳孔聚焦或放大。呼吸的努力程度不仅可以通过痛苦的面部表情来评估，还可

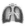

以通过面部和颈部肌肉组织及嘴唇呼吸程度来评估，如缩唇呼吸是慢性阻塞性肺疾病患者的典型临床表现。以下内容介绍了患者各个部分的视诊要点。

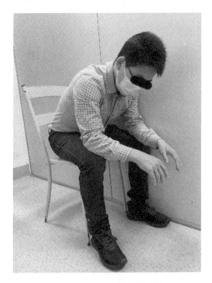

图 7-2-1　前倾姿势

（一）颈部评估

患者颈部肌肉组织的活动和颈静脉的外观属于颈部评估的内容。胸锁乳突肌是非常重要的辅助呼吸肌，长期过度用力呼吸会造成患者胸锁乳突肌代偿性肥大。锁骨的异常突处也可能是患者长期使用辅助呼吸肌的证据。实际上，头部和躯干屈曲姿势通常被认为可以提高呼吸的效率，胸锁乳突肌可能会适应性地缩短，这会造成患者的锁骨更加突出。

颈静脉的视诊往往能反映患者中心静脉储存容量的情况，对于有心脏疾病的患者而言有重要意义。患者颈静脉的情况应在患者坐位或卧位且头部至少抬高 45°的情况下评估。如果静脉充盈超过锁骨水平，则认为该试验阳性，即患者存在颈静脉充盈。这种体征常常提示患者静脉系统容量增加，可能是右心衰竭的早期征兆。当然患者也可能是由于或者合并左心衰的情况（充血性心力衰竭），但这种区分需要通过肺部听诊、动脉压测量、胸部 X 片及其他心血管侵入性检查来确定。

（二）胸部评估

胸部的评估可以分为静态和动态评估两个部分。胸部的静态评估主要包括胸部的对称性、结构、肋骨角度、肋间隙和肌肉组织情况。物理治疗师需要先观察患者胸部的对称性并比较前后径和横径比例。这些结果可以提供有关患者心肺功能障碍的长期性和当前病理状况的信息。例如，慢性阻塞性肺疾病的患者可能会因为长期的过度充气增加胸廓前后径（桶状胸）。正常的胸廓前后径是横径的一半（以肩对肩测量为基准）。在慢性过度充气的患者，胸廓前后径可能等于横径。

从患者正面或背面观察可以观察到脊柱侧凸患者表现出胸部左右不对称的现象。随着脊柱侧凸曲线不断发展，脊柱侧凸也会使肺部旋转。此外，胸外科术后患者可能由于疼痛或手术过程中实际肺或肋骨丢失而出现膈肌不对称。胸壁的对称性可以通过棘突、肋骨和锁骨的触诊动态评估，比较从一侧到另一侧和从上到下、前、侧和后的运动。一些先天性的胸廓问题，例如漏斗胸或鸽子胸的评估也很重要。一般认为轻度的胸廓畸形通常对肺功能几乎没有影响，但严重的漏斗胸也可能会对心肺功能产生影响。在胸廓检查时还应该观察肋骨角和肋间间隙，这场的情况提示患者可能表明存在一些慢性疾病。通常情况下，肋骨角度小于 $90°$，它们大约呈 $45°$ 角附着在椎骨上。肋间间隙通常在后部比前部更宽，但长期的慢性过度充气会导致肋骨角角度增加和前肋间隙变宽。其他呼吸辅助肌也可能因慢性阻塞性肺疾病（COPD）而肥大。当斜角肌、斜方肌和肋间肌对正常休息或运动呼吸的贡献增加时，它们会比正常情况下更努力地工作。最终，肌肉会通过变得肥大来适应增加的呼吸阻力。胸壁僵硬或诊断为弥漫性肺纤维化的患者通常表现为呼吸时胸壁上下起伏，但没有向外扩张。

胸部的动态评估首先需要观察患者的呼吸模式、速率、吸气与呼气比率，以及胸壁运动的对称性。应使用描述性术语记录异常呼吸模式，表 7-2-1 总结了不同的呼吸模式特点和其常见原因。正常成人呼吸频率为每分钟 10~20 次。在临床工作中评估呼吸频率的一个常见困难是当患者意识到正在被评估时他们可能会下意识地控制呼吸，造成测试结果不能反映患者日常中的呼吸情况。

表 7-2-1　不同呼吸模式特点和常见原因

名称	特点和常见原因
平静呼吸	正常的速度，正常的深度，正常的节奏
呼吸过缓	速度慢，深度浅或正常，节律规律 常见原因：药物过量
呼吸急促	速度快，深度浅，节律规律 常见原因：限制性肺病
陈-施（Cheyne-Stokes respiration）呼吸	深度先增后减，呼吸暂停周期穿插，节律规则 常见原因：危重患者
比奥呼吸	速度慢，深度浅，节律不规则 常见原因：中枢神经系统疾病
呼气延长	吸气快，呼气慢，呼气时间长，但速度、深度和节奏正常 常见原因：阻塞性肺疾病
精神性呼吸困难	正常的频率，有规律的叹气间隔 常见原因：情绪焦虑
呼吸困难	速度快，深度浅，节奏有规律；通常有辅助呼吸肌活动增加

在正常呼吸周期中，吸气与呼气比率是一个重要的考虑因素。正常的吸气与呼气比为 1：2；然而，对于 COPD 患者，尤其是哮喘患者，由于无法排出肺部空气，该比例可能会降低至 1：4。

（三）咳嗽和呼吸困难的评估

于心肺疾病患者而言，呼吸困难往往是最早出现的症状。在对呼吸困难的评价中，物理治疗师还应该注意区分"气短"和"呼吸困难"两个不同的概念。"呼吸困难"是患者对呼吸不适的主观报告，是一种症状；而患者的"气短"，即呼吸急促是观察到的实际体征。从临床评估的角度，建议把呼吸困难患者分为两类：一类是新发呼吸困难的患者，其潜在的病理生理原因在诊断时尚未被确定；另一类是患有心血管、呼吸系统或神经肌肉疾病，呼吸困难加重的患者。对于前者，评估的重点是发现潜在的病因，而对于后者，评估的主要目标是辨别已知的疾病是否恶化或是否有新问题出现。在疾病早期，呼吸困难通常发生在一定强度的体力活动之后，被称为劳力性呼吸困难。随着疾病的进展，这种症状会更加频繁。劳力性呼吸困难可以通过运动测试时的强度来量化。此外，呼吸困难还可以通过简单的数字量表来量化，复杂的和多维的量表/问卷，以及与健康相关的生活质量问卷在一些慢性疾病如COPD患者中也得到普遍的运用。

咳嗽能力评估对于呼吸系统疾病患者非常重要。评估内容应该包含咳嗽的有效性及痰液（如果存在）。咳嗽能力的评估至关重要，尤其是咳嗽的有效性（咳嗽的强度、深度和持续时间）。例如，一个呼吸辅助肌较弱的患者（如脊髓损伤程度较高的患者）会出现非常虚弱的无效咳嗽；患有支气管痉挛的患者可能会出现非常长时间、持续的痉挛性咳嗽，但这种咳嗽对于患者来讲是无效的，不能达到帮助排痰的效果。患者排出痰液时物理治疗师应该观察痰液的量、颜色、气味和稠度。具体评估内容见表7-2-2。除了痰液的气味外，还应评估患者的呼吸气味。恶臭的呼吸可能表明口腔或呼吸道有厌氧菌感染，而丙酮味道的呼吸提示糖尿病酮症酸中毒。

表 7-2-2　咳嗽能力的评估

咳嗽特点	相关联系	可能的解释
非特异性咳嗽	喉咙痛，流鼻涕，流眼泪	急性肺部感染，气管支气管炎
排痰性咳嗽	上呼吸道感染	
干咳或排痰性咳嗽	急性支气管炎	支气管肺炎
阵发性、黏液样或带血痰液	流感样综合征	支原体肺炎或病毒性肺炎
脓性痰		慢性支气管炎急性发作
排痰性咳嗽3个月以上，并至少持续2年以上	慢性支气管炎	
大量恶臭分层脓痰	长期呼吸系统问题	支气管扩张
血性痰液		肺结核或真菌感染
持续性微量排痰性咳嗽	有吸烟史	长期吸烟相关的咳嗽
非特异性咳嗽，微量咳血		肿瘤相关
剧烈咳嗽		吸入异物
泡沫样痰		心力衰竭，肺水肿

（四）四肢

观察患慢性呼吸和心血管疾病患者四肢的情况对于其长期循环和氧合问题的发现有重要意义。手指和脚趾的杵状指（图7-2-2）通常表明患者有慢性组织缺氧。甲床发绀（蓝色）也是患者的心肺功能障碍的体征之一，但发绀也可能是寒冷、血管痉挛、外周血管疾病的结果。此外，视诊时还应该注意观察患者等小腿是否有蓝色或紫色的皮肤颜色变化。这些征象可能提示患者外周血管功能不全。

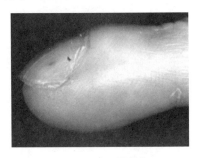

图7-2-2　杵状指

二、听诊

听诊是呼吸系统疾病体检检查中常用且简便的基础诊断技术和评估手段。呼吸系统的听诊主要通过呼吸音的音调、音质与分布，以及是否存在各类附加音来判断患者的局部通气水平和支气管的情况。听诊之前，物理治疗师需要准备好适当的设备（听诊器）并为患者准备好适当的体位。建议物理治疗师配备个人听诊器，因为听诊器因听筒的类型、大小和特点可能因人而异。听诊器的组成部分包括拾音部分、传导部分和听音部分。通常来说听头通常分为两种模式：钟式听头和膜式听头（图7-2-3）。钟式头用来评估低沉的声音，即通常是在心脏听诊中识别心音；膜式听头用来识别声调较高的声音。因此，一般是在安静的环境下用听诊器的膜式听头来听诊呼吸音。

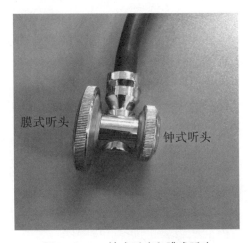

膜式听头　　钟式听头

图7-2-3　钟式听头和膜式听头

（一）肺部听诊

对于肺部听诊，患者的最佳体位是坐位，以便听诊整个肺部，包括前、后和侧胸壁。此外，听诊时需要让患者暴露皮肤，同时鼓励患者用嘴深呼吸。肺部听诊应在整个肺部进行，每个支气管肺段至少听诊一次呼吸。呼吸音的强度、音调、性质、时间长短应在左右和头尾方向进行比较。图7-2-4为肺部听诊位置。听诊时的注意要点见表7-2-3。

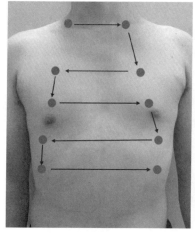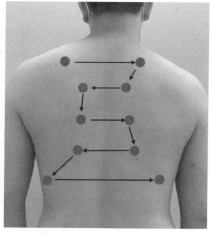

图7-2-4 听诊位置

表7-2-3 听诊时的注意要点

- 当患者身体虚弱或平衡欠佳时，应采取适当的保护措施，防止患者跌倒
- 听诊过程中应让有患者适当休息的时间，防止患者因过度通气而头晕
- 听诊过程注意保护患者的隐私，特别是女性
- 如果听诊发现非常微弱或遥远的声音，可以提醒患者用嘴深呼吸
- 确保在安静的环境下听诊
- 避免隔着患者的病服听呼吸声
- 注意不要误将听诊器听头和胸毛摩擦产生的杂音解释为不正常呼吸音

呼吸音可分为两种类型，即正常呼吸音和异常呼吸音。

1. 正常呼吸音

正常呼吸音是可以用听诊器听到的健康人肺部的呼吸音。不同部位的正常呼吸音常常是不同的。正常呼吸音根据不同的特点通常被分类为支气管呼吸音、肺泡呼吸音和支气管肺泡呼吸音。

支气管呼吸音是吸入或呼出的空气在声门、气管或支气管形成湍流或摩擦所产生的声音。特点是吸气相较呼气相短，且呼气音较吸气音强而高调。听诊时支气管呼吸音的主要听诊部位在患者喉部、胸骨上窝、背部第6~7颈椎及第1、第2胸椎附近，且越靠近气管区呼吸音越强。肺泡呼吸音是指空气在细支气管和肺泡内进出移动得到的声音。肺泡呼吸音声音低沉柔和。肺泡呼吸音在吸气时音响较强，音调较高且时相较长，在潮气量呼吸时吸气、呼气时间比约为2∶1。支气管肺泡呼吸音顾名思义，兼具支气管呼吸音和肺泡呼吸音的特点。通常在胸骨两侧第1、第2肋间隙和肩胛间区第3~4胸椎水平及肺尖前后部可以被听见。值得注意的是，肺部的病理变化会改变声音的传播情况，肺组织密度的增加导致声音传输增加。也就是说，当存在导致肺部实变的病理状况时，可能会在主支气管以外的区域听到支气管呼吸音。而相反肺组织密度的降低（如肺气肿）会导致声音传播减少。当然，其他外部因素干扰的情况如患者浅呼吸或气道与听诊器之间的传播距离增加（如肥胖、胸腔积液或桶状胸），也会导致声音传播减少。

2. 异常呼吸音

异常呼吸音是指正常呼吸音之外的呼吸音。异常呼吸音通常可以分为两类：连续和不连续的呼吸音。连续的异常呼吸音通常被称为哮鸣音，而不连续的异常呼吸音通常被称为啰音。哮鸣音是具有恒定音高和不同持续时间的连续异常呼吸音。哮鸣音最常在呼气时听到，这通常跟患者气道阻塞有关。美国胸科学会和美国胸科医师学会（ATS-ACCP）建议所有连续的异常呼吸音在描述时需要指出音调的高低。在描述哮鸣音时，记录其发生时相（吸气或呼气）非常重要，因为这可能有助于区分患者的病理状况。呼气时的哮鸣音是最常见的，通常与气道收缩有关，如支气管痉挛或分泌物导致的气道狭窄。哮鸣音可因支气管扩张剂的使用而减弱或改变音调。另外，在描述时需要注意区分哮鸣音跟气道梗阻时产生的喘鸣音（Stridor）的区别。

啰音被描述为不连续的异常呼吸音，音质听起来像气泡爆裂的声音。通常来说，啰音在吸气时更常见，通常在限制性或阻塞性呼吸系统疾病的患者中常见。啰音产生的通常解释是因为气体的压力梯度在塌陷的气道内形成，呼气时塌陷的小气道在吸气时突然打开产生的声音。啰音也可能作为吸气和呼气过程中分泌物运动的结果。外周气道可因肺不张、肺水肿、纤维化或胸腔积液受压而塌陷，在这些病理情况下听诊时，常在吸气后半段出现啰声。而从原理上理解，发生在吸气前半段的啰音通常是由更近端气道突然打开所致。近端气道的关闭可能是由支气管和细支气管支撑结构减弱导致的，如支气管炎或肺气肿等慢性阻塞性疾病后期。由于肺内液体或分泌物的运动引起的爆裂声通常被描述为低音调的啰音，这种情况下异常呼吸音可能在吸气相或呼气相或呼吸全程出现。

除此之外，胸膜摩擦音也是常见的异常呼吸音之一。正常胸膜表面光滑，胸膜腔内有微量液体存在，因此在正常情况下呼吸时胸膜脏层和壁层之间相互滑动并无声响发生。当炎症发生时，胸膜会变得"粗糙"，这时脏层和壁层胸膜相互摩擦发出的声音即为胸膜摩擦音。胸膜摩擦音听诊时像两块皮革或砂纸摩擦在一起而发出的声音，吸气相和呼气相都能听到。

通过听诊评估呼吸音应该是系统性的，如果听到异常呼吸音，首先必须将它们定义为连续的或不连续的。完成听诊评估后，物理治疗师可以根据呼吸音可能提示的内容来解释这些声音，表7-2-4描述了异常呼吸音及可能的原因。

表7-2-4　异常呼吸音及可能的原因

连续性	名称	呼吸周期	可能的原因	病理相关
连续	哮鸣音	经常在呼气相出现，可以在吸气相上出现（严重阻塞时）	气道阻塞	支气管痉挛或分泌物使气道狭窄
不连续	啰音	多见于吸气相	限制性或阻塞性疾病，关闭的气道突然打开，吸气和呼气时分泌物运动	肺不张，肺水肿，肺纤维化，胸腔积液，肺炎，心力衰竭
连续或者不连续	胸膜摩擦音	吸气相或呼气相	胸膜炎症	

（二）心脏听诊

听诊心音需要安静的环境，并使用听诊器钟式听头来进行。因为用钟式听头更容易听到低频的声音，包括心房和心室的奔马律。心脏听诊时必须小心地将听诊器的钟式。头轻轻放在患者听诊部位的皮肤上，注意不要用力按压，这样能更加清晰地听到低频声音。表7-2-5 总结了心脏听诊的基本内容。

表7-2-5　心脏听诊的基本内容

名称	原理	听诊位置	听头选择	对应事件
第一心音 （正常心音）	三尖瓣和二尖瓣关闭	• 三尖瓣：左胸骨第四和第五肋间隙 • 二尖瓣：左第五肋间隙锁骨中线	膜式听头	心室收缩开始
第二心音 （正常心音）	主动脉瓣和肺动脉瓣关闭	• 主动脉：位于右胸骨边缘的第二肋间隙 • 肺动脉：位于左胸骨边缘的第二肋间隙	膜式听头	心室舒张开始
第三心音 （异常心音）	心力衰竭/提示心室功能障碍	心尖处：患者左前倾斜45°	钟式听头	舒张早期
第四心音 （异常心音）	心室充盈阻力增加	心尖处	钟式听头	舒张末期（S_1 之前）

心脏听诊需要选择性地聆听心动周期的每个组成部分，同时将听诊器放置在五个主要的听诊区域上，心脏听诊区域见表7-2-6、图7-2-5。

表7-2-6　心脏听诊区域

听诊区域	
主动脉瓣区	在靠近胸骨右侧胸骨的第二肋间
肺动脉瓣区	左侧胸骨的第二肋间
主动脉瓣第二听诊区（Erb区）	胸骨左缘第三肋间
三尖瓣区	胸骨左下缘，第四至第五肋间
二尖瓣区（心尖）	左第五肋间，锁骨中线内侧

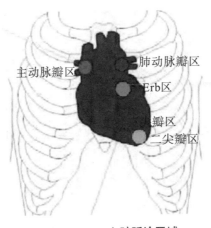

图7-2-5　心脏听诊区域

与呼吸音一样，心音的听诊也应以系统的方式进行。听诊时应注意心音的强度和时间，以及有无任何分裂、额外的声音或杂音。声音强度一般根据听诊器与瓣膜和胸壁的接近程度而变化。

第一心音（S_1）与二尖瓣和三尖瓣的关闭有关，并与心室收缩的开始相对应。在心尖或在三尖瓣区听诊时，S_1 通常更大、更长，音调更低。第二心音（S_2）与主动脉瓣和肺动脉瓣的关闭有关，并对应于心动周期中心室舒张的开始。在主动脉瓣区或肺动脉瓣听诊区听诊时，S_2 的强度最大。有时在患者吸气期间可能会注意到 S_1 或 S_2 的瞬时分裂。S_1的分裂在三尖瓣区听最明显，而在肺动脉瓣区更容易听到 S_2 的分裂。能够听见两种分裂的声音通常被认为是正常现象，因为二尖瓣和三尖瓣关闭之间的轻微时间差异。

1. 异常心音

第三心音（S_3）在舒张早期出现，同时心室迅速充盈（紧随 S_2）。S_3 音调偏低，必须用听诊器的钟式听头听诊。听诊通常最好在患者左侧卧位时进行，这样心尖最靠近胸壁。在健康儿童或年轻成人中听到 S_3 时，它被认为是正常的，称为生理性第三心音。当在年长的、身体活动水平低下的人群中或患有心脏病的人群听到 S_3 时，通常表明心室顺应性下降（衰竭），这样的心音通常被称为心室奔马律。

第四心音（S_4）出现在舒张晚期（在 S_1 之前），S_4 与心房收缩有关。S_4 也是一种低调的声音，在听诊器的钟式听头下听得最清楚。S_4 是一种异常心音，又被称为房驰音，是一种异常心音，一般与心室充盈阻力增加有关。S_4 常见于高血压心脏病、冠状动脉疾病或肺部疾病患者，也常见于有心肌梗死或冠状动脉搭桥术病史的患者。

2. 心脏杂音

对于临床新手来说，解释判断杂音通常是非常困难的。心脏杂音的产生主要有三个方面的原因，包括正常或异常瓣膜的高流速引起的杂音，通过收缩（狭窄）或变形的瓣膜向前流动或流入扩张的血管或腔室而引起的杂音，回流通过瓣膜引起的杂音（反流）。

杂音一般根据其时间、性质、强度、音调、位置和辐射进行分类。根据响度杂音还可以按强度分为 6 个级别，称为心脏杂音 Levine 6 级分级法，详见表 7-2-7。

表 7-2-7　心脏杂音 Levine 6 级分级法

级别	响度	听诊特点	震颤
1	很轻	需要在安静环境才能听到	无
2	轻	轻易听到	无
3	中度	明显杂音	可能有
4	响亮	听到响亮	有
5	很响亮	听到很响亮但是需要借助听诊器	明显
6	刺耳	听诊器离开胸壁都能听到	强烈

在瓣膜疾病患者中，收缩期杂音是最常见的，主要的原因是心脏瓣膜的狭窄或者关闭不全。收缩期杂音在 S_1 和 S_2 之间。收缩期杂音可以根据其时相和声音变化等特点分为四种。全收缩期是指在整个 S_1 到 S_2 之间持续的杂音。这种杂音的病理机制通常是房室瓣反流（三尖瓣或二尖瓣）或室间隔缺损。喷射性杂音的特点是渐强渐弱或从弱到强再到弱，

主要的病理机制是半月瓣或流出道狭窄，其中杂音的上升和下降反映了心室收缩开始和结束时的低流量时期。在收缩早期突然开始并在 S_2 前逐渐减弱并消失的收缩期杂音通常与小的肌性室间隔缺损有关。收缩中晚期出现的杂音常常与二尖瓣脱垂有关。

舒张期杂音在 S_2 后立即听到，与这些杂音相关的病理状况包括主动脉瓣和肺动脉反流及二尖瓣狭窄。递减性的早期舒张期杂音通常由主动脉瓣或肺动脉瓣关闭不全（反流）引起。而舒张晚期或渐强性杂音则是由房室瓣狭窄或变窄引起的，与心房收缩有关。另一种常见的杂音与二尖瓣功能障碍有关，称为二尖瓣脱垂。二尖瓣脱垂是女性常见的良性瓣膜功能障碍。当腱索存在异常时（如心肌梗死后乳头肌破裂或二尖瓣脱垂），医务人员可能会听到心室收缩中期的咔嗒声。

3. 心包摩擦音

与心脏每次跳动相关的异常声音称为心包摩擦音。它是心包炎症（心包炎）的表现。听诊心包摩擦音时最好让患者取仰卧位，物理治疗师沿腋前线在第三或第四肋间听诊。每次心脏跳动时，心包摩擦音听起来像"吱吱"声，也被描述为"皮革"摩擦的声音。

三、触诊

触诊是一种评估技术，用于完善先前从病史、病例资料和听诊中收集的信息。对心血管和呼吸系统疾病的患者触诊的主要目的是评估胸部活动、胸壁感觉、语音震颤、胸壁和膈肌的肌肉活动及循环状态。

（一）胸廓活动

在患者安静呼吸和深呼吸时分段进行触诊以比较上、中和下叶的胸壁运动。评估的重要组成部分包括胸廓活动范围、对称性及活动启动的情况（图7-2-6）。

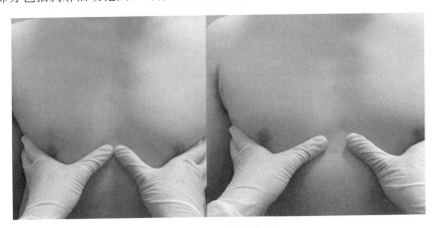

图7-2-6　胸部触诊

上胸壁扩张由物理治疗师将手掌掌根从第四肋骨向上放在胸壁的前方进行评估。手指应向上伸展并越过斜方肌，拇指应沿胸部中线并拢，手掌向下放置。检查时要求患者最大限度地吸气，此时治疗师的手应放松，以便与胸壁一起移动，评估胸廓的运动范围和运动对称性。

右中叶和左上叶舌段的胸壁运动需要物理治疗师将手指置于胸壁外侧和腋后皱襞上方进行评估，手掌牢牢按压在前胸壁上。然后向内拉皮肤，直到拇指在中线相遇。嘱患者最大限度地吸气，治疗师的手随着肺叶的运动而移动。同样，应记录运动范围和运动对称性。

评估下胸壁扩张时，患者的背部朝向物理治疗师，物理治疗师的手指环绕前腋窝然后向内牵拉皮肤，直到拇指尖在脊柱处相遇。当患者进行最大吸气时，物理治疗师应让手随着肋骨的运动而移动，并记录运动范围及运动对称性。

（二）胸壁和膈肌活动

触诊可以评估安静呼吸期间辅助呼吸肌的活动情况。物理治疗师通过触诊斜角肌和斜方肌可以获得患者呼吸做功的信息。此外，还可以在患者仰卧位时评估膈肌参与呼吸的程度。

安静状态下，正常呼吸主要通过膈肌完成，可以观察到下肋骨等距向上运动。在评估膈肌的活动度时，物理治疗师把双手拇指放在患者的前胸壁，拇指尖在受试者剑突处相遇。测试时手随着受试者的呼吸活动，嘱患者深吸气时总周径至少增加 2~3 厘米。膈肌的运动程度是评估其偏移的重要内容，在一些患者（COPD 患者）可能出现辅助呼吸肌活动增加而膈肌活动减少的现象。

（三）胸壁疼痛或不适

触诊还可以用来评估患者的胸壁疼痛或不适，该项评估应该包括胸壁的所有区域，即胸廓的前部、后部和侧面区域。患者可能经常因卧床休息和不活动而出现肌肉骨骼疼痛，这通常与心肺系统疾病有关。肌肉骨骼疼痛必须与心绞痛进行鉴别，触诊是区分两者的非常有用的方法。如果深吸气时胸痛加重，或者直接触诊时胸痛加重或重现，表明心脏起源的可能性更小。如果在与患者面谈期间患者发生胸痛并且可以指出疼痛的确切区域，应进行触诊以评估这种疼痛是否源于肌肉骨骼。

（四）循环系统

动脉粥样硬化疾病是系统性的，因此强调对于心血管系统疾病的患者在初始评估时应触诊整个四肢的脉搏和皮肤温度。此外，识别动脉疾病的危险因素和症状也是评估动脉疾病病史的重要组成部分。缺血性疼痛出现在与受累动脉相关的软组织中。除了询问病史外，对重度动脉闭塞患者营养变化（脱发、肌肉萎缩、皮肤干燥，干性坏疽或溃疡）的视诊结合触诊也是一种有价值的评估工具。血流测试能提供有关四肢动脉闭塞程度的附加信息。反应性充血试验中，部分或严重动脉闭塞的肢体比正常肢体变白更快。糖尿病或周围血管疾病患者通常脉搏减弱，特别是远端肢体。此外，右心衰竭和双下肢水肿的患者也有足部和踝关节动脉搏动减弱的征象。脉搏触诊中还应该注意双侧对比，以确定单侧异常或个体差异。脉搏触诊可能难以量化，其客观性会受到质疑。因此，现在通常辅以无创技术测量血流的量化方式，如多普勒测速技术。多普勒测速技术特别适用于识别无症状动脉疾病或脉搏消失的患者。

对于术后心血管疾病患者，药物治疗、缺乏活动等原因使得患者发生静脉血栓栓塞（VTE）的风险增加。因此，初始评估期间必须对所有患者进行深静脉血栓形成（DVT）风险评估。下肢 DVT 的主要症状和体征包括疼痛、压痛、肿胀、发热、皮肤发红和变色。当患者出现这些症状和体征时，物理治疗师应该警惕患者下肢 DVT 的可能，物理治疗师还需要进一步报告医疗团队来评估给患者安排额外的筛查和治疗计划的必要性。许多临床实践指南都推荐初步筛查时使用标准化工具，推荐物理治疗师应将其用作检查过程的一部分。Wells DVT 标准是目前 DVT 初始评估的推荐工具。相关内容参照表 7-2-8。

表 7-2-8　Wells 评分标准

临床特征	评分
癌症活动期（近 6 个月内接受治疗或当前接受姑息治疗）	1 分
下肢瘫痪、麻痹或近期石膏固定	1 分
最近卧床 3 天或更长时间，或在 12 周内进行需要全身或局部麻醉的大手术	1 分
沿深静脉系统走形的局部压痛	1 分
整个下肢肿胀	1 分
小腿肿胀至少比无症状侧大 3 厘米	1 分
凹陷性水肿（局限于症状腿）	1 分
侧支浅静脉（非静脉曲张）	1 分
既往 DVT 史	1 分
至少可能和 DVT 相当的其他病因诊断	−2 分
"怀疑" DVT	大于 2 分
DVT "低可能性"	小于 2 分

四、间接叩诊

间接叩诊通常是胸部检查的最后一项内容，用于进一步评估之前检查过程中的任何异常发现，尤其是肺密度的变化。此外，叩诊还可用于评估膈肌偏移的程度。

间接叩诊以非惯用手中指末梢两指节紧贴被检部位，其余手指稍微抬起，勿与体表接触；惯用手各指自然弯曲，以中指的指端垂直叩击非惯用手中指第二指节背面。叩击时应以掌指关节及腕关节用力为主，叩击要灵活而富有弹性，不要将叩手中指停留在惯用手中指指背上。每一叩诊部位要求至少连续叩击 2~3 次，顺序通常为在患者左右两侧沿头尾方向进行。间接叩诊示意图见图 7-2-7。

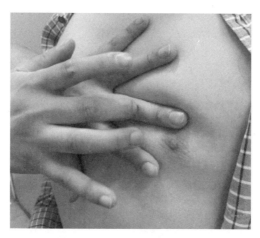

图 7-2-7　间接叩诊示意图

叩诊通常会产生五种类型的声音，包括清音、浊音、鼓音、实音和过清音。正常情况下间接叩诊肺组织发出清音，而肺部如果因为各种病理变化含气量减少就会产生浊音。间接叩诊肝脏或其他致密组织（如实变或肿瘤）会产生沉闷的"砰砰"的声音，被称为实音。学生可以通过在大腿上练习间接叩诊来感受这种声音。当然，区分这些声音需要一定的经验和不断地总结，与听诊一样，物理治疗师需要在临床工作中不断练习才能精进这些技能。

膈肌的偏移也可以通过间接叩诊来检查。具体方法是患者取坐位，背部暴露。在患者安静呼吸的同时进行从肺尖到肺底部进行敲击，在左右各画一条测量共振与浊音分界点的线。画好这些线后，物理治疗师会要求患者最大限度地吸气并屏住呼吸。此时，治疗师继续从该线向下敲击以确定新的共振点位于何处，并绘制第二条线。线之间的距离是膈肌偏移的距离。正常的偏移为 3~5 厘米，但需要注意的是患有慢性阻塞性肺疾病的患者可能会因胸部过度充气和扁平膈肌而出现膈肌偏移减少。

五、肌肉力量评估

肌肉是不可缺少的运动要素。已有的研究已经证实心肺功能障碍的患者有严重的肌肉力量下降，并且无论是围手术期还是出院后，肌肉力量下降的水平都是反映患者生存率和生活质量的重要预后指标。临床实践中对肌肉的评估判断主要基于对相同性别、体重、年龄的健康人群的参考值百分比。患者的肌肉力量评估方式可以根据患者的配合程度分为自主性和非自主性测试。自主性测试中，测试结果主要由患者的肌肉收缩速度、收缩类型和关节角度等因素决定。非自主性测试通常在因为各种原因无法配合的患者中使用，被动地接受电磁刺激以评估肌肉的耐力，且因为硬件或者实用性缺陷等这些方法仍在临床研究阶段，并没有被广泛推广开来。临床上常用的测试肌肉力量的方法包括徒手测试、手持测力计测试和等速肌力测定仪测试。物理治疗师需要根据实际的硬件条件和患者的情况，以及测试目的合理地选择肌力测试项目。例如，在重症监护环境中徒手测试往往是安全可行的，但对于整体情况恢复较好的术前或者门诊的患者，可能需要选择手持测力计测试或者股四头肌肌力量测试来量化其肌肉力量水平。

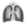

六、活动能力评估

在体格检查之后，物理治疗师通常需要对根据患者的具体情况为其设置运动能力初步评估的项目。心肺疾病患者运动不耐受的限制因素通常来自心血管系统、呼吸系统或者外周肌肉系统。对于围手术期的心肺疾病患者，还应该特别考虑心律失常、呼吸道感染、哮喘急性发作、麻醉药物反应等特殊情况。术前对患者的运动能力评估时通常需要了解患者在日常生活中的状态，包括询问患者能爬几层楼，在不引起症状的情况下能步行的距离等。这些信息有利于判断患者的基本活动能力。这些信息加上病历审查的结果是物理治疗师选择患者活动能力检测项目的依据。对于心胸外科术后初期或者心衰症状稳定初期的虚弱患者，活动能力评估应从日常生活活动能力的评估开始，其主要内容一般包括对患者的休息（仰卧）、坐位、站立和其他日常生活活动（如穿衣、梳头、刷牙）、步行能力的评估。此外，4米步行速度、5次坐到站测试也适合这部分患者。而随着患者整体情况的进一步恢复，物理治疗师可以考虑进一步的运动能力测试，如6分钟步行测试或心肺运动测试（CPET）。

无论哪种测试都要求物理治疗师在评估过程中密切关注患者的血氧饱和度、心率、血压和患者症状的变化。建议在每次活动前后即刻进行心脏听诊和呼吸听诊并做好记录。在整个评估过程中，应将患者对运动的反应进行记录。如果在评估过程中发现患者异常使继续评估不适当或不安全，则评估可随时终止。研究表明，活动评估期间，步行时的心率、血压和心电图反应与日常患者步行计划监测到的反应密切相关。活动能力评估是对患者执行日常生活能力的关键评估项目。该评估应包括对患者入院前所做工作的评估及患者出院时的目标。以下内容详述了在活动能力评估中物理治疗师需要重点关注的参数及相关的解释。

（一）心率

心率可以通过触诊测量，临床通常触诊桡动脉脉搏进行测量。虽然心电图检查可能更准确，但由于心电图设备缺乏，动脉脉搏触诊在临床上会更可及。患者参与运动训练期间应注意记录其所有运动的心率，重点是关注心率对运动的反应。对运动的正常心率反应是心率随着运动强度的增加而逐渐升高。在有运动习惯的受试者中（定期参加有氧运动），心率上升的速度会慢得多。心率也可以用脉搏血氧仪测量，脉搏血氧仪可以提供有关患者血液中氧饱和度的信息。但当患者末梢循环不良、心律不规则或设备操作不当时，此设备的测量可能会不准确，这时需要通过触诊脉搏来验证准确性。在服用某些心血管药物（特别是β受体阻滞剂）的患者中，运动时心率反应迟钝（上升速度较慢和峰值较低）是正常的。测试时者心率的缓慢上升类似训练有素的人所表现出的情况，表现为随着负荷的增加，心率的上升速度非常缓慢。此外，应将活动达到的心率与预测的最大心率进行比较。个体的预测最大心率与年龄有关。确定预测最大心率的一种常用方法是用220减去患者的实际年龄。如果患者在测试时心率接近预测最大心率，那么我们可以认为患者达到了最大的运动负荷。

如果在运动时触诊或者脉搏血氧饱和度仪上显示患者的心率相对于基线水平有显著降

低，最大的可能性是患者在运动测试中出现了心律失常，导致心率和脉率不等的情况，这时候需要物理治疗师谨慎评估继续测试的安全性并做好相关记录。活动时室性早搏增加通常被认为是对活动的异常反应。总的来说，患者的异常心率反应分为 3 种类型：心率随着负荷的增加而迅速上升、心率非常平稳地上升（心动过缓反应）和触诊心率降低。在病情严重或限制每搏输出量的心血管疾病患者中会出现心率快速上升的现象。未服用心脏药物且心率上升速度异常平稳的患者被认为患有潜在的心血管疾病。

（二）心脏节律

在运动训练中，物理治疗师可以触诊或听诊心律以评估其节律性，但在没有心电监测的情况下，无法对任何特定的心律失常做出明确的判断。许多有或没有心肺功能障碍的患者都可能会有有心律失常，因此物理治疗师必须能够识别常见和危及生命的恶性心律失常，并能够评估这些心律失常的严重程度，以便做出适当的临床决定。

如果患者在静息时就存在心律失常，正常的反应是随着活动的增加心律失常的频率或类型不会有变化。相反，如果心律失常的情况因活动增加而发生变化，那么在临床决策过程中应考虑以下四个问题：

1) 是否是新发的心律失常。

2) 心律失常是良性的还是危及生命的。

3) 患者的药物治疗方案是否可能会产生心律失常。

4) 与心律失常相关的症状的严重程度。

值得注意的是，对于一些患者，其休息时可以通过药物很好地控制心律失常，而活动时则不能很好地控制心律失常。对这类患者的运动训练计划应该谨慎，以防止出现恶性心律失常。

此外，静息状态或者活动期间的心律失常对于患者的预后也具有重要的意义。有研究证实，活动性室性早搏发生频率增加的个体比没有活动性室性早搏的个体具有更严重的冠状动脉疾病（两支和三支血管疾病）。此外，静息状态下表现出室性早搏且随着活动消失的患者，也被证明与冠心病发病率的增加有关。

综上所述，在临床实践中，物理治疗师在初始评估期间就需要通过直接触诊/听诊评估患者心律失常的可能。当患者有心律失常时，要求物理治疗师具备在患者活动期间监测心电图和评估心律失常症状的硬件，以及软件水平和分析评估风险的能力。

（三）血压

动脉血压是心脏作为泵功能的一般指标。动脉血压包含收缩压和舒张压。影响血压的因素包括心输出量、外周阻力、动脉扩张（血管舒缩张力）、系统血容量、血液黏稠度和神经输入。无创血压通常在上臂测量，袖带下缘在肘窝上方约 3cm 处，触及肱动脉搏动处以确定听诊的位置。传统的水银血压计测试方法是在放气时，听诊器中听到的第一个脉搏跳动的声音表示收缩压，之后一边放气一边听诊直到达到某个刻度脉搏音变弱消失，则是患者的舒张压。需要注意的是，患者的血压可能因四肢血管舒缩张力、体位的变化和任何类型的活动而发生变化。由于血管舒缩张力或动脉闭塞，四肢间血压的变化能反映患者外周阻力不均匀的情况。另外，如果患者的血压随体位变化，则很大可能反映了血管舒缩张力、静脉回流的影响。与活动相关的血压变化通常反映心脏需要到达的工作水平才能满足活动的代谢需求。因此，对于物理治疗师而言应日常携带便携式自动血压袖计。

血压测量的准确性对于正确解释血压至关重要。如果物理治疗师没有按照标准操作测量，在运动训练时测量的血压就会出问题。当患者停止运动训练时，患者的代谢需求会骤然减少，而促进静脉血回流的肌肉活动也会停止，这时患者的血压可能会在短时间内迅速下降。因此，对于运动训练中血压的检测需要强调在运动中或者运动停止后即刻测量，因为在正常情况下，血压会在停止运动后 15 秒内下降。

在理解血压对于运动训练的正常反应后，识别运动后引起的异常血压反应就会变得简单。在运动训练中，血管的收缩或舒张反应都可能存在异常。心血管疾病患者一般有三种常见的对运动训练的异常收缩压反应：高血压反应、低血压反应和血压反应迟钝。高血压反应是指静息时血压正常的个体在给定的运动水平下表现出异常高的收缩压，这种类型的反应与未来发生静息高血压的风险增加有关。需要注意的是，这种异常反应应与静息时高血压患者的反应区分开来。

劳力性收缩压降低是指患者收缩压在达到亚极量运动强度之前正常升高，但随后在负荷持续增加的情况下收缩压反而突然逐渐降低。有研究显示，这种变化跟心脏疾病高度相关。这类患者通常在放射性核素运动负荷试验中表现出冠状动脉灌注缺陷和严重的冠状动脉疾病、心室功能不良等。

血压反应迟钝是指低强度运动时收缩压轻微升高，但几乎没有随负荷增加而升高的现象。需要注意的是，这个定义只适用于那些没有接受可能影响血压的药物干预的患者。因为服用 β 受体阻滞剂可能带来相似的现象。低血压反应或血压反应迟钝表明心输出量不能满足身体的需求或外周血管阻力迅速下降。回顾心血管生理，我们知道心输出量直接取决于每搏输出量和心率。当患者每搏输出量不能适当增加，在给定的负荷下，心输出量的任何增加完全是由心率增加而引起的。在这种情况下，血压可能会略微升高或保持平稳。但是伴随着心率的增加，心肌需氧量随之增加，心脏无法在任何显著的时间内维持增加的心输出量，最终导致血压的下降。

在恒定负荷的中等强度训练中，当运动持续时间超过 3~5 分钟，患者的收缩压仍持续升高的情况也被视为异常血压反应。在耐力运动期间表现出异常血压反应的通常存在以下两种情况：高度心室壁功能障碍、心肌组织从循环系统提取氧气能力障碍。

（四）血氧饱和度

物理治疗师应该通过监测心率、血压、症状和血氧饱和度来评估心力衰竭、肺动脉高压或肺病患者的活动耐受性。脉搏血氧饱和度仪（图 7-2-8）用于评估血红蛋白的氧饱和度，其正常范围为 98%~100%。一般的活动强度下，个体的血氧饱和度通常会保持在正常范围内。然而慢性肺功能障碍或充血性心力衰竭的患者经常会因为活动水平的增加使得血氧饱和度降低。物理治疗师需要注意那些在运动训练中血氧饱和度低于 90% 的患者。而当血氧饱和度降至 88% 或以下时，运动训练则应该暂时停止。

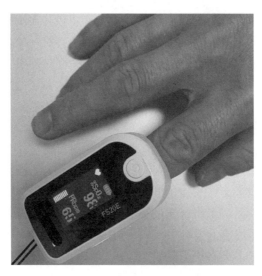

图 7-2-8　**脉搏血氧饱和度仪**

（五）运动训练的反应

1. 血压异常

了解对运动训练的正常反应，重要的是要认识到影响血压反应的两个关键因素：心输出量和外周血管阻力。一般来说，随着活动水平的增加，人体心输出量增加的同时外周血管阻力降低。因此，随着运动训练强度的增加，受试者的收缩压会逐渐升高。与成年男性相比，成年女性在运动期间收缩压的上升速度往往较慢。对于舒张压而言，随着运动训练强度的增加，其正常的反应是在静息值基础上增加或减少 10 mmHg。年轻人和训练有素的运动员可能会在运动期间表现出舒张压逐渐降低的情况。

相反，在恒定负荷的耐力训练中，正常收缩压和舒张压反应将保持不变甚至略有下降。这通常表明身体已达到稳态，调节血压的中枢和外周机制（如心输出量和外周血管阻力）已适应该负荷。表 7-2-9 总结了身体活动时基础生理指标的正常变化。

表 7-2-9　**身体活动时基础生理指标的正常变化**

生理指标	对于增量负荷的反应	对于恒定负荷的反应
心率	随负荷的增加而逐渐增加	保持稳定状态
收缩压	随负荷的增加而逐渐增加	保持稳定状态
舒张压	±10 mmHg 的变化	±10 mmHg 的变化
氧饱和度	保持不变或增加	保持稳定状态或增加
呼吸频率	随负荷的增加而逐渐增加	保持稳定状态

2. 心绞痛

心绞痛可以表现为腰部以上任何部位的不适，但更可能发生在胸部、颈部或下巴等部位。患者会通常使用钝痛、紧绷、饱胀、灼痛、压力、消化不良或颈部或下巴不适等来描述自己的症状。典型的（或稳定性）心绞痛是由劳累或情绪低落引起的，有时也由进食引起。一般可以通过休息或含服硝酸甘油来缓解。心绞痛和其他胸壁或神经系统疾病可通过再现不适的活动进行区分。一般来说，心绞痛只在患者心肌耗氧量增加（如在活动或情绪中）时出现，而肌肉骨骼疼痛常常在触诊或深吸气和呼气时加重，神经性疼痛的范围可以根据神经分布支配原理进行判断。心绞痛有时候也表现出一定的性别差异。男性患者通常会抱怨胸骨后不适、胸闷或消化不良的症状，部位有时会辐射到手臂、下巴或颈部。女性患者则更多地抱怨肩胛骨之间的后部紧绷或不适，或者出现消化不良、恶心、呼吸急促，甚至只表现为疲劳等症状。这些非特异性症状通常在初诊时被认为跟心血管疾病不相关而被忽略。在诊断时，如果男性或女性出现上述症状，应进行心血管疾病的危险因素分析，对于中高风险的患者，应考虑这些症状可能与心血管疾病有关。需要指出的是，患有冠状动脉疾病的女性患者和糖尿病患者可能没有典型的胸闷和压榨性感觉，而是呼吸急促。这种呼吸急促会随着休息而慢慢消失（"缓解"）。因此，应对这些患者的呼吸急促应进行详细评估，以排除呼吸急促不是心绞痛引起的。

变异型心绞痛被认为是一种特别的心绞痛类型。其定义为在没有闭塞性疾病（动脉没有病理学变化）的情况下由冠状动脉血管痉挛产生的心绞痛。血管痉挛的患者经常出现静息性胸痛，这与心绞痛的经典定义不符。有变异型心绞痛的患者更可能因情绪不安或冷空气的吸入而感到不适。变异型心绞痛通常对硝酸甘油有反应。临床上，钙通道阻滞剂通常是长期治疗变异型心绞痛的选择。

心肌梗死前的心绞痛被定义为不稳定型心绞痛。可在休息时发生，夜间发生的不稳定型心绞痛可能会使患者在半夜醒来。部分患者在经历心肌梗死前可能没有典型的心绞痛症状。这种情况下需要立即进行积极干预，以防止完全透壁性梗死。尽管对心绞痛的描述可能因人而异，但同一个人对同一症状的描述基本都是一致的。因此，一旦物理治疗师得出所描述的症状符合心绞痛的结论，则应记住患者用于描述心绞痛的语句，并在未来的所有症状评估中使用。除心绞痛外，引起胸痛的常见疾病还有心包炎、二尖瓣功能障碍、支气管痉挛和食管痉挛，应注意鉴别，其主要表现详述于下。

1）心包炎。心包炎会产生持续而剧烈的胸痛症状，被描述为"剧烈"且"刺痛"。心包炎引起的疼痛通常不会随着活动而增加（但是在某些情况下它可能会随着活动而增加），疼痛的程度会保持不变并且非常剧烈。除了刺痛和心电图改变，患者也可能伴随发热和疲劳。心包疼痛在一些炎症性疾病中更为常见，如系统性红斑狼疮。治疗通常包括抗炎药物。

2）二尖瓣功能障碍。二尖瓣功能障碍（二尖瓣脱垂或二尖瓣关闭不全）的患者可能会表现出典型的劳力性心绞痛，但通常缺乏可疑的危险因素。二尖瓣功能障碍的患者往往更年轻，并且没有心血管闭塞性疾病。心音听诊通常闻及收缩期杂音。二尖瓣功能障碍的诊断常常需要依靠超声心动图。而二尖瓣功能障碍引起的心绞痛是由于随后的心输出量减少导致血流量减少引起的。

3）支气管痉挛。一些患者会出现运动诱发的支气管痉挛，表现为胸壁紧绷或不适。运动诱发的支气管痉挛与劳力性心绞痛的鉴别可以通过评估患者的呼吸困难程度来判断。运动引起的支气管痉挛患者常表现出呼吸功大大增加和呼吸极端努力的体征，而且这类患者胸壁疼痛或胸闷常常随着呼吸而变化，这是鉴别支气管痉挛和心绞痛的重要线索。

4）食管痉挛。食管痉挛或炎症可能会产生被误认为是心绞痛的胸骨中部疼痛。弥漫性食管痉挛通常是特发性的，会产生伴有吞咽困难的胸痛。当进食时出现胸部不适，怀疑是食管痉挛，可通过食管测压或吞咽钡餐进行诊断。

3. 呼吸急促

呼吸急促是心肺功能障碍患者的其他常见症状之一。呼吸急促可由不同的病理生理机制引起，比如无法感知胸痛或不适的心肌缺血的患者；呼吸储备、弥散或动脉携氧能力有限的肺部疾病患者也常常有呼吸急促。因此当评估期间患者出现呼吸急促，物理治疗师需要考虑该症状背后的病理生理机制以确定运动测试是否继续。

4. 心悸

心悸是心血管功能障碍患者的常见主诉。患者心悸症状的发生通常跟心律失常有关。如果运动测试和运动训练中患者报告心悸，物理治疗师需要仔细记录患者发生该症状时的运动强度和时间等关键信息。对于这类患者，最好能在心电监护下进行运动训练或运动测试以保证安全性。如果遥测可用，则应将患者连接到遥测以进行任何活动评估。正式评估结果通常通过 24 小时动态心电图监测得到。

5. 头晕

头晕可能有多种原因，包括前庭系统、视力、药物、血压变化。头晕是一种症状，有时需要参考产生该症状时患者的活动或者行为来评估，注意评估时与血压反应进行比较。如果患者在站立时头晕并且血压下降，通常是直立性低血压的表现。然而，如果患者主诉活动增加时头晕并伴血压下降，则该患者应当被怀疑为劳力性低血压。这些重要的信息都需要物理治疗师报告给医疗团队。

6. 疲劳

疲劳也可能由多种原因引起，包括抑郁、全身失调、药物治疗副作用，以及其他生理或者心理限制。疲劳不应该是物理治疗师调整有关运动处方或进展的临床决策的唯一症状依据。如果患者疲劳是唯一限制症状而所有其他反应正常，则可能需要进一步筛查疲劳的潜在病理性原因。

小结

物理治疗计划的第一步是对患者进行系统的专业评估，本章系统地介绍了心血管和呼吸系统物理治疗评估程序：从全面细致的病历审查到系统地整理这些数据形成患者的基本"轮廓"，到跟患者第一次见面时需要做的查体和开展心肺物理治疗重要的评估程序。物理治疗师会根据收集的数据和对患者的身体检查及物理治疗测试结果提出个性化的治疗计划。同时，本章也强调在干预阶段每一次的治疗也是一次评估，因此需要通过患者对物理治疗干预的主观和客观反馈不断地修正和调整治疗计划，以实现精准兼个性化的物理治疗目标。

（罗泽汝心　秦超毅）

推荐阅读

[1] VERDICCHIO C, FREENE N, HOLLINGS M, et al. A clinical guide for assessment and prescription of exercise and physical activity in cardiac rehabilitation. A CSANZ position statement [J]. Heart Lung Circ, 2023, 32 (9): 1035-1048.

[2] GROUP N C H F G W, ATHERTON J J, SINDONE A, et al. National Heart Foundation of Australia and Cardiac Society of Australia and New Zealand: guidelines for the prevention, detection, and management of heart failure in Australia 2018 [J]. Heart Lung Circ, 2018, 27 (10): 1123-1208.

[3] HALVORSEN S, MEHILLI J, CASSESE S, et al. 2022 ESC guidelines on cardiovascular assessment and management of patients undergoing non-cardiac surgery developed by the task force for cardiovascular assessment and management of patients undergoing non-cardiac surgery of the European Society of Cardiology (ESC) Endorsed by the European Society of Anaesthesiology and Intensive Care (ESAIC) [J]. G Ital Cardiol (Rome), 2023, 24 (1 Suppl 1): e1-e102.

[4] BYRNE R A, ROSSELLO X, COUGHLAN J J, et al. 2023 ESC Guidelines for the management of acute coronary syndromes [J]. Eur Heart J, 2023, 44 (38): 3720-3826.

[5] VISSEREN F L J, MACH F, SMULDERS Y M, et al. 2021 ESC guidelines on cardiovascular disease prevention in clinical practice: Developed by the task force for cardiovascular disease prevention in clinical practice with representatives of the European Society of Cardiology and 12 medical societies With the special contribution of the European Association of Preventive Cardiology (EAPC) [J]. Rev Esp Cardiol (Engl Ed), 2022, 75 (5): 429.

[6] HANSEN D, ABREU A, AMBROSETTI M, et al. Exercise intensity assessment and prescription in cardiovascular rehabilitation and beyond: why and how: a position statement from the Secondary Prevention and Rehabilitation Section of the European Association of Preventive Cardiology [J]. Eur J Prev Cardiol, 2022, 29 (1): 230-245.

[7] TAYLOR R S, DALAL H M, MCDONAGH S T J. The role of cardiac rehabilitation in improving cardiovascular outcomes [J]. Nat Rev Cardiol, 2022, 19 (3): 180-194.

[8] HOLLAND A E, COX N S, HOUCHEN-WOLLOFF L, et al. Defining modern pulmonary rehabilitation. An official American Thoracic Society Workshop report [J]. Ann Am Thorac Soc, 2021, 18 (5): e12-e29.

[9] ROCHESTER C L, ALISON J A, CARLIN B, et al. Pulmonary rehabilitation for adults with chronic respiratory disease: An official American Thoracic Society Clinical Practice Guideline [J]. Am J Respir Crit Care Med, 2023, 208 (4): e7-e26.

[10] STANOJEVIC S, KAMINSKY D A, MILLER M R, et al. ERS/ATS technical standard on interpretive strategies for routine lung function tests [J]. Eur Respir J, 2022, 60 (1): 2101499.

[11] LAVENEZIANA P, ALBUQUERQUE A, ALIVERTI A, et al. ERS statement on respiratory muscle testing at rest and during exercise [J]. Eur Respir J, 2019, 53 (6): 1801214.

[12] PELLICCIA A, SHARMA S, GATI S, et al. 2020 ESC guidelines on sports cardiology and exercise in patients with cardiovascular disease [J]. Eur Heart J, 2021, 42 (1): 17-96.

第八章 心血管系统疾病危险因素干预和预防措施

第一节 一级预防

一级预防是健康的重要组成部分，应纳入康复计划中。需要实施心血管系统疾病一级预防的对象主要是具有中度或高度心血管疾病风险的个体（尚未诊断疾病），以及有心血管疾病（CVD）家族史的个体。尽管一级预防计划在心血管系统疾病长期预后方面的研究有限，但科学文献证实，一级预防计划能够减少 CVD 危险因素。一级预防能够对危险因素产生的影响包括总胆固醇（TC）与高密度脂蛋白（HDL）比值降低、低密度脂蛋白（LDL）胆固醇降低、有氧能力和运动耐量改善、体重减轻、高血压患者静息血压降低、葡萄糖耐量和胰岛素敏感性提高、生活质量提高和对压力环境的耐受性改善。个体的主观意识和健康教育是一级预防计划成功实施的关键。一级预防计划应包括以下内容：

1）治疗性运动处方，包括制定的有氧运动处方、柔韧性活动的指导和根据个体情况制定的力量训练处方。

2）有糖尿病、体重管理问题和胆固醇升高患者的饮食咨询。

3）压力管理或生物反馈。

4）戒烟。

5）高血压、糖尿病或高胆固醇血症患者的药物管理。

6）健康教育和自我管理技巧。

在任何人开始一个运动计划之前，都应该谨慎地进行评估并选择合适的运动方式，以确保锻炼的安全性。一级预防计划可以在工作场所、健身中心、老年人中心、初级医师办公室、物理治疗门诊和心脏康复中心开展。

一、康复计划概述

心血管系统疾病患者的康复应该包含多学科内容的健康教育、运动训练和行为改变计划，以帮助心血管系统疾病患者达到最佳的生理、心理和功能状态。康复计划应包括以下内容：

    1）对患者和家属进行心血管疾病识别、预防和治疗方面的教育。

    2）CVD 危险因素的改善或减少。

    3）影响 CVD 康复的心理因素干预。

    4）在康复机构或家庭中进行系统的、渐进的体育活动。

    5）职业康复或休闲活动咨询。

    6）日常生活活动与功能训练。

康复计划通常采用系统地、渐进式的方式推进，以满足患者个人及其家庭在康复不同阶段的特殊需要。急性期或住院阶段被称为第一阶段，早期门诊或强化监测被称为第二阶段，自我管理和维持阶段被称为第三阶段，针对继发疾病预防计划中的高危患者称为第四阶段。

二、患者的管理和评估

当患者进入监护病房时，住院患者的急性期心脏康复就开始了。总的来说，住院患者心脏康复的目标是评估患者出院后在家中或其他治疗场所进行活动的安全性，并增加患者对疾病的认识和自我管理能力。此外，团队成员在为患者制订出院计划时需协调讨论，以免出院指导过于复杂或过于简单。住院患者心脏康复的具体目标如下：

    1）患者在自我护理和步行活动时的生理参数评估。在重症监护病房或普通病房中，患者通常在休息时接受心电监测。然而，血流动力学可随患者体位改变、自我护理活动、如厕等发生变化，具有潜在危险，通常未被观察到或未被密切监测。

    2）根据患者活动的适应能力，向医生和护士提供反馈，提供给患者合适的活动建议。心脏康复评估应该在患者住院或准备出院时进行实操指导，结果及信息应与所有团队成员共享。

    3）提供患者康复期间活动的安全指导。患者活动功能的日常监测评估及进行性活动时的血流动力学和心电图反应，可以为医生提供患者后续恢复情况的信息。这一点尤其重要，有利于进行药物调整和出院决策。

    4）提供患者教育和家庭教育，包括疾病信息、危险因素识别与调整、自我监测技术、一般活动指南和正式的心脏康复计划。最重要的是为患者灌输一种信心，比如可以安全地做些什么活动，以及体能的预期恢复率。由于患者在急性康复阶段停留的时间有限，患者可能还没有准备好对心脏康复具体内容的学习，这一步骤实际上可能发生在门诊康复期间，但至少应向患者和家属提供一些书面材料，以帮助他们了解疾病并采取相应预防措施，以减少损伤、残疾和防止疾病/功能障碍的进展。

三、心理情绪管理

大多数 CVD 患者都会经历某种程度的恐惧、焦虑、抑郁、愤怒，因此应该加以重视和监测。据报道，高达 20％的患者符合重症抑郁症的诊断标准。心理学家、专科临床护士、社会工作者和其他人可以帮助患者处理这些问题。日常在与治疗师、营养师和其他心脏康复团队成员的互动中，患者往往更容易信任和寻求他们的支持来缓解心理问题。因此所有团队成员都需要观察患者是否存在不同程度的否认或焦虑，这些情绪可能以多种方式表现出来，如愤怒、易怒或与不同团队成员发生冲突。团队成员应警惕需要心理干预的患者和家属。

四、效果评估

由于患者住院时间的限制，急性期心脏康复的干预时间是有限的。因此，预期的康复效果应基于患者的功能限制/残疾根据基线评估和治疗师所做的后续检查进行评估。《物理治疗师实践指南》提供了关于患者最佳结果的指南，表 8-1-1 提供了心功能不全和心力衰竭患者的最佳结局指标。心脏康复急性期的特殊结局指标见表 8-1-2。

表 8-1-1 心功能不全和心力衰竭患者的最佳结局指标

功能限制/残疾	患者满意度	一级预防
与健康相关的生活质量得到提高	提供的服务具备实用性、有效性，被患者、家属或其他人接受	降低功能衰退的风险
实现角色功能的最佳回归（上班族、学生、配偶、祖父母）	实践的管理手段被患者、家属或其他人接受	降低损害或损害进展风险
与心功能不全相关的残疾风险降低	物理治疗师对临床操作的熟练度	对额外的物理治疗干预需求降低
患者和照顾者的安全提高	护理的协调与整合，被患者、家属或其他人接受	患者达到干预措施的依从性最佳
自我照顾和家庭管理（包括 ADLs 和 IADLs 在内的工作/休闲活动），在没有辅助设备的情况下，安全、高效地达到最大程度独立活动	物理治疗师的沟通技巧被患者、家属或其他人接受	随访检查或了解新的康复情况，包括照顾者的变化、社区适应、休闲活动、生活环境、疾病或损伤
对个人和环境因素的改善可促进最佳健康状态已被证实		将专业建议整合到患者的家庭、社区、工作或休闲活动中
对进一步的功能限制和残疾的预防策略效果已被证实		降低医疗保健服务的利用率和成本

注：ADLs，日常生活活动；IADLs，工具性日常生活活动。

表 8-1-2 心脏康复急性期的特殊结局指标

- 症状的自我管理
- 患者对病情相关因素的了解
- 有氧能力（或运动耐受性）或心肺耐力
- 能够完成与自我照护和家庭管理相关的体力活动
- 高需氧量时的生理反应
- 需氧量增加时的相关症状
- 执行任务所需的协助/监督级别
- 所有活动都安全进行

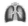

五、家庭心脏康复计划

CVD 患者（低风险）如果在医院接受过简单的康复治疗干预，并且被认为是心脏康复的适宜人群，但是由于住所距离太远而无法定期参加门诊康复，则可以考虑在家参加心脏康复计划。对于这类患者，应考虑采用不同的方法，使他们同样受益于规律、系统的康复计划。在与住院患者面谈过程中，物理治疗师可以确定其是否可以安全地参加家庭康复计划。被认为具备该计划适应证的患者会得到更多关于自我监测管理技术、运动指导、饮食管理和药物等方面的出院指导，并被教导如何进行准确的日常活动记录。心脏康复团队成员每周对参加家庭康复计划的患者进行电话随访，讨论其康复进展或问题，并为康复计划的进行提供额外的信息或材料。

一些康复训练要求患者在家训练时能够在线传输心电图信息。当患者返回门诊接受内科医师的随访或进行运动测试时（通常在出院后 3~6 周进行），会有心脏康复团队成员进行 2~3 周的随访，以审查患者的康复计划执行情况。接下来的一个月，心脏康复团队成员每周都会通过电话进行跟进，每 2 周会给患者发送 1 次活动日志；此后，每月保持联系，最多持续 6~12 个月。这种形式的康复和无监督的运动康复计划，研究结果均显示是有效的，但是有监督的康复计划对体力活动能力的提高最为显著。

诊断为稳定型慢性心力衰竭的患者，在出院 6 周后才会被转介进行门诊康复。这些患者非常适合参与家庭心脏康复计划。物理治疗师和护士可以通过监测他们的体重、症状及活动时劳累情况了解他们的康复情况。

第二节　二级预防

成功的康复计划强调采用跨学科合作形式，康复团队成员参与康复患者评估的所有阶段。团队成员的数量及每个成员的角色和职能因机构实际情况而异，一些机构可能存在一个人执行多个角色的情况，但是患者的初级诊疗仍然由转诊医生负责。

一、心脏康复计划的疗效

临床运动处方和监测下执行是全世界公认的 CVD 患者康复标准内容，也是综合康复计划的核心部分，尤其是急性心肌梗死或冠状动脉血运重建术后患者康复计划。研究文献呈现的心脏康复计划的受益程度差异很大，但运动康复对一些 CVD 风险因素、患者功能能力、循环系统功能效率及心脏事件死亡率都产生了积极影响。AHA 和 AACVPR 在2012 年的声明中指出，参与心脏康复计划可将非致命性心脏事件复发降低 31%，5 年死亡率降低 25%~46%。

有或无心脏病的个体进行运动训练对 CVD 危险因素的良好益处包括：①减掉多余的体重或脂肪。②降低血脂水平，包括总胆固醇和甘油三酯。③提高高密度脂蛋白水平。④

降低高血压水平。⑤改善葡萄糖－胰岛素敏感性。⑥减少心肌耗氧量，心率、收缩压，心率－压力乘积在运动调节后得到改善。

以上益处对于运动性心肌缺血患者尤为重要，据报道心绞痛患者最大摄氧量提高32％～56％。体力活动能力降低是患者心肌损伤和（或）心肌缺血的结果。急性心肌梗死和接受冠状动脉搭桥手术患者在运动训练后表现出有氧能力的显著改善，大约提高11％～66％。最大摄氧量初始越低的患者改善的幅度也越大。冠心病患者特定的训练强度和训练持续时间因心血管适应情况而异。当心肌梗死后患者进行极量运动时，射血分数、每搏量和心率－压力乘积都相应增加，这些患者的运动强度应为85％最大心率，并且应该至少持续1年的康复运动训练。为确保患者的安全，应该先在心脏康复中心监测下开始运动。

二、初始评估

物理治疗评估的目的是评估患者心脏功能（心肌储备、梗死面积，缺血的严重程度、严重心律失常的情况），它与原发疾病对患者心脏功能的影响有关。初步评估的包括全面的基础病史、耐心的家庭访谈、体格检查、运动测试或6分钟步行测试。

部分患者在未接受过住院评估和Ⅰ期（急性期）康复治疗的情况下转诊到门诊康复，或因诊断为稳定型心绞痛、接受血管成形术而转诊，所以患者应在进入门诊康复时接受初始评估。

三、综合管理策略

进行康复风险管理时至关重要的是建立治疗时的监测指标，以维持康复计划的安全有效。物理治疗师必须根据先前的临床病程、运动测试结果、心室损害程度、初始评估和心血管事件风险分层（表8－2－1和表8－2－2），为每位患者确定监测频率和其进行运动治疗计划时的监督程度。对于某些患者，需要在每次训练时进行密切监督，尤其是在最初几周。然而，对于大多数患者来说，他们的临床病程并不复杂，运动试验也很顺利，没有出现阳性结果，因此在每次治疗中进行如此密切的监督和监测可能会适得其反。

表 8－2－1　**心血管事件风险分层（并非仅限于运动）**

低风险	中风险	高风险
无明显 LV 功能障碍（EF＞50％）	中度 LV 功能受损（EF＝40％～49％）	LV 功能降低（EF＜40％）
无休息或运动引起的复杂心律失常	包括在中等水平的运动（5～6.9 METs）或在恢复中出现心绞痛体征或症状	心脏骤停或猝死的幸存者
无并发症的 MI、CABG、血管成形术、斑块切除术或支架术	对于不符合高风险和低风险分类的患者，判断为脑卒中险	在休息或运动时出现复杂性室性心律失常

低风险	中风险	高风险
没有慢性心力衰竭或局部缺血的体征/症状		心肌梗死或心脏手术并发心源性休克、心力衰竭，或术后存在缺血的体征/症状
锻炼或恢复时血流动力学正常		运动引起的血流动力学异常（特别是随着工作负荷的增加，收缩压持平或下降，或变时性功能不全）
用力或恢复时无心绞痛症状		在低水平运动（<5.0 METs）或恢复时出现心绞痛体征/症状
心肺耐力>7.0 METs		心肺耐力<5.0 METs
无抑郁症		临床明确诊断抑郁症
当满足该类别中的所有危险因素，判断为低风险		当存在该类别中的任何一个危险因素，判断为高风险

注：CABG，冠状动脉旁路移植术；CHF，充血性心力衰竭；EF，射血分数；LV，左心室；MET，代谢当量表；MI，心肌梗死。如果测量的功能容量不可用，则在风险分层过程中不考虑此变量。

引自：American Association of Cardiovascular and Pulmonary Rehabilitation. Guidelines for Cardiac Rehabilitation and Secondary Prevention Programs [M]. 4th ed. Champaign：Human Kinetics，2004.

如果患者有以下情况之一，则不适合开展心脏康复计划：

1）循环不稳定状态，如反复缺血性心绞痛、失代偿性心力衰竭、静息状态时心动过速（>100 次/分；术后患者稍高）或严重心动过缓（<50 次/分）。

2）控制不佳的高血压。

3）其他妨碍运动训练的疾病。

4）明显处于健康状态（心脏病风险低，应该参加一级预防计划）。

门诊心脏康复有许多方法，从大型多学科人员团队到一人执行多种角色功能的小团队。尽管在运动频率、方式和监测等方面存在差异，但康复目标基本相同。理想的情况是，患者出院后在安全的情况下尽早开始康复计划。出院后早期康复时出现的问题可以得到及时解决，有关疾病恢复的问题可以得到回答，最重要的是患者及其家属可以得到工作人员和其他患者的社会支持。门诊心脏康复计划的目标包括：

1）提供适当强度的、灵活的、个性化的运动处方，以在运动安全的情况下最大限度地改善患者心血管健康状况。

2）提供评估胸骨稳定性的方法，如果患者有胸骨不稳定情况或处于高风险，则遵循无菌预防措施。

3）提供强调患者教育的项目，以便个人能够开始了解疾病并改变生活方式。

4）提供能增强缺血性心脏病或其他心血管疾病患者对于活动信心的功能训练计划。

5）提供能帮助患者降低心血管并发症或疾病复发的个人风险因素（二级预防）的项目。

6）提供有助于患者加速重返工作岗位的康复计划（大多数病程不复杂的患者应能在2个月内重返工作岗位）。

7）促进患者心理、行为和认知的改善。

表 8-2-2　在评估心血管事件的风险水平时需额外考虑的药物治疗

降脂类	如果 LDL>100 mg/dL，考虑药物干预；如果 HDL<35 mg/dL，强调减肥和运动训练
抗血小板类	如果没有禁忌证，开始每天使用 ASA 80~325 mg； 对于心肌梗死后患者，华法林调整至国际标准化比率（INR）为 2.0~3.5
ACE 抑制剂	稳定的高危患者［前壁 MI、Killip Ⅱ 级（第三心音奔马律、肺部啰音、轻中度 CHF）］的早期开始服用； 所有 LV 功能不全（EF<40%）或衰竭症状的患者坚持长期服用； 所有患者根据需要使用药物控制血压或症状
β受体阻断剂	所有急性 MI 发作后患者，除急性心力衰竭或其他禁忌证； 所有患者根据心绞痛、心律或血压管理需要使用

注：ACE，血管紧张素转换酶；ASA，阿司匹林；CHF，充血性心力衰竭；EF，射血分数；HDL，高密度脂蛋白；LDL，低密度脂蛋白；LV，左心室；MI，心肌梗死

改编自 American Association of Cardiovascular and Pulmonary Rehabilitation. Guidelines for cardiac rehabilitation and secondary prevention programs［M］. 3rd ed. Champaign：Human Kinetics，2004.

四、康复干预

三种干预措施可用于门诊心血管系统疾病患者的康复，包括治疗性运动处方，患者指导/教育，协调/沟通。本节主要阐述治疗性运动处方。

患者的运动处方应根据对其临床症状、功能能力和个人需求的客观评估结果来确定。除了进行临床评估外，物理治疗师还必须确定患者的运动需求、兴趣、能力和以前的运动习惯。训练计划也应考虑可用的设施和设备，气候和环境因素也可能会影响计划的顺利进行。考虑这些因素对于激励患者遵守计划非常重要。个性化治疗性运动处方（表 8-2-3）应包括特定的运动训练、有氧训练、抗阻训练和灵活性训练。

表 8-2-3　个性化治疗性运动处方

类型		具体内容
特定的运动训练		与患者日常需求和兴趣有关的特定运动
有氧训练	模式（类型）	大肌群参与的功能性、趣味性运动
	强度	尽可能达到目标心率； 自感劳累； 自感呼吸困难（RPE）
	持续时间	以 2~5 分钟的短时间开始，逐渐增加到 20~30 分钟
	频率	进行短时间训练的患者：每天多次； 运动 20~30 分钟的患者：5~7 次/周
抗阻训练		避免拉伤，在用力时呼气； 阻力应为 30%~50% 1RM，每个肌群动作重复 8~10 次
灵活性训练		评估在灵活性训练中可能存在的限制； 轻度的灵活性训练：上肢、下肢（腘绳肌、腓肠肌）

类型	具体内容
培养患者的自我管理能力	指导患者心率自我监测； 如果确诊为 CHF 的患者应每日监测体重； 指导患者鉴别胸壁疼痛、心绞痛和胸膜痛

注：CHF，充血性心力衰竭。

（一）有氧训练

有氧训练以一种动态的方式训练大肌肉群，已被证明可对心肺耐力产生实质性获益。运动处方的组成部分包括运动强度、模式（类型）、频率和持续时间。

1. 强度

训练强度是运动处方中的关键因素，如果强度过大，训练中患者可能会出现异常反应（表 8-2-4）或发生危险。心率是反应运动期间心肌和总需氧量的可靠指标，心率通常用于量化和监测耐力训练的强度。

表 8-2-4 运动中的异常反应

运动中的异常反应	描述
运动性高血压	收缩压>240 mmHg，稳定时舒张压>110 mmHg
收缩性低血压	比直立位静息时血压下降>20 mmHg
异常的心率反应	心率增加过快或过缓，或运动中心率降低
症状	严重的心绞痛，过度的呼吸困难，过度疲劳，意识模糊或眩晕，严重跛行
体征	面色苍白，出冷汗，共济失调，新出现的心脏杂音，肺部啰音，第三心音明显
心电图	严重心律失常，Ⅱ度或Ⅲ度房室传导阻滞，左右束支阻滞发作，急性 ST 段改变

运动适宜心率的预估公式（表 8-2-5）已用于制订健康人和冠心病患者的运动计划。一般运动训练心率的公认范围为最大心率的 70%～85%，或最大摄氧量的 50%～85%。在最大心率的 70%～85%（老年人或严重心功能不全者低至 40%～50%）或最大摄氧量的 50%～85% 的负荷强度下持续进行有氧训练，对中枢调节机制能产生最佳运动效果（静息心率和每搏量的变化）。确定心脏病患者运动强度安全和适当的关键原则是进行运动测试，制订个性化运动处方。运动测试中不应使用药物。如果没有对门诊康复患者进行心肺运动测试，则应在制订个性化运动处方前进行 6 分钟步行测试。

表 8-2-5 预测心率和目标心率计算公式

人群	预测心率和目标心率计算公式
普通人群	220－年龄＝PMHR[a]
40 岁以上的健康人群	205－年龄＝PMHR[b]

人群	预测心率和目标心率计算公式
冠心病患者（Karvonen 方法）	THR=RHR+（40%～60%）×（MHR−RHR）

注[1]：HR，心率；MHR，最大心率；PMHR，预测最大心率；RHR，静息心率；THR，目标心率。

注[2]：当可以明确测得患者真实的最大心率或患者正在服用会影响静息和运动心率的药物（如β受体阻滞剂）时，不应使用公式[a]和公式[b]。

1）通过自感劳累评分确定训练心率。这种测量心率的方法最早由 Gunnar Borg 于 1962 年提出。它是一种主观劳累程度的评估量表，从"非常、非常轻的水平"开始，到"非常、非常难受的水平"。该量表经过多次调整，以更容易理解。将其与评估缺血和心律失常的其他指标结合使用，并与最大心率关联，非常有价值，尤其适用于难以准确测量脉搏的患者，如心房颤动患者。

2）利用体征和症状确定运动训练心率。患者最初可能表现为心绞痛、呼吸困难或两者兼有的缺血症状。在症状出现时，应持续记录患者心电图变化和心肌耗氧量水平［心率−收缩压乘积（最大心率×最大收缩压）］及相关的情况。通常，这种反应在运动测试时会明显表现出来，因此在运动训练开始前，要准备预防措施并关注限制症状，运动训练强度安全上限（体征和症状）见表 8-2-6。这些症状变化会很快出现，通常是进行运动训练的治疗师首先发现患者的变化。

开始运动前，治疗师应与患者讨论心绞痛程度分级，并解释对应的反应。通常允许甚至鼓励病情稳定的心脏病患者锻炼到 1 级（表 8-2-7），只要他们感到舒适，并且能在整理阶段恢复良好。有些患者喜欢在运动出现症状时使用硝酸甘油，甚至在热身时使用硝酸甘油来预防心绞痛的发生。服用硝酸甘油通常可以让他们进行更高强度的运动，但必须监测这些患者的心率、血压和心电图变化。

此外，呼吸困难通常是运动不耐受的另一个表现，可作为限制运动强度的指标。对有吸烟史或有一定程度慢性阻塞性肺部疾病的冠心病患者，这是一个特别有用的确定训练强度的方式。

表 8-2-6　运动训练强度安全上限（体征和症状）

运动训练的峰值心率应低于下列任何一种情况发生时的心率：
- 心绞痛或其他心血管功能不全症状；
- 收缩压（SBP）持平或下降；
- 收缩压>240 mmHg 或舒张压>110 mmHg；
- 心电图缺血证据（ST 段压低）；
- 室性心律失常频率增加；
- 室性心律失常>6 次/分钟；
- 运动心电图左心室功能不全证据；
- 其他明显的心电图异常（例如Ⅱ或Ⅲ度房室传导阻滞、室上性心动过速、运动性心房颤动）；
- 3～4 级呼吸困难；
- 劳累、不耐受的其他明显表现

引自：Liguori G. ACSM's Guidelines for Graded Exercise Testing and Prescription ［M］. 5th ed. Baltimore：Williams & Wilkins，1995.

表 8-2-7　心绞痛和呼吸困难分级量表

心绞痛分级（5级）	呼吸困难分级（5级）	心绞痛分级（10级）
0=无心绞痛 1=很轻，几乎不易察觉 2=中度，烦人的 3=严重的，非常不舒服的；梗死前心绞痛 4=经历过的最大疼痛：梗死性疼痛	0=无呼吸困难 1=轻度，可察觉 2=轻度，有些困难 3=中度困难，但可以继续活动 4=严重困难，不能继续活动	0=无症状 1=非常轻微 2=轻微 3=中度 4=有点严重 5=严重 6、7=非常严重 8、9、10=非常严重的；最严重的

2. 训练方式

训练应囊括患者常规活动时使用的肌肉。因此，应进行腿部肌肉的有氧训练以提高患者的有氧步行能力。上肢训练（有氧训练和力量训练）也应作为训练内容，但对于新近心肌梗死或胸骨切开术后的患者（6～12周，取决于手术和医生建议），需根据情况限制特定肌肉群训练。静态或等长收缩运动（无氧运动）也引起肌肉紧张，但很少或不改变肌肉长度，短期内可能会提高肌肉力量，也可能对心脏疾病患者产生不良反应。事实上，等长收缩运动可能会对左心室施加不可耐受的压力负荷，增加心肌需求，尤其在心室功能较差的患者更加明显。

1）持续有氧训练。有氧训练包括三个阶段：热身阶段、运动阶段和整理阶段。对心脏病患者来说，每个阶段都很重要，训练时身体会发生某些生理适应，使患者能够安全地运动。热身阶段通常持续 5～10 分钟，包括运动肌肉的常规伸展和较慢速度的有氧运动（如慢跑前散步），这使得训练肌肉有充足时间达到训练运动阶段使用的长度，同时也使外周血管和冠状动脉有时间扩张和动脉血更多的充盈。运动阶段通常持续 15～45 分钟，这取决于训练强度，是患者在某个训练强度水平下持续的时间。应每隔几分钟检查一次训练参数，以确定患者的运动水平是否达到预期水平。整理阶段在高峰后 5～15 分钟，在这段时间里，锻炼的肌肉会慢慢地得到休息。运动停止或开始过于突然会减少回流到心肌的血液，诱发刺激和增加心律失常，因此在整理阶段应该包括一些伸展运动。

运动耐力有限的患者可能 10 分钟的运动都无法持续，于是热身阶段、运动阶段和整理阶段的间歇时间并不清晰。这些患者将需要较长周期（周/月）的运动训练，并重视耐力训练。持续训练是提高运动耐力的有效方法，规律的训练对患者来说非常重要，但注意不是增加强度，而是将目标定为增加训练次数以增加患者耐力。

2）高强度间歇训练或有氧间歇训练。近年来，越来越多的研究支持高强度间歇训练或有氧间歇训练（HIIT/AIT）的应用，不仅在健康人群中，在心血管系统疾病患者中也同样适用。HIIT 或 AIT 包括热身阶段，然后中等强度运动（50%～70%的心率储备）和剧烈强度运动（75%～90%的心率储备）交替进行，然后是整理阶段。尽管训练方案（热身/整理时间、强度和间歇时间）的具体细节因研究而异，但基本组成结构是类似的。这种训练方式的基本原理是，让患者在高强度运动中间歇性休息，强度比持续有氧训练水平更高，因此可能有更大的获益。由于参与心脏康复计划的大量患者服用心率抑制药物，因此可以根据心肺运动测试或 6 分钟步行测试的结果来确定适当的训练目标心率，但在制订方案时还必须考虑患者的主观劳累程度。跑步机的功率可以在整个运动疗程中随时调整，以确保患者在每个阶段都保持在指定的心率范围内。

2014年，Keteyian等人对39名参与标准Ⅱ期心脏康复计划的患者开展研究，患者一组进行HIIT，一组进行中等轻度持续有氧训练（MCT）。结果表明，患者进行HIIT并不困难，HIIT组在次极量最大耐力和最大VO_2方面取得了更显著的改善。这项研究另一个值得关注的结果是，所有参与者在训练期间或训练后3小时内均未出现任何不良心脏事件。Wislof等人报告了AIT相似的结果，即AIT组的VO_2峰值增加了46%，与MCT组比较增加了14%，AIT组患者射血分数增加，左心室舒张末期和收缩末期容积减少，NTpro-BNP降低（表明左心室重构逆转），该研究同时报告了与运动训练相关的不良心脏事件。此外，两项研究中，HIIT或AIT训练组的患者自觉这种训练模式比持续有氧训练更令人愉快。

虽然有氧间歇训练可能不适合所有心脏康复患者，但它可以为那些诊断为稳定型心脏病的患者提供更具吸引力和愉快性的康复训练计划，从而提高他们对运动的依从性。

3）四肢运动与双下肢运动。大多数冠心病患者的训练计划都强调动态腿部训练，但日常生活中的活动形式更加多样化。许多活动需要肌肉静态或等长收缩，有时还需要结合动态训练，往往涉及上肢和下肢的前伸。为患者开具的运动处方，最好在不引起患者心血管或中枢神经系统紧张的情况下对个体施加较大的代谢负荷。例如，通过同时使用手臂和腿部将压力分散在更大的肌肉群上，使身体承受更大的负荷，承受类似的心血管和中枢压力。然而，左心室功能不全患者对这种训练方式的耐受能力和受益可能有所不同。上肢和下肢联合运动比任何肢体单独运动有更高的最大摄氧量需求，因为需要更大范围的骨骼肌积极参与活动。

（二）抗阻训练

既往认为，肌肉抗阻训练对心脏病患者有害或无益，然而科学研究并不支持这种观点。相反，进行抗阻训练的肌肉强化项目已经成为患者广泛接受的心脏康复计划的组成部分。因为抗阻训练不仅可以提高肌肉力量和耐力，也可以提高运动耐力。肌力和耐力的增强对于患者恢复日常生活活动能力、休闲活动和职业活动非常重要。

与动态运动相比，重量低、重复次数多的肌肉抗阻训练被证明需较低的心肌耗氧量，并且是安全有效的。一旦患者参与心脏康复计划，在初始评估期间就需要对患者进行监测（监测内容包括心率、血压、心电图和症状）。初步评估涉及1次重复最大力量（1RM）、等速测试或逐渐增加重量负荷至最大耐受。完成初始评估后，抗阻训练每周应完成2次或3次。AHA和AACVPR根据当前研究结果制定了指南，建议对心脏病患者和老年患者进行低强度的阻力训练，详见表8-2-8。

表8-2-8　AHA和AACVPR关于抗阻训练的建议

预测：为确定应训练的负荷，应评估1次重复最大力量（1RM）
训练：负重应该设置为大约在30%~50%的1RM
每周对每个主要肌肉群进行8~10次/组的重复训练，每周2次或3次；每次训练间隔1天的休息时间，以下是抗阻训练中具体注意事项：
（1）先训练大肌群，再训练小肌群；
（2）有控制地慢慢举起负重，有控制地慢慢放下负重；
（3）在托举中用力阶段时呼气，在返回休息位置时吸气；
（4）当可以轻松地重复12~15次时，增加5~10磅（1磅=0.454 kg）的负荷；

（5）如果你想最大限度地提高肌肉的耐力，那就尽量缩短两次锻炼之间的休息时间；
（6）避免绷紧、避免持续紧握、主观劳累程度应在11～13级（20级）；
（7）如果出现警示信号或症状，如头晕、心悸、异常呼吸急促或心绞痛时，请停止运动

抗阻训练可以有多种选择，包括弹力带训练、负重沙袋训练、自由负重训练、壁滑轮训练或负重器械训练。表8-2-9列出了渐进式抗阻训练的优点和缺点。因为抗阻训练的目标是使个人回到工作、娱乐或日常生活活动中，减少疲劳和受伤的风险，效果测量应基于评估的结果。肌肉力量、耐力、血流动力学和活动时症状应在抗阻训练前后进行测量和记录。

表8-2-9　渐进式抗阻训练的优点和缺点

训练类型	优点和缺点
弹力带训练	便宜； 厚度可变，使其阻力可变（不同的颜色代表不同的厚度和阻力）； 可在整个运动范围内提供渐进阻力； 便携，可随身携带
负重沙袋训练	便宜； 可变重量范围较小（通常为0.5 kg）； 便携； 增加步行或其它有氧活动的能量消耗； 用于渐进式抗阻运动及增加能量消耗；
自由负重训练（哑铃和杠铃）	便宜； 重量可变，从0.5 kg开始，增量为1～5 kg； 哑铃是手持的； 杠铃的两端都可增减重量盘，用于渐进式阻力训练； 轻型哑铃是便携的； 在康复中心外携带较重的重量是不切实际的
壁滑轮训练	相对便宜； 只需要很小的空间； 需要一些正确使用的说明
负重器械训练	价格昂贵，需要相当大的空间； 用于闭链训练或多模式训练

（三）灵活性训练

日常生活活动、休闲活动和职业活动都需要关节具备最佳活动范围，因此保持或改善全身关节运动范围也是心脏康复计划的重要组成部分。灵活性训练结合柔韧性训练可以降低运动损伤的发生率，保证正常训练方案的实施。康复计划应强调在热身期和冷却期进行适当的伸展，尤其是上下躯干、颈部、下背部和臀部区域。灵活性训练应以缓慢、可控的方式进行。

（四）运动频率和持续时间

正如没有最佳的方法来确定标准的训练心率，标准的运动时间同样也没有较好的确定

方法。运动时间因人而异，需基于以下 3 个因素：①残疾年限；②急性事件导致活动减少；③病前活动水平与神经肌肉功能。

有运动习惯且心室功能良好的患者通常可以开始门诊康复计划，在 1~2 周内坚持每天 20~30 分钟的运动，然而有严重心室功能损害或长期患病的患者，可能运动超过几分钟就感到疲劳。这些患者最好采用低强度、短时间、频繁休息的间歇性运动计划，根据情况临时减少休息时间或增加运动时间。重要的是了解运动后的肌肉需要时间恢复，之后才能适应更高强度的活动。

让患者了解身体从运动中恢复的方式、运动模式和休息时间非常必要，尤其是在第二个康复阶段。患者应该认识到，他们才刚刚开始一个缓慢的、需要系统化干预的康复进程，终身保持类似的训练习惯对他们是有益的。我们的康复目标是让患者坚持每天 45 分钟的连续有氧运动，包括热身阶段和整理阶段，并且不出现限制症状。这可能需要 3~6 周或更长时间。

大多数患者能够耐受日常训练，但有些患者可能很难保持每天相同的强度或持续时间；为了达到最佳的训练效果，应该鼓励他们每周至少在规定的水平运动 4 次。一些运动耐力不足 20 分钟的患者，开始时可以每天锻炼 2 次；如果耐力不足 10 分钟，则每天锻炼 3 次，除非患者卧床休息或住院时活动受限。即便对于大多数高危患者，只要患者了解如何监测体征和症状并控制活动水平，就可以进行独立训练。

第三节　二级预防：危险因素管理

一、早期干预

为心脏病患者进行有关冠状动脉疾病的健康教育对其预防心血管疾病和整个康复计划的实施具有重要作用。必须告知患者及其家属如何改变生活方式，并及时了解与其疾病过程相关的最新医疗信息。在过去的 10 年中，心血管预防领域呈现出许多研究成果，对 CVD 的治疗产生了深远的影响，其中运动干预、饮食调整和其他生活方式的改变对于 CVD 预防具有重要意义。患者一旦经历了急性阶段，在事件（MI、CABG 手术或其他心血管疾病）发生后的第一天或第二天，患者及其家属最容易接受和想要了解他们可以做些什么来减缓疾病的进展。正是在这个时候，除了诊疗支持，医疗团队（包括医生、护士、理疗师和营养师）应该为患者提供其特定 CVD 危险因素相关的教育信息。患者在住院期间，逐渐接触各种形式的少量康复信息能使他们对自己的心血管系统的健康更为关注和了解。

二、门诊设置

患者的教育背景不应成为其了解疾病、康复过程或了解危险因素的限制因素。门诊医疗保健专业人员的数量没有限制，包括医生和护士，患者对健康的理解能力远远低于能做出适当的"心脏健康"选择所需的水平，因此往往需要最多的指导和监督。

基本的健康教育可以采取个人和团体形式。必须使患者和家属了解对其改变生活方式的特殊要求和具体的行动计划。AHA 和 AACVPR 在科学声明中概述了二级预防的核心内容，这些内容可作为心脏康复物理治疗师使用的资源。物理治疗师团队应重视为患者后续康复确定具体目标和时间的必要性，每次随访时，所有团队成员应检查患者理解程度和康复进展情况。如果患者或家庭成员对该计划有疑惑或反映执行困难，团队成员应进行干预，确定目标是否定得太高或需要解释某些康复要点，或者是否有其他康复问题需要注意和修改康复计划（如药物副作用、新的症状或心理问题）。

团体形式的教育是对心脏病患者效果较好的教育方式，应鼓励患者配偶或家庭成员的参与，因为他们的关注和理解对患者康复能发挥至关重要的作用。患者分享其心脏疾病的经验有助于他们适应现在和未来的情况并消除恐惧。以上教育项目需要有能力、知识渊博的组织者，团队应该包括各学科成员，因为没有一个人能够在所需的专业领域内解决所有的问题。

三、饮食与营养

门诊心脏病患者的饮食管理应综合考虑该患者的特定实验室指标（如血脂异常）、文化背景、生活方式和任何相关的合并症（如糖尿病、肾病）。为确定具体康复需求，营养评估应由营养师或物理治疗师进行，记录下体格检查信息和实验室检查指标。

1）体格检查信息。包括身高、体重、体重史和皮褶测量，以帮助患者确定适当的身体脂肪百分比。这些信息有助于明确患者的理想体重，显示患者体重增加或减少的趋势。

2）实验室检查指标。包括：①脂质谱（血清总胆固醇、高密度脂蛋白、低密度脂蛋白、极低密度脂蛋白和甘油三酯）。②电解质（Na^+ 和 K^+）。③全血细胞计数（血红蛋白、血细胞比容、白细胞和血小板）。④血尿素氮、肌酐、前白蛋白和血清白蛋白。

全血细胞计数有助于确定患者尤其是术后患者的血细胞携氧能力。电解质可确定其他系统或器官的缺陷或异常情况。应评估总胆固醇、低密度脂蛋白和高密度脂蛋白、低密度脂蛋白与高密度脂蛋白比率、甘油三酯的水平（表 8-3-1）。载脂蛋白的最佳值目前仍在研究中。即使在胆固醇水平正常的情况下，在分析脂质谱的过程中对获得的值的有效性有时也需要保持怀疑。在分析脂质谱时，不同实验室间也会存在差异。

表 8-3-1　表明风险较高的血脂值

总胆固醇（mg/dL）（>75%）	>220 >220 >240	20~29 岁 30~39 岁 40 岁以上
低密度脂蛋白（LDL）（mg/dL）	>100 >175	高风险 极高风险
高密度脂蛋白（HDL）（mg/dL）	<35	
LDL：HDL	3：1	
甘油三酯（mg/dL）	>200	

引自：the National Cholesterol Education Program（NCEP）. Executive summary of the third report of the expert panel on detection, evaluation and treatment of high blood cholesterol in adults（adult treatment panel Ⅲ）［J］. JAMA，2001，285（19）：2486-20497.

为了降低冠心病存在及其进展的风险，可以提高患者高密度脂蛋白水平，降低低密度脂蛋白、总胆固醇和甘油三酯水平。研究表明，总胆固醇每降低1％，患冠心病的风险就相应降低2％。导致高脂血症的原因有很多，必须加以鉴别和治疗。血脂可以通过多种方法进行调节。如果一种调节脂质的方法失败，可以尝试其他方法，详见表8－3－2。由于血脂和冠心病存在的遗传相关性，家庭成员也应该进行筛查。

表8－3－2　调节血脂的各种方法效果比较

方法	总胆固醇	LDL	HDL	甘油三酯
饮食选择胆固醇和饱和脂肪酸含量低，富含多不饱和脂肪的食物	降低16％～30％（降低27～58 mg/dL）	降低38％（降低45 mg/dL）	降低0％～33％（降低6 mg/dL）	降低13％
鱼类	降低8％～57％（降低88 mg/dL）	降低15％（降低17～26 mg/dL）	增加4％～9％	降低35％～79％（降低237 mg/dL）
单不饱和脂肪酸	降低9％～13％	降低21％	无显著影响	无显著影响
增加豆类、小麦、燕麦和其他谷物摄入量	降低10％～30％	降低14％～24％	降低5.6％～12.7％	降低8％～41％
素食或改良素食	降低30～58 mg/dL	降低20～45 mg/dL	降低4～7 mg/dL	降低27 mg/dL
体重下降	降低5.5～57 mg/dL	降低11.1～13 mg/dL	增加2.3～5 mg/dL	降低21.5～503 mg/dL
每天不超过2杯咖啡	降低20 mg/dL	降低20 mg/dL	无显著影响	降低10％～20％
运动	降低10～39.2 mg/dL（降低16.4％）	降低5～8 mg/dL（降低13％）	增加1.2～14 mg/dL（增加0～25％）	降低15.8～131 mg/dL（降低45％）
戒烟	降低3.45～23 mg/dL	无显著影响	增加2～6 mg/dL	无显著影响
减轻压力	降低29～47 mg/dL（降低4％～35％）	无显著影响	降低8 mg/dL	降低29 mg/dL
服用降脂药物	降低28％～48％	降低24％～42％	降低9％～增加21％	降低5.8％～9.4％

引自：Cahalin LP. A comparison of various methods to alter lipids [J]. Cardiopulm Phys Ther，1990，1（1）：4－9.

四、体重管理

肥胖是冠心病的重要危险因素，原因之一是肥胖会对血脂水平产生影响。减重已被证明能降低总胆固醇、低密度脂蛋白胆固醇和甘油三酯，并增加高密度脂蛋白胆固醇。具体地说，中心性肥胖和内脏脂肪过高与冠心病患者更高的死亡风险有关。体质指数（BMI）由于其易用性一直是评估肥胖程度的标准指标，即便其不能确定脂肪组织的分布。如果存在中心性肥胖，则需额外测量腰围进行风险评估和治疗指导。

饮食或临床分析资料应包括对患者24小时所吃食物的回顾或3~7天饮食日记，以及冠心病的饮食史，包括脂肪的使用、油的种类、富含胆固醇的食物、酒精、咖啡因、蔗糖、钠和纤维等信息。可以利用患者的营养史和食物偏好，通过考虑活动水平和基本能量需求来估计患者能量需求，以制定个人饮食处方。

五、心理社会康复

每个患者在心脏事件发生后的急性期恢复时可能表现出焦虑、抑郁或不同程度否认的情况。患者症状越明显，其康复效果越差。一些文献讨论了抑郁、绝望、社会孤立和急性精神压力对恢复过程和疾病进展风险的有害影响。患者对其健康状况的看法也受到以往经验、误解病前健康状况、身体状况，尤其是对胸部区域的健康意识增强的影响。AACVPR 指南确定的心脏事件后患者适应性困难的危险因素见表 8-3-3，心脏事件发生后患者与社会心理问题相关的评估和结果见表 8-3-4。

表 8-3-3　心脏病患者适应性困难的危险因素

具有以下特征组合的患者应被认为有更高的出现适应性困难的风险，需要额外的评估和支持：
・独居的患者； ・未婚、没有亲密好友的患者； ・最近离婚或丧偶的患者； ・与社会隔绝的患者； ・来自问题家庭的患者； ・低收入患者； ・吸烟的患者； ・肥胖的患者； ・有多种慢性疾病的患者； ・没有精神或宗教慰藉的患者； ・认知功能受损的患者； ・有精神疾病病史的患者； ・具有与自力更生和乐观主义哲学相冲突的文化或宗教价值观的患者

表 8-3-4　心脏事件发生后患者与社会心理问题相关的评估和结果

评估	临床结果	行为指导
在康复计划开始、结束和定期随访时，工作人员应结合临床面谈和心理社会筛查工具来确定临床显著的社会心理痛苦水平	患者体验到情绪上的不健康，这可以通过以下情况得到证明： （1）临床表现为抑郁、社会隔离、焦虑、愤怒、敌意等； （2）药物依赖； （3）过度的心理生理兴奋	康复计划应该改善患者以下能力： （1）描述恢复和康复过程； （2）制定符合实际的健康相关期望； （3）承担行为改变的责任； （4）展示解决问题的能力； （5）参加体育锻炼、冥想或其他放松技术； （6）展示其他认知-行为压力管理技能的有效使用方法； （7）获得有效的社会支持； （8）遵守精神药物的使用规定（如有处方）； （9）减少或戒除酒精、烟草、咖啡因或其他非处方药的使用； （10）回归有意义的社交、职业角色

引自：American Association of Cardiovascular and Pulmonary Rehabilitation. Guidelines for cardiac rehabilitation and secondary prevention programs［M］. 4th ed. Champaign：Human Kinetics，2004.

心脏康复团队和患者的其他支持系统可能是逆转这种状态的重要因素。有些患者需要额外的社会支持和教育，但过分关注这种疾病同样也可能有害。与患者充分沟通和建立良好的关系，通过消除误解和纠正患者对自身健康状况的误解，能促进其康复。家庭成员应积极了解患者康复计划的目标，减少可能导致患者心理障碍的环境氛围。

在这段调整期内，患者会增加自信，改善自我形象，同时掌握对活动水平增加的身体反应。在心脏病好发的中年年龄段人群，性活动仍然是人们非常感兴趣的话题。有些患者由于身体负荷、药物的影响，甚至害怕性功能存在康复问题。因此，在与患者和其伴侣的讨论中，有必要关注这一点。

六、依从性

无论是哪种类型或结构的心脏康复计划，都面临一个主要问题，患者生活方式改变的依从性。尽管研究报告的数据有所不同，但只有 20%～50% 的参与者在 1 年后坚持训练。导致依从性差的因素相当复杂，可能包括康复的持续时间、方案的复杂性、副作用的性质、症状的存在、社会和环境因素，与治疗师相关的因素（如患者与治疗师的互动）等。此外，医生的鼓励、支持和心脏康复项目组织者的作用对患者依从性也是一个关键因素。

康复团队对患者的长期依从性起着至关重要的作用。有效的组织管理、积极的康复氛围、治疗师和患者之间良好关系的发展都可以激励患者加强生活方式改变。这个过程应从评估患者以前的训练习惯、健康信念和对改变生活方式必要性的认识开始。以上评估有助于设定合理的康复目标和发现潜在的问题，努力提高患者对所接受的照护和关注的满意度。同时，应鼓励他们对自己的健康行为负责，并教授其自我监测的技术，如自感劳累程度和心率限制的评定，加强他们的自我管理观念。因此，患者可以获得更直接的反馈，进而强化及维持锻炼习惯。康复团队应鼓励家庭成员尽可能多地参与患者的康复训练，比如允许配偶与患者一起训练。

七、康复效果评定

康复效果评定能提供给患者康复的有效性和明确随后康复方案质量改进的方向。根据 AHCPR 对心脏康复研究文献的总结，心脏康复服务的实际效果见表 8-3-5，运动作为唯一心脏康复训练时不能带来的效果罗列在表 8-3-6。

表 8-3-5　心脏康复的实际效果

- 运动耐力的提高
- 改善体重和血压
- 症状改善
- 改善血脂
- 减少吸烟
- 改善社会心理健康，减轻压力
- 降低死亡率和发病率
- 改善生活质量

表8-3-6　运动作为唯一心脏康复训练时不能带来的效果

- 体重（当运动是唯一干预时）降低
- 非致命性再梗死率
- 冠状动脉侧支循环的发展
- 冠状动脉造影记录的冠状动脉粥样硬化进展的消退或限制（当运动是唯一的干预措施时）
- 心室射血分数与局部室壁运动异常
- 心律失常的发生

综上所述，可用于门诊多学科心脏康复具体结果评价的指标包括：血脂变化、戒烟、体重、血压（休息和活动时）、运动耐力、症状（计划休息和活动时）、社会心理健康、生活质量、发病率、死亡率降低。

表8-3-7提供了心脏康复计划应监测的四个疗效指标（健康、临床、行为和服务），以及每个领域的具体指标。AACVPR还提供了关于结果测量工具的建议，并在其关于心脏康复项目效果评估的文章中提供了参考建议。

表8-3-7　心脏康复计划应监测的四个疗效指标结果：四个领域及其相应的类别

疗效指标	结果类别
行为	饮食、体重管理、运动、戒烟、减压、体征/症状识别、医疗管理
临床	体格检查、体重、血压、血脂、功能储备、血液尼古丁含量、血氧饱和度、症状管理、社会心理、重返假期/休闲活动、心理状态、医疗资源利用、住院治疗、药物治疗、医生/急诊室就诊
健康	发病率、未来心血管事件、心肌梗死、冠状动脉旁路移植术、血管成形术、新发心绞痛、严重心律失常、死亡率、生活质量、功能性活动、社会活动、职业状况、独立生活状况
服务	患者对所接受治疗的满意度、财务和经济状况、赔偿、自付额

八、出院标准

患者何时出院是一个困难的决定，对于心脏病患者来说更是，因为他们正在进行生活方式的改变，其中一些改变需要依赖于专业机构的长期支持机制。对患者和其配偶来说，保持对康复计划的持续执行意识并不容易，自我激励往往很难。医疗机构对出院标准在补充文件中做出定义，出院时间在患者已完成康复的阶段目标时是比较好的。康复目标和计划必须以结果为导向。

出院时的要点包括以下预期目标和结果：①患者拒绝继续治疗；②由于医疗或社会心理并发症，患者无法继续执行康复计划；③由于不遵守家庭计划，患者无法执行康复目标；④未能参加预期的项目；⑤缺乏参与康复计划的意愿或能力。

第四节　特殊患者群体

针对特殊人群的运动处方需要整合临床与运动相关生理信息。非心脏病患者需要适当的运动处方，多系统功能障碍患者可能需要给予特殊关注和个体化治疗。我们对运动和疾病了解得越多，就越能发现两者之间的相互影响。妇女、儿童和老年人是不同类型的群体，需要不同的治疗干预和康复计划。因此，以下内容提供了对特殊患者群体康复时要需考虑的附加信息，详见表 8-4-1 中总结的特殊考虑事项。

表 8-4-1 特殊患者群体运动处方和监督的特殊考虑事项

患者群体	特殊考虑事项
伴有跛行的 PAD 患者	跛行与劳累程度有关； 评估患者对所有治疗方式的反应，并评估活动时症状发作和疼痛程度
COPD 患者	监测血氧饱和度，并观察运动是否使氧饱和度降低； 可能需要滴定补充 O_2 并指导缩唇呼吸练习； 利用呼吸困难程度量表监测运动强度
糖尿病患者	运动前后监测 BG； 当治疗前 BG 水平升高时，可能需要调整治疗方案； 如果 BG≥250 mg/dL，且患者正在接受胰岛素治疗，则应检查酮体（通过尿检或 BG 检查），如果存在酮症，在使用更多胰岛素及高血糖和酮症缓解之前不进行运动； 了解患者正在使用的胰岛素，以及胰岛素的峰值效应，避免在峰值效应期间进行运动； 呼吸困难可作为心绞痛发作的参考； 观察低血糖的严重程度； 请注意如果患者服用 β 受体阻滞剂，不会感觉到低血糖
CVA 患者	可耐受自行车或四肢有氧运动； 经颅磁刺激已被证明能提高这类人群的步行速度； 请注意患者是 CVA 的高危患者
肾病患者	总体而言，这类人群运动耐量低； 安排透析前后的训练时间
女性冠心病患者	心绞痛的症状在以下疾病中是不同的：SOB、疲劳、肩胛骨不适和消化不良
老年人	可能有多个关节和肌肉骨骼的限制；根据局限性调整训练计划，对那些没有训练习惯的人，在开始时应缓慢地开展训练计划
肥胖者	BMI 上升； 最大摄氧量下降； 将心率作为运动强度的参考； 增加多频次的短时间活动，增加抗阻运动； 由于膈肌受到限制，在进行坐位活动时应注意血氧饱和度
关节炎	限制过大的关节应力
ICDs	需要知道出院心率起搏阈值
心脏移植手术	患者的心率反应会改变，需要更长时间的热身期和冷却期； 通过增加抗阻运动来解决潜在的类固醇肌病
CHF	让患者每天早上称体重，每天监测空腹血糖； 康复训练从多频次的短时间活动开始

注：BG，血糖；BMI，体质指数；CHF，充血性心力衰竭；COPO，慢性阻塞性肺疾病；CVA，脑血管意外；ICDs，植入型心律转复除颤器；PAD，外周动脉疾病；SOB，呼吸急促。

一、外周动脉疾病患者

外周动脉疾病（peripheral artery disease，PAD）是冠心病患者中相当常见的疾病。限制外周动脉疾病患者运动的一个因素是跛行疼痛，通常发生在小腿，疼痛不适感类似胸部的心绞痛。在没有跛行的 PAD 患者中也会出现运动耐受性下降。与心绞痛一样，跛行与劳累程度有关。研究证实，接受运动训练的患者，在同等负荷下心肺功能显著改善，疼痛症状减轻。患者必须能忍受不同程度的不适，物理治疗师应采用症状限制的方法制订不同的运动模式。其中应该包括步行，因为步行是最具功能性的活动，而且通常对个人来说是最适用的。应鼓励患者在引起跛行症状的运动强度进行行走（通常根据运动负荷测试确定强度），直到患者报告（3~4)/5 分的疼痛，休息直到症状消退，然后恢复行走。重复交替的步行/休息周期，直到每周 3~5 天达到 50 分钟。对于没有表现出跛行的 PAD 患者的运动计划指导与常规心脏康复的建议是一致的。如果吸烟患者想降低疾病发展的风险，他们必须同意戒烟。此外，动脉粥样硬化的所有其他危险因素在 PAD 人群中均需进行管理。

二、心力衰竭患者

近年来的研究支持这样一个结论：对于射血分数降低和射血分数保留的心力衰竭患者，心脏康复既安全又有效。研究表明，除了减少危险因素、提高耐力和生活质量外，运动还可以调节与心力衰竭相关的其他因素，包括逆转左心室重构、增加射血分数和改善线粒体功能。

与经皮冠状动脉介入治疗（percutaneous coronary intervention，PCI）后或稳定型心绞痛的患者相比，心力衰竭患者可能更容易从康复计划中获益，虽然他们最初只能维持短时间的运动并需要频繁的休息，康复过程中监测自感劳累程度和呼吸困难很重要。研究表明，HIIT 在该群体中也可能是安全和有效的。与所有患者一样，运动计划必须根据个人的特定症状限制和康复目标进行调整。应鼓励患者每日监测体重，体重迅速增加（几天内增加 1.5~2.5 kg）、劳累时呼吸困难（DOE）加重和下肢水肿等是患者可能出现心力衰竭加重的迹象，应及时反馈给医生，同时教育和鼓励患者意识到这些因素，以便他在自我健康管理时更加安全和独立。

三、慢性阻塞性肺疾病患者

许多冠心病患者有长期吸烟史，并伴有阻塞性气道疾病；因此，心血管系统和呼吸系统的损伤都需要在康复计划中加以解决。一些人可能正在服用药物（如茶碱），这些药物已知会诱发活动性室上性心律失常。这类人群的运动处方应考虑的因素包括：

1) 本章讨论的呼吸困难程度（见"强度"）对于确定运动强度最为有效。

2) 对于慢性阻塞性肺疾病患者，缩唇呼吸可以提高运动能力，因为它有助于降低呼吸频率、增加潮气量和改善气体交换，改善先前通气不足区域的通气灌注比。

3）在运动中使用上肢支撑，如握住跑步机、固定自行车和滚动步行机的横杆，可能有助于患者稳定辅助肌肉以改善通气。

4）在更严重的情况下，补充氧气可能是有益的。患者运动时应监测血氧饱和度，最好是动脉血气。脉搏血氧饱和度是最方便的监测项目，应密切注意血氧饱和度下降的相关临床症状（如甲床颜色和整体变化）。

四、糖尿病患者

糖尿病是冠心病的危险因素，糖尿病患者患冠心病的可能性是非糖尿病患者的 3 倍。此外，2 型糖尿病（非胰岛素依赖型，占糖尿病患者的 80%～90%）与肥胖有关。关于运动对 2 型糖尿病患者生活影响的研究很多，研究证明运动可以改善胰岛素活性和糖耐量，减少胰岛素或口服降糖药的剂量和需要量，同时患者应注意运动期间、运动后及运动后 24 小时内可能出现的低血糖。

患者在每天开始运动前，应评估运动前血糖（blood glucose，BG）。该指标可以作为每日空腹血糖值的替代指标。如果运动前血糖水平较低（70～100 mg/dL），应给予患者 10～15 g 的碳水化合物零食，并应推迟运动，直到低血糖得到纠正（通常 20～30 分钟）。如果患者出现明显的低血糖（<70 mg/dL），运动是禁忌证，此时应摄入食物。

如果运动前 BG 在 100～250 mg/dL，患者可以进行运动。由于运动可增强胰岛素敏感性，糖尿病患者在胰岛素活动高峰期间应避免运动。如果运动前血糖值≥250 mg/dL，运动可能导致血糖升高而不是下降。如果患者正在接受胰岛素治疗，则该患者应检查酮体（通过尿检或 BG 检查），如果存在酮症则不应进行任何运动。由于葡萄糖是主要的运动能量底物，如果运动前血糖≤100 mg/dL，则可能没有足够的能量维持运动。

如果血糖偏高者感觉良好、水分充足、正在服用口服药物，或尿液和/或血液酮体检测呈阴性，可以进行 10～15 分钟的低至中等强度运动，然后应重新检查血糖。如果血糖上升，应终止运动；如果血糖下降，可以每 15 分钟进行一次血糖检测。

糖尿病患者的运动注意事项如下：

1）应在运动区提供一些简单的碳水化合物（如果汁、糖、葡萄糖），以及用于血糖维持的长期解决方案（蛋白质和/或脂肪，如花生酱和复合碳水化合物），以防出现紧急情况。

2）与其他运动人群一样，糖尿病患者开始训练时应该有 5～10 分钟的热身阶段，其中包括伸展运动和低强度的健美操。

3）在训练结束时，必须有整理阶段。糖尿病患者的运动处方与非糖尿病患者相似。

4）在患者运动后的恢复阶段，血糖调节效应可能长达 24 小时。糖尿病患者必须被告知，在他们不参加运动的日子里血糖值可能更高。

五、脑血管意外患者

一些参加康复计划的患者不仅心脏功能受损，之前也发生过脑血管意外。因此，他们需要特殊的医疗和活动指导，具体如下。

1）脑血管意外的常见后遗症为一侧或多侧肢体的虚弱或废用、沟通障碍、感知觉功能障碍和吞咽困难。

2）虚弱的或过度紧张的肌肉可能需要先进行短时间的训练。

3）尽管存在单侧肢体功能障碍，但使用四肢测力计可能有助于患者进行更大强度的运动。研究发现，脑血管意外患者对等长收缩和上下肢功率计训练的血压和心率反应并不比年龄匹配的对照组明显；然而由于四肢力量和心室功能受损，对这些患者的监测极为重要。

4）物理治疗师应特别注意脑血管意外患者可能因为沟通障碍而不能主动表达症状。

六、肾病患者

终末期肾病患者可以从规律的运动训练中获益匪浅，尽管他们对运动的反应与心脏康复中常见的患者不同。血液透析患者的运动耐量明显低于正常值，这种低运动耐量可能是由动脉氧含量较低导致的，具体原因如下：

1）较低的血细胞比容和血红蛋白氧转运功能。

2）疾病或治疗相关的心搏量改变。

3）自主神经功能障碍和代谢性酸中毒引起的外周神经功能障碍。

4）应根据患者透析前后的情况和治疗的时间安排训练。通常情况下，透析前一天和透析当天是患者最虚弱的时间。

5）间歇运动和休息时间比为 1∶2 或 1∶1 在最初可能是合适的，随着时间的推移，大多数患者可以逐渐增加到 30~45 分钟的连续运动。

6）运动心率是很难使用的运动强度评估指标，因为肾病患者的心率反应、药物治疗计划和生理功能变化取决于他们的透析时间表。

七、女性冠心病患者

冠心病是女性的头号杀手，其病死率超过所有癌症的总和。一项研究表明，与男性相比，女性冠心病的诊断和治疗明显不足。这与女性冠心病患者会呈现不同的临床表现、不同的症状有关，因此对女性的一级和二级预防方案提出了不同的挑战。女性发病确诊并出现不同的症状的年龄通常比男性年龄大（平均 10 岁），女性患者更可能主诉为腹痛、恶心、过度疲劳或呼吸急促。因此女性比男性被转诊进行冠心病诊断测试和干预的可能性更低。女性的冠心病诊断试验的敏感性和特异性不同，尤其是运动测试。某些诊断测试，特别是运动超声心动图和放射性运动测试，可比单纯进行运动测试提供更多的预后信息。冠状动脉疾病手术（血管成形术和冠状动脉搭桥术）后男性和女性的长期生存率相似，但是手术时女性的死亡率较高。

当然，康复是所有心脏手术或急性损伤后的推荐治疗方案，但关于女性康复依从性的研究有限。部分研究对象包含女性，结果表明，女性实施心脏康复后在危险因素修正、运动训练、治疗和预后方面与男性相似，也需社会心理和职业咨询。

八、儿科患者

随着治疗进步，患有先天性心血管疾病的儿童能够存活至成年期，评估、指导和建议他们及其家人参与康复治疗变得越来越重要。儿童心脏手术后的心脏康复是一个新兴的研究领域。华盛顿儿童医院国家医疗中心发起了一个为期 12 周的专门针对这类儿童的培训项目，营造类似中小学体育课的氛围，由具备体育教学经验的体育教师、运动专家和儿科心脏病专家等组成。鼓励父母和兄弟姐妹参与该活动项目。这些项目已经证明，参与的儿童体力活动能力有了显著的提高，社会交往能力也得到了改善。

儿童的心脏康复应提供给复杂先天性心脏病的术后患者，这些患者往往存在功能或心理问题。康复计划的目的是提高患儿运动效率、有氧活动能力和生活质量，减少猝死的发生率，使青少年能够安全有效地参加体育活动。在全世界的调查研究中，真正完成治疗的儿童病例很少。在接受调查的人群中，这些项目的结果显示，患儿运动能力提高，静息时和峰值运动时心输出量增加，氧气摄取增加，运动测试持续时间延长，生活质量得到改善。大规模先心病筛查的倡导者也鼓励在这一人群中积极地治疗早期高脂血症，并指出以学校为基础的干预是尽可能多地接触儿童的最佳手段。

九、老年心脏病患者

大多数老年心脏病患者在接受调查时表示近期没有规律训练，他们对康复过程的期望很低，持消极态度，只是因为医生告诉他们应该参加。但这一群体可能获得最大的功能改善，训练可以增加其幸福感，增强自尊，这两者都是独立生活所必需的。

规律的运动训练可以改变老年人已知的冠状动脉危险因素。在夏威夷对日本老年男性进行的一项研究中，体力活动水平越高，血清高密度脂蛋白水平越高，甘油三酯水平越低。同样地，运动的老年男性比久坐的老年男性具有更高的高密度脂蛋白水平和更低的总胆固醇与高密度脂蛋白的比值。

许多老年患者表现出多个关节和肌肉骨骼活动受限。因此，在开始任何训练计划之前，应进行彻底的康复评估。为了在项目早期能够尽量开展，减少患者因"疼痛"而产生的负面情绪，应采用运动强度为低强度的健美操和伸展运动。应尽量减少诸如慢跑等刺激性运动，以避免骨骼肌肉损伤，游泳是一项很好的运动。同时应该鼓励其进行一些负重训练，特别是女性，以防止骨质疏松症。有氧运动后的冷却期对老年人来说尤其重要，可以适当延长以便他们的肌肉充分恢复。运动的频率可以限制在间隔 1 天进行，让骨骼肌肉系统有机会得到休息。

小结

1）心血管系统疾病患者可以在各种门诊环境中开展康复。

2）心脏康复是"综合的、长期的"计划，包括医学评估、运动处方、心血管疾病危险因素的调整、教育和咨询。这些计划旨在减少心血管系统疾病对患者生理和心理的影响，降低猝死或再梗死的风险，控制心脏症状，稳定或逆转动脉粥样硬化进程，提高患者的社会心理和职业状况。

3）将患者运动风险分为低风险、中风险、高风险是康复过程中的重要评估内容，可以保障所有患者的康复安全性，并筛选出需要更高康复支持的患者。

4）物理治疗师应敏锐地意识到所有特殊患者的心血管问题，尤其是在治疗老年人时。

5）越来越多的患者被纳入运动训练的适应证。

6）患者的运动计划制订前需对患者的临床状况、功能能力和个人需求进行客观评估。

7）坚持康复的时间越长、训练的强度越高，对所有患者都可能实现最大限度的运动表现和危险因素改善。

8）未来心脏康复面临的一个问题是，确保所有参与康复的患者得到充分的保障，这同样有助于提高患者的长期依从性。

（余中华　吴悦）

推荐阅读

［1］中华医学会心血管病学分会，中国康复医学会心脏预防与康复专业委员会，中国老年学和老年医学会心脏专业委员会. 中国心血管病一级预防指南［J］. 中华心血管病杂志，2020，48（12）：1000－1038.

［2］ARNETT D K，BLUMENTHAL R S，ALBERT M A，et al. 2019 ACC/AHA guideline on the primary prevention of cardiovascular disease：executive summary：A report of the American College of Cardiology/American Heart Association Task Force on Clinical Practice Guidelines ［J］. Circulation，2019，140（11）：e563－e595.

［3］TAYLOR R S，FREDERICKS S，JONES I，et al. Global perspectives on heart disease rehabilitation and secondary prevention：a scientific statement from the Association of Cardiovascular Nursing and Allied Professions，European Association of Preventive Cardiology，and International Council of Cardiovascular Prevention and Rehabilitation ［J］. Eur Heart J，2023，44（28）：2515－2525.

［4］AMBROSETTI M，ABREU A，CORRA U，et al. Secondary prevention through comprehensive cardiovascular rehabilitation：From knowledge to implementation. 2020 update. A position paper from the Secondary Prevention and Rehabilitation Section of the European Association of Preventive

Cardiology [J]. Eur J Prev Cardiol, 2021, 28 (5): 460-495.

[5] LARANJO L, LANAS F, SUN M C, et al. World heart federation roadmap for secondary prevention of cardiovascular disease: 2023 update [J]. Glob Heart, 2024, 19 (1): 8.

[6] VISSEREN F L J, MACH F, SMULDERS Y M, et al. 2021 ESC Guidelines on cardiovascular disease prevention in clinical practice [J]. Eur J Prev Cardiol, 2022, 29 (1): 5-115.

[7] MARX N, FEDERICI M, SCHUTT K, et al. 2023 ESC guidelines for the management of cardiovascular disease in patients with diabetes [J]. Eur Heart J, 2023, 44 (39): 4043-4140.

[8] MEHTA L S, VELARDE G P, LEWEY J, et al. Cardiovascular disease risk factors in women: The impact of race and ethnicity: A scientific statement from the American Heart Association [J]. Circulation, 2023, 147 (19): 1471-1487.

[9] MAKITA S, YASU T, AKASHI Y J, et al. JCS/JACR 2021 guideline on rehabilitation in patients with cardiovascular disease [J]. Circ J, 2022, 87 (1): 155-235.

[10] NDUMELE C E, NEELAND I J, TUTTLE K R, et al. A synopsis of the evidence for the science and clinical management of cardiovascular-kidney-metabolic (CKM) syndrome: A scientific statement from the American Heart Association [J]. Circulation, 2023, 148 (20): 1636-1664.

第九章　心血管和呼吸系统疾病
相关物理治疗干预技术

第一节　气道廓清技术

气道廓清技术被定义为帮助分泌物从气道排出的手动或机械过程。这些技术包括体位引流、叩拍、振动、咳嗽技术、主动循环呼吸技术、徒手过度通气和气道吸痰。用于气道廓清的机械装置汇总见表 9-1-1。气道廓清技术的适应证包括黏液纤毛运输受损、肺部分泌物过多，以及无效咳嗽或无咳嗽。临床医生可以通过使用一种或多种气道廓清技术，促进急性病患者气道分泌物的松动。制订最佳气道廓清治疗计划的重要因素包括病理生理学和症状、患者医疗状况的稳定性及患者对技术的反应。

表 9-1-1　用于气道廓清的机械装置汇总

装置	举例	适应证	优点	缺点	是否适合居家使用
高频胸壁振荡（HFCWO）	Vest	肺囊性纤维化	可在无辅助情况下使用，可在任何体位下使用，可被动松动胸腔的每个部位，不建议插管患者使用	昂贵、笨重，不适合术后患者	是
呼气正压装置（PEP）	TheraPEP	支气管扩张，肺囊性纤维化，肺炎	便携、便宜、安静、易操作	需要患者用力	是
振荡呼气正压装置	Acapella，Flutter	急性支气管炎，囊性纤维化，肺炎	便携、便宜、易操作	需要患者努力	是

续表

装置	举例	适应证	优点	缺点	是否适合居家使用
机械叩击装置	Pneumopulse	肺炎，吸入性肺炎等	可以是被动的、低照护的，可在术后或者插管患者使用	可能会引起疼痛，不适合用于低骨密度和低血小板的患者，对肥胖患者无效	是
机械振动装置	Flimm Fighter	术后肺炎、胸部创伤	可以是被动的、低照护的，可在术后使用，可用于低骨密度和低血小板的患者，可作用于肺后部	对肥胖患者无效	是
机械式吸入－呼出装置	Cough Assist	格林－巴利、脊髓损伤、肌营养不良、多发性硬化	无创、易操作，减少吸痰的需要	昂贵，不能用于气胸或有发生气胸风险的患者	是
叩击床	Hill ROM bed	分泌物过多的不稳定ICU患者	—	—	

治疗前、治疗中和治疗后的患者检查为临床医生提供了判断患者耐受性和治疗有效性的重要信息。除了收集必要的设备和协助进行干预外，还应在进食或管饲前或结束至少30分钟后进行气道廓清技术。对进行连续管饲的患者，应中断管饲，并检查患者的胃是否有在治疗过程出现过量残余。疼痛控制可使患者在治疗过程中获得较高的舒适度并提供最充分的配合。在气道廓清术前给予患者吸入性支气管扩张药物可提高整体干预效果。同时，如果在气道廓清后给予吸入性抗菌药物，药物会更好地沉积到肺部。物理治疗师在进行气道廓清技术时也应注意自身体位控制，以避免自伤。在医院环境中，监测生命体征对于确定患者对治疗干预的反应非常重要。

气道廓清技术的目标是优化气道通畅度、增加通气/灌注比、促进肺泡扩张和通气，以及增加气体交换，每次治疗前应进行肺部评估以确定技术的持续时间和频率。通常，家属或其他护理人员在出院前将接受气道廓清技术的培训。在这种情况下，物理治疗师应提供书面说明，包括技术类型、持续时间、频率和预防措施，以及所需技术的个人演示。

一、体位引流

体位引流是一种将患者摆放在特定体位，通过重力作用将分泌物从外周气道引流出体外的技术。治疗的原则是将所需引流的肺段置于高位。由于各支气管的位置和开口方向不同，所以体位引流摆放的位置也有所不同。体位引流通常是其他气道廓清治疗的基础，在治疗过程中结合其他的气道廓清技术可提高分泌物引流的效果。

调整患者体位需要使用可调节的床、枕头或毯子卷，以及足够的人员协助安全移动患者。让患者的面部始终处于视野范围内，以便能够监测其对治疗的耐受性。进行体位引流时应根据体格检查（听诊）和胸部影像学检查的结果选择体位引流摆放的体位，同时应结合分泌物的性状来决定治疗的时长和频率。体位引流应优先治疗分泌物潴留最严重的肺段，并鼓励患者在体位引流时深呼吸，在变换体位过程中咳嗽（或吸痰）。分泌物较少而稀薄的患者，每天上午、下午各引流一次；分泌物较多而且浓稠的患者，应在每次雾化或者湿化之后进行体位引流。气道分泌物的潴留可能涉及一个或者多个部位，每部位每次引流时间应持续 5～10 分钟，如有数个部位需要引流，则总时间应控制在 30～45 分钟，以免造成患者的疲劳和血氧饱和度的下降。体位引流治疗不耐受的症状包括呼吸急促、焦虑、恶心、头晕、高血压和支气管痉挛。体位引流的绝对禁忌证和相对禁忌证见表 9－1－2。

表 9－1－2　体位引流的禁忌证和相对禁忌证

绝对禁忌证	相对禁忌证
·肺水肿； ·咯血； ·严重肥胖； ·大量胸腔积液； ·大量腹腔积液	·颅内压升高； ·血流动力学不稳定； ·近期行食管吻合术； ·近期行脊柱融合术或脊髓损伤； ·近期的头部创伤； ·膈疝； ·近期行眼部手术

二、叩拍

叩拍是一种清除肺内分泌物的传统治疗技术，通过对分泌物潴留区域的胸壁进行有节律的叩拍，达到胸部"共振效应"，以此来松动支气管内的分泌物，改善纤毛的清洁能力，临床叩拍可选用徒手或机械装置进行（详见表 9－1－1）。在使用器械装置进行叩拍的过程中，应注意将器械单独应用于分泌物潴留的肺段，而不是毫无目标的用于全肺的治疗。徒手叩拍是用手在分泌物潴留的肺段上有节奏地拍打。叩拍治疗的区域应通过听诊和胸部影像学检查来确定。叩拍时应该避开骨突、脊柱、胸骨、腹部、浮肋、手术缝合处、引流管置管处和肾或肝等区域，以免引起患者的不适。为减轻叩拍引起的不适，物理治疗师应在叩拍的区域覆盖一块毛巾。徒手叩拍时应采取"杯状手"，即把拇指和其他手指内收呈杯状，叩拍时手腕、手臂和肩要保持放松，每次叩拍时，空气聚集在杯状手和患者的胸壁之间，叩拍时应该发出空洞的砰砰声，若出现拍打声则表示技术欠佳，可能会导致患者不适或受伤。此外，研究发现，机械装置叩拍的效果与徒手叩拍相似，电动或气动冲击装置可在患者病情好转时独立治疗。叩拍治疗的效果并不取决于叩拍力度的大小，而取决于叩拍的频率。叩拍治疗的最佳频率为 5～6 Hz，即每分钟 300～360 次。每个部位叩拍治疗的时间为 3～5 分钟。因这样的操作常常引起物理治疗师手腕的损伤，所以叩拍不再建议作为气道廓清的常规治疗技术。同时，对于术后和骨质疏松的患者，叩拍会引起患者的不适，并且叩拍也可能造成血氧饱和度的下降及血栓的脱落，增加治疗的风险。

三、振动

振动是在患者的胸壁施加压力，以此来松动支气管内的分泌物，改善纤毛的清洁能力，可用手法或机械装置进行。临床实施与叩拍一样，在体位引流位置使用振动来廓清潴留在肺段的分泌物。采用手法进行振动时，物理治疗师的手掌应与患者的胸壁完全接触，或者一只手可能部分或完全重叠于另一只手。在患者深吸气结束时，物理治疗师对其胸壁施加压力，并在呼气末轻轻振动。呼气时通过振动对胸部施加的压力通常会导致呼出的气体量大于潮气量呼吸时呼出的气体量。这可能会鼓励比潮气更深层的吸气来跟随和支持更有效的咳嗽。据报道，手法振动频率为 12～20 Hz。对于有胸壁不适或疼痛的急性病患者，振动可能是一种有效的治疗方法。物理治疗师还可以评估手法振动时呼吸的深度和模式，也可使用机械振动装置，然而，机械振动装置可能更难与患者的呼吸模式相协调。

叩拍和振动的注意事项及相对禁忌证见表 9-1-3。

表 9-1-3　叩拍和振动的注意事项及相对禁忌证

注意事项	相对禁忌证
· 未控制的支气管痉挛； · 骨质疏松； · 肋骨骨折； · 肋骨转移癌； · 肿瘤性气道阻塞； · 焦虑； · 凝血功能障碍； · 抽搐或惊厥； · 近期安装心脏起搏器	· 咯血； · 未经治疗的张力性气胸； · 血小板低于 20000/mm³； · 血流动力学不稳定； · 开放性伤口，胸部烧伤； · 肺栓塞； · 皮下气肿； · 胸部有近期的植皮或皮瓣

四、主动呼吸循环技术

主动呼吸循环技术（active cycle of breathing techniques，ACBT）是一种包含肺部扩张和用力呼气技术的综合气道廓清技术。ACBT 由 3 部分治疗组成：呼吸控制、胸廓扩张和呵气。该技术的优势在于清除气道分泌物时并不会加重低氧血症。

1）呼吸控制：鼓励患者放松上胸部和肩部，按自身的速度和深度进行潮式呼吸。为防止过劳和气道高反应性，在治疗的间期须进行呼吸控制。一般 1 次持续 5～10 秒。

2）胸廓扩张：患者或物理治疗师将手置于被鼓励进行胸部扩张区域的胸壁上，在吸气相，通过本体感觉刺激促进胸部扩张、增加该部分胸廓活动及通气/灌注比；在呼气相，物理治疗师可进行胸部摇动或振动手法，进一步促进痰液松动。

3）呵气：类似对玻璃吹雾。呵气需要用力，但不会引起剧烈的肌肉收缩。为达到最佳效果，通常是采用中低位肺容积进行。

以上三种治疗技术可以根据患者的情况自由组合，并可重复进行，直到痰液排出体外。

主动呼吸循环技术的禁忌证包括术后夹板固定。高反应性气道可能会因为深呼吸和喘气而受到激惹，导致切口裂开。给患者实施主动呼吸循环技术前给予吸入支气管扩张剂可能提高气道廓清的效果。

五、咳嗽技术

咳嗽是最常用、也是最为有效的清除气道分泌物的方法。咳嗽技术分为自主咳嗽技术和辅助咳嗽技术。无论患者是否需要辅助，都应教会患者如何进行有效咳嗽，分析无效咳嗽的原因，指导出现无效咳嗽应如何处理。患者通常通过自发或反射性方式引起咳嗽。有效的咳嗽包括四个阶段：第一阶段是深吸气，研究显示，为了达到有效咳嗽，吸气量需达到该患者预计肺活量的 60%；第二阶段是声门关闭，达到必要吸气容量后短暂闭气（2～5 秒），关闭声门，维持肺内压；第三阶段是腹部和肋间肌肉收缩，增加腹内压以促进胸内压进一步增加；第四阶段是尽量用力呼气，产生高呼气流速，突然开放声门，嘴唇放松，咳出爆发性气流。我国 2018 围手术期多学科气道管理指南中指出，呼气峰值流速（PEF）<250 L/min 的患者，是术后肺部感染高危人群。北美、欧洲胸科协会呼吸与重症指南中提出，PEF≥270 L/min 是避免肺部感染的重要指征。

对于支气管分泌物过多的急性病患者，干预措施包括活动和廓清气道分泌物。物理治疗师对咳嗽有效性的检查对于确定患者充分廓清气道分泌物所需的干预量和类型至关重要。有效的咳嗽应该最大限度地发挥上述四个阶段的作用。因此，患者应表现为深吸气结合躯干伸展，保持片刻，然后在躯干进入屈曲时出现一系列剧烈呼气。这一系列环节中的任何缺失或不足都可能导致无效咳嗽。这种情况会导致分泌物潴留，如治疗不及时，会发展为肺不张、低氧血症、肺炎和潜在的呼吸衰竭。对于咳嗽有效性和遵医嘱能力降低的急症患者，干预的第一步是教授其正确的咳嗽技术。建议采用以下方式教授咳嗽技术：

1）让患者进行躯干伸展和弯曲练习。

2）通过言语提示、姿势和主动的手臂动作，达到最大化吸气阶段。

3）通过给予语言提示和姿势来改善吸气停留。

4）随着肌肉收缩或躯干运动，胸内和腹内压力最大化。

5）让患者在合适自己的时机配合躯干运动，将气体排出。在咳嗽的呼气期，可指导外科患者如何用枕头或毯子卷在切口上施加压力来保护切口，如果疼痛限制了患者正常的咳嗽能力，则应及时服用镇痛药，物理治疗师才能有效的帮助患者。

作为咳嗽的替代疗法，物理治疗师可以教会患者呵气（huff）来达到最理想的效果。呵气是一种深吸气，然后强制呼气而不关闭声门的方法。它通常用于咳嗽引起疼痛的术后患者。

六、机械性咳嗽辅助

机械式吸入－呼出装置是指通过机械对气道产生间歇性压力变化以辅助吸气或呼气肌肉功能的装置。在患者咳嗽的过程中，呼气辅助设备通过鼻子和嘴向气道提供负压（真空），同时物理治疗师可以徒手推动患者腹部以进一步增加咳嗽流量。徒手辅助咳嗽可增加咳嗽呼气峰值流速。吹气和排气压力及输送时间可独立调节。腹部加压可于呼气的同时使用。最大吸气－呼气（maximal insufflation－exsufflation，MI－E）可通过口鼻接口、简单的吹口或侵入性气道管（如带充气袖带的气管造口管）提供。一个疗程包括一组或多组 5 个周期的最大吸气－呼气（MI－E），然后进行短时间的正常呼吸或呼吸机使用，以避免过度换气。充气和排气压力几乎总是在 +35～+60 cmH₂O 和 −60～−35 cmH₂O。

七、徒手过度通气和气道吸痰

气管插管患者常规进行气道吸痰，以促进气道分泌物的廓清和刺激咳嗽反射。人工气道患者肺部分泌物过多且无法廓清气道分泌物时，应进行气道吸痰。使用人工气道的患者可以接受呼气和辅助咳嗽技术的指导，以进行有效的咳嗽。气管内的气管导管阻止了声门关闭，使插管患者无法清除分泌物，对于气管插管的患者来说，深吸气可能是困难的，在这种情况下，可以使用气囊进行肺通气。

气道吸痰的频率取决于气道中产生的分泌物量。要记住的是，吸引导管只能达到主支气管的水平。因此，当肺部分泌物滞留在小气道内时，在吸痰前，应利用体位引流和/或震动将分泌物集中排出。吸痰的基本步骤如下：

1）通过手动复苏袋或机械呼吸机给患者补充氧气，以增加动脉氧合。

2）用脉搏血氧仪监测血氧饱和度。

3）根据需要，将吸入装置上的压力调整为 100～150 mmHg。

4）将导管的通气端连接至吸入管。

5）戴上消毒手套。在不造成污染的情况下移除导管包装；保持接触患者气管导管的无菌性。

6）断开患者与呼吸机或氧气源的连接。

7）通过手动复苏器袋进行 5～10 次呼吸。

8）快速、轻柔地将导管插入气管导管，无需抽吸，导管的直径不应大于气道直径的一半。

9）一旦在隆凸或主支气管遇到轻微阻力，停止推进导管。将手指放在导管通风口上进行抽吸。

10）重复第 6 步至第 9 步，直到呼吸道分泌物被廓清。

11）在进行抽吸时，缓慢抽出导管，旋转导管以优化侧孔与分泌物的接触。

12）抽吸结束后，为患者重新连接氧气源，并徒手用复苏器或呼吸机对患者的肺进行 5～10 次复张。

第二节　呼吸策略

一、治疗性体位摆放技术与通气策略

采用治疗性体位摆放技术和通气策略有助于患者依赖性到自主性的移动与呼吸。这些技术包括选择体位来帮助患者进行有效的腹式呼吸（膈式呼吸）。该技术适用于膈肌无力、不能正确使用膈肌进行有效吸气或因疼痛而抑制膈肌的患者。为了促进吸气，物理治疗师指导患者在肩关节前屈、外展和外旋时吸气，同时眼睛向上注视。呼气时正好相反，肩关节后伸、内收和内旋，眼睛向下注视。

随着患者部分到完全参与治疗过程，物理治疗师可以在功能性活动（通气运动策略）中使用体位摆放技术。使用这种技术是因为躯干伸展和吸气相吻合，躯干屈曲和呼气相吻合。这些技术可以进一步应用于体位转移、步行和爬楼梯。当患者前倾站立时，指导患者呼气，然后伸展到站立姿势时，指导患者吸气。

身体的位置对通气和呼吸有很大的影响。当一个急危重症患者仰卧在病床上时，重力会使分泌物聚集在肺的后部。仰卧位可减少 50% 的功能性残余容积。侧卧位可减少骶骨和其他后部骨突起部位的压力，并有助于肺扩张和气道分泌物廓清。物理治疗师可以在另一个人的帮助下进行体位摆放，必要时也可以独立进行，具体取决于患者的体型和参与程度。物理治疗师进行该项治疗时需使用正确的身体力学。将急危重症患者由仰卧位转到左侧卧位的操作步骤如下：

1）在患者体位摆放过程中，持续监测生命体征。

2）当患者仍处于仰卧位时，将患者水平移动到床的右侧。

3）排列所有导管、线路和约束带，留出足够的长度，使其在患者翻身过程中不会扭结或拉扯。

4）如果患者需要使用呼吸机，确保气管插管或气管造口用胶带或布带固定。呼吸机管道应排空残余水分，以防止意外。

5）将患者右脚放在左脚上方（有骨科疾病限制除外），并在膝盖之间放置一个枕头。

6）轻轻地将患者滚动到左侧。如果体位摆放由两名医务人员进行，那么一个人控制头部和上躯干，另一个人控制下躯干和腿部。这将使力更均匀地分布在患者身上。

7）辅助头部和躯干的医务人员将患者保持在侧卧位时，另一名医务人员应在患者后面放置枕头和楔形枕，使患者保持在侧卧位。如果患者足够清醒和强壮，嘱其抓住床栏杆，同时一名医务人员在患者后面增加外部支持。

8）如果患者没有意识，在增加支撑后，轻轻移动左侧肩胛骨，以防止患者躺在肩膀上，避免压迫骨突部位引起皮肤破溃。

患者体位摆放完成后，物理治疗师可以根据需要进行气道廓清技术。患者俯卧位有助于调动分泌物，增加通气量，增加急性呼吸窘迫综合征患者的 PaO_2。俯卧位姿势摆放与左侧卧姿势的前五个步骤是相同的，剩余的具体步骤如下：

1）第一位医务人员位于患者头部，第二位医务人员位于肩部，第三位医务人员位于臀部。负责头部的医务人员应负责协调滚动的时间。

2）当患者转为俯卧位时，负责头部者负责人工气道和呼吸机管道的完整性（如适用）。如果患者在没有机械通气的情况下能耐受 10～20 秒，可以断开呼吸机管道。若存在功能性运动训练的禁忌证（详见表 9-2-1），则负责患者头部者应确保呼吸机管道上没有施加扭力。

表 9-2-1　功能性运动训练的禁忌证或预防措施

（1）未经治疗的深静脉血栓形成。
（2）生命体征不稳定。
（3）不能听从指令，完全镇静的患者。

（4）高通气支持（用于将患者从呼吸机旁移开以便于活动）：
　·禁忌证：呼气末正压（PEEP）或持续气道正压通气（CPAP）>10 cmH2O；
　·预防措施：PEEP 或 CPAP>5 cmH2O，肺动脉压（PAP）>50 cmH2O；每分通气量>
　　15L/min。
（5）需要进行交替床上活动的其他骨科、血管或神经损伤

　　物理治疗师离开监护室之前，应该检查所有的线路、管道和电线，以确保所有管道的连接和功能和治疗前一样。如果在治疗过程中警报被关闭，则需要重置所有警报。

二、缓解呼吸困难的体位摆放

　　呼吸困难是患者对呼吸不适的主观报告。患者可能在休息时或活动一段时间后出现呼吸困难。物理治疗师需要意识到除肺功能障碍外，引起呼吸困难的其他潜在原因，包括心肌缺血、心力衰竭和左心室肥大等。物理治疗师应监测患者出现呼吸困难时运动不耐受的其他表现（表9-2-2）。当呼吸困难是由肺功能不全引起时，患者可能自己会找到一个更容易通气的体位。在手臂得到支撑的情况下，辅助呼吸肌如胸锁乳突肌、斜角肌和胸大肌可以作用于胸腔和胸部，通过更多的扩张胸廓来辅助吸气。当患者靠在支撑物上向前倾斜时，腹内压升高，膈肌被向上推到拉长的位置。由于改进了长度-张力关系，膈肌的收缩强度增加。患者在这种姿势下呼吸困难常得到缓解。

表9-2-2　**出现呼吸困难时运动不耐受的其他表现**（按每1 MET 水平）

· 心率增加超过静息心率20～30 次/分；
· 心率低于静息心率；
· 收缩压高于静息水平20～30 mmHg 以上；
· 收缩压低于静息水平10 mmHg 以上，头晕，恶心、呕吐；
· 血氧饱和度下降低于限制水平；
· 呼吸急促或呼吸频率增加到不能忍受的程度；
· 心电图改变，胸痛；
· 可能存在的运动不耐受的症状：口唇颜色改变；
　出汗；烦躁，疼痛的非语言迹象

三、呼吸训练

　　许多呼吸策略可用于心肺功能障碍患者的物理治疗，相关呼吸策略的适应证和预期结果见表9-2-3。

表9-2-3　**呼吸策略的适应证和预期结果**

策略	适应证	预期结果
缩唇呼吸技术	休息时和（或）用力时呼吸困难，气喘	缓解呼吸困难，提高活动耐力，减少喘息
膈式呼吸技术	低氧血症，呼吸急促，肺不张，焦虑，肺分泌物过多	平静呼吸，血氧饱和度改善，肺不张解除，焦虑减轻，分泌物松动

策略	适应证	预期结果
侧肋呼吸技术	不对称的胸壁扩张，局部肺实变或分泌物潴留，不对称的呼吸姿势	对称的胸壁扩张，分泌物松动，正确的姿势
吸气保持技术	通气不足，肺不张，无效咳嗽	改善通气/灌注比，解决肺不张，改善咳嗽效力
叠式呼吸技术	通气不足，肺不张，无效咳嗽，疼痛，呼吸模式不协调	改善通气/灌注比，解决肺不张，疼痛减轻，改善咳嗽效力
有节律地呼吸技术	运动耐量降低（尤其体现在日常生活活动、步行、爬楼中），运动性呼吸困难，疲劳，焦虑，呼吸急促	运动耐量增加，呼吸困难减轻，疲劳降低，焦虑减轻，呼吸正常
上胸廓抑制技术	过度使用辅助呼吸肌	呼吸过程中减少对辅助呼吸肌的使用
躯干反向旋转技术（胸椎松动技术）	胸壁活动能力受损，通气不足，躯干肌肉功能受损或紧张，无效咳嗽	胸壁活动能力增加，通气/灌注比匹配度增加，改善全身肌肉长度，改善咳嗽效力
蝴蝶呼吸技术	胸壁活动能力受损，通气不足，躯干肌肉功能受损或紧张，无效咳嗽	胸壁活动能力增加，通气/灌注比匹配度增加，改善全身肌肉长度，改善咳嗽效力
胸壁牵伸技术	胸壁活动能力受损，通气不足，潮式呼吸，矛盾呼吸，躯干肌肉功能受损或紧张，无效咳嗽	胸壁活动能力增加，通气/灌注比匹配度增加，改善全身肌肉长度，改善咳嗽效力

（一）缩唇呼吸技术

缩唇呼吸技术可用于减轻患者的呼吸困难症状，它已被证明能降低患者的呼吸频率，降低气道阻力，从而减少呼气时的气道塌陷。采用缩唇呼吸时，要求患者闭上嘴通过鼻子吸气几秒钟，然后通过口哨或亲吻姿势的口型缓慢呼气维持4~6秒。

（二）吸气保持技术

吸气保持技术是指在最大吸气末长时间屏住呼吸。它可以与震动技术结合使用，以促进气道廓清。它还可以改善进入肺部通气不良区域的气流。实施时指导患者在最大吸气末屏住呼吸2~3秒，然后放松呼气。

（三）叠式呼吸技术

叠式呼吸技术是在上一次吸气的基础上进行的一系列深吸气，没有呼气，直到达到患者所能承受的最大容量。每一个吸气都伴随短暂的停顿。

（四）膈式呼吸技术

膈式呼吸技术可用于缓解患者的呼吸困难、减少肺不张，改善氧合。这项技术被描述为"促进腹壁的向外运动，同时减少吸气时上胸腔的运动"。物理治疗师可以通过观察或测量腹部运动来评估患者使用这项技术的水平。在仰卧位时，患者通常最容易采用膈式呼吸模式。一旦患者掌握了仰卧位的呼吸模式，就可以在坐着、站着、活动时尝试。

膈式呼吸可以通过一系列的活动来实现，这些活动旨在减少辅助呼吸肌的使用和增加膈肌的收缩。首先要考虑的是体位，在患者坐骨结节下放置一个毛巾卷即可以帮助其达到这个姿势。其次是通过言语和触觉提示，帮助患者放松辅助呼吸肌。

如果使用之前的技术无法达到所需的呼吸模式，可以增加嗅吸技术以帮助接合膈肌。采取这项技术时患者的体位可以是侧卧或半卧位，以消除重力影响。患者的手放在腹部进行本体感觉反馈，要求患者嗅吸 3 次，然后逐渐改为呼气。物理治疗师记录患者是否表现出腹部隆起，并将此反馈给患者。接下来，让患者嗅吸 2 次，然后逐渐改为慢慢嗅吸 1 次。若这项技术成功，物理治疗师会集中精力指导患者慢慢地、安静地进行嗅吸，直到患者以放松的方式呼吸。继续指导患者独立地进行这项技术后，可以作为一种放松技术或在活动（如步行）期间使用，以控制呼吸。

在急危重症护理环境中，可能会禁止对存在切口、线路和引流管的患者使用人工辅助技术。如果是这种情况，可以使用前面列出的技术来帮助改善患者的呼吸模式。若患者的医疗管理允许使用手法治疗，则可以使用诸如膈式呼吸技术、侧肋呼吸技术、上胸廓抑制技术、躯干反向旋转技术和胸壁牵伸技术等。

（五）侧肋呼吸技术

单侧肋骨扩张或双侧肋骨扩张可分别训练一侧或两侧的肋骨及相应的肋间肌。对一侧胸部有切口的患者而言，单侧肋骨扩张训练在治疗过程中可能更有效。切口和术后疼痛可能会导致相应侧的胸壁扩张减少，肺泡充分通气受抑制。此外，随着切口愈合，其可与周围的组织粘连，进一步限制胸壁扩张。主动活动范围练习可以移动胸腔，当与各种呼吸技术结合进行时，有助于防止瘢痕和粘连。练习这项技术最有效的方式是采取健侧卧位。患者将患侧的手臂外展至头部水平。物理治疗师在患者吸气前指导其做一个伸展运动，并在吸气阶段继续给予阻力。在使用侧肋呼吸技术之前，需要确认任何侧卧的禁忌证。例如，接受了左肺部分切除或全肺切除术的患者可能需要预防措施，以防躺在左侧。对于 ICU 的患者而言，有阻力的单侧肋骨扩张也是有用的。患者也可以半卧位或坐姿进行双侧肋扩张，在实施这项技术时，治疗师将双手放在胸腔的侧面，在吸气时轻轻地对肋骨施加压力。可以指导患者独立进行此项练习来改善胸壁扩张。

（六）躯干反向旋转技术

如果胸部活动受限，患者可能很难通过单独控制呼吸来改善其呼吸模式，因而有必要引入简单的躯干反向旋转（胸椎松动）技术，以增加胸腔在呼吸过程中扩张的能力，即通过简单的体位调整来增加胸部的灵活性。当患者处于仰卧位时，在与胸椎垂直的部位放置毛巾卷可以提高前胸壁的活动性。同样，让患者侧躺在毛巾卷上也可以增加侧胸壁的活动性。上肢运动可与每个姿势搭配，以增加对应部位的活动性。通过上肢主动或被动抬高，可以进一步改善受影响区域。这项技术在坐姿或站姿时也同样适用。

（七）吸气肌训练技术

吸气肌训练（inspiratory muscle training，IMT）技术适用于膈肌和肋间肌肌力或耐力下降的患者，其体征和症状包括但不限于胸部扩张减弱、呼吸音减弱、呼吸短促、呼吸模式不协调、呼吸缓慢和潮气量降低。呼吸肌无力或疲劳的患者可见于 COPD、急性脊髓损伤、格林－巴利综合征、肌萎缩侧索硬化症、脊髓灰质炎、多发性硬化症、肌营养不良、重症肌无力或强直性脊柱炎。此外，吸气肌训练可用于机械通气患者，以促进撤机。

吸气肌训练的目的是增加通气量，减少呼吸困难。吸气肌训练项目包括两部分：力量训练和耐力训练。吸气肌力量训练与其他骨骼肌力量训练的原则相同，即遵循超量恢复、特异性和可逆性的原则。应用于肌肉耐力训练的过载原理要求长时间施加低负荷。特殊性是指训练肌肉的功能，如在吸气和呼气肌上施加阻力。如果停止训练，训练效果可能会随着时间的推移而丧失。

任何训练的第一步都是指导患者正确使用吸气肌，以确保有效的吸气。可以在指导中鼓励家庭成员和支持系统成员的参与，以提升该训练的效果。在呼吸系统中，膈肌的薄弱会使患者产生的吸气负压降低，从而使吸入的空气量减少。COPD 患者肺过度膨胀，膈肌扁平，改变了该肌肉的长度－张力关系。吸气肌疲劳，尤其是膈肌疲劳，将导致肺泡通气需求无法得到满足。低通气会使动脉氧分压（PaO_2）降低，动脉二氧化碳分压（$PaCO_2$）升高，从而导致急性呼吸衰竭。

早期的吸气肌训练技术是嗅吸。当患者处于舒适的姿势（如侧卧或斜倚）时，物理治疗师可以帮助患者将双手放在腹部区域，以提供本体感觉反馈。然后，物理治疗师以放松的语调指导患者缓慢、放松地吸气，快速地通过鼻子嗅三次。如果患者能够有效地完成这项任务，那么这项技术的进阶就是以越来越慢的速度将嗅吸次数从 3 次减少到 1 次。运用这项技术的目的是提高患者正确使用膈肌的意识。练习一直持续到患者在所有功能水平上，能以正常的频率和深度进行膈式呼吸模式。

力量训练可以通过多种不同的方式进行，这取决于膈肌的初始强度。对于潮气量达到或超过 500 ml 的患者来说，一种很容易使用的训练方法是抗阻吸气，可以由物理治疗师手动完成。物理治疗师让患者按照前面描述的那样采取舒适的姿势，以促进膈肌活动。物理治疗师轻轻地将手放在患者胸腔下方的两侧，在患者开始吸气之前，通过轻轻地向上和向内推，对膈肌施加少量阻力，并在吸气阶段持续这种压力，患者呼气时不施加阻力。物理治疗师也可以使用重物来进行加强膈肌力量的训练。为了评估这是否是一个合适的方法，物理治疗师应先观察患者在休息时膈肌活动是否正常，然后增加重量。患者应能在无辅助肌肉参与下舒适地呼吸 15 分钟；如果重量过大，吸气的模式将变得不协调。然而，无论是采取手动还是用重量法，收缩的质量都需要监控。对于吸气力量"一般或减弱"（潮气量小于 500 ml）的患者，建议进行无阻力的主动呼吸训练。

另一种形式的阻力训练利用特定的手持训练设备，如 P－flex、OHO 设备、Threshold 或 Peace Pipe。通过减小装置气道的半径，增加阻力。患者每天训练 2 次，每次 15~30 分钟，通过设备进行吸气训练，吸气训练应不造成不良影响，如呼吸困难或血氧饱和度下降。当患者感到舒适时，逐渐增加阻力。

自从吸气肌训练被引入临床实践以来，关于其疗效的争论越来越多。肺组织本身受损的患者，如 COPD 或 ARDS 患者，可能不能耐受吸气肌训练。吸气肌肉训练是一种强化运动，它会增加患病肺部对氧气输送的需求。然而，患有神经肌肉疾病和肺未受损的患者可能更容易忍受增加的氧需求，并从中获益，就像正在尝试从呼吸机上脱机的机械通气患者一样。

肺不张是由肺通气不足和肺泡塌陷引起的，深呼吸运动是治疗肺不张的有效方法。使用激励式肺活量计是练习膈肌呼吸、预防或逆转肺不张、刺激咳嗽的有效方法。四肢耐力训练是另一项技术，研究表明其可以很好提高通气肌肉耐力。Keens 等研究了肺囊性纤维化患儿，发现上肢耐力训练确实提高了其通气肌的耐力。

第三节　机械通气患者的特殊考虑

大多数急性呼吸衰竭患者需要接受插管和机械通气。从物理治疗师的角度来看，呼吸机是一种辅助设备，能够对呼吸提供广泛的支持。

危重症患者和机械通气患者通常需要给予镇静和镇痛药物。这些药物的作用和相关的活动减少可引起并发症，包括神经肌肉无力、谵妄和身体功能受损。建议每天停止静脉镇静一段时间以使患者保持警醒。研究表明，机械通气持续时间缩短，患者 ICU 住院时间也缩短，与长期插管和机械通气相关的并发症也随之减少。镇静中断与物理治疗和作业治疗干预已被证明能改善身体功能，减少 ICU 获得性谵妄，缩短机械通气时间。对接受机械通气的患者进行康复治疗也可以缩短 ICU 的停留时间。

插管和机械通气患者的主要目标之一是恢复自主呼吸。停止机械通气的过程称为脱机。脱机的好处包括最小化医源性并发症，减少 ICU 停留时间，防止吸气肌萎缩。物理治疗干预可以促进患者脱机，这对于患者获得最佳效果并顺利实现持续自主呼吸的目标至关重要。

一、脱机标准

脱机的过程从评估患者是否符合一系列标准开始。开始脱机过程的主要考虑是解决或相对解决了导致急性呼吸衰竭的初始事件或疾病。在营养、代谢的稳定性，水和电解质平衡，血流动力学稳定性和心脏功能方面，患者的状态应达到最大化。患者应无发热，且胸部 X 线检查显示好转或稳定，呼吸道分泌物应可控。最好是患者保持警醒并能配合，或至少应该能自发地开始呼吸。患者应做好心理准备，准备接受脱机过程。

具体的呼吸参数如下：

1) 充足的气体交换，FiO_2 小于 50%，SaO_2 大于 90%，PEEP 小于 5 cm H_2O。

2) 20~30 cm H_2O 的吸气负压。

3) 呼吸频率与潮气量之比（RR/VT）小于 105，呼吸频率每分钟小于 35 次。这个比率是快速浅呼吸的一个指标，并且被发现是脱机失败的最准确的预测指标。

4) 分钟通气量（VE＝呼吸频率×潮气量）小于 15 L/min。

5) 在脱机期间，将监测患者的呼吸频率、深度和模式、动脉血气（ABG）值、脉搏血氧饱和度、心率和心律及精神状态变化。

如果出现以下任何呼吸窘迫症状，终止脱机：

1) 呼吸频率每分钟大于 35 次。

2）出现反常的呼吸模式、使用辅助呼吸肌进行呼吸或呼吸困难。

3）血氧饱和度下降伴 SaO_2 低于 90%，根据 ABG 监测，PaO_2 下降，尤其是在 pH 值低于 7.30 的酸中毒情况下 $PaCO_2$ 增加 5 mmHg。

4）心率变化超过每分钟 20 次，血压变化超过 20 mmHg，心绞痛、发绀或心律失常。

5）意识水平的变化。

二、评估意识

在间断镇静的成人患者中，广泛使用 Richmond 镇静躁动评分量表（Richmond agitation and sedation scale，RASS）。RASS 可用于评估意识水平，因为它着眼于躁动和镇静水平。使用 RASS 的最主要目的是避免机械通气患者镇静过度或镇静不足。患者 RASS 评分在 -3 到 +4 之间可以使用重症监护室患者谵妄评估方法（confusion assessment method in the ICU，CAM-ICU）进行进一步评估。RASS 评分为 -4 分和 -5 分表示镇静程度较深，患者无反应，因此不能使用 CAM-ICU 评估患者的意识。

谵妄是由于急性感知障碍或认知改变而引起的注意力不集中，导致患者处理、储存、接收和回忆信息的能力受损。ICU 内患者谵妄是延长住院时间、增加呼吸机时间、增加死亡率、增加长期认知障碍和增加费用的一个预测因素。CAM-ICU 评估的四个特征中如果前两个特征及第三或第四个特征都存在，则对谵妄的评估是阳性的。CAM-ICU 见表 9-3-1。

表 9-3-1　重症监护室患者谵妄评估方法（CAM-ICU）

特征 1：意识状态的急性改变或波动（以下任一问题为"是"则为阳性）	阳性	阴性
（1）与最初的情况相比，患者的心理或认知功能是否发生明显变化？ （2）用镇静程度评估量表（如 RASS）、GCS，或特征 3 的谵妄评估表评测，在过去 24 小时内，患者是否有行为的改变，谵妄状态是否存在波动，严重程度是增加或减少？		
特征 2：注意力不集中	阳性	阴性
如果患者无法保持注意力，可以通过注意力筛查检查（ASE）的听觉或视觉部分进行评估，评分 ≤8 提示阳性		
特征 3：思维紊乱	阳性	阴性
以下问题和任务中出现 2 个或 2 个以上不正确答案和/或不能完成任务，即提示患者存在混乱或不连贯的思维。 问题（任意使用 A 组和 B 组）： A 组： 1. 石头是否会漂浮在水中？ 2. 海里有鱼吗？ 3. 1 磅重量是否大于 2 磅？ 4. 你可以用锤子敲钉子吗？ B 组： 1. 叶子会漂浮在水中吗？ 2. 海里有大象吗？ 3. 2 磅重量是否小于 1 磅？ 4. 你可以用锤子砍木头吗？ 得分：回答对一个问题得 1 分。 任务： 1. 你发现你不能清楚地思考？ 2. 请举起和我一样多的手指（测试者出示 2 个手指）。 3. 另一只手也一样（测试者现在不出示 2 个手指）。 得分：患者可成功完成一个任务得 1 分		

特征 4：意识水平改变	阳性	阴性
患者的意识水平是否达到警觉水平，是否易激惹、嗜睡或昏迷？（例如，评估时 RASS 结果偏离 "0"，则为阳性） 警觉：充分了解环境并对其做出恰当的回应。 警惕：易激惹。 嗜睡：困倦但易清醒，不了解环境的某些方面，不会自动回应；但意识到环境改变，会以适当的方式对此做出适当的反应却无动力。 昏迷：即使在强烈的刺激之后，仍然没有充分回应的意识。只有通过强烈的反复刺激才能激发，只要这种刺激减少，患者就会回落到无反应状态		
总体评估：特征 1 和特征 2 阳性，加上特征 3 或特征 4（二者之一）为阳性，则 CAM-ICU 为阳性	阳性	阴性

三、干预考虑因素

物理治疗通过优化气道廓清和肺功能促进患者脱机。平衡患者在脱机过程中的能量消耗和进行功能性活动或锻炼所需的额外能量是物理治疗师面临的挑战。物理治疗师、患者和临床护理团队之间的沟通对于患者脱机的成功至关重要。

与患者的沟通通常很困难，因为大多数情况下机械通气会阻断患者的语言交流。此外，许多重症监护病房的患者身体虚弱，协调能力下降，可能无法进行书面沟通。气管插管的存在干扰唇读，会进一步妨碍沟通。患者通常可以使用简单的交流方式，如眨眼或点头来回答是非问题，手势和面部表情也可以是患者表达需求的一种方式。无论何种方法，只要被认为是有效的，都必须始终如一地加以利用，以进一步提高沟通的可靠性，所有医务人员都必须加强这种方法。一旦和患者建立了沟通，就可以利用评估呼吸困难的工具。最简单的评估是"是"或"不是"的问题，例如，你呼吸急促吗？这可以通过数字量表（类似于疼痛量表）进行进一步评定，将呼吸困难程度划为 0 分到 10 分，0 分表示无呼吸短促，10 分表示可想象的最严重呼吸短促。虽然脱机过程中的呼吸困难不一定与呼吸功能下降有关，但它可能与患者经历的焦虑直接相关，焦虑本身可能导致脱机失败。情感上的支持和冷静的安抚，以及积极的反馈在促进患者脱机过程中的重要性怎么强调都不为过。

本章前面讨论的气道廓清技术也是脱机过程的重要组成部分。如果肺部存在过量分泌物阻碍成功脱机，则应在患者进行特定的脱机试验之前采用这些技术。在脱机期间，这些技术仍然是辅助患者成功持续自主呼吸的优先考虑事项。

生物反馈增加潮气量和放松已被证明可以减少脱机时间。呼吸策略，包括将手放在患者腹部以恢复腹式呼吸可与观察呼吸机上的潮气量监视器一起使用。生物反馈屏幕可以为患者提供吸气的视觉反馈。鼓励患者进行缓慢、较深的呼吸练习，可用于促进患者呼吸模式正常化，并将呼吸速率保持在预设范围内。

吸气肌训练已被证明可以提高呼吸衰竭患者的呼吸肌力量和耐力，并有助于提高脱机成功率。膈肌的机械优势可以通过注意体位调整来优化。坐位前倾姿势将减少呼吸的工作量，促进有效的呼吸模式。患者的最佳体位存在个体差异，可选择的体位包括端坐在床边、坐在椅子上。

在脱机过程中，优化患者与其他医疗专业人员（即护士、物理治疗师和医生）的沟通对于护理协调至关重要。物理治疗的时机对于患者的脱机成功和达到功能目标至关重要。这可能意味着在脱机前、脱机期间或脱机后不需要进行物理治疗，以便患者能得到良好的休息和尽量减少环境对患者的刺激。相反，也可能会紧急联系物理治疗师，协助其在脱机前对患者进行训练，在脱机期间对患者进行放松或呼吸练习，或在脱机前、期间或之后进行气道廓清技术，以促进分泌物管理或评估患者在呼吸机支持最小化的情况下耐受活动的能力。应特别注意术前指导，以预防胸腹腔大手术后的肺部并发症。

四、运动训练

在急性护理环境中，患者的力量和耐力往往有限，妨碍了其进行最佳的功能活动和有效的呼吸模式训练。危重症神经肌肉病是重症监护病房最常见的周围神经肌肉疾病，表现为四肢和呼吸肌无力。神经肌无力可由全身炎症、高糖血症、神经轴突变性、肌肉肌球蛋白丢失和肌肉坏死引起。长期卧床静养、皮质类固醇的使用和去适应体位导致的肌肉神经电生理改变相似，均具有可逆性。微血管改变和细胞病变性缺氧可能破坏能量供应和使用。获得性钠通道病导致肌细胞膜和神经兴奋性降低是另一种潜在的机制。控制高血糖可能会降低这些危重病并发症的严重程度。危重病的幸存者在从 ICU 出院后的 1 年表现出持续的功能受限。在急性护理环境中，应接受耐力训练和力量训练，以预防和治疗严重疾病相关负性神经肌肉后遗症。

急性护理中耐力训练的目标是最大限度地提高患者的效率和独立性，使患者能够进行日常生活活动（ADL）和功能活动。活动和训练的适应证列见表 9-3-2 中。当患者开始进行功能性活动时，物理治疗师必须记住，在某些情况下，患者的最小努力量可能导致异常运动反应，从而对心肺系统造成压力。监测如心率（HR）、收缩压（SBP）和舒张压（DBP）、平均动脉压（MAP）、血氧饱和度（SaO_2）、呼吸频率（RR）和心电图（ECG）等指标，物理治疗师可随时掌握患者对活动耐受的反应。表 9-3-3 列出了这些生理指标的正常范围。

表 9-3-2　活动和训练的适应证

• 肺通气不足；
• 肺实变；
• 肺浸润；
• 细支气管和肺泡炎症；
• 胸腔积液；
• 急性肺损伤和肺水肿；
• 制动对全身的影响

引自：Dean E. Principles and practice of cardiopulmonary physical therapy：evidence to practice [M]. 3rd. St. Louis：Mosby-Year Book，1996.

表 9-3-3 成人静息心肺功能相关生理指标测定值正常范围

生理指标	正常范围
心率	60～100 次/分
收缩压	85～140 mmHg
舒张压	40～90 mmHg
平均动脉压	70～110 mmHg
呼吸频率	12～20 次/分
血氧饱和度	>95％

急症患者对活动或运动的反应取决于身体满足氧转运需求的能力。在活动前、活动中和活动后监测相关心肺功能指标可以让物理治疗师提供更安全和有效的治疗干预措施。除了上述指标外，在物理治疗过程中如患者出现运动不耐受的迹象，表明需要停止或改进干预措施。物理治疗师还需要了解患者当前的药物及其对运动反应的影响。例如，β 受体阻滞剂可以抑制运动时预期心率的增加。

心率通常在手腕的桡动脉处测量，也可以使用颈动脉或肱动脉，或者使用心脏听诊器进行确认。HR 应测量 30 秒～1 分钟。一级心脏康复训练的 HR 目标比静息 HR 高 20～30次/分，除非患者正在服用 β 受体阻滞剂类药物。服用这些药物后，运动时的心率不会如预期那样增加。在这种情况下，可以选择监测自感劳累率（RPE）或呼吸困难程度。如果患者不能提供 RPE，则观察患者疲劳和活动不耐受的症状，以及其他活动不耐受的非言语症状。

收缩压上升与运动强度水平上升相关，即心肌梗死后至少 3 天的患者对低水平运动的高血压反应（超过 160/90 mmHg）可能表明心肌缺血。一级心脏康复训练应在 1～4 METs 范围内。近期接受冠状动脉搭桥手术的患者其血压可能表现出对活动的异常反应，因此舒张压可能不会受强度的增加而发生显著变化。

呼吸频率应在休息和活动期间测量。最好是患者没有意识到物理治疗师正在进行生命体征监测。否则，物理治疗师可能得不到更为客观的数据，因为患者可能会下意识或有意识地改变呼吸模式和频率。

血氧饱和度（SaO_2）可用脉搏血氧仪测量。如果患者的血氧饱和度水平随着活动而降低，医生应向物理治疗师确定进行运动或功能性活动训练的最低可接受血氧饱和度水平。通常情况下，对于急性呼吸问题，血氧饱和度应保持在 90％～94％，对于急性心脏病患者，血氧饱和水平应设定为更高的水平（96％～97％）。如果患者正在吸氧，所给予的氧气量必须足以将血氧饱和度维持在规定的最低水平（通常≥90％）。在活动期间，当摄氧量增加时，物理治疗师应实时监测血氧饱和度。若血氧饱和度下降到最低阈值以下，物理治疗师应增加氧流量，使血氧饱和度保持在规定的范围内。然而，在极少数 COPD 患者中，氧疗可能会降低患者的缺氧驱动力，而 $PaCO_2$ 可能会增加。如果患者难以维持血氧饱和度在适当的水平，物理治疗师应让患者休息，或降低运动强度或持续时间，并与患者的医生沟通相关问题。

五、运动的组成部分：强度、持续时间、频率和模式

（一）强度

急性病患者对运动强度的反应可以用几种方法来衡量。用于监测运动强度的主观量表是 Borg 主观劳累程度（RPE）量表，物理治疗师要求患者对活动强度进行评分。热身和恢复训练应保持在 9~11，而峰值活动应低于 13。12~13 的 RPE 水平约等于最大心率的 60%，16 的水平约等于最大心率的 85%。患者的 RPE、HR 和工作效率之间存在很强的相关性。β 受体阻滞剂可以将最大心率降低 20%~30%，因此患者服用 β 受体阻滞剂后使传统客观解释运动反应的方法无效。对该类患者可采用 RPE 量表进行衡量。

另一种确定运动强度的方法是监测呼吸急促的程度。目前有大量的量表可用于分类和描述呼吸困难的程度。在日常临床实践中常用的指数和量表有基线呼吸困难指数（BDI）、过渡期呼吸困难指数（TOI）、呼吸困难指数（DI）、呼吸困难指数（RPO）和视觉模拟量表（VAS）。

在治疗过程中监测急性病患者是否有心绞痛的症状是很重要的。心绞痛与心电图改变相关，包括 ST 段压低或抬高。表 9-3-4 列出了稳定型心绞痛的分期及表现。

表 9-3-4　稳定型心绞痛分期及表现

分期	表现
1	轻度的不适感
2	疼痛强度增加到 1 级或疼痛辐射到其他部位（下巴、喉咙、肩膀、手臂或身体其他部位）
3	只有通过停止活动才能缓解疼痛
4	梗阻性疼痛

引自：Atwood J A，Nielsen D H. Scope of cardiac rehabilitation [J]. Phys Ther，1985，65：1812-1819.

（二）持续时间

持续时间是指患者能够耐受进行某项活动的时间。患者的心血管反应将有助于确定住院锻炼或活动期间患者的活动持续时间。建议从间歇性功能锻炼开始，持续 3~5 分钟。休息时可以是慢走或完全休息。运动与休息时间比例尝试达到 2：1。一级心脏康复的目标是将步行时间从 3~5 分钟延长到 30~45 分钟；患者很可能出院回家时会有一个步行计划，物理治疗师可帮助患者进行适当的治疗以达到这一目标。在此阶段，患者教育至关重要，以便患者开始自我监测 HR、RR、RPE 和 DI。

（三）频率

通常在急症患者群体中，多次、持续时间短的锻炼是每天进行 2~3 次，并且应该每周进 6~7 次。

（四）运动方式

运动方式是指用于训练的方法或技巧。在急性护理环境中，由于医疗管理条件限制，大多数患者的运动能力有限。因此，为了最大限度地提高独立性，物理治疗师往往首选功能性活动作为患者的运动方式。可在医院进行的活动包括床上活动、站立、转移、步行、爬楼梯、平衡训练、固定式自行车训练、踏板训练、卧式自行车训练、应用上身测力计的抗阻训练和跑步机训练等。

六、功能性运动训练

一旦患者能够在床上双侧翻身并维持血压和氧合参数，就可以开始功能性运动训练。然而，在 ICU 中治疗患者之前，物理治疗师除了要熟悉呼吸机和监护设备的警报外，还应该熟悉每台机器的急救程序。进行训练前有必要对患者进行客观检查，包括实验室相关指标、X 线检查报告、生命体征、最后一次用药剂量和过去的医疗/手术史。在进入患者的房间时，物理治疗师该观察管线、导管和导管的位置和长度，以便对它们进行监控和保护。最理想的情况是，物理治疗师将协调与患者护理相关的其他学科的活动。这种安排可能意味着物理治疗师将在开始物理治疗之前与护理人员确定一个时间，以便患者在预定时间开始治疗。功能性运动训练的目的是让患者尽可能长时间地进行尽可能多的活动。临床上功能性运动训练的进展基于患者的反应。

（一）床上活动

锻炼计划通常是从患者的床边开始的。

首先应该强调的活动之一是桥式运动。臀桥有助于放置和移除便盆、换床单、在床上摆放体位。这项活动可以是患者独立的第一步。

其次，物理治疗师可以让患者主动协助翻身。如果物理治疗师正在进行气道廓清技术，可指导患者翻身到合适的体位。进行机械通气的危重症患者在接受胸部物理治疗结合翻身时，摄氧量增加 $40\% \sim 50\%$。物理治疗师应将床边扶手置于最直立的位置，以便患者可以使用它协助活动。

最后，患者可以继续坐在床边或在床边取端坐位。在这一阶段的功能性活动中，物理治疗师应该注意适当的身体力学，且可能需要其他医务人员的帮助，或者可能会把床升高到防止躯干向前屈曲的水平。对于需要大量协助的患者，物理治疗师应记住利用床的各种功能，如床头抬高或取坐位，避免过多能量消耗。当患者变得更耐受活动，需要的帮助更少时，以上调整可以停止。患者坐着时有机会拉伸胸部肌肉，增加潮气量，呼吸频率也增加。患者的生命体征和对活动的反应需要在功能性活动进展的每个阶段持续监测。

（二）转移和步行

一旦患者能够在无支撑下坐在床边 $3 \sim 5$ 分钟，能够完成双侧全膝伸直，且生命体征平稳，患者就可以进阶到转移和步行。使用轮式助行器可使患者在有支撑的情况下行走。如果需要，应教导患者如何使用助行器，并提供口头和视觉指导及演示。对于坐着时生命体征稳定，但下肢严重无力的患者，在进行转移活动时，使用立位扶梯（standing lift）可能会有帮助，而不会对医务人员造成劳损。本章表9-2-1列出了功能性运动训练的禁忌证或预防措施。

患者无需拔管即可开始步行训练。在确定插管患者可以进行步行训练后，物理治疗师必须给予足够的协助。第一名医务人员需要在步行时帮助患者，第二名医务人员负责氧气的支持。如果可用，也可使用便携式呼吸机。建议第三名医务人员推静脉车并确保静脉输液管有足够的松弛度。物理治疗师应注意患者的静息生命体征，包括血氧饱和度。监测患者的生命体征，患者对 HR、BP、PO_2 或疲劳的异常反应可确保活动安全性。此活动的进展取决于患者的反应。

物理治疗师可以继续使用轮式助行器，或者按照指示将患者推进到下一个限制性最小的辅助设备。如果患者在休息期间需要吸氧，则需要在走动之前、之中和之后持续监测血氧饱和度水平，并用氧气滴定法将 SPO_2 保持在规定范围内。所有生命体征应在走动之前、之中和之后进行监测。

随着患者在步行方面的进步，物理治疗师和患者朝着增加步行距离和降低协助水平的目标努力。患者的目标可能是在没有辅助设备或氧气的情况下独立行走。物理治疗师则需要评估这是否需要急救医疗设备及可实现的目标，并且必须确定患者实现这些目标的行动方案。

七、伤害预防和设备选择

在物理治疗的所有领域，患者的安全是最重要的。从事心血管和肺损伤患者急性护理的物理治疗师和物理治疗师助理必须密切监测患者，以确定患者对物理治疗干预的反应。未能监测相关参数，如心率、心电图、血压、呼吸频率、血氧饱和度、疼痛程度可能导致严重伤害或病情恶化。呼吸急促、胸痛、头晕、发绀、苍白、出汗、恶心和头痛等症状和体征都是实施干预措施过程中引起关注的原因，也涉及干预措施的修改或停止。在医院环境中，患者的体力水平每天或每小时都会有所不同。因此，物理治疗师选择监测一个或多个相关指标，并在提供干预措施之前、期间和之后记录任何体征或症状是很重要的。

八、患者教育

患者和护理人员教育是急性护理环境中一项重要的物理治疗干预措施。患者教育可以缩短住院时间，减少患者焦虑，提高患者生活质量，增加患者依从性，增加患者作为医疗团队成员的参与度。

患者教育被定义为认知能力的提高，从而导致积极形成健康行为。这可以通过为患者或护理人员设定教育目标开始，并以客观、可测量和功能性的方式记录这些目标。物理治疗师应与患者和护理人员讨论这些目标，以确保这些目标现实可行。例如，肺囊性纤维化患者气道廓清计划的目标可能是"患者的护理者独立完成叩拍和体位引流，以协助气道廓清"。心肺疾病患者功能性运动训练的目标可能是"患者通过精确监测其 RPE 来独立监测自己的锻炼情况"。患者提供的 RPE 的准确性可以通过与物理治疗师在活动高峰期所测心率的相关性来评估。

当准备教导患者或护理人员时，物理治疗师必须评估学习者，以确定其已掌握的知识领域和需要继续教育的领域。学习方式应考虑到视觉、听觉或动觉或多个方面。学习风格也应该被考虑在内，无论是视觉的还是听觉的，物理治疗师应询问患者和护理人员对学习的期望，并根据学习者在多个领域的需求和能力调整教授内容。这些领域包括：

1）感知。必须考虑学习者的感性需求，以确保他们有能力接受输入和理解所呈现的材料。其中包括为听力困难的学习者提供音量和清晰度足够的讲解，或提供视觉辅助工具，如准备较大的印刷品或眼镜，为学习者提供足够的视觉信息。

2）认知。如果患者由于记忆缺陷而无法理解教育材料，那么提供重复使用的书面材料作为信息备份可能有帮助。如果患者仍然无法理解，则应将材料内容教授给护理人员。

3）情感。情感领域包括患者或护理人员的态度、信念系统和积极程度。当患者没有学习的动力时，学习就更加困难。如果教学内容与文化或宗教信仰违背，这种冲突可能会影响学习效果。

4）环境。进行患者教育时还应考虑环境因素，因为患者在嘈杂的环境中或处于不舒服或痛苦的姿势时可能难以认真学习。

明智的做法是花时间规划教育计划的实施。明确要覆盖的患者群体或材料是否适合小组教学和学习情况？小组教学是否经济实用？患者或护理人员是否能通过阅读、观看演示、实际操作任务或多种方法的组合获得最佳学习效果？确保教学演示和书面材料立即可用（如果使用）。

促进患者坚持锻炼计划会给物理治疗师带来挑战。患者接受的障碍、缺乏正面反馈和感知到的无助是导致患者依从性差的三个主要因素。经常报告的障碍是缺乏时间、疲劳、疼痛、缺乏动力或难以将锻炼融入日常生活。在制订计划的过程中，物理治疗师需要与患者详细讨论这些问题，以便进行调整，使计划适应每个人，尽可能多地消除障碍。这可能需要妥协，规定的频率从每天3次到每天1次，以尽量减少疲劳和所需的时间投入。患者在运动中不应感到疼痛；如果出现疼痛，则需要修改课程以消除这种坚持下去的障碍。家庭成员可以被招募为教练或合作伙伴，以帮助患者保持完成锻炼计划的动力，或者可以利用更结构化的计划，如心脏或肺康复计划来提高患者的依从性。

物理治疗师应该评估教育计划的有效性。这可以通过书面或口头测试，或非正式的讨论或观察来完成。如果需要出院后教学，物理治疗师可以将患者转介给其他医疗保健专业人员、社区组织或其他资源。

九、出院计划

随着住院时间的急剧减少，物理治疗师已成为急性护理环境中参与制订出院计划的重要角色。这一角色从提供干预措施转变为担任顾问，就患者的当前状态和康复潜力、出院目的地、活动耐力和设备需求提供建议。最初的物理治疗访问必须考虑到患者的出院需求。作为出院计划的一部分，物理治疗师通常负责整合来自患者和家庭支持系统的信息。

在初始物理治疗评估期间，物理治疗师应评估患者当前的功能水平，并根据其潜在能力进行预后判断。确定患者的康复潜力对制订出院计划有很大影响。例如，步态速度已经被证明是一个有用的结果指标，可以预测出院回家前患者对亚急性康复的需要。出院决定可能包括为患者出院回家或下一级护理做好准备，无论该级别是急性康复、亚急性康复还是长期护理。必须精确地将可获得的现实家庭或社会支持的数量与患者需要的援助数量相匹配。具体的帮助程度可以从每周帮助购物和洗衣到 24 小时提供最大帮助不等。如果需要的话，家庭成员需要接受指导，了解患者完成特定 ADL 和家庭物理治疗计划所需的帮助水平。

在许多急症护理机构，出院计划者（通常是护理人员或社会工作者）的职责是为患者安排出院后所需的各种健康支持服务，并协调出院过程。这一角色可能包括广泛的服务，如家庭物理或职业治疗、家庭熟练护理服务、提供基本护理（如洗澡）的家庭保健助理、社区支持服务（即送饭），以及安全检查等紧急监控服务。

物理治疗师也参与确保耐用医疗设备选择，以满足患者的需求。依据医院政策，工作内容可能包括推荐由另一名医疗专业人员订购设备，从部门供应处发放设备，或联系供应商供应和交付所需设备。商业保险范围通常是决策的一个组成部分，就像与患者讨论哪些项目最合适一样。

由于患者的状态可能每天都会发生变化，因此必须根据患者的进步或不足，经常重新评估和修改出院计划。作为这一持续评估的结果，物理治疗师的一项重要职责是将这些最新建议传达给医疗团队的其他成员。此时必须记住，医疗团队中最重要的成员是患者。物理治疗师的专业意见必须与患者和护理人员讨论，做出决定，然后与医疗团队的其他成员分享。

十、儿科注意事项

儿童群体的治疗主要针对发育异常、早产、感染、免疫缺陷、创伤和与儿童相关疾病引起的问题。由于身体大小和生理差异，对心肺功能不全患儿的干预措施与成人不同。儿童患者也需要非常密切的监测，因为儿童患者对血流动力学变化的耐受性降低，并且在表达痛苦和不适方面可能存在障碍。本节主要基于儿童身体大小、生理差异及心理和沟通发展水平，阐述儿科中应注意的干预注意事项。

儿童患者的心功能不全通常与先天性心脏异常有关，而成人的心功能不全最常由冠状动脉疾病引起。手术干预在这两种人群中都很常见。术后物理治疗的目的是增加呼吸，松动气道分泌物，提高功能活动能力。重要的是要防止儿童术后卧床休息引起的功能下降，应设法在术后第二天将患儿从床上动员起来。术后早期步行可减少呼吸和循环系统并发症。通常，一旦腹股沟拆线，患者拔管，患儿就应被鼓励走动。

对儿科患者气道廓清技术的改进包括将儿童或婴儿放在物理治疗师的大腿上或枕头上，物理治疗师的手与患者的胸部轻微贴合。为患者进行定位支气管引流可以减少通气/灌注不匹配时发生的肺功能障碍。与仰卧位相比，俯卧位潮气量增加，肺顺应性改善，动脉氧分压显著升高。和成人不同的是，儿童侧卧时肺功能最好，换气效果最好。小型手持式振动器也可用于气道廓清。在照顾早产儿时，由于婴儿对部分治疗措施的耐受性有限，因此需要仔细评估治疗的风险和益处。物理治疗可以与其他患儿护理程序协调，减少支气管引流所需体位变化以尽量减少对婴儿的刺激。婴儿的支气管引流体位与成人相同，因为支气管树的发育在妊娠 16 周结束时完成。如果婴儿血流动力学不稳定，则可能需要接近支气管引流位置。如果怀疑颅内出血，应避免头朝下。婴儿和幼儿通常需要辅助廓清因支气管引流或振动而松动的分泌物。可以鼓励大一点的儿童使用玩具或游戏（如风车、吹泡泡）来喘气或咳嗽。一般来说，物理治疗师在治疗儿童时，可以发挥创造力，尽可能以好玩的方式来减少患儿的焦虑，建立融洽的医患关系。

儿童患急性病会对其家庭成员如父母、兄弟姐妹产生影响。物理治疗师可以教授家庭成员有关疾病的知识，以及指导相关的物理治疗干预措施。当父母和其他家庭成员被鼓励学习治疗技术，如叩诊和支气管引流技术，并在患儿病情稳定时实施，患儿可能会感到特别的支持。例如，对于患有哮喘的儿童，家庭成员可以通过安抚、提供药物（按规定）、帮助放松和呼吸练习帮助患儿将影响降到最低。他们还可以学习监测患儿的呼吸频率、肋间肌收缩和发绀的变化。家庭成员也可以帮助物理治疗师理解患儿的非言语或言语前交流。某些面部表情或手势可能对患儿有特定的含义。通过与物理治疗师分享这些信息，家庭成员可以促进物理治疗师和患儿更好地沟通。

小结

在急性护理环境中，对任何年龄的原发性或继发性心肺功能障碍患者进行物理治疗干预的目的都是优化患者的氧转运系统。为实现这一目标而设计的物理治疗干预措施包括气道廓清技术、呼吸策略和练习、患者教育和监测功能性运动的进展。对儿科患者的干预需要根据其身体大小、生理差异、心理和沟通发展水平进行调整。从事急症护理工作的物理治疗师面临着一个独特的挑战，他们必须认识到患者的动态病理生理变化，并相应地调整干预措施和活动进展。本章介绍了常用的物理治疗干预措施，确定其适应证和预防措施，并强调了在治疗期间监测急性病患者的重要性；对有关优先照顾患者和出院计划的问题也进行了讨论。

1）急性护理环境中的心肺物理治疗旨在纠正或改善患者氧气转运系统的功能。

2）针对心肺功能不全的急性病患者的物理治疗干预包括气道廓清技术、呼吸策略和练习、患者教育和监测功能性运动进展。

3）患有多种疾病和急性呼吸衰竭的患者可能需要长时间的机械通气。这些患者的物理治疗干预需要与脱机过程相协调，以平衡患者的呼吸能量消耗与参与治疗活动所需的能量消耗。

4）治疗性体位适用于膈肌无力或效率低下的患者。这些技术促进吸气效率，并促进通气和灌注匹配。

5）使用心率、血压、血氧饱和度、呼吸频率和心电图等监测患者对物理治疗的耐受性，对于急性病患者安全有效的活动进展至关重要。

6）急性护理环境下，物理治疗师的主要角色正在从提供治疗转变为担任顾问，需根据患者的功能状态和康复潜力提供建议，并协助确定出院目的地和设备需求。物理治疗师在照顾急性病、住院患者中已经成为跨学科医疗团队中的重要成员。

7）对患有急性心肺功能不全的儿童进行治疗干预，主要发育异常、早产、感染、免疫缺陷、创伤和儿童相关疾病引起的问题。

（余中华　林松）

推荐阅读

［1］ MAIN E，RAND S. Conventional chest physiotherapy compared to other airway clearance techniques for cystic fibrosis ［J］. Cochrane Database Syst Rev，2023，5 (5)：CD002011.

［2］ ROQUE － FIGULS M，GINE － GARRIGA M，GRANADOS RUGELES C，et al. Chest physiotherapy for acute bronchiolitis in paediatric patients between 0 and 24 months old ［J］. Cochrane Database Syst Rev，2023，4 (4)：CD004873.

［3］ WILSON L M，SALDANHA I J，ROBINSON K A. Active cycle of breathing technique for cystic fibrosis ［J］. Cochrane Database Syst Rev，2023，2 (2)：CD007862.

［4］ HEINZ K D，WALSH A，SOUTHERN K W，et al. Exercise versus airway clearance techniques for people with cystic fibrosis ［J］. Cochrane Database Syst Rev，2022，6 (6)：CD013285.

［5］ BURNHAM P，STANFORD G，STEWART R. Autogenic drainage for airway clearance in cystic fibrosis ［J］. Cochrane Database Syst Rev，2021，12 (12)：CD009595.

［6］ MCILWAINE M，BUTTON B，NEVITT S J. Positive expiratory pressure physiotherapy for airway clearance in people with cystic fibrosis ［J］. Cochrane Database Syst Rev，2019，2019 (11)：CD003147.

［7］ POZUELO － CARRASCOSA D P，TORRES － COSTOSO A，ALVAREZ － BUENO C，et al. Multimodality respiratory physiotherapy reduces mortality but may not prevent ventilator － associated pneumonia or reduce length of stay in the intensive care unit：a systematic review ［J］. J Physiother，2018，64 (4)：222－228.

［8］ FREITAS D A，CHAVES G S，SANTINO T A，et al. Standard (head－down tilt) versus modified (without head－down tilt) postural drainage in infants and young children with cystic fibrosis ［J］. Cochrane Database Syst Rev，2018，3 (3)：CD010297.

［9］ REWA O G. Physical therapy in the ICU－is it time to consider individualized therapy plans? ［J］. Crit Care Med，2023，51 (10)：1445－1447.

［10］ JONES J R A，KARAHALIOS A，PUTHUCHEARY Z A，et al. Responsiveness of critically ill adults with multimorbidity to rehabilitation interventions：A patient － level meta － analysis using individual pooled data from four randomized trials ［J］. Crit Care Med，2023，51 (10)：1373－1385.

第十章　呼吸康复：物理治疗干预

第一节　呼吸康复目标的制定及疗效

肺病患者康复目标的制定必须考虑其生活方式、需求和个人兴趣。康复人员不仅需要对患者疾病状态、病程、体格检查进行了解，还需要通过与患者及家属的面谈访问，对相关环境因素进行全面评估，才能制定出适当且可执行的康复目标。康复人员有责任帮助患者制定切实可行且康复效果可评估的目标。呼吸康复的目标应切合患者实际，恢复其日常功能并提高生活质量。相较制定不切实际的目标，如消除呼吸困难，恢复至正常人的生活方式，或停止氧气使用等；更现实的目标应该是缓解呼吸困难、增加活动耐受能力和提高活动期间氧合状态。

呼吸康复疗效评估的最佳方式是客观和主观评估相结合，推荐的呼吸康复疗效评估工具见表 10-1-1。在呼吸康复中需要评估效果的四个基本方面为运动功能、临床症状（呼吸困难和疲劳）、与健康相关生活质量和行为习惯、社会心理状况。作为呼吸康复疗效评估的关键部分，这些方面已得到各个国家和国际组织的支持，具体阐述如下。

表 10-1-1　推荐的呼吸康复疗效评估工具

评估项目	疗效评估工具
运动功能	症状限制性运动测试 亚极量运动测试 6 分钟步行测试 往返步行测试

评估项目	疗效评估工具
临床症状	Borg 呼吸困难等级评分 视觉模拟量表（VAS） BDI/TDI 指数 呼吸困难指数 MRC 分级 加利福尼亚大学呼吸问卷 肺功能分级与呼吸困难问卷（PFSDO or 或 PFSDO－M） 肺功能分级 呼吸相关领域圣乔治呼吸问卷（SGRO）：评估呼吸困难、咳嗽、痰液及气喘 圣乔治活动能力评估：评估因呼吸困难导致的活动受限状况 慢性呼吸疾病问卷（CRQ）
与健康相关生活质量和行为习惯	SF－36 圣乔治呼吸问卷 慢性呼吸疾病问卷 西雅图慢性肺病问卷
社会心理状况	汉密尔顿焦虑量表（HAMA） 抑郁自评量表测试（SDS）

一、运动功能评估

与呼吸康复疗效运动功能评估有关的其他测试包括渐进式运动测试、定时步行距离测试、递增式或耐力往返步行测试及定时 ADL 测试。运动功能评估是为了获得以下信息：

1）患者将获得足够的力量、柔韧性和耐力，以满足日常生活活动（activities of daily living，ADL）及职业和娱乐的需求。

2）学会运用策略最大限度地发挥身体机能以应对不同的环境。

二、临床症状评估

1）有效排出呼吸道分泌物的能力。

2）通过运用策略缓解呼吸困难和咳嗽症状的能力。

3）识别需要进行医疗干预早期迹象的能力。

4）降低急性发作的频率和严重程度的能力。

5）在整个白天和晚上获得最佳氧饱和度的能力。

这一部分的呼吸康复疗效评估通常使用 Borg 主观劳累程度量表、疲劳视觉模拟量表或相关问卷来评估呼吸道症状对 ADL、心理及生活质量的影响程度。

三、与健康相关的生活质量和行为习惯的评估

1）戒烟及停止药物或酒精滥用。

2）遵从临床和康复干预。

3）提高应对技巧。

4）提高对生活质量的感知。

对健康相关的生活质量和行为习惯的评估标准还包括生活质量和行为习惯调查问卷、患者日记和其他自我评估工具，以及吸烟一氧化碳水平等。

四、社会心理状况评估

社会心理状况评估主要关注患者的焦虑和（或）抑郁状态，通常使用经信效度验证的自我评估问卷进行测试。

五、其他效果评估

其他效果评估内容包括功能表现、家庭活动、依从性（中途退出或出勤率）、认知和自我效能、戒烟、营养/体重、医疗保健、死亡率和发病率及患者满意度测试。

第二节　呼吸康复的架构

呼吸康复在其整体的架构和形式方面差异很大。康复方案可以在患者住院康复或缓解期康复时提供，或在医院门诊或独立诊所，或在患者居家时提供。每一种模式在方便患者，服务成本、资源供应和社交机会方面都各有其优点和缺点。呼吸康复在每种形式中体现的益处都是具备证据支持的。

全世界对于呼吸康复的运用都是不足的。患者常因为距离远、交通不便和家庭责任而无法参与康复计划。因此，应考虑其他提供康复服务的模式，正在研究的模式之一就是采用智能手机或电脑提供监控和服务的远程医疗技术。

一部分患者在急性住院期间就开始进行呼吸康复，此时可以确定哪些患者是门诊康复候选人，可以开始对患者进行教育和支持，并评估患者的活动和运动能力。急性住院期间的呼吸康复治疗旨在减少住院期间的活动并维持患者功能。在患者可耐受且临床情况允许的情况下，呼吸康复的所有内容都可以在患者急性住院期间开始。

尽管呼吸康复的架构各不相同，但在专业人员资格、康复计划内容和适宜患者方面已经有一些内容被广泛推荐。

一、呼吸康复团队

参与呼吸康复的专业人员因方案而异。最理想的是，呼吸康复团队的核心由至少3名具有经验和不同学术背景的康复专家组成。其他专业人员可以根据需要与患者协商或担任项目顾问，以满足不同患者群体的需求。

（一）患者与家属

参与呼吸康复计划的肺病患者、患者的配偶、其他重要的人、家庭成员和基础医疗提供者（家庭医生）在团队中发挥着核心作用。患者必须在康复专业人员和家属的帮助与指导下进行康复。一些只能进行被动治疗的患者，对于成为照顾者的家庭成员来说可能会很困难。对于无法承担此角色责任的人，可能需要进行个性化的家庭咨询。

（二）医疗主任

医疗主任应该是对肺部疾病有兴趣并具备相关专业知识的医生，负责在总体政策、程序和医疗方面指导康复计划，包括专业的诊断和肺部疾病的临床治疗。

（三）项目主管

项目主管是康复服务的管理员或协调员，是团队负责人，日常职能是根据既定的政策和程序指导呼吸康复计划。对于项目主管来说，肺部护理、教育和管理方面的多样化背景是必要的。在大多数项目中，项目主管还提供直接的患者护理服务。

（四）其他团队成员

其他团队成员可能包括各种专家，他们可以在运动、呼吸再训练、气道廓清技术、呼吸护理、教育、咨询或行为管理、药理学和营养领域发挥指导作用。

二、呼吸康复计划内容

全面的呼吸康复计划应包括：患者评估和目标设定、运动和功能训练、自我管理教育、营养状况评估和干预、社会心理评估和干预计划。

物理治疗师可以参与任何或所有呼吸康复计划中的内容，但应在患者评估、疗效评估、运动和功能训练、气道廓清和教育领域扮演重要角色。

（一）患者评估和目标设定

患者评估是实施个性化康复方案和疗效评估的基础。每个患者都是不同的，每个患者都有独特的治疗计划。患者首次评估包括以下内容：病史审核、诊断的审核和分析、患者访谈、体格检查、症状评估。

康复团队通过阅读患者的病历和与患者的面谈可以对病史进行全面审核，快速了解患者的病程和合并症。注意事项包括外科手术史，家族史，医疗资源的使用（如住院、急诊就医），药物、氧气使用，过敏，吸烟、酒精、其他药物滥用史，职业和环境暴露，社会支持和先前的功能水平。

物理治疗师负责审核和准确分析肺部诊断。评估内容可能包括运动测试、动脉血气分析、肺功能测试、左右心导管插入术、V/Q 扫描、骨密度和胸 X 线检查。对诊断的审核可以提供更多的信息，以准确规划治疗方案和辅助治疗计划，如是否需要补充氧疗、运动耐量、运动的特殊预防措施（如肺动脉高压和骨质疏松症）。

与患者面谈可以为患者和康复团队之间的持续沟通、建立信任和形成良好和谐的关系奠定基础。在首次面谈期间，舒适的氛围将有助于患者与医务人员对康复环境中的相处感到轻松，减少治疗中的焦虑或恐惧，面谈时应允许患者提出有关康复的任何问题。

整体的体格检查为物理治疗师提供了对患者基本病理生理的评估，在此基础上可以观察到特定的肌肉骨骼和功能情况。体格检查主要包括生命体征（如血压、心率、血氧饱和度、呼吸频率）、身高、体重、体质指数（body mass index，BMI）、呼吸模式（包括辅助呼吸肌的使用）、胸部检查（如肺和心音的听诊、触诊、对称性检查）、远端手指杵状指是否存在、血管完整性（如水肿、皮肤色素沉着、毛发生长）、皮肤完整性（如淤斑、皮肤撕裂）和姿势。

在面谈期间通过询问具体问题和观察患者，能获得与症状评估相关的更多的信息，包括呼吸困难、疲劳、咳嗽和咳痰、喘息、咯血、胸痛、胃食管反流、语言障碍、疼痛，以及虚弱、焦虑、恐慌、恐惧、孤立感和抑郁。

（二）运动和功能训练

在确定运动的安全性和有效性之前，应该由物理治疗师对患者进行全面的肌肉骨骼评估。评估应从上肢和下肢及躯干的徒手肌力测试开始。关节活动范围（range of motion，ROM）和柔韧性检查必须侧重于特定区域，如胸腔、肩部、颈椎、胸椎、腰椎、腘绳肌和腓肠肌、比目鱼肌。进行性肺部疾病、不良姿势和辅助呼吸肌的使用都会导致肋骨、肩关节和脊柱关节活动受限。而下肢肌群通常会因为废用而丧失柔韧性。

姿势异常会随着肺部疾病的进展、活动水平的降低和代谢变化对骨密度的影响〔代谢需求的增加会对骨密度和去脂体重（fat－free mass，FFM）产生不利影响〕同时发生。此外，随着肋骨活动度的丧失，患者姿势会继续发生变化，倾向采用支撑姿势，以及更多地使用肩部、颈椎和胸椎的辅助呼吸肌，这些不良习惯会进一步抑制呼吸。在治疗方案中应特别注意胸壁的活动度。

许多慢性呼吸系统疾病患者常合并肌肉骨骼异常，尤其是那些因免疫系统疾病（如硬皮病、非特异性的结缔组织疾病）引起肺纤维化的限制性肺疾病患者。此外，如类风湿关节炎、脊髓损伤和脊柱侧凸的患者也常常面临着这样的问题。事实上，老年慢性呼吸系统疾病患者也经常出现肩部、脊柱、臀部、膝盖和足部的骨关节炎。长期和大剂量使用全身性皮质类固醇的人可能会因骨质疏松症、椎体压缩性骨折、外周关节和神经系统完整性丧失及近端肌肉萎缩而出现疼痛和功能障碍。

针对上述肺病患者的康复计划，姿势、平衡、步态、力量、灵活性、能量节省和辅助设备方面的指导可能是必要的，以优化患者开展日常家庭、工作、社区活动和娱乐活动的能力，提高心肺耐力和呼吸能力的训练是康复的主要组内容。肺病患者运动和功能训练的具体指南将在本章后面讨论。

（三）自我管理的教育

教育的评估有助于确定患者对疾病的理解和管理程度。该信息允许物理治疗师制定教育方案并评估干预后的变化。肺康复的教育重点已经从小组教学式讲座转变为与医务人员合作的自我管理指导。例如，慢性呼吸系统疾病患者应该能够识别自身疾病的早期急性加重；何时及如何寻求增加相应的治疗，如抗生素、类固醇和支气管扩张剂的使用；何时联系医务人员。其他需要注意的方面是患者的阅读、写作、听力和视力。物理治疗师还应该关注到患者的认知障碍、语言障碍和文化多样性问题。

对患者的教育内容可包括慢性呼吸系统疾病的解剖学和病理生理学相关知识、氧气的使用和滥用，以及将活动融入日常生活的实用解决方案。其他内容包括气道廓清和缓解呼吸困难的技术，呼吸技巧，促进咳嗽、改善呼吸的体位和放松技巧。自我管理教育包括自我管理的知识和技能的教授。

在进行对患者的自我管理的教育中，重要的是在患者处于康复环境中时尝试各种程序并评估哪些程序对患者在家庭环境中更有效。产生大量痰液的患者每天可能需要进行 2～3 次气道廓清，而其他患者可能只在疾病急性加重期间需要这样的治疗。这些方法在本书第十七章和本章第四节物理治疗干预中有更详细的描述。

（四）营养状况评估和干预

呼吸系统疾病患者的营养状况和 BMI 经常发生改变。慢性呼吸系统疾病如患有COPD 或囊性纤维化的患者会出现吸收障碍、肌肉质量消耗导致的体重下降及呼吸做功增加导致的高能量消耗。与呼吸系统疾病相关的体重上升可能与高碳酸血症有关，原因包括肥胖－低通气综合征、呼吸困难和疲劳导致的活动水平降低及心脏病等合并症。

因此，营养评估应至少包括身高、体重的测量、BMI 的计算〔体重（kg）/身高^2（m^2）〕以及近期显著体重变化（＞3 磅）的记录。更多有关营养问题的信号可包括发音困难，牙列、咀嚼问题，胃食管反流和由于吸氧导致食物味道改变，进食时呼吸困难，流质饮食，负责购买和烹饪食物的人，饮酒量，咖啡因的摄入，实验室检查中血清白蛋白和前白蛋白水平，药物－食物相互作用及营养或中草药补充剂的使用。

（五）社会心理评估和干预计划

筛查问卷可用于评估患者焦虑和抑郁的社会心理状况。此外，社会心理评估应涉及应激水平、情绪困扰、家庭和家庭环境、药物滥用、认知障碍、冲突和（或）滥用、应对策略、性功能障碍和神经心理障碍（如记忆力、注意力、注意力）。重要的是要评估患者的社会心理状况，以便相应地调整教育和训练干预。有严重社会心理问题的患者应转介给相应的专业人员，特别是社会工作者、有执照的咨询师、心理学家或精神科医生。否则可能会导致康复后的不良结果。

三、患者候选资格

因为 COPD 的发病率较高，大多数研究都集中在呼吸康复对 COPD 患者的益处。实际上，呼吸康复适用于各种慢性病患者，如限制性肺疾病、肺动脉高压、严重的肌肉骨骼疾病（如呼吸关节炎）、心力衰竭和其他稳定的心血管系统疾病（如外周血管疾病和脑卒中）。

在确定呼吸康复患者的候选资格时，不仅仅应考虑肺功能测试结果。大多数因呼吸困难致残而无法进行日常家务活动（如穿衣和爬楼梯）或履行工作职责的患者，均应建议转诊并寻求康复帮助，即使这些患者的功能障碍程度可能与肺功能测试结果没有很强的相关性。

长期吸烟且患有肺部疾病的患者可能非常需要呼吸康复，并且可能表现出足够的主动性和对治疗的依从性。戒烟应作为治疗的一部分并被作为康复目标。同样，医务人员认为缺乏主动性的患者一旦开始了解自身所患疾病且疾病有所缓解后，这样的情况就可逆转。此外，还需要考虑的问题包括患者的经济能力和康复交通花费。还必须明确定患者的自费情况。与患者讨论交通方式并提供当地交通选择列表有助于促进患者定期就诊。

其他有进行性肺部疾病、轻度或终末期疾病、慢性呼吸系统疾病（COPD 除外）、肺外科手术后和具有其他呼吸道症状限制危险因素的患者若能通过呼吸康复获得显著的功能增益，也不应被排除在呼吸康复计划之外。阻塞性肺疾病的危险因素见表 10-2-1。

表 10-2-1　阻塞性肺病的危险因素

• 吸烟：香烟、烟斗、雪茄、环境烟草烟雾
• 环境暴露：空气污染，在封闭空间用明火做饭
• 职业粉尘和化学品：石棉、粮农、熔炉工人、蒸汽、刺激物和烟雾
• 家族史（遗传）：过敏、哮喘和 α1-抗胰蛋白酶、囊性纤维化
• 饮食营养不良：如维生素 A、维生素 C 和维生素 E 含量低
• 妊娠和儿童因素：低出生体重、儿童期呼吸道感染
• 牙周疾病

改编自 http://www.healthcentral.com/copd/.

第三节　物理治疗评估

由于实践模式的区域差异，物理治疗师在呼吸康复中的作用因项目而异。有些项目只为有特定诊断的患者配备物理治疗师提供咨询，如除了肺部疾病之外还有肌肉骨骼或神经肌肉疾病的患者。理想情况下，物理治疗师在评估和治疗多种肺部问题的患者方面更具备专业能力，并参与呼吸康复的所有内容。

除了评估每位患者和指导训练之外，物理治疗师还可提供教育课程、戒烟计划、压力管理和放松训练。此外，物理治疗师还在评估患者对活动的反应、指导训练进阶、评估疗效并提供个性化的居家训练方案方面提供意见。

本节回顾了有关患者评估、治疗和随访的信息，以促进物理治疗师在呼吸康复中发挥重要作用。物理治疗师实践指南中描述了更全面的检查、评估、干预和康复效果。转诊至呼吸康复的患者应定期接受医生的医疗护理，并且应在过去 30 天内看过医生。在开始康复之前，应该完成诊断，且所有临床情况都必须被认为是稳定的。

物理治疗师应通过完成病历回顾、评估实验室检查和其他评估结果、与患者面谈并进行体格检查（包括活动耐受性评估）来评估每位呼吸康复候选人。

一、病历回顾

应根据回顾检查图表了解患者当前的肺部诊断、所有诊断和实验室检查，以确定诊断、判断预后和明确疾病分期。其中可能包括但不限于肺功能测试、胸部 X 线检查、动脉血气分析、心电图（ECG）、血细胞计数和血液生化检查。此外，物理治疗师应确定与疾病相关的所有治疗方法，如手术干预、药物治疗、氧疗和辅助通气治疗。

对于肺部疾病同样重要的是，必须对病历进行回顾，以了解呼吸康复期间应解决的其他医疗诊断问题。这些诊断包括心脏病、糖尿病、高血压、外周血管疾病、脂质紊乱、关节炎、癌症或任何可能干扰活动耐受性和功能的慢性病。相关的家族史可能表明患者有患高血压、糖尿病和心脏病等慢性病的风险。

病历回顾中获得的信息将帮助物理治疗师制定个性化的康复目标和治疗、监测不良反应、提供适当的教育和咨询，或建议将患者转介给其他专业人士。

二、患者问诊

物理治疗师可以在和患者问诊期间从患者和家属那里收集更多信息。为了提示物理治疗师并使这个过程充分发挥作用，可以为所有参与者标准化面谈问题。

物理治疗师应该和患者讨论以下内容：

1）是否有吸烟、饮酒和非处方药物的使用。

2）是否存在压力性尿失禁。

3）日常的活动水平，包括工作、娱乐和家庭。

4）训练的规律性，包括家中设备的有效性。

5）患者为肺部疾病列出最难进行的 2～3 项活动。

6）处方药物和治疗的依从性。

7）疼痛程度。

8）家人和朋友的支持。

9）环境暴露史和过敏史（包括被动吸烟）。

10）参与康复计划的目标。

正如本章前面所讨论的，与生活质量和功能相关的问卷可用于进一步评估患者的当前状态。

三、患者检查

患者检查应包括对功能和身体能力进行描述的评估和测试。完成首次的物理治疗评估后将形成患者个性化的康复目标和治疗，并为重新评估和记录康复疗效的变化提供基准。

（一）营养状况评估

营养状况评估应包括体重、身高、BMI、最近体重变化的记录。超重会导致更高的能量需求和呼吸做功。体重不足的患者则更应值得警惕，营养不良是慢性呼吸系统患者死亡率的一个重要且独立的预测因素。因此，他们必须有足够的营养和热量摄入，以增强力量和耐力。呼吸系统疾病患者的营养状况和身体成分通常会发生显著变化。超重会导致更高的能量需求和呼吸做功。体重不足的患者则更应引起警惕，营养不良是引起慢性呼吸系统疾病患者死亡率的一个重要且独立的危险因素。因此，呼吸系统疾病患者必须有足够的营养和能量摄入，以增强力量和耐力。

（二）胸部评估

胸部评估应包括：①肺部呼吸音和心音听诊；②咳嗽评估；③呼吸模式检查，特别是辅助呼吸肌肉的使用。

气道廓清技术有益于肺分泌物潴留或无效咳嗽的患者。支气管扩张剂治疗对支气管哮喘患者有效。所有在静息或活动时异常使用呼吸辅助肌的患者都将受益于呼吸再训练、放松训练和有节奏的呼吸技巧的指导。

（三）肌肉骨骼和皮肤评估

肌肉骨骼和皮肤评估应包括：①关节活动范围评估；②四肢和躯干力量评估；③姿势评估；④步态评估；⑤皮肤检查；⑥水肿检查。

长期经历慢性呼吸系统疾病的患者可能会出现多种关节异常、疼痛、姿势异常、步态异常和力量不足——通常是因为制动造成。事实上，由于营养缺乏、全身炎症或药物副作用，这一人群出现肌肉骨骼异常并不罕见。此外，心脏和内分泌合并症的频繁存在，增加了物理治疗师在制订治疗计划时必须考虑的皮肤疾病的可能性。

（四）功能评估

呼吸短促、肌肉无力和耐力差经常导致呼吸系统疾病患者执行日常生活活动能力（ADL）的能力和愿望下降。即使以前从事过有报酬的工作并参与社区、家庭和娱乐活动的个人也可能不得不面临行动方面的严重限制。即使是基本的自我照顾，如洗澡或穿衣服，也可能非常困难。基于上述原因，物理治疗师必须进行呼吸系统疾病患者的功能评估，即评估其执行日常任务的能力。

功能评估包括：①ADL评估；②平衡和步态评估；③功能水平；④是否需要辅助设备；⑤跌倒风险；⑥休闲、社交和家庭活动。

物理治疗师提供各种问卷和功能测试来评估患者的职业表现和ADL，具体而言，即功能独立性评估（functional independence measure，FIM）和功能能力评估（functional capacity evaluation，FCE）。有时，代谢当量值（METs）可用于衡量患者耐力和能力的水平 [1 MET=3.5 ml/(kg·min)]，不同强度活动的代谢当量和活动示例见表10-3-1。了解这些情况将有助于物理治疗师确定患者对辅助设备的需求，并制订切合实际的期望和目标。如果注意到患者与肌肉无力或步态障碍相关的相应功能异常，则可能需要进行更多的评估，如平衡和（或）坐站测试。

表 10-3-1　不同强度活动的代谢当量和活动示例

活动强度	代谢当量	活动示例
非常轻度的活动	1 METs	休息、进食、写作、编织
	2 METs	轻量体操、驾驶（无压力条件）、轻家务（扫地、熨烫、除尘）、步行（3.5 公里/小时）
轻度的活动	3 METs	自我照顾（洗涤、穿衣）
	4 METs	园艺（除草）、交际舞、划独木舟、高尔夫球、铺床、木工（钻孔、锯切）、在平地上行走（6 公里/小时）
中度到重度的活动	5 METs	
	6 METs	铲雪、大力挖网球、高山滑雪（慢速）、在平地上行走（8 公里/小时）
	7 METs	
	8 METs	骑自行车（20 公里/小时）、游泳（36 + 米/分钟）、越野滑雪（6.4 公里/小时）、跑步、在平地上行走（8~10 公里/小时）
非常重度的活动	9 METs	
	10+METs	游泳（自由泳，50 米/分钟）、高山滑雪（快速）、步行上坡（8 公里/小时）

改编自：Woods SL，Sivarajan Foroelicher ES，Bridges EJ. Cardiac Nursing［M］. 6th ed. Philadelphia：Lippincott，Williams&Wilkins，2009.

作为规范的物理治疗实践，在对呼吸系统疾病患者进行评估后，物理治疗师必须综合审核评估结果并将其转换为合理的治疗方案。治疗方案应旨在改善患者的缺陷，并使患者朝着既定的目标前进。物理治疗师充当导航员，让患者朝着成功迈进。

第四节　物理治疗干预

一、气道廓清

第七章回顾了物理治疗的生理基础，介绍了气道廓清技术。康复方案中气道廓清的重点是清除潴留在肺部的过多分泌物，改善咳嗽，减少呼吸道感染和病情恶化的发生率。这对于肺部有长期、大量或浓稠分泌物的患者尤其重要，如患有支气管扩张、慢性支气管炎和囊性纤维化（亚洲人发病较少）的患者。呼吸肌无力的患者也可受益于气道廓清技术。因为在该类患者中，急性肺部感染通常会导致呼吸衰竭。经过全面评估后，物理治疗师应采用可提供最佳治疗效果且最方便或有效的治疗技术，让患者在家继续治疗。物理治疗师必须为患者和家属提供多种治疗选择，以提高患者依从性并鼓励自我管理。如果患者在家中不能得到帮助，则可能需要调整治疗方法。

自我管理的调整包括：

1）在某些情况下可能需要叩拍和（或）振动。如果没有人帮助，可以使用自我辅助技术和高频振动背心。

2）体位引流结合一系列呼吸训练（如用力呼气和咳嗽），或使用提供的间歇性呼气正压的装置可以有效地松动肺部分泌物。用力呼吸和咳嗽训练可以在清晨或使用支气管扩张剂后进行，以清除一夜之间或每次训练前后积累的分泌物。

3）如果患者能够忍受，持续运动可以产生非常有益的气道廓清效果。

呼吸康复应评估患者独立有效地进行治疗的能力，以评估治疗的短期效果，如呼吸音改善、肺不张减少、组织灌注和氧合增加及呼吸急促的主观改善。治疗后立即评估很重要。

在呼吸康复期间评估气道廓清的长期益处或效果包括：

1）执行与自我管理、家庭管理、工作（工作、学校、游戏）、社区和休闲相关的身体活动、任务或活动的能力得到提高。

2）ADLs 的性能和独立性，无论有没有设备和帮助，都能得到提高。

3）健康状况得到改善。

4）医疗保健服务成本降低。

5）幸福感得到提升。

二、功能训练

功能训练对于因虚弱、疲劳或呼吸困难而限制活动的患者尤其重要。康复的关键是逆转去适应作用，提高患者的工作能力。

功能训练的目标包括：①适应环境以提高执行 ADL 的能力；②改变任务的难度以降低能量消耗；③掌握因活动诱发呼吸困难的缓解方法。

（一）能量节省

识别对患者最有问题的 ADL 是改变环境的第一步。一旦确定，家中进行这些活动的区域应进行评估并对其进行改造。浴室、卧室和厨房通常需要进行调整。基本思路包括以下内容：

1）为在柜台或桌子上完成的任务提供适当高度的支撑座椅。

2）将最常用的设备放置在方便的位置，以便最大限度地减少弯曲、伸手和抬手。

3）在工作区放置一张桌子或柜台，可以在上面滑动重物，而不是抬起和搬运它们。

4）将椅子放置在适当的位置，如楼梯的平台或浴缸旁边，以便需要休息时使用。

5）使用自我辅助设备来简化任务并提高舒适度，如浴缸座椅和手持花洒、用于运送衣物或餐桌物品的轮式推车、一套用于从厕所或矮椅上站起来的扶手或加高座椅、轮式助行器和可调节体位的床（如有必要）。

6）改善浴室、厨房或其他造成烟雾、灰尘或蒸汽等可能引起呼吸道症状区域的通风。

通过能量节省技术修改任务，促进患者完成可能无法完成的工作。每项活动都可以分解为更小的任务，并根据最省力的工作方法进行。基本思路包括：①指导有节奏的呼吸技巧；②放慢脚步。③确定优先事项并组织活动以最大限度地减少多余的运动。④计划适当的时间来完成任务，计划中应包括休息时间。

> 临床小贴士：活动时，节奏呼吸的基本概念是休息/工作时放慢速度的呼吸。示例："当从椅子上站起来时，站前吸气，站着时呼气"；"从椅子上站起来时呼气。"

（二）缓解呼吸困难

在执行日常生活活动期间缓解呼吸急促的简单程序可以纳入功能训练。通过有节奏的呼吸和运动来控制呼吸模式、改变体位以改善呼吸肌功能和使用放松技巧是治疗的一些关键原则。应限制患者在站立位或坐位弯腰，因为可能会发生 Valsalva 动作，这可能使患者呼吸急促加重，血压升高。拉近任务距离可以让功能训练更有效率，如当穿上或脱下袜子和鞋子时，让患者将腿交叉在另一条腿上，或将脚放在脚凳上以改变弯曲度。

患者进行功能训练时学习监测呼吸困难也是有益的。患者应在所有任务中意识到自身的呼吸困难程度。使用有节律的呼吸和缩唇呼吸有助于减少活动呼吸困难和控制症状。使用呼吸困难量表有助于客观评估症状，临床常用的呼吸困难量表见表 10-4-1 和图 10-4-1。

表 10-4-1　呼吸困难量表

程度	分级	表现
没有感觉	0	没有呼吸困难，除了剧烈运动以外
轻微	1	平路快速步行或上坡时感到呼吸困难
中度	2	因为呼吸困难平路步行比同龄人慢，或者在平路上以自己的速度步行时不得不因为呼吸困难停下来
严重	3	步行约 100 米或步行几分钟后因为呼吸困难停下来
非常严重	4	因呼吸困难无法出门或在穿衣或脱衣时出现呼吸困难

引自：Brooks SM. Surveillance for respiratory hazards [J]. ATS News，1982，8：12-16.

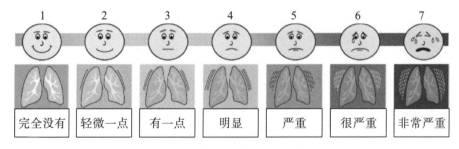

图 10-4-1　呼吸困难量表（改良的 VAS）

（三）呼吸再训练

缓解呼吸困难的一个重要原则是在任务期间避免屏气、Valsalva 动作和不必要的谈话。无论何时，缩唇呼吸对延长呼气时间或促进有节律的呼吸模式都是有用的。这样也能减慢呼吸并减少每分通气量，同时缓解某些患者的呼吸困难。在步行、提举、推或拉活动期间通过缩唇呼气可防止屏气和胸廓紧张感。从生理上讲，缩唇呼吸能减少气道过早关闭，从而减少残气量。

由于肺组织进行性僵硬、顺应性降低和肺组织瘢痕形成，限制性肺疾病的患者呼吸做功增加。在休息和进行更剧烈的运动时，这些患者可能会表现出浅快的呼吸模式和干咳。通常，间质性肺病患者的肺容量低且弥散功能下降，因此需要在活动期间增加氧气的补充。他们在调整呼吸节律上是困难的，经常会因为深吸气诱发干咳，也因此增加辅助呼吸肌的使用。呼吸再训练或者教患者使用特定的呼吸策略并不总是那么容易的。当成功地以新的呼吸模式重新训练时，注意力从呼吸分散到任务上时，患者很可能会恢复他们原有的呼吸模式，即使这是正常行为，物理治疗师仍然应该鼓励患者使用新学的呼吸技术，成为呼吸再训练的每日"练习课程"。

许多患有严重COPD的患者由于肺过度充气而使膈肌变平。患者通过前倾姿势改善扁平膈肌的功能来缓解呼吸困难。这个姿势会增加腹内压力并推动膈肌向上进入胸腔并到达更好的收缩位置（最适初长度）。在上肢支撑下前倾还有一个好处，即固定辅助呼吸肌（如胸大肌或胸锁乳突肌）的近端肌肉附着点，并拉动胸部的附着点使胸腔启动吸气状态。当活动时出现呼吸困难，可以使用支撑式前倾姿势及舒适、可控的呼吸模式，帮助患者缓解呼吸急促。

放松技术可以减少能量消耗并促进呼吸困难的缓解。收缩－放松技术或自我（精神意念）放松可达到此目的。在某些情况下，生物反馈可以帮助患者学会放松特定的肌肉群。通过指导患者对放松技术的训练和呼吸模式的控制，可以减少患者与呼吸困难相关的焦虑。

最近，传统医学界对针对各种常见疾病的补充和替代疗法表现出越来越大的兴趣。有一些研究着眼于瑜伽姿势和呼吸对肺部疾病患者的影响。目前，大多数瑜伽研究都是针对哮喘患者进行的。然而，Behera进行了一项初步研究，指导一组慢性支气管炎患者在4周内进行瑜伽疗法，该疗法包括8个体式（体位）和调息法（呼吸控制）。结果是患者通过视觉模拟量表测量，呼吸困难明显改善，并改善了选定的肺功能指标。另外3项小型研究显示，指导COPD患者体式和调息能对患者起到改善症状的作用，包括降低活动时呼吸困难相关的痛苦感受，降低呼吸频率，增强呼吸的深度，提高6分钟步行的距离。

（四）氧疗的评估和使用

在针对肺病患者实施康复计划时，物理治疗师必须了解如何正确使用氧疗，能够准确监控其使用情况，并了解氧疗设备运行的原理。美国物理治疗协会（American Physical Therapy Association，APTA）明确了物理治疗师治疗各种患者时在管理和调整氧疗方面的内容。APTA在《物理治疗师实践指南》（第二版）中，阐述了物理治疗师在管理需要通过氧疗改善通气及换气功能的患者时的执业范围。医生在他们的医嘱中指定吸氧浓度，相较规定浓度，有任何偏差都需要更新医生的医嘱。美国食品和药物管理局的卫生与公众服务部指出，"医用氧气被定义为一种处方药，它需要处方才能配药，除非急救紧急使用"。

在APTA指南中，氧疗被列为物理治疗师执业范围内的干预措施，在有处方或其他适当情况下，物理治疗应配备氧疗设施以改善患者物理治疗时的通气和呼吸/气体交换。

APTA 有一份被广泛采纳的立场声明，该声明指出："物理治疗师"应在整合患者氧疗处方和非处方吸氧方案的基础上，考虑物理治疗中的氧疗对其健康、疾病损伤、功能限制和残疾的影响。用于物理治疗干预的氧气的管理和储存也是患者管理的一个部分，因此属于"物理治疗"实践的范围。可能需要使用氧气补充的物理治疗干预包括但不限于促进气道清除和（或）维持其他物理治疗中的呼吸/气体交换。

指南回顾了当前的文献并总结了氧气使用的适应证、设备和效果。本节提供了一种算法，可帮助物理治疗师做出有关补充氧气滴定的临床决策。物理治疗师必须全面了解氧疗及其监测设备。脉搏血氧仪是一种无创的通过光电方式确定动脉血氧合血红蛋白饱和度的监测设备。传感器放置在患者肢体末梢，如指尖或耳垂，包含红色和红外波长的光穿过皮肤到达小动脉。微处理器比较接收到的信号并根据透射光的强度计算氧合血红蛋白饱和度。较大的固定式血氧饱和度监测器通常用于重症监护病房。小巧、手持、便携式监视器可以轻松夹在手指的末端或通过耳垂夹连接到耳垂。

多种氧气输送装置可用于向患者输送氧气。最常见的是鼻氧管，它可以提供 0.25～6.00 L/min（FiO$_2$：22%～45%）的氧气流量（氧气流量>6 L/min 不能提高鼻导管吸氧的氧气浓度，还有可能加重鼻衄风险）。Oxymizer® 输送装置是一种将储氧器接入管道的鼻氧管。在呼气过程中，储氧器充满氧气，供患者下一次吸气时使用，基本上可在较低流速下提供等效的氧饱和度。制造商表示，使用 Oxymizer® 氧气输送装置可节省约 75% 的氧气，并且较低的流速可使患者感到舒适。

氧气面罩可用于提供更高浓度的氧气。当肺病患者运动时，需要更多的氧气来满足工作肌肉的需求，并将血氧饱和度水平保持在规定的范围内（FiO$_2$：88%～92%）。肺病患者在运动期间可以使用两种类型的氧气面罩。文丘里（Venturi）面罩使用文丘里阀，增加氧气流入面罩的速度（FiO$_2$：24%～50%）。还有一种呼吸面罩附有一个储气袋，理论上可提供高达 100% 的氧气，考虑到面罩内的无效腔，实际可输送的氧气浓度为 70%～90%，但需要 7～10 L/min 的流量以保持储气袋始终保持充气状态。建议给予低至中度氧气流量吸氧的患者尽可能使用不太显眼的氧气输送形式，以方便其日常生活。

物理治疗师必须充分了解各种疾病状态对氧疗的需求。一系列肺、心脏和血液异常需要使用氧疗。因此，物理治疗师应该能够通过使用心肺评估技术、监测设备和循证实践，为具有各种诊断的患者选择合适的设备。氧气流速可能需要根据身体活动水平（休息、运动、睡眠）进行滴定。此外，不同的诊断，由于其病理生理学不同，可根据患者的活动水平需要设置氧气流速（低或更高）。医生通常会设置睡眠和休息的流量，但通过训练，物理治疗师有助于确定所需的适当氧气流量。给予吸氧的指征如下：

1）PaO$_2$≤55 mmHg，或 SPO$_2$≤88%。

2）PaO$_2$≤59 mmHg，或 SPO$_2$<89%，或如果有肺心病、右心衰竭的证据，或红细胞增多症。

与医生沟通患者运动期间的氧气需求是很重要的。具体来说，重要的是通过血氧饱和度（如 88%～90%）来确定氧疗处方而不是只确定特定的氧气流量或者氧气浓度。要确定氧气浓度，在空气中含氧量 21% 的室内使用鼻导管吸氧，当氧气流量增加 1 L/min 时，吸入的氧浓度增加 3%。例如：鼻导管吸氧，氧气流量 4 L/min，则 FiO$_2$ 为 20%＋4×3%。有了这些知识，医生可以做出关于氧疗有效性、剂量、疾病的稳定性和手术选择等决定。

了解一些基本的氧气输送、功能和生物力学的概念对于物理治疗师指导患者、医生和氧气供应商满足患者的特定设备需求是必要的。临床基本存在三种类型的氧气输送系统。

第一种，氧气浓缩器能够输送流量高达 5 L/min 的氧气。它是一种从室内空气中分离氧气的装置，需要插电源，适合患者在家和睡觉时使用。不同长度的氧气管可以满足患者在家中各个房间之间的活动。现在，便携式制氧机已经面世，它使患者在电池供电的情况下可以进出房屋和社区。装置放置在一个小型的两轮手推车里，像一个滚动的手提箱一样，被患者拖在身后。这些装置适用于休息和运动时使用的氧气流量在 1~5 L/min 的患者。当远离电源插座时，氧气流量仅受便携式电池充电寿命的限制。

第二种，压缩气体氧气罐。有多种尺寸可供便携式使用。它们也可以放在两轮手推车上或放在双肩背包中。经改良，这些氧气罐由铝而不是铁或其他重质量金属制成，重量可以得到减轻。氧气罐需要与连接到气筒顶部的氧气流量调节阀一起使用，调节阀有两种类型：持续流量阀和脉冲流量阀。持续流量阀在整个呼吸循环（吸气和呼气）期间，持续地输送氧气。脉冲流量阀仅在吸气期间输出氧气或以预设间隔（脉冲系统）输送氧气，从而节省氧气使用量。这些调节阀的氧气流量可调节范围在 0.25~25 L/min，在 2 L/min 的氧气流量下，一个氧气罐可以持续供氧 4~5 小时。罐排空后，必须到氧气站更换氧气罐。

根据疾病的病理生理改变和个人对氧气的需求，物理治疗师必须决定哪种氧气罐和调节器将更好地满足患者的需求。可移动（步行）供氧系统被定义为那些重量小于 4.54 千克的给氧装置。许多患者发现 3.85 千克的重量就可以方便地携带，但体型瘦小的患者可能更适合使用 2.27 千克或更小重量的装置。需要考虑到的生物力学和心理健康因素包括：一些患者由于手部无力、关节畸形、疼痛或认知缺陷，在手动改变调节阀方面存在困难；患有骨质疏松症或背痛的患者可能会因为氧气罐的重量和形状而难以提起；一些步态异常的患者操作氧气罐手推车越过路边、台阶和门存在困难。

第三种，液氧系统。一个大的可固定的氧气罐通常被运送到患者家中。通过大的氧气罐为便携式氧气罐重新充满氧气。便携式氧气罐有多种尺寸和重量。最大的液氧系统可提供的流量为 15 L/min，可以单肩背、双肩背或使用两轮手推车携带。最小的液氧系统的最大流量为 4 L/min，也可脉冲或持续给氧，可以通过氧气罐上的小手柄携带或装在腰包中佩戴在腰部。

物理治疗师在住院或门诊治疗各种需要氧疗患者的情况并不少见。根据医生的处方给氧和调节氧气浓度属于物理治疗师的执业范围。物理治疗师必须全面了解氧气设备及如何使用各种设备来满足患者的生理和生物力学需求。

临床小贴士：根据医生的处方给氧和调节氧气浓度属于物理治疗的执业范围。处方应根据 SPO_2 来调节（如保持 $SPO_2>90\%$）。

三、运动训练

运动可以根据强度、负荷、持续时间（连续或间歇工作的分钟数），以及所进行活动的频率或重复次数来描述。应注意症状（如明显的气短、疲劳、心悸、胸部不适）和肌肉骨骼不适。运动训练对所有合并多种疾病的患者都应谨慎，特别是当患者合并心血管疾病时（其他有关信息请参阅第三章）。

物理治疗师可以通过以下方式推进运动训练：

1）增加重复次数，采取较低的重量和适当的技术进行力量训练。

2）鼓励患者在一定的时间内进行更高水平的训练，如自行车、步行。

3）鼓励患者在训练期间减少休息时间。

4）减少患者对辅助设备的依赖，如轮椅、电动推车、移动辅助设备。

最终目标是让患者能够尽可能独立地进行必要的功能活动，并且不会出现血氧饱和度下降或过度疲劳、呼吸急促的情况。

康复的进步可以使用各种结局指标来进行记录，如完成的训练量或在执行功能性任务期间感知到的劳累程度、症状和心率的降低。这种变化表明患者在训练时更有效率。还可以通过观察患者将治疗应用于新任务或环境来记录改善情况。正如本章前面所讨论的，专注于功能能力和生活质量的标准化定时步行测试或问卷为运动训练提供了疗效评估标准。运动训练的目标是提高心肺耐力，最大限度地提高工作能力，并改善力量、灵活性和呼吸肌功能。应根据患者的需要和愿望为个性化目标设定优先等级。最好进行一次完成多个目标并强调功能增益的运动，如增加步行时的心肺耐力。

（一）有氧训练

有氧训练可以在高强度或低强度下进行。进行高强度有氧训练（例如，最大工作心率的70％～85％）可以获得有氧能力的改善，如增加 VO_{2max}、降低无氧阈值、降低心率、增加氧化酶能力和肌肉毛细血管化。高强度训练与运动耐力的显著提高有关。

> 临床小贴士：肺病患者的耐力训练应包括上肢和下肢运动的频率、持续时间、运动方式和强度等组成部分。

并非所有患者都能耐受持续的高强度运动训练。然而，这些患者在其最大耐受运动水平下训练，会随着时间的推移而获得收益。间歇性训练、高强度和低强度（或休息）交替进行，对于无法持续长时间运动的人来说是一种有效的训练选择。强度较低的有氧训练确实可以显著提高运动耐力，即使在有氧适能方面没有明显的提高。此外，较低强度的运动训练可能更容易融入患者的日常活动中，尽管临床试验尚未证明这一点。

即使患者不能进行传统的运动训练，经皮神经肌肉电刺激也可以提高下肢肌肉力量和运动耐力。这对于卧床或坐轮椅且无法参加运动训练的重症患者可能是合适的选择。

1. 运动的频率和持续时间

一般而言，呼吸康复期间训练的频率为3～5次/周，持续时间为60～120分钟/次，持续疗程为4～72周。如果呼吸康复因条件限制患者不能进行每周至少3次有监督的训练，那每周在家中需进行1次或多次无人监督的训练，给患者提供具体的方案和指导会是有效的选择。如果患者非常虚弱，首次训练的持续时间可以缩短，休息次数可增加；然而，最终目标是在康复的最初几周内减少休息或不休息，并进行每次不低于30分钟的耐力训练。

2. 运动方式

许多不同的运动方式已成功用于肺病患者，包括步行（如跑步机、跑道、通过助行器或轮椅支撑步行）、骑自行车、骑固定自行车、使用手臂功率计、负重或非负重的举重训练、台阶训练、划船、水上运动、游泳、改良的有氧舞蹈和坐姿有氧运动。每次训练都必须包括热身和整理阶段。热身训练可以逐渐增加心率、血压、肺通气量和流向运动肌肉的血流量。整理阶段可降低心律失常、体位性低血压和支气管痉挛的风险。

3. 运动强度

由于运动训练在很多方面致力于帮助患者学会应对呼吸困难的恐惧和致残感觉的方法，因此患者喜欢或愿意进行的几乎任何类型的运动都会对其有所帮助。在制定运动处方时，康复团队必须将患者的活动目标纳入训练计划。例如，如果患者希望能够每天以相对缓慢但稳定的速度散步 30 分钟而无需休息，则应设计训练强度以实现该目标。

运动强度应与时间、负荷和生理反应有关。康复团队可以选择通过患者自我感知到的劳累程度达到预定的水平。同样地，团队可以指导患者训练在呼吸困难测试等级上达到一定量（图 19-1-1）或达到预定的 METs 水平。在运动训练期间并不总是能使用靶心率来确定运动强度。重要的是要注意患者在休息和运动时的心率，牢记通过年龄预测最大心率、运动测试的峰值心率，以及其他影响心率的因素，如药物和去适应作用。

在训练慢性肺疾病患者时，评估和监测血氧饱和度以确定患者氧疗的需求和用于判断各种活动的适当的强度是很重要的。进行康复治疗时，患者在家或社区进行高强度运动期间应进行监测，同时使用辅助氧疗。

在运动训练之前和期间，支气管扩张剂和其他药物治疗也很重要，药物治疗不仅包括确保使用长效支气管扩张剂，还包括在运动前必要时使用短效支气管扩张剂，并让患者始终随身携带。在有呼吸治疗药物的状态下，允许患者进行更高强度和更长时间的运动训练。

4. 上肢、下肢训练

对那些参与功能性活动的肌肉进行直接的运动训练是最有效的。通常包括上肢、下肢和躯干肌肉的训练。随着普通人群的老龄化，采取提高神经肌肉能力的运动，如平衡和协调，可以降低跌倒风险，这对于肺病患者同样重要。

下肢训练涉及大肌肉群，可以提高 ADL 中的活动耐力、平衡和执行力。下肢训练方式包括步行、骑固定自行车、骑自行车、爬楼梯、水疗。

下肢训练通常会使 COPD 和其他呼吸系统疾病患者的运动耐力显著提高。而对于上肢活动而言，中度至重度 COPD 患者，尤其是由肺过度充气而导致膈肌活动受限的患者，可能难以执行使用上臂的日常生活活动。这是因为一些上臂肌肉也是吸气的辅助肌肉。上臂抬高与高代谢和高通气需求有关，涉及上臂的活动会导致呼吸不规则或不协调。

尽管几乎所有的证据都来自 COPD 患者，上臂的运动训练对慢性肺病患者也有好处。COPD 患者进行上肢训练的好处包括提高上臂肌肉耐力和力量，减少与上肢运动相关的代谢需求，以及增加幸福感。一般来说，上肢训练的好处是针对特定任务的。基于上肢训练给患者带来的益处，建议将上肢训练与下肢训练结合，作为肺康复的常规组成部分。上肢耐力训练可用于骨质疏松症和预防术后切口并发症的患者。运动训练注意事项见表 10-4-2。

表 10-4-2　运动训练注意事项

项目	注意事项
切口	6 周内进行双侧手臂运动而不是单侧手臂运动；6 周内避免驾驶，除非医生允许；上肢提重物应<2.27~4.54 千克；6 周内避免上臂肌力测试；避免躯干屈曲/扭曲
骨质疏松症	避免上臂肌力测试，避免躯干屈曲或旋转，避免使用肱二头肌训练器进行肌力训练（允许使用哑铃，但是需注意体位）
肺动脉高压	避免憋气，避免大负荷的自行车训练（可通过减少训练时间代替）；避免血氧饱和度低于 92%

（二）抗阻训练

除了耐力训练，抗阻训练对慢性肺病患者也有好处。抗阻训练可能会改善肌肉力量、增加运动耐力并减少日常生活活动期间的症状。下肢力量可以通过骑自行车、爬楼梯、踏凳和步行等有氧训练来增强。抗阻训练应该从低阻力开始，先增加重复次数，如 10~20 次重复，然后逐渐增加重量。

上身（躯干和上肢）抗阻训练需要更多的通气和做功，患者更容易屏住呼吸，出现不协调的呼吸模式，并出现呼吸困难。然而，临床研究表明，呼吸系统疾病患者可以通过上半身抗阻训练，改善呼吸困难、疲劳和呼吸肌功能。抗阻训练应该从轻重量（哑铃、滑轮、弹力带、重力棒）开始，先增加重复次数，然后增加重量来提高训练强度。对于较强壮的患者或不需要采取特殊运动预防措施的患者，可以使用举重器。上肢肌肉和下肢肌肉交替训练可以提高患者对强化计划的耐受性。使用上臂手摇车和下肢功率车的有氧训练模式，以及上臂训练器、划船机或越野滑雪机，也可以促进上肢的力量和耐力。

> 临床小贴士：有证据表明，力量训练可能会导致肌肉力量的改善、运动耐力的增加及日常生活活动期间症状的缓解。

在抗阻训练期间，物理治疗师应监测患者的呼吸模式和血氧饱和度。如果患者有高血压病史，应在举重训练期间间歇性监测血压。对老年人和肺部疾病患者，最好的下肢运动之一是坐站运动（图 10-4-2）。功能性股四头肌强化对 COPD 患者很重要，因为他们无法从椅子上站起来会限制他们步行和训练的能力。坐站运动，也称为椅子起立测试，也是该人群极好的疗效评估标准，并且存在 5 次从坐到站测试的规范数据。标准化测力结果或训练期间承受的阻力负载记录是证明力量训练效果的客观方式。记录运动重复次数的增加可以显示肌肉耐力的改善。物理治疗师指导患者进行坐站运动时也应记录测试或报告患者从事特定职业、进行娱乐或日常活动的能力。

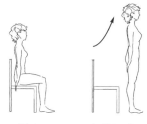

图 10-4-2　坐站运动

（三）柔韧性训练

大多数慢性呼吸系统疾病患者因肌肉柔韧性降低，姿势有显著变化。这些姿势变化可能是胸壁不活动或结构变化伴随着辅助呼吸肌的过度使用及肥大的结果。呼吸康复应该包括柔韧性训练，以改善姿势、增加关节活动范围、减少僵硬并防止受伤。

轻柔的全身伸展运动适合呼吸康复患者，如瑜伽可以将呼吸训练与柔韧性训练相协调。例如，肩关节完全屈曲、背部伸展和吸气可以同时进行，以增加躯干柔韧性并促进呼吸。躯干前伸或屈曲或单侧或双侧髋部或下躯干屈曲的训练可以与呼气相结合。

柔韧性和呼吸训练结合的目的是教会患者身体运动如何影响、辅助或抵抗通气。柔韧性或灵活性训练可用于有氧训练的热身或整理阶段，或用于随时缓解肌肉紧张或焦虑。

监测体位、关节活动范围的变化和对僵硬的主观评估可用于记录柔韧性训练的疗效。该训练的长期疗效可以通过减少疼痛或关节损伤的发生率来记录。由于肺患者群中骨质疏松症的发病率很高，因此在将躯干屈曲和旋转纳入日常训练时应谨慎。

（四）呼吸肌训练

在呼吸康复中通常包含提高呼吸肌功能的训练。慢性肺疾病和呼吸困难导致的呼吸做功增加和胸壁结构改变使异常的呼吸模式发生的可能增加。呼吸肌功能障碍和疲劳很常见，可能与气短这一症状有关。通过运动训练来提高呼吸肌的功能是改善呼吸肌功能的一种方法。这种类型的呼吸肌训练可以有多种形式。

首先，大多数运动或活动都会增加呼吸做功。运动时潮气量和呼吸频率增加，从而增加每分通气量（TV×RR＝VE）。同样，呼吸肌必须增加做功以增加每分通气量。中到高强度的上肢或（和）下肢的有氧训练可能是提高呼吸肌耐力和力量的适当刺激。

其次，指导呼吸再训练，如膈式呼吸，可以提高膈肌的力量、觉醒和协调性。目前尚不清楚哪些慢性肺疾病患者可能受益于膈式呼吸。有研究者认为，呼吸频率升高、膈式呼吸时潮气量增加、动脉血气异常且膈肌运动异常的 COPD 患者可能会受益。

最后，缩唇呼吸可以增加肺泡通气量，增加潮气量，降低呼吸频率，减慢呼气流量，并促进二氧化碳的排出。肺气肿患者经常自行发现这种呼吸方法使呼吸困难得到加速恢复。

尽管接受了最佳药物治疗，但对于吸气肌力量下降和呼吸困难的患者，使用抗阻吸气装置训练吸气肌可能是有益的。研究表明，吸气肌功能持续改善，患者运动能力提高，与日常生活活动相关的呼吸困难减少。请注意，当患者停止吸气肌训练（inspiratory muscle training，IMT）时，临床上 IMT 的益处也会消失，类似于停止骨骼肌训练时。因此，

IMT 需要终身训练，否则疗效就会降低。

尽管大多数关于吸气肌训练疗效的临床研究仅纳入 COPD 或四肢瘫痪患者作为受试者，但该治疗也可能适用于其他表现出呼吸肌无力或易疲劳的患者群体：如神经肌肉综合征、长期接受机械通气、患有脊柱后凸等胸壁畸形的患者及病态肥胖的人群。尽管最近的研究为 IMT 的疗效提供了进一步的支持，但美国心血管（ACCPI）和肺康复协会（American Association of Cardiovascular and Pulmonary Rehabilitation，AACVPR）指南尚不支持将 IMT 作为呼吸康复的重要组成部分在临床常规使用。

吸气肌训练的疗效可以通过记录训练阻力和最大吸气压力的增加来记录。据报道，呼吸困难和日常生活活动能力的改善也是呼吸肌训练的潜在结果。

（五）肺部疾病不同阶段的运动训练注意事项

由于患者的运动表现随疾病的严重程度而异，因此将讨论轻度、中度和重度呼吸系统疾病患者有几种描述临床状态的分类可用。其中，大多数使用肺功能测试、症状和运动耐量进行分类。

确定阻塞性肺疾病分期的最佳依据之一是慢性阻塞性肺疾病全球倡议（Global Initiative for Chronic Obstructive Lung Disease，GOLD）《2024 年 GOLD 慢性阻塞性肺疾病诊断、管理及预防全球策略》旨在提高卫生专业人员、公共卫生部门对 COPD 的认识。

1. 轻度呼吸系统疾病患者

轻度呼吸系统疾病患者的肺功能测试显示第一秒用力呼气流速（FEV_1）为预测值的 80% 以上。对运动的通气反应是正常的，在竭力运动中尚有足够的通气储备功能。动脉血气值正常或脉搏血氧饱和度略有下降。

轻度呼吸系统疾病患者通常仅在进行相对较重的运动（如爬山和爬楼梯）时才会出现呼吸急促，在日常活动中可能无症状。由于呼吸道症状非常轻微，因此他们不会经常因呼吸道症状到医院就诊。轻度呼吸系统疾病患者的常见表现可能是活动时费力的症状、慢性咳嗽或咳痰、吸烟史或职业接触史。通过常规的就业筛查和年度体检，可以在早期阶段确定呼吸系统疾病的存在。

建议使用适用于正常人群的测试和训练方案为轻度呼吸系统疾病患者制订训练方案。对于这个阶段的阻塞性肺疾病，通常不建议进行系统的呼吸康复。因为与有氧系统的生理调节相关的运动强度很容易达到，所以在咨询物理治疗师后，患者应该在健康人群的训练计划中做得很好。

2. 中度呼吸系统疾病患者

中度呼吸系统疾病患者的 FEV_1 低于预测值的 80%，运动耐量因通气受限。也就是说，通气储备功能在峰值运动负荷下消耗。患者在进行普通日常生活活动和中至快速步行（3~4 METs）时出现呼吸短促。轻度至中度低氧血症可能在休息时出现，并可能随着运动而改善或恶化。

患有中度呼吸系统疾病的患者可能会在日常生活活动中出现疾病的急性加重或呼吸急促症状的恶化。这些患者可能会描述一种限制或改变其活动水平的呼吸模式以防止呼吸道症状。尽管如此，他们仍可能将他们的症状归咎于正常衰老、体型或超重，或吸烟习惯。许多人认为，只要改变生活方式，就可以解决他们的症状。

当确诊为中度呼吸系统疾病的患者因为出现急性肺炎或肺部并发症开始治疗时，在疾病的这一阶段开始系统性呼吸康复可以改变危险因素，并降低未来肺部并发症的可能性。

物理治疗师可以使用渐进式运动方案对中度呼吸系统疾病患者进行运动耐量评估。在测试过程中，应记录心电图并持续监测血压、心率和脉搏血氧饱和度。或者，可以使用具有生命体征测量的功能性 6 分钟步行测试。

开具运动处方的目标是增加足以产生生理适应性负荷的运动可持续时间。可以从分级运动测试收集的数据估计初始训练量。部分患者可能需要吸氧来维持 88% 或更高的 SPO_2 水平。患者应首先努力维持在一负荷水平持续 20~30 分钟，或采取更高强度的间歇性训练方案。随着自觉劳累程度（rating of perceived exertion，RPE）和心率的评级下降，且训练时间保持在令人满意的负荷水平而无需休息，物理治疗师可以逐渐增加患者的运动强度。

患者每周应至少训练 3~7 次。运动的总剂量将降低亚极量负荷下心率和分钟通气。

如果患者在运动期间脉搏血氧饱和度测定显示动脉血氧饱和度下降，氧疗将改善这一情况。大多数在运动期间需要氧疗的患者不太可能由于肺组织生理和解剖的改变而停止使用。

3. 重度呼吸系统疾病患者

在大多数日常活动中，患有严重呼吸系统疾病的患者可能会受到呼吸急促症状的限制。即使缓慢速度的步行也可能受到限制。通过肺功能测试，患有严重呼吸系统疾病的患者一般 FEV_1 低于预测值的 50%。患者在休息时可能需要间歇或持续吸氧，并且活动时可能出现动脉二氧化碳水（$PaCO_2$）平升高，即二氧化碳潴留。部分重症患者还可出现右心室扩张。

运动过程中出现功能障碍，这与血氧饱和度下降有关。在运动期间吸氧可能会改善上述情况。在某些情况下，患有严重呼吸系统疾病的患者需要改进运动测试方法。较低的工作量和间歇训练将有助于提高患者对长时间耐力训练的耐受性。应将 6 分钟步行测试作为评估内容的一部分，以确定功能水平和运动耐量。在测试过程中应密切监测患者的血氧饱和度下降和运动诱发的心律失常。通过吸氧在运动过程中达到理想血氧饱和度水平的患者，应确定和规定维持高于 88% 血氧饱和度水平的氧气流量。

严重呼吸系统疾病患者的运动处方应以运动测试为基础。间歇训练最初最好与短时间训练和休息一起使用。可以通过增加回合次数、延长回合或减少休息时间的长度来逐渐推进处方。由于初始训练处方（强度和持续时间）较低，患者每天应至少锻炼 1 次。随着总运动时间持续增加至 20 分钟，频率可减少至每周 5~7 次。对于患有严重疾病的患者，即使运动耐力的微小增加对于患者的功能改善和生活质量也很重要。

必须使用脉搏血氧饱和度、呼吸困难和自觉劳累量表、心率，以及间歇性测定静息血压和运动血压来监测每个呼吸系统疾病类别的患者。随着康复目标的实现，所有患者都应该逐渐减少监督和监测，并且指导患者在自我调节和监测运动强度、持续时间和频率方面独立发展。当这种情况发生时，患者已准备好从监督治疗转为独立训练方案。

小结

    1974 年，美国胸科医师学会（American College of Chest Physicians，ACCP）提出了应对慢性阻塞性肺疾病（COPD）和其他肺部疾病患者进行呼吸康复，并在呼吸康复的定义中对呼吸功能障碍的治疗进行了描述。1981 年，美国胸科学会（American Thoracic Society，ATS）将呼吸康复纳入官方声明。2006 年和 2013 年，美国胸科学会（ATS）和欧洲呼吸学会（European Respiratory Society，ERS）发布了呼吸康复的联合声明。目前，ATS 和 ERS 对呼吸康复采用的定义为："呼吸康复是一种基于对患者的全面评估，针对患者量身定制的综合干预，其中包括但不仅限于运动训练、教育和行为改变，旨在改善慢性呼吸系统疾病患者的身心状态，以促进其保持长期良好的健康状况。"2019 年 5 月 17 日举行的美国胸科学会（ATS）研讨会对现代呼吸康复的定义增加了新的内容，讨论了新的远程康复和家庭康复模式，旨在加强呼吸康复的可执行性和对新兴的呼吸康复模式的接受程度。

    现有的大多数研究着眼于 COPD 患者康复的好处，但忽视了呼吸康复对其他慢性呼吸系统疾病、胸腹部外科手术患者的康复效果，如限制性肺病、脊柱和胸部畸形、导致呼吸衰竭的神经肌肉疾病、肺血管疾病及肥胖等。

    虽然，呼吸康复的早期研究显示呼吸康复对改善肺功能指标的证据不足，也不能逆转疾病。然而，越来越多的研究证明，呼吸康复对症状的改善、运动能力及与健康相关的生活质量的提高具有显著作用。如今，人们广泛接受了应对呼吸功能障碍患者进行早期评估和康复干预，且存在许多成功的呼吸康复方案。

    物理治疗参与肺病患者治疗的历史可以追溯到第一次世界大战。英国护士 Winifred Linton 最初在战争期间治疗了创伤性呼吸系统并发症。战后，她开始接受物理治疗培训，并开始在伦敦皇家布兰普顿医院向其他物理治疗师和外科医生教授呼吸训练。她的工作一直持续到 20 世纪 40 年代。在 20 世纪 40 年代脊髓灰质炎流行期间，美国的一些物理治疗师接受了气道廓清技术的指导，并开始在患者身上实施这些技术。

    呼吸康复的原则是在多学科团队协作下，以运动训练、教育和咨询相结合的方式，实现患者最佳生理和心理功能的个性化目标。呼吸康复包括患者评估和目标制定、运动处方和训练、自我管理的教育、营养状况干预、社会心理支持。

（王娇　王思远）

推荐阅读

［1］CONNOLLY B，BARCLAY M，BLACKWOOD B，et al．Airway clearance techniques and use of mucoactive agents for adult critically ill patients with acute respiratory failure：a qualitative study exploring UK physiotherapy practice［J］．Physiotherapy，2020，108：78－87．

［2］HERRERO－CORTINA B，LEE A L，OLIVEIRA A，et al．European Respiratory Society statement on airway clearance techniques in adults with bronchiectasis［J］．Eur Respir J，2023，62 （1）：2202053..

［3］KHAN A，FRAZER－GREEN L，AMIN R，et al．Respiratory management of patients with neuromuscular weakness：An American College of Chest Physicians Clinical Practice Guideline and Expert Panel Report［J］．Chest，2023，164（2）：394－413．

［4］KLINGER J R，ELLIOTT C G，LEVINE D J，et al．Therapy for pulmonary arterial hypertension in adults：Update of the CHEST Guideline and Expert Panel Report［J］．Chest，2019，155（3）：565－586．

［5］ERVIN J N，RENTES V C，DIBBLE E R，et al．Evidence－based practices for acute respiratory failure and acute respiratory distress syndrome：A systematic review of reviews［J］．Chest，2020，158（6）：2381－2393．

［6］WORRAPHAN S，THAMMATA A，CHITTAWATANARAT K，et al．Effects of inspiratory muscle training and early mobilization on weaning of mechanical ventilation：A systematic review and network meta－analysis［J］．Arch Phys Med Rehabil，2020，101（11）：2002－2014．

［7］AMMOUS O，FEKI W，LOTFI T，et al．Inspiratory muscle training，with or without concomitant pulmonary rehabilitation，for chronic obstructive pulmonary disease（COPD）［J］．Cochrane Database Syst Rev，2023，1（1）：CD013778．

［8］MENESES－ECHAVEZ J F，CHAVEZ GUAPO N，LOAIZA－BETANCUR A F，et al．Pulmonary rehabilitation for acute exacerbations of COPD：A systematic review［J］．Respir Med，2023，219：107425．

［9］MALCOMSON F C，WIGGINS C，PARRA－SOTO S，et al．Adherence to the 2018 World Cancer Research Fund/American Institute for Cancer Research Cancer Prevention Recommendations and cancer risk：A systematic review and meta－analysis［J］．Cancer，2023，129（17）：2655－2670．

［10］VOORN M J J，DRIESSEN E J M，REINDERS R，et al．Effects of exercise prehabilitation and/or rehabilitation on health－related quality of life and fatigue in patients with non－small cell lung cancer undergoing surgery：A systematic review［J］．Eur J Surg Oncol，2023，49（10）：106909．

第十一章 心脏康复：物理治疗干预

第一节 一级预防

心血管疾病（CVD）的一级预防是指在心血管事件发生之前，通过控制吸烟、高血压、血脂异常和糖尿病等心血管疾病的主要危险因素，降低心血管临床事件发生风险的预防措施。实践证明，一级预防措施可有效延缓或避免心血管事件发生，从而降低 CVD 的发病率和死亡率。研究显示，西方国家心血管疾病死亡率下降，其中 40%～70% 归因于危险因素控制。

如果有进行一级预防，许多患者可能不需要治疗性干预（包括对 CVD 患者进行心脏康复）。因此，一级预防是维持人群健康的重要内容，应纳入所有康复计划。有中度或高度风险发展为 CVD 的人群（在疾病表现之前）和那些有 CVD 家族史的人群都应该积极进行一级预防。总体风险评估是心血管疾病一级预防决策的基础，生活方式干预和危险因素防控是心血管疾病一级预防的核心，也是心血管疾病防控体系的关键。

尽管在一级预防计划的长期结果方面的研究有限，但科学文献确实支持通过一级预防计划减少危险因素。受一级预防计划影响的危险因素包括：降低总胆固醇与高密度脂蛋白（HDL）的比率，降低低密度脂蛋白（LDL）胆固醇，改善有氧运动能力和运动耐量，减轻体重，降低高血压患者的静息血压，改善葡萄糖耐量和胰岛素敏感性，改善幸福感，改善对压力情况的耐受性。改变意识和教育是一级预防计划成功的关键。

根据美国心脏协会（AHA）的建议，心血管危险因素的评估应从 20 岁开始，并每隔几年重复一次（高危人群应该评估得更频繁）。有一些工具可以用于评估风险，比如梅奥诊所的心脏病风险计算器（http://www. mayoclinic. org/heart disease－risk/itt－20084942），它可以评估一个人 30 年内患 CVD 的风险。美国国家心肺与血液研究所也有一个工具来评估一个人 10 年内发生心脏事件的风险。尽管这些类型的工具绝不能替代医务人员的监督和护理，但诸如此类的资源有助于确定问题区域和指导治疗。

一级预防计划的具体内容应包括：

1）治疗性运动，包括制定有氧运动处方、指导柔韧性训练，以及适当的阻力训练。

2）为患有糖尿病、体重管理问题和胆固醇升高的人提供饮食咨询。

3）压力管理。

4）戒烟。

5）高血压、高血糖或高胆固醇症的药物管理。

6）教育和自我管理技巧。

任何人在开始运动训练计划之前，应仔细评估以确保其适合且能安全地进行训练。使用身体活动问卷（PAR-Q）或身体活动改良问卷（PAR-Q+）等活动准备筛查工具是常规评估安全性或确定在开始前是否需要医生转诊的一种方法。

一级预防计划应在工作场所、健身中心、老年活动中心，以及物理治疗门诊和心脏康复中心实施。

一、既往患有心血管疾病患者的康复

既往患有心血管疾病的患者能受益于治疗性康复干预，包括改善他们的有氧运动能力、功能活动或任何其他损害，以及防止疾病或损害进一步加重（二级预防）。用于康复的实际干预措施取决于评估出的特定损伤。所使用的干预措施包括医疗团队成员之间的协调与沟通，以及对患者的教育、指导及治疗（表11-1-1）。

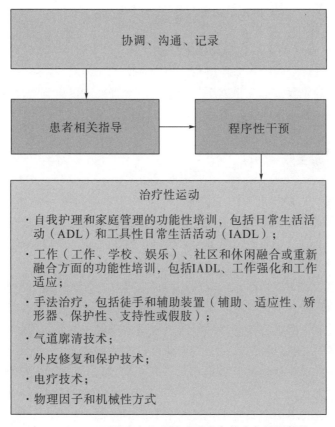

表 11-1-1 既往患有心血管疾病患者的康复干预措施

（一）患者群体

适合康复的人群可能患有原发性心血管疾病［如急性冠状动脉综合征（ACS）、心肌梗死（MI）、冠状动脉旁路移植术（CABG）术后、心脏或心肺移植术后、心脏瓣膜修复或置换术后、充血性心力衰竭（CHF）等］或继发性心血管疾病（如冠状动脉疾病史、CHF、MI 等），在其康复中使用的治疗干预将基于初始检查中确定的损伤。

此外，如果患者就诊时伴有原发性神经肌肉、肌肉骨骼或皮肤疾病，通过病历回顾或与患者面谈病史对于发现 CVD 的继发诊断极为重要。

（二）康复计划

CVD 患者的康复应该是一个包括教育、运动和行为改变的多学科计划，以帮助 CVD 患者在其疾病范围内达到最佳的身体、心理和功能状态。CVD 患者的康复计划应包含以下内容：

1）对患者和家属进行 CVD 识别、预防和治疗方面的教育。

2）改善或减少危险因素。

3）处理影响 CVD 康复的心理因素。

4）在康复计划或家庭环境中进行渐进的身体活动。

5）职业或回归休闲活动的咨询辅导。

6）日常生活活动（ADL）和功能训练。

心脏康复通常按计划的渐进阶段进行，以满足个人及其家庭在不同康复阶段的特定需求。急性期或住院期康复被称为 I 期康复，早期门诊康复或强化监测被称为 II 期康复，训练和维持期康复被称为 III 期康复，维持终身的康复被称为 IV 期康复。

二、急性期康复

1952 年 Levine 和 Lown 证明，急性冠脉综合征患者进行早期活动可保持并发症的发生率和死亡率。从那时起，医生越来越意识到早期康复的好处：可以改善高血压患者的心率反应、动脉血压反应、心肌摄氧量和最大心输出量。此外，外周循环、肺通气和自主神经系统的改善有利于增加人们对工作的耐受性。

心脏事件后稳定期的早期活动已成为一种行之有效的方法。由于早期诊断测试、新的干预措施和当前的管理式护理环境，冠心病的康复介入时间正在发生巨大变化。虽然休息对受损的心肌很重要，但患者要获得最佳改善需要重新定义休息的程度和持续时间。接受冠状动脉搭桥手术的普通患者最迟在第二天就可以在病房内走动。MI 后的患者通常会在24~48 小时内从重症监护病房转至普通病房，若病情稳定，通常会在 1~2 天后出院。目前对于病情稳定的患者，不再鼓励其因冠心病而寻求替代生活方式或计划提前退休。对病情不稳定的患者，暂时不适合康复干预，病情不稳定的患者包括以下情况：

1）有明显充血性心力衰竭、不稳定型心绞痛（休息时胸痛）、血流动力学不稳定（运动时血压下降）、严重心律失常、传导缺陷或其他器官系统功能受损。

2）有未控制的高血压。

3）患有其他妨碍运动的疾病。

（一）急性期患者的管理和评估

通常当患者到达普通病房时，住院心脏康复就开始了，但也可能是在重症监护室开始的，特别是当患者需要在重症监护室待很长时间。总体而言，住院心脏康复的目标是评估患者出院后在家中或替代康复场所进行活动的安全性，并增加对疾病的了解和管理。此外，医疗团队成员必须齐心协力为患者做好出院准备，以免指令过于复杂或过于简单。急性期心脏康复的具体目标如下：

1）评估个体对自我护理和步行活动的生理反应。在普通病房中，通常在患者休息时通过心电图（ECG）进行监测。然而，患者的体位变化、自我护理活动、如厕等引起的血流动力学变化可能具有潜在危险，并且通常未被观察到或未被密切监测。

2）就患者对活动的反应向医生和护士提供反馈，以便提出活动建议。信息应与所有团队成员共享。

3）为患者整个康复期的活动进展提供安全指南。对日常的功能重新评估，以及根据渐进性活动的血流动力学和心电图反应，给医生提供更多信息。向医生提供信息尤其重要，因为它涉及药物调整和出院准备等决策。为了提高团队的效率，可以在急性期康复中使用整体活动计划。

4）为患者和家属提供疾病、危险因素、自我监测技术、日常活动指南等教育，并鼓励其参与正式的心脏康复计划。最重要的是灌输一种信心，让患者知道什么是安全的，以及对于活动的预期恢复速度是怎样的，物理治疗师还可以提供一些书面资料以帮助他们了解疾病，减少疾病或功能障碍的进展。

（二）初始评估

一旦参与患者护理的每个医疗团队成员认为患者病情稳定，就会立即启动初始评估（通常在转诊后的几个小时内进行）。快速响应对于期待恢复活动的患者、家属及医务人员都很重要。评估应包括详尽的病历回顾、患者家属面谈、体格检查和活动（自理）和步行评估。

1. 病历回顾

病历回顾内容包括：①获取信息，回顾相关病史；②医疗入院报告和随后的检查检验记录；③手术报告，包括心导管数据；④药物使用情况；⑤实验室检查，如心肌酶、血红蛋白、血细胞比容、脂质分析、脑钠肽；⑥无创检查，如超声心动图、心电图、运动测试等；⑦护理记录；⑧医嘱，包括活动指令和心脏康复的特殊指令；⑨任何其他相关数据，如性别、年龄、身高、体重、籍贯、医保情况等。

2. 患者家属面谈

患者家属面谈可以获得对症状和其他问题的主观描述，评估风险因素概况、饮食概况和患者家庭目标，获得有关患者家居设置和生活状况（如独居）的信息也将有助于指导出院建议。

3. 体格检查

体格检查包括评估生命体征（如心率、血压、脉搏、呼吸频率）、肺部和心脏听诊、胸壁检查和触诊、四肢检查（外周脉搏、水肿）及肌力和活动度。

4. 活动（自理）和步行评估

监测患者对常见活动的血流动力学、症状和心电图反应。这种评估是与物理治疗师一对一进行的，涉及使用便携式心电图监测器，以便物理治疗师可以观察患者活动时心电图的变化。评估期间要测量的参数包括心率、血压、心电图及体征和症状。在休息时、活动时、活动后立即和活动后1~3分钟记录每项指标。活动可能包括仰卧、坐位、站立、卫生和梳洗、Valsalva动作（非手术患者）及穿衣裤等。

5. 步行活动

除了生理指标外，还需要评估患者的平衡和协调性、独立性和与正常步行速度的距离。如果患者必须在家中爬楼梯并且被认为可以这样做，则应在出院前评估患者对爬楼梯的反应。

（三）活动计划

1. 不需调整计划的指征

对自我护理和步行评估表现出适当的血流动力学、心电图和症状反应的患者，物理治疗师可以增加他们的活动水平。活动进阶速度是个性化的，并应根据每个患者的特定限制进行调整，这取决于许多临床和功能因素（如病程的复杂程度、心室功能、病前功能水平、卧床休息天数、转诊医生的理念）。患者在每次治疗后都应继续监测心率、血压、体征和症状、心电图和心音等，并将结果传达给患者主管护理人员记录在图表中。通常每天至少进行1次运动，对于经过调整计划的患者，每次运动持续大约10分钟，对于没有限制的患者，每次运动持续15分钟。活动强度不应仅通过心率限制来衡量，还应基于患者的临床表现和药物治疗方案。之前，心率达到120次/分或比静息心率高20~30次/分常被用作指导；然而，由于限速药物种类繁多，这种方法并不合适。在确定特定强度指标参数时必须考虑所有因素（血流动力学、症状和心电图结果）的组合。

2. 需调整计划的指征

由于以下一个或多个表现，被认定为"复杂"的患者需要调整康复计划指标：

1）临床上大面积梗死，即使在2~3天后稳定。

2）静息性心动过速（100次/分）或自理活动时心率增加不当。

3）血压无法通过自理活动升高或降低。

4）自理活动时，心电图显示每分钟出现6~8个或以上的室性早搏或进行性心脏传导阻滞。

5）心绞痛或自理活动时过度疲劳。

6）需要长时间卧床休息（超过4天）。

7）经历了急性心肌梗死并发症。

3. 暂停计划的指征

以下是排除患者参与活动计划的标准（直到不稳定性改善）：

1）严重的泵衰竭（可经呼吸急促、外周水肿、出汗或胸部X线检查和对活动的血压下降反应证明）。

2）复发性恶性心律失常（室性心动过速、连续四个室性早搏、心室颤动）且无内部或外部除颤器。

3）休息时出现心绞痛。

4）二度或三度心脏传导阻滞。

5）即使使用血管加压药，仍持续低血压（＜90 mmHg）。

6）快速心房节律。

7）不稳定的心绞痛或在前 24 小时有症状改变。

4．注意事项

1）在开始每项活动之前，应重新评估患者的状态。

2）必须对患者的病历进行回顾，同时跟其他医务人员保持及时的沟通。

3）应检查患者生命体征和心电监护仪是否有任何新的变化，需要重新检查心律、症状以及心肺听诊音。

4）不应在饭后 1 小时内开始活动。

5）避免等长运动，特别是运动时屏气，因为它可能会导致血压升高异常和心律失常等剧烈变化。表 11-1-2 供了患者常规住院期间的渐进式活动计划（以 3 天训练周期为例）。

表 11-1-2　患者常规住院期间的渐进式活动试刊（以 3 天训练周期为例）

日期	METs	活动
第一天，重症监护室（CCU）	1～2	卧床休息直到病情稳定，使用床边马桶，如果病情稳定可帮助患者下床坐到椅子上
第二天，降压装置	2～3	坐下热身，房间里散步，进行相关的自我照护活动
第三天	2～3/3～4	如果病情稳定，可以下床，在可以忍受的情况下步行（5～10 分钟）（根据需要进行监督）；带座椅的淋浴，每天进行 2～3 次渐进式行走训练，爬楼梯训练

5．继续运动的相对禁忌证

每当发生以下情况之一时，应及时记录该事件，并立即联系患者的医生和护理人员。

1）不寻常的心率增加：低强度活动时心率增加超过 50 次/分。

2）异常高血压：收缩压＞210 mmHg 或舒张压＞110 mmHg。

3）低强度运动时收缩压下降（大于 10 mmHg），不仅仅是站立时收缩压下降。

4）活动时伴有以下症状：心绞痛（1 级），具体见心绞痛等级指数，过度呼吸困难（2+）具体见呼吸困难指数；过度疲劳，精神错乱或头晕，严重的下肢跛行。

5）有面色苍白、冷汗、共济失调的迹象。

6）活动时心脏听诊音改变：心脏杂音或心室奔马律。

7）活动时肺部听诊音改变：啰音增加并伴有呼吸短促。

8）心电图异常，包括明显的 ST 段改变或严重的心律失常（出现室性早搏或连续三个二度或三度房室阻滞、心房颤动/扑动或间歇性心率依赖性传导障碍）。

（四）急性期康复的其他组成部分

提供给患者及其家属的信息量和类型受多种因素影响，包括患者依从性、心脏事件后的情绪、患者和家属的学习能力及基本的理解和教育水平。最好将患者及其家属的信息保存在一个整齐有序的数据包中，以便日后参考。表11-1-3给出了无并发症的心肌梗死患者的典型临床康复路径。

表11-1-3 无并发症的心肌梗死患者的典型临床康复路径

日期	活动	患者宣教
第二天	座椅上评估；使用床边马桶	评估解释治疗方案
第三天、第四天	走进大厅5~10分钟，每天3或4次，评估楼梯活动，自我照护活动	评估学习安全因素的准备情况； 家庭活动的注意事项； 引入第二阶段——二级预防； 教导患者使用硝酸甘油的体征和症状及对症状的急救方案
出院计划		
需要特殊处理的情况：虚弱、骨科问题、认知障碍、脑血管意外事件、肾功能不全、术后出血、严重的心律失常、肺部并发症及严重的左心室功能受损		

1. 患者宣教

任何教育计划都应该针对患者的个人需求和特定的危险因素。几乎所有患者，尤其是家属，都十分关心疾病的预后、能吃或不能吃的食物、紧急情况或胸痛复发时该怎么办，以及回家后能做什么或不能做什么。提供以上所有信息是每个医疗团队成员的责任。教育部分应包括但不限于关于以下内容的讨论：

1）特定的疾病过程和预后：通常是由患者的医生讨论并由护理和其他专职医疗团队成员补充。

2）个人的危险因素和行为改变的建议：通常由评估患者功能受损相关的团队成员完成。

3）一般活动指南和家庭运动处方：由物理治疗师与医生共同商议决定。

4）药物治疗方案（尤其是使用硝酸甘油）：由医生、护理人员或药剂师执行，并由其他团队成员补充。

5）营养和处方饮食：由医生和营养师执行。

6）自我监测方法：根据患者的能力（通常基于症状限制的反应，因为患者可能难以或不适合进行心率监测）由医生、护理人员和物理治疗师进行。

7）发生紧急情况怎么办。

8）视听辅助工具（如视频、书籍）对患者和家人很有帮助，可为其提供。

2. 饮食与营养咨询

营养师通常在住院期间就会根据主管医生的意见为患者提供个体化的饮食咨询。特定的问题领域，如高脂血症、肥胖、糖尿病和钠盐限制需要因人而异。

3. 心理和行为康复

大多数患者会经历不同程度的恐惧、焦虑、抑郁和（或）愤怒。据报道，高达20％的患者符合重度抑郁症的标准。心理学家、专业临床护士、社会工作者通常可以为患者提供帮助。然而，在与治疗师、营养师和其他心脏康复团队成员的日常互动中，患者通常更容易信任并寻求以上医务人员的支持。所有医疗团队成员都需要观察患者是否有任何程度的抑郁或焦虑，并应警惕需要心理干预的患者和家属。

（五）结果评估

由于患者住院时间的限制，心脏康复的急性期是有限的，预期的结果主要基于患者的功能受限情况。表 11-1-4 提供了心血管泵功能障碍和泵衰竭患者的总体结果评估。

表 11-1-4　心血管泵功能障碍和泵衰竭患者的总体结果评估

功能受限/残疾	患者满意度	二级预防
健康相关的生活质量得到改善	提供的设施和服务被患者、家属和其他人所接受	功能减退的风险降低
实现角色功能（工人、学生、配偶、祖父母）的最佳回归	临床实际操作管理被患者、家属和其他人所接受	损伤或损伤进展的风险降低
心血管泵功能障碍相关的残疾风险降低	物理治疗师的临床熟练程度被患者、家属和其他人所接受	减少对物理治疗师干预的额外需求
提高患者和照护人员的安全性	照护的协调性和一致性被患者、家属和其他人所接受	最大限度地提高患者对干预计划的依从性
自我照护和家庭管理活动，包括日常生活活动和工作、休闲活动，以及工具性日常生活活动，在有或没有设备的情况下最大限度地、独立安全地、高效地进行	物理治疗师的人际交往能力被患者、家属和其他人和护理人员所接受	需要重新检查或了解新的照护方案，包括照护人员阶段的变化、社区适应、休闲活动、生活环境、疾病或损伤的变化
对促进最佳健康状态的个人和环境因素的理解		对家庭、社会活动、工作和休闲活动的专业建议
对进一步预防功能受限和残疾的策略的理解		医疗服务的利用率和成本降低

（六）出院计划

患者及其家属通常很少有时间为出院做准备，心脏康复团队成员应尽早提供出院计划，而不是等到出院当天。出院计划应包括以下内容：

1）对日常活动的指导、运动处方、饮食建议、用药方案（适应证、何时服用及何时咨询医生），以及需要观察的症状，和症状出现时应采取的措施。

2）早至出院后 2~3 天，患者就可以转诊至门诊康复治疗中心以继续治疗和改善生活方式。

3）最好在出院前对患者进行低水平的、症状限制性的运动测试，用于制定出院活动指导；也有一些患者在出院后复查时进行运动测试，再制定门诊康复运动处方。如果患者在急性期能够耐受下地行走且不适合进行正式的运动测试，则应进行 6 分钟步行测试以为门诊康复计划提供基线水平参考。

三、急性期后康复

在门诊进行急性期后的心脏康复患者也能获得明显受益，以下部分有助于对原发性和继发性 CVD 或功能障碍患者进行干预指导。美国心血管和肺康复协会（AACVPR）还发布了心脏康复和二级预防计划的指南，也可用于参考进行干预指导。

传统上，涉及心脏康复的患者包括患有心肌梗死、心力衰竭、血管成形术后、心脏移植后、稳定型心绞痛、CABG 或瓣膜置换术后的患者。目前，除了典型的心肌梗死后和冠状动脉搭桥术后患者之外，心脏康复的适用人群已经拓展到包括曾经被认为不适合康复的个体（包括有并发症、射血分数低、心肌病和严重心律失常的个体）。物理治疗师必须根据每个患者的个体化需求来灵活地制订康复计划，以患者为导向。

目前，在门诊心脏康复计划中，常见的具体诊断如下：①过去 12 个月内发生过心肌梗死。②冠状动脉搭桥手术后。③稳定型心绞痛。④经皮腔内冠状动脉成形术（PTCA）后。⑤心脏或心肺移植术后。⑥心脏瓣膜修复或置换术后。⑦稳定型慢性心力衰竭。

四、居家心脏康复

接受过简单住院病程（低风险）并被认为是心脏康复适宜人群但由于行程距离无法定期参加门诊康复计划的心脏病患者可以考虑进行家庭康复计划。对于这类患者，应考虑采用不同的方法，以便他们也能受益于定期康复计划。在住院面谈过程中，物理治疗师可以确定家庭治疗是否能被安全地执行。被认为是心脏康复计划候选人的患者将获得关于自我监测技术、运动指南、饮食管理、药物使用等的更广泛的出院指导，并被教会如何保持准确的日常活动记录。康复团队中的一名成员最好每周与患者沟通一次，讨论康复进展或遇到的问题，并提供其他信息或材料。

当患者回医生处复查或进行运动测试（通常在出院后 3~6 周进行）时，心脏康复团队成员需要审查患者的计划是否需要改进。每周与患者保持沟通，要求患者每 2 周发送一次活动记录。

近期出院且诊断为稳定型慢性心力衰竭的患者在出院 6 周后才建议进入心脏康复治疗，但他们很适合参与家庭康复计划，内容包括物理治疗和对体重、症状和活动时自感疲劳程度的监测。

第二节　二级预防：门诊康复

一、康复团队

成功的康复计划强调跨学科的合作，强调团队成员会参与患者评估、照护及治疗的所有阶段。团队成员的数量及每个人的角色和职能可能在各个机构有差异。心脏康复计划的团队成员包括心脏内科医生、心脏外科医生、重症医学科医生、护理人员、物理治疗师、作业治疗师、营养师、药剂师、心理治疗师等。

二、康复内容

由于心脏康复不仅仅涉及运动，因此心脏康复计划的组成部分应包括心血管疾病（CVD）二级预防的所有方面。运动训练长期以来一直是心脏康复的核心，但其只是旨在降低心血管疾病风险和死亡率，以及改善功能和生活质量的几个要素之一。真正的行为改变是心脏康复成功所必需的。因此，由于CVD二级预防涉及许多因素，有必要制订一个评估多种因素并针对每种因素制订干预策略的康复计划。对参与康复的患者也应进行短期和长期的随访评估。心脏康复计划见表11-2-1。如果心脏康复计划未由特定的项目组成，那么转诊和随访是必要的。这应包括对每个组成部分和每个参与者的预期结果的目标实现情况进行评估的系统。

表11-2-1 心脏康复计划

危险因素	评估	干预
吸烟	现在和过去的吸烟习惯	转介戒烟
锻炼	锻炼习惯、每周能量消耗、最大的功能活动能力	监督或制定个人运动训练的运动处方
营养/脂质	体重、身体脂肪含量（体质指数）、胆固醇、低密度脂蛋白和高密度脂蛋白	提供营养咨询、胆固醇升高的医疗管理、体重管理
社会心理	压力、敌意、抑郁情况	转介咨询、团体支持
高血压	血压、血管状态	膳食、运动、咨询和药物治疗（如有必要）
糖尿病	血糖、尿液检查	关于多系统功能障碍的膳食、运动、药物（胰岛素）和糖尿病教育
更年期女性	骨密度	提供膳食评估和咨询、钙和其他骨骼建设补充剂

三、心脏康复的效果

作为综合康复计划的一部分，在医疗处方和监测下进行的运动训练是全世界公认的CVD患者应进行的治疗方式。特别是在急性心肌梗死或冠状动脉血运重建手术后。虽然文献中记录的不同患者对心脏康复计划的受益程度差异较大。但运动康复对某些危险因素、功能能力、心血管效率及在某种程度上对CVD死亡率等方面都确实产生了积极影响。

运动训练的好处包括以下几点：减掉多余的体重或体脂；降低血脂水平，包括总胆固醇和甘油三酯；提升HDL水平；降低血压升高水平；改善葡萄糖和胰岛素的动力学关系。

心率、收缩压和心率-压力乘积在运动训练后的次极量用力期间通常较低，导致心肌需氧量减少，这对劳力性缺血患者尤为重要。据报道，有 32%～56% 的心绞痛患者通过运动改善了症状限制和最大摄氧量。

体力劳动能力的降低被认为是心肌受损和（或）心肌缺血的结果。急性心肌梗死和冠状动脉搭桥术后的患者在运动训练后有氧运动能力显著提高，初始最大摄氧量最低的患者改善最大。冠心病患者特定心血管适应因训练强度和计划持续时间而异。然而，无论经过运动训练的冠状动脉患者发生何种机制或生理适应，有氧运动能力的增加均意味着对日常生活活动的耐受性增加，进而可以提高生活质量。

四、初始评估

所有患者都应在进入门诊康复时接受初始评估，初始评估包括以下内容：
1）完整的病史回顾。
2）患者家属访谈。
3）体格检查（评估心肌储备、心肌梗死面积、心律失常的严重程度等）。
4）运动测试（图 11-2-1）或 6 分钟步行测试。

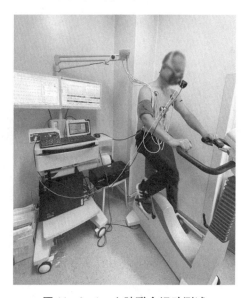

图 11-2-1　心肺联合运动测试

五、综合管理策略

维持安全有效的低风险计划对于如何制订患者治疗期间的监测指导方案至关重要。物理治疗师必须根据先前的临床病程（复杂或不复杂）、运动测试结果、心室损伤程度、初始评估和风险事件分层（表 11-2-2），为每位患者确定监测频率和运动治疗强度起直接指导作用，同时对风险的把控不应考虑药物的影响（表 11-2-3）。对于某些患者，可能在疗程开始的前几周，每次运动都需要进行直接监测和密切指导。然而，对于大多数临床病程不复杂的患者，以及运动测试没有出现任何问题或没有产生负面结果的患者，在每个疗程中如此密切的监督和指导可能会产生反效果。对于此类患者，有效的风险降低计划必须关注患者自信心的发展、改变的动机、直接参与训练计划管理的意识及自我监测技能的水平。

表 11-2-2　风险事件分层（不仅针对运动）

低风险	中风险	高风险
无明显左心室功能障碍（射血分数＞50%）	左心室功能中度受损（射血分数40%～49%）	左心室功能降低（射血分数＜40%）
没有休息或运动引起的复杂心律失常	体征/症状，包括中等强度运动（5～6.9 METs）或恢复期的心绞痛	心脏骤停或猝死的幸存者
心肌梗死、冠状动脉旁路移植术、血管成形术、旋切术或支架安装后无并发症	对于不符合最高风险或最低风险分类的患者，假设为中风险	休息或运动时出现复杂室性心律失常
没有充血性心力衰竭，或活动后缺血的体征或症状		心肌梗死或心脏手术并发心源性休克、充血性心力衰竭和或术后缺血的体征/症状
运动及恢复后血流动力学正常		运动引起的血流动力学异常（尤其是收缩压维持稳定或下降或随着工作量的增加而变时心功能不全）
无症状，包括在劳累或恢复时无心绞痛		体征/症状，包括低强度运动（＜5.0 METs）或恢复期的心绞痛
功能活动能力≥7.0 METs		功能容量＜5.0 METs
没有临床抑郁症		有临床意义的抑郁症
当该类别中的每个事件都存在时，划分为最低风险		存在此类别中的任何一项风险事件，可划分为最高风险事件

注：如果测得的功能活动能力无法使用，则测得的变异量不纳入风险分层。

表 11-2-3　评估后续事件的风险水平时考虑额外药物治疗方案

脂质	如果 LDL＞100 mg/dL，考虑药物介入治疗；如果 HDL＜35 mg/dL，强调减重和锻炼
抗血小板	如果没有禁忌证，开始服用 ASA，每天 80～325 mg
ACE 抑制剂	在稳定的高危患者心肌梗死后早期开始（前部 MI，Killip 3 级，S_3 奔马律，肺部听诊啰音，影像学提示充血性心力衰竭）； 无限期治疗所有的左心室功能障碍（射血分数＜40%）或衰竭的症状； 根据需要使用，以控制患者的血压或其他症状
β受体阻滞剂	除急性心肌梗死或其他禁忌证； 考虑在所有的心肌梗死后患者中使用； 根据需要使用，以控制所有患者的心绞痛、心律或血压

注：ACE，血管紧张素转化酶；ASA，阿司匹林肠溶片；CHF，充血性心力衰竭；HDL，高密度脂蛋白；LDL，低密度脂蛋白；MI，心肌梗死。

有以下情况之一的患者暂时不适合参与心脏康复计划：

1）状态不稳定，例如复发性缺血性疼痛、失代偿的充血性心力衰竭、静息状态下出现心动过速（>100 次/分，术后患者略高）、严重心动过缓（<50 次/分）。

2）不受控制的高血压。

3）其他妨碍运动的疾病。

4）健康状况良好（心脏病低风险的人群应该参加一级预防）。

在安全的情况下，心脏康复计划应在患者出院后尽早开始，以便出院后早期出现的问题可以得到解决，有关治疗的问题可以得到解答，最重要的是，患者及其家人可以获得工作人员和其他患者的支持。

门诊心脏康复计划的目标包括：

1）提供适当强度的个体化运动计划，在不超过运动安全限制的情况下改善患者的心血管健康。

2）如果患者伤口不稳定，则提供评估胸骨稳定性并遵循无菌预防措施的康复计划。

3）提供强调患者教育的计划，以便其了解疾病并改变生活方式。

4）提供增强患者在功能活动水平范围内安全工作的信心的计划。

5）提供帮助患者降低个人风险因素（二级预防）的计划，以帮助预防心血管并发症。

6）提供加速重返工作岗位的计划（大多数经历过简单病程的患者应该能够在 2 个月内重返工作岗位）。

7）促进心理、行为和教育改善。

六、物理治疗干预

用于门诊心血管疾病患者康复的干预方法有三种，包括治疗性运动、患者指导/教育、协调/沟通。本小节着重介绍治疗性运动。

患者的治疗性运动处方的制订应基于对其临床状态、功能能力和个人需要的综合评估。除了进行临床评估外，物理治疗师还必须确定患者的运动需求、兴趣、能力和以前的习惯。运动处方还应考虑可用的设施和设备，以及可能影响该计划进行的气候和环境因素。这些考虑对于激励患者实施计划非常重要。治疗性运动处方应包括有氧训练、抗阻训练和柔韧性训练，个性化治疗性运动处方见表 11-2-4。

表 11-2-4　个性化治疗性运动处方

类型		具体方案
特定的运动训练		与患者日常需要和兴趣相关的特定运动
有氧训练	模式	大肌肉群参与的功能性、趣味性运动
	强度	可以使用目标心率、自觉用力程度、自觉劳累程度（RPE）进行评估
	持续时间	从 2~5 分钟的短间隔开始；增加至 20~30 分钟
	频率	损伤患者的短时间间隔，每天多次；锻炼 20~30 分钟的个体，5~7 次/周

续表

类型	具体方案
抗阻训练	避免拉伤，用力时呼气； 阻力应为 30%～50%1RM； 每个肌肉群动作重复 8～10 次
柔韧性训练	最好保持所有关节的柔韧性； 最低限度的柔韧性训练：上肢、下肢腘绳肌和腓肠肌
建立自我管理的能力	指导患者自我心率监测； 如果被诊断患有充血性心力衰竭，每日监测体重并记录； 指导患者区分胸壁疼痛、心绞痛和胸膜疼痛

（一）运动训练及训练效果

长期运动训练可以增强骨骼肌和心血管系统的功能。在很大程度上，心脏病患者的改善程度取决于心室受损程度和功能状态。有研究表明，一些冠心病患者不仅可以通过运动训练提高最大有氧能力，还可以提高心输出量。即使是对临床上大面积心肌梗死和心室功能差的患者，在体力工作能力方面也有显著改善。

运动训练计划应针对患者的功能需求和目标，根据个人希望恢复的工作或休闲活动的类型来制定。心脏病患者也必须明白，运动必须被作为一个终身的项目，才能使结果持久。

（二）有氧训练

大肌肉群参与的有氧运动已被证明对心肺耐力有显著益处。有氧训练运动处方的组成包括强度、形式、频率和持续时间。

1. 强度

强度是有氧训练运动处方中的关键。运动强度太大，训练效果反而不好，患者也可能在运动过程中出现异常或发生危险（表 11-2-5）。

表 11-2-5　运动时的异常反应

反应	描述
运动高血压	收缩压>240 mmHg，舒张压>110 mmHg
收缩性低血压	相较于静息血压，血压有>20 mmHg 的下降
异常心率反应	运动时心率上升过快，或不上升，或下降
症状	严重心绞痛反应，不当的呼吸困难，过度疲乏，情绪混乱或昏厥，严重下肢跛行
体征	面色苍白，冷汗，共济失调，新出现杂音，肺部啰音，心脏听诊有显著的第三心音
心电图异常	严重心律不齐，二度或三度传导阻滞，发生右或左束支传导阻滞，急性 ST 段改变

1）使用目标心率来评估训练强度。如果患者没有服用 β 受体阻滞剂，心率通常是反

应运动期间心肌和总需氧量的可靠指标，心率反应常用于量化和监测耐力训练。有氧运动建议长期进行，并且运动强度可以控制在最大心率的 $70\%\sim85\%$（老年人或有严重心室功能障碍的患者可低至最大心率的 $40\%\sim50\%$）或者最大摄氧量的 $50\%\sim85\%$，以对中枢机制（静息心率和每搏输出量的变化）产生训练效果。然而，对于严重耐力受损或心室功能受损的个体，训练强度可以保持在最大心率的 $40\%\sim5\%$。

预测适当训练心率的公式已用于为健康人和冠心病患者制订运动计划（比如 $220-$ 年龄）。最大心率的 $70\%\sim85\%$ 或最大摄氧量的 $50\%\sim85\%$ 是被普遍接受的运动强度。β受体阻滞剂和一些钙通道阻滞剂可降低静息心率和运动时的心率反应。然而，无论是β受体阻滞剂还是钙通道阻滞剂都不会改变心率百分比与摄氧量百分比之间的关系。

重要的是，在开始训练之前对患者进行运动测试时，患者应该服用将在训练计划中使用的药物，不应因运动测试而停止用药。如果开始或停止使用影响心率的药物，或者在初始运动测试后用药剂量发生显著变化，则应进行重复运动测试以确定训练心率。个体化运动处方是为心脏病患者确定安全和适当的运动强度的关键。

带有气体代谢测定的心肺运动测试（CPET）是评估运动耐力的金标准，也是评估训练限制的首选无创方法。这种评估方法对患有多系统功能障碍的患者有益，如存在冠状动脉疾病伴慢性阻塞性肺疾病（COPD）、冠状动脉疾病和糖尿病及心室泵功能障碍的患者，特别是使用β受体阻滞剂和钙通道阻滞剂的患者，以及装有起搏器的患者。然而，大多数测试是在没有对运动进行代谢分析的情况下完成的，因此，在设定运动心率时，应综合参考其他强度指标。

2）通过自感劳累程度来设定运动强度。这是一种主观的运动强度评估量表，从"非常非常轻松的水平"开始到"非常非常艰难的水平"。在一些与通气阈值相关的研究中，它已被证明是一个相对准确的工具（自感劳累分数 13 相当于无氧阈值）。对于难以准确测量脉搏（如存在心房颤动）的患者，可以采用这种方法设定运动强度。

3）使用体征和症状来设定运动强度。患者最初可能会表现出心绞痛、呼吸困难或两者兼有的缺血症状。在出现症状时，应始终记录与 ECG 变化和心肌耗氧量水平［心率压力乘积［最大心率×最大收缩压］］相关的情况。开始运动前应与所有患者讨论如何评估心绞痛的程度，并告知恰当的应对方式。病情稳定的心脏病患者只要在整个期间没有不适，通常被鼓励进阶到下一级（表 11-2-6）。一些患者更喜欢在运动期间出现症状时甚至在热身期使用硝酸甘油，以防止心绞痛发作。服用硝酸甘油通常可以让他们进行更高强度的运动，但必须监测这些患者的心率、血压和心电图变化。

4）呼吸困难通常是运动强度耐受的另一个表现，可用作运动强度限制。对有吸烟史和可能患有某种程度 COPD 的冠心病患者而言，呼吸困难是确定强度的有力工具。

表 11-2-6　心绞痛和呼吸困难分级量表

心绞痛分级（5级）	呼吸困难分级（5级）	心绞痛分级（10级）
0=无心绞痛 1=很轻，几乎不易察觉 2=中度，烦人的 3=严重的，非常不舒服的；梗死前心绞痛 4=经历过的最大疼痛：梗死性疼痛	0=无呼吸困难 1=轻度，可察觉 2=轻度，有些困难 3=中度困难，但可以继续活动 4=严重困难，不能继续活动	0=无症状 1=非常轻微 2=轻微 3=中度 4=有点严重 5=严重 6、7=非常严重 8、9、10＝非常严重的；最严重的

2. 形式

运动形式的设计应包括参与患者习惯的常规活动的肌肉。因此，应进行腿部肌肉的有氧运动训练，以提高步行患者的有氧能力。上肢运动训练（有氧和力量训练）也应纳入，但对近期有心肌梗死或胸骨切开术后（6~12 周，取决于手术和医生的建议）的患者需要注意。等长运动可能会对左心室施加耐受不良的压力负荷，增加心肌需求，尤其是心室功能较差的患者，应尽量避免。

1) 持续的有氧训练。有氧训练包括三个运动阶段：热身阶段、运动阶段和整理阶段。每个阶段对心脏病患者都很重要。热身阶段通常持续 5~10 分钟，包括锻炼肌肉的拉伸和一段时间较慢的有氧运动（如在跑步之前的步行）。正式运动通常持续 15~45 分钟，具体取决于运动强度。应每隔几分钟检查一次相关指标，以确定患者是否在以预期水平进行运动。整理阶段是正式运动后的 5~15 分钟，应逐步缓慢停止运动，也可以进行一些伸展运动。突然停止运动会减少回流到心肌的血液，容易诱发心律失常。

运动耐力严重受限的患者，可能连 10 分钟的运动都无法忍受，他们将需要更长时间（数月）的运动训练。间歇训练是提高这类运动耐力严重受限人群的最佳方法，增加运动频率，而不是强度，对他们更重要。

2) 高强度的有氧间歇训练。近年来，越来越多的研究支持 CVD 患者使用高强度间歇训练/有氧间歇训练（HIIT/AIT）进行训练。HIIT 或 AIT 包括一个热身期，然后是交替进行中等强度（50%~70% 的心率储备）和剧烈强度（75%~90% 的心率储备）的运动阶段，然后是一个恢复阶段。尽管所使用的训练方案的细节（热身、恢复的持续时间、运动强度和间歇期的持续时间）因研究而异，但基本组成是相同的。其基本原理是，与连续的有氧训练相比，间歇性主动休息期可使患者在高强度运动训练期间以更高的水平运动，从而可能获得更大的收益。由于参与心脏康复计划的很多患者都在服用心率限制药物，因此可基于心肺运动测试或 6 分钟步行测试的结果，并结合患者的运动感受来制订训练方案。

3. 频率和持续时间

正如没有确定训练心率的最佳方法一样，对于所有冠心病患者也没有标准的运动时间。运动持续时间应该根据以下几个因素进行个性化设定：患病时间、急性事件导致减少的日常活动、病前活动水平和神经肌肉能力。

心室功能中等以上的患者通常可以在开始门诊计划后的 1~2 周内耐受 20~30 分钟的

运动，而心室功能严重损伤或长期患病的患者可能运动几分钟都困难，这些患者最好采用低强度、短时间和频繁休息的间歇性运动方案，并逐渐减少休息时间，增加运动时间。

了解身体从运动中恢复的方式，并根据需求调整运动形式和休息时间非常重要，尤其是在Ⅱ期康复阶段。最好能让患者在 3～6 周的时间内，逐步适应在不进行超出症状限制的情况下运动，持续进行 45 分钟的有氧运动（包括热身和恢复期）。

大多数患者应该能够耐受每天运动，有些患者可能会觉得每天保持相同的运动强度或持续时间很难。但是，应鼓励他们每周至少运动 4 次以达到最好的效果。运动初期，一些运动耐力少于 20 分钟的患者需要每天运动 2 次，如果耐力为 10 分钟或更短，则可能每天需要运动 3 次。除非患者卧床不起或在住院期间活动受限，否则即使对于大多数高危患者，只要他们知晓如何监测体征和症状并控制活动水平，独立运动应该是可行的。

（三）抗阻训练

以前对抗阻训练的看法是：它对心脏病患者有害或无益。然而，目前的证据显示适宜的抗阻训练应该是心脏康复的重要组成部分，肌力和肌肉耐力的提升，对于许多患者恢复日常生活活动、休闲活动和职业活动也很重要。

与动态运动相比，低重量（大约 40%1RM）高重复次数的抗阻训练，心肌耗氧量更低，并且已被证明是安全有效的。一旦患者被确定为适合进行抗阻训练，在初始评估期间就需要对患者进行监测（包括心率、血压、心电图和症状）。初始评估可能包括 1RM、等速测试或逐渐增加重量负荷以达到最大耐受。初始评估后，抗阻训练计划应每周进行 2～3 次。AHA 和 AACVPR 基于现有文献制定了指南，推荐心脏病患者和老年患者进行低强度抗阻训练。

抗阻训练有多种设备可供选择，包括自由重量的弹力带、哑铃，拉力器或其他抗阻设备。在抗阻训练前后，应测量和记录患者的肌肉力量、耐力、血流动力学和对活动的症状反应。

（四）柔韧性训练

日常生活活动、休闲活动和职业活动都需要合适的关节活动范围。因此，改善关节活动范围也是心脏康复计划的重要组成部分。柔韧性训练还可以降低运动损伤的发生率。康复计划应该强调把适当的伸展运动作为热身阶段和整理阶段运动的一部分，尤其是颈部、躯干、下背部和臀部区域，下肢柔韧性训练见图 11-2-1。

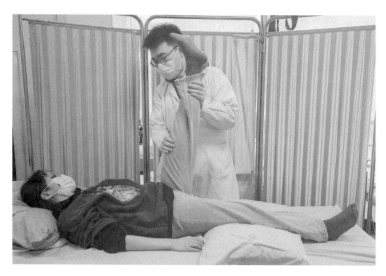

图 11-2-2　下肢柔韧性训练

七、治疗进阶

应教导患者注意他们的身体对训练的反应，如自测脉率（图 11-2-3），并根据康复团队的指导有序地进阶。患者的训练计划应该得到定期（最初至少每 2 周 1 次）审查，以制订新的训练计划。训练的进阶可以采取以下多种形式：

1）增加运动持续时间（先增加持续时间，直到每次能持续 20~30 分钟）。

2）增加运动强度。

3）改变运动形式（如从上肢运动进阶为上、下肢联合运动）。

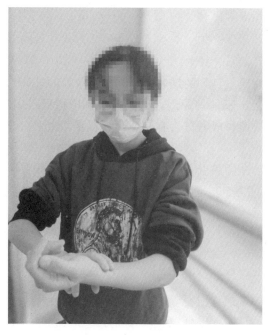

图 11-2-3　自测脉率

患者治疗进阶的安全性应基于物理治疗师的日常观察和重新评估。由于各种医疗因素（如血红蛋白水平低和胸骨愈合等）的影响，开胸心脏术后的患者在最初几周内通常受限较多，但当这些条件恢复正常时，他们会很快好转。上肢的伸展运动和肌力训练对这类患者尤其重要，当胸骨良好愈合（6～8 周）就应加入训练中。一般而言，如果患者情况变得更好，运动强度增加时，心率反应、症状或心电图变化不显著。除非出现医疗并发症，大多数患者可以每周至少增加 5 分钟的正式运动时间。

第三节　二级预防：危险因素管理

一、早期干预

对心脏病患者进行冠状动脉疾病相关问题的教育对于预防进一步的心血管疾病和患者整个康复过程的依从性具有重要作用。必须告知患者及其家属如何改变生活方式，并及时了解与疾病过程相关的最新医疗信息。过去 10 年发生了许多变化，运动干预、饮食改变和其他生活方式的改变对 CVD 的管理产生了深远的影响。一旦患者度过危险阶段，也许在事件（MI、CABG 或其他心血管疾病）发生后的第一天或第二天，患者及其家属最愿意去了解他们可以做些什么来降低疾病进展的风险。此时，医疗团队（包括医生、护理人员、物理治疗师和营养师）就应开始提供与患者特定危险因素相关的信息。

二、教育与沟通

教育很重要，患者和家属必须了解关于改变生活方式和具体康复计划的特殊要求。二级预防的核心组成部分在 AHA 和 AACVPR 的科学声明中已有概述。每次随访时，所有团队成员都应检查患者对康复计划的理解程度和已经取得的进展。如果患者或家属表现出对计划执行有困难，无论出于何种原因，团队成员都应进行沟通以确定目标是否定得太高，是否需要澄清某些要点，或者是否有其他问题需要关注（如与药物副作用、新症状或心理状态有关的问题）。

鼓励具有类似心脏诊断的患者参加团体教育活动，团体教育活动可以给他们很好的支持，并鼓励患者家属共同参与，因为他们的关注和理解水平对患者康复有非常重要的作用。

三、饮食与营养

心脏门诊康复患者的饮食管理应根据患者特定的血脂异常、文化背景、生活方式和相关合并症（例如糖尿病、肾病）进行设计。为确定干预的具体需求，营养师应进行身体测量及生化指标、饮食和临床参数等的营养评估。身体测量指标包括身高、体重、体重史和体脂比。生化指标包括以下内容：

1）血脂谱（总血清胆固醇、高密度脂蛋白胆固醇、低密度脂蛋白胆固醇、极低密度脂蛋白胆固醇和甘油三酯）。

2）电解质（Na^+和K^+）。

3）全血细胞计数（血红蛋白、血细胞比容、白细胞和血小板）。

4）尿素氮、肌酐、前白蛋白和血清白蛋白。

全血细胞计数有助于识别由于血细胞携氧能力差而功能受限的患者，尤其是术后患者。为了降低冠状动脉疾病及其进展的风险，有必要提高 HDL 水平，降低 LDL、总胆固醇和甘油三酯水平。研究表明，总胆固醇每降低 1%，患冠心病的风险就相应降低 2%。高脂血症的病因有很多，每一种都必须加以识别和治疗。如果一种改变脂质的方法失败了，还有其他方法可用。患者的家庭成员也应该进行筛查，因为血脂异常和冠状动脉疾病之间存在遗传联系。

四、减重

肥胖是冠状动脉疾病的重要危险因素，其中一个原因是肥胖对血脂水平的影响。减重已被证明可以降低总胆固醇、低密度脂蛋白胆固醇和甘油三酯，并增加高密度脂蛋白胆固醇。更具体地说，向心性肥胖和内脏脂肪增加/过多与冠心病患者的更高死亡风险有关。物理治疗师的运动处方搭配营养师的营养处方，可以帮助患者健康减重。

五、社会心理康复

心脏事件后的康复过程会受到每名患者从急性期恢复时焦虑、抑郁或否认程度的影响。患者心理症状越明显，康复能力越差。一些科学文献讨论了抑郁、绝望、社会孤立和急性精神压力对康复过程和疾病进展风险的不利影响。根据 AACVPR 指南，心脏事件后心理社会调整的几个危险因素已被确认。

心脏康复团队和其他患者的支持可能是改善这种状态的重要因素。与患者充分地沟通和建立良好的关系，给予心理支持，可以促进康复。

大多数从心脏事件中恢复的患者在住院和门诊环境中都没有解决他们的社会心理需求或得到最佳的治疗。

六、依从性

患者对改变生活方式的依从性是心脏康复计划中的一个主要问题。调查表明，只有不到一半的心脏康复参与者在 1 年后会继续运动。导致依从性差的因素相当复杂，可能包括康复计划持续时间、方案复杂性、症状的存在和社会环境因素，以及与治疗师相关的因素，如患者与治疗师的互动情况。其中一个关键因素是医生作为心脏康复团队核心角色对患者的鼓励和支持。心脏康复计划的制订也应尽可能考虑患者的方便性，比如距离、工作时间、生活习惯等。

与此同时，康复团队应通过鼓励患者对自己的健康行为负责来加强他们的自我管理概念，并教会他们自我监测的技术，如自感劳累程度和心率极限，患者因此可以获得更及时的反馈，这反过来又成为维持运动习惯的动力来源。医生应鼓励尽可能多的患者家属参与，如配偶也可以与患者一起运动。

七、结果评估

可用于多学科门诊心脏康复的结果评估指标应包括：脂质变化、戒烟、体重、血压（休息时和活动时）、运动耐量、症状（休息和各种活动时）、心理健康、生活质量、发病率、死亡。

八、随访评估

在亚急性和强化康复阶段，每名康复团队成员都应对患者进行常规随访评估，并与患者每月至少讨论 2 次。此时，每个团队成员都应审查患者自进入康复计划以来取得的进展，以及是否存在任何仍需要修改的问题（危险因素）。随着患者的运动表现提高并恢复各种活动，如重返工作岗位，应为其制订新的短期目标和康复计划。

九、特殊患者群体

针对特殊患者群体的运动处方需要结合临床信息和运动生理学。多系统功能障碍患者可能需要特别关注和个体化治疗。妇女、儿童和老人是不同的群体，他们也可能需要不同的治疗干预和康复方法。本小节提供了在治疗特殊患者群体时需要考虑的其他信息。请参阅表 11-3-1 中对这些患者人群的特殊考虑的总结。

表 11-3-1　需要特别注意运动处方和监督的特殊患者人群

患者人群	特殊注意事项
存在跛行的外周动脉疾病患者	跛行与劳累程度有关； 评估对所有运动形式的反应
慢性阻塞性肺病患者	监测血氧饱和度并注意运动时的血氧饱和度下降； 可能需要氧疗并指导缩唇呼吸练习； 利用呼吸困难量表监测运动强度
糖尿病患者	运动前后监测血糖； 当治疗前血糖水平升高时，可能需要调整治疗； 如果血糖≥250 mg/dL 且患者正在使用胰岛素，应检查是否存在酮症（通过检测尿液或测量血糖），如果存在，至少在注射更多胰岛素之前不要运动，并且需要解决高血糖和酮症； 了解患者正在使用的胰岛素，以及胰岛素的峰值效应，避免在峰值效应期间锻炼； 注意低血糖：准备好补充葡萄和蛋白质的食品

续表

患者人群	特殊注意事项
脑血管意外事件患者	可以耐受自行车或四肢联动的有氧运动方式； 经颅磁刺激已被证明可以提高该人群的步行速度； 谨记这类患者是冠心病的高危人群
肾病患者	总体而言，该组患者的运动耐量较低； 应围绕透析安排运动计划
女性群体	心绞痛表现不同：注意呼吸急促、疲劳、肩胛不适和消化不良
老年群体	可能存在多个关节和肌肉骨骼受限，应基于受限情况修改运动计划； 在那些没有经常锻炼的群体中慢慢开始和推进运动计划
超重患者	存在体质指数上升和最大摄氧量下降； 多次少量活动，增加抗阻训练； 由于膈肌的活动受限，在进行坐姿运动时注意监测血氧饱和度
关节炎患者	限制过度的关节压力
心脏移植患者	患者的心率反应会发生改变：需要更长时间的热身和恢复； 通过增加抗阻训练预防类固醇肌病
充血性心力衰竭患者	让患者每天早上称重，并每天监测呼吸急促的发生情况； 多次少量地开始运动

注：BG，血糖；BMI，体质指数；CHF，充血性心力衰竭；COPD，慢性阻塞性肺病；CVA，脑血管意外事件；PAD，外周动脉疾病；SOB，呼吸急促。

（一）心力衰竭患者

近年来的研究显示，心脏康复对射血分数降低或保留的心力衰竭患者既安全又有效。除了危险因素减少、耐力提高和生活质量改善外，运动也许还能调节与心力衰竭相关的其他因素，包括左心室重构的逆转、射血分数增加和线粒体功能的改善。

与那些经皮冠状动脉介入治疗（PCI）后或患有稳定型心绞痛的患者相比，心力衰竭患者的身体状况可能更差。因此，最初可能需要更短暂的运动时间和更频繁的休息。研究表明，即使是HIIT，在心力衰竭患者中也可能是安全和适宜的。

对这类患者而言，监测自感劳累程度和呼吸困难非常重要。除此之外，还应鼓励他们每日监测体重。体重快速增加（几天内增加1～3 kg）并伴有劳力性呼吸困难（DOE）增加和下肢水肿等，表明患者可能心力衰竭病情恶化，应与医生及时沟通。

（二）慢性阻塞性肺疾病患者

许多冠心病患者都有长期吸烟史，并伴有一定程度的气道阻塞；因此，在康复过程中需要同时注意心血管系统和呼吸系统的问题。有些患者可能正在服用已知可诱发活动性室上性心律失常的药物（如茶碱）。对这类患者制定运动处方时应注意：

1）本章前面讨论的呼吸困难评分（参见表11－2－6）对于确定适当的运动强度水平最有效。

2）对于COPD患者，缩唇呼吸可能会提高患者的运动表现。

3）在运动中使用上肢支撑，如握住跑步机、固定自行车和滚动步行器的杆，可以帮助患者稳定辅助呼吸肌以改善通气。

4）在更严重的情况下，氧疗可能有益。此时应监测患者运动时的血氧饱和度水平（最好通过动脉血气监测，脉搏血氧饱和度的监测数据有限）和临床症状。

5）对服用β受体阻滞剂的COPD患者，运动期间对呼吸困难的评估应更严密。

（三）糖尿病患者

糖尿病是冠心病的危险因素，糖尿病患者患冠状动脉疾病的可能性是非糖尿病患者的3倍。此外，2型糖尿病（非胰岛素依赖型，占糖尿病患者的80%～90%）与肥胖有关。运动可以改善胰岛素活性和葡萄糖耐量，可能减少胰岛素或口服降糖药物的剂量和需求，并降低患者的体脂率，对2型糖尿病患者的生活改善很有前景。但患者应该小心并注意运动期间及之后24小时内可能发作低血糖。

1）在每天开始锻炼之前，患者应检测血糖（BG）。该指标是对每日空腹血糖值的补充。如果治疗前BG水平较低（70～100 mg/dL），应给予患者10～15克碳水化合物零食，并推迟运动，直到低血糖得到纠正（通常需20～30分钟）。如果存在显著的低血糖（<70 mg/dL），则应禁止运动并给予食物。

2）如果运动前BG在100～250 mg/dL，则患者可以进行运动。由于运动会增强胰岛素敏感性，因此糖尿病患者应在胰岛素活动高峰期避免运动。如果运动前BG≥250 mg/dL，运动可能会导致BG升高而不是下降。如果BG≥250 mg/dL并且患者正在使用胰岛素，则应检查患者的酮症（通过尿液试纸或测量酮的血糖仪），如果存在酮症，至少在使用更多胰岛素并解决高血糖和酮症之前，不应进行任何运动。

3）如果高血糖患者感觉良好、水分充足、口服药物或尿液和（或）血酮呈阴性，那么可以进行10～15分钟的低至中等强度运动，然后重新检查BG。如果BG上升，则应终止运动；如果下降，可以继续锻炼，同时每15分钟监测一次BG。

4）运动区应保留一些简单的碳水化合物（如果汁、糖、葡萄糖），以及长期维持血糖的食物（富含蛋白质和/或脂肪、复合碳水化合物），以防紧急情况的发生。

5）与任何参与运动的患者一样，糖尿病患者正式运动前，应进行5～10分钟的热身（包括伸展运动和柔韧操等），运动结束后，也应有恢复阶段。

6）糖尿病患者的运动处方与非糖尿病患者相似。

7）运动后患者的BG可能会下降长达24小时。因此必须告知糖尿病患者，在他们不运动的时间里，BG值可能会更高。

8）对服用β受体阻滞剂的糖尿病患者，运动中的血糖监测和症状评估应更谨慎。

（四）曾发生脑血管意外的患者

一些参与心脏康复计划的患者有发生过脑血管意外的病史。因此，他们有特殊的医疗和生理需求：

1）脑血管意外的常见后遗症包括肢体功能障碍、沟通障碍、认知知觉功能障碍和吞咽困难。

2）无力或过度紧张的肌肉都不能耐受长时间的锻炼。

3）如果存在单侧肢体功能障碍，使用四肢功率车可以辅助患者进行更高强度的运动，但需要严密监测。

4）物理治疗师应特别注意患者可能有由于沟通障碍而难以表达的症状。

（五）老年冠心病患者

心脏康复计划可以增强老年心血管疾病患者的幸福感和自尊，这两者对于独立生活都是必不可少的。规律的运动训练可以改变老年人已知的冠状动脉疾病危险因素，但许多老年患者存在多个关节和肌肉骨骼的限制。因此，在开始任何训练计划之前，应进行彻底的身体力学评估。

为了在计划的早期取得最大的成功并减少患者因为"太痛"而气馁，应该采用轻柔的柔韧操和伸展运动。应尽量减少跑步等运动，以避免肌肉骨骼损伤，游泳和功率自行车是很好的选择。物理治疗师还应鼓励他们进行一些负重运动，尤其是女性群体，以防止骨质疏松的不利影响。对于有氧运动后的老年人来说，恢复期尤其重要并应适当延长。运动频率最多隔天 1 次，以让骨骼肌肉能充分恢复。

十、注意事项

（一）门诊心脏康复机构的安全性

保证患者门诊心脏康复运动的安全性是任何康复计划的首要任务。即使有最好的预防措施，也可能会发生重大心血管事件，其中最常见的是心脏骤停。物理治疗师应选择经过充分评估被认为适合接受康复训练的患者，教会他们理解并使用心率和症状作为运动限制，严格遵守医疗方案至关重要。

在康复门诊，相应的急救设备必须完善，所有医务人员也都必须接受基本心脏生命支持（包括除颤）的培训，所有参与心脏康复计划的患者也都必须了解他们的角色并在各种紧急情况中进行演练。

大量数据表明，在有监督的心脏康复训练期间，心血管并发症的发生率相对较低。其他与心脏康复环境中的安全相关的预防措施包括：

1）饭后 1~2 小时内避免运动。

2）避免等长运动和屏气。

3）剧烈运动需要增加 15 分钟或更长时间的热身和恢复阶段。

4）淋浴时间不要过长，同时应避免水温过高或过低。

（二）记录和文件

准确完整的医疗记录是检索相关信息、评估康复效果及分析成本效益的重要方法，应包括以下内容：

1）主治医师转诊记录。

2）相关医疗资料复印件：心电图、运动测试、其他无创检查及心导管检查报告，心脏手术结果、医师记录及护理记录等。

3）医疗团队成员列出的初始心脏康复评估总结和目标。

4）对患者每个训练阶段表现的定期记录与总结，包括静息和运动时的心率和血压、体征和症状、运动负荷、运动时间、心电图结果和其他相关数据（如药物变化、复查情况、环境条件）。

5）患者家庭记录的副本（如运动日志、体重记录、饮食日记）。

6）结业总结，包括：患者在功能改善方面取得的进展，生理和社会心理变化，已实现的危险因素修正及仍需进一步关注的危险因素，家庭康复计划的依从性，改善受限（如果有）的原因，对随访或咨询的建议，以及患者结束康复的原因。

小结

脑卒中、冠心病等心血管疾病是造成我国居民死亡和疾病负担的首要病因，据《中国心血管健康与疾病报告（2019）》，中国心血管疾病患病率处于持续上升阶段。据推算，心血管疾病患者有 3.30 亿人，其中脑卒中 1300 万人，冠心病 1100 万人，肺源性心脏病 500 万人，心力衰竭 890 万人，风湿性心脏病 250 万人，先天性心脏病 200 万人，下肢动脉疾病 4530 万人，高血压 2.45 亿人。

心脏康复在发达国家已经开展多年，其疗效已得到大量临床研究的验证，欧洲心脏病学学会、美国心脏协会和美国心脏病学学会均将心脏康复列为心血管疾病防治的 Ⅰ 级推荐。心脏康复是融合生物医学、运动医学、营养医学、心身医学和行为医学的专业防治体系，其以医学整体评估为基础，将心血管疾病预防管理措施系统化、结构化、数字化和个体化，通过运动、危险因素调整、教育、心理支持等综合方式，为心血管疾病患者在急性期、恢复期、维持期及整个生命过程提供生理、心理和社会的全面全程管理服务和关爱。

本章为物理治疗师介绍了针对心血管疾病患者的治疗干预，以及预防心血管疾病的治疗干预（一级预防），提供了有关患者群体（包括对每个患者群体的特殊考虑）的康复内容和目标，以及评估结果、康复的场地与设施等信息。

（周亚馨　赵银娇）

推荐阅读

[1] SHOEMAKER M J，DIAS K J，LEFEBVRE K M，et al. Physical therapist clinical practice guideline for the management of individuals with heart failure [J]. Phys Ther，2020，100（1）：14—43.

[2] AMBROSETTI M，ABREU A，CORRA U，et al. Secondary prevention through comprehensive cardiovascular rehabilitation：From knowledge to implementation. 2020 update. A position paper from the Secondary Prevention and Rehabilitation Section of the European Association of Preventive

Cardiology [J]. Eur J Prev Cardiol，2021，28 (5)：460—495.

[3] SACHDEV V，SHARMA K，KETEYIAN S J，et al. Supervised exercise training for chronic heart failure with preserved ejection fraction：A scientific statement from the American Heart Association and American College of Cardiology [J]. Circulation，2023，147 (16)：e699—e715.

[4] CHUNG M K，ECKHARDT L L，CHEN L Y，et al. Lifestyle and risk factor modification for reduction of atrial fibrillation：A scientific statement from the American Heart Association [J]. Circulation，2020，141 (16)：e750—e772.

[5] KHADANGA S，SAVAGE P，KETEYIAN S，et al. Cardiac rehabilitation：the gateway for secondary prevention [J]. Heart，2024：heartjnl—2023—323152.

第十二章　重症康复：心肺物理治疗干预

第一节　重症监护室物理治疗师应具备的专业知识

重症监护室（ICU）中做出有效的临床决策和实践需要专业的知识和技术，涉及先进的、高水平的心肺和多系统的生理学、病理生理学和药理学知识，外科、护理和药物治疗的管理。ICU中的物理治疗师应成为一流的功能水平的评价者和干预者。考虑到多种因素可能导致患者循环和呼吸功能障碍，物理治疗师需要分析并明确患者具体的氧运输不足问题。优先使用非强化期干预来使危急重症患者氧运输最佳化。重症监护室中物理治疗师应具备的专业知识包括：

1）详细而全面的心肺系统的生理学、病理生理学和药理学知识。

2）通晓ICU中使用的常规监护系统的工作原理，理解监护系统输出的信息（如心电图、动脉血气、电解质平衡、血流动力学监测、胸导管引流系统、颅内压监护）。这些信息是评估潜在问题，选择优先、促进、调整治疗方案时必不可少的。

3）掌握评估心肺功能的广泛技能，拥有外科手术的一般经验。

4）详细了解多系统的生理学及病理生理学，以及心肺系统疾病的知识。

5）具有在不良工作环境下有效的实践能力。

6）掌握处理所有紧急程序的知识，包括呼吸系统疾病危急重症和心脏骤停，以及设备问题和电源问题。

7）能够使用监护室中的传呼系统联系其他团队成员，确保当他们不在监护室或医院的情况下随叫随到服务，每天24小时，每周7天。如果所在监护室没有这种服务，则应该考虑调整所有团队成员角色，以匹配能改善全天治疗的各成员分工。

8）了解每个患者社会心理状况、文化和价值观，促进患者和家属积极参与临床决策。

9）掌握良好的沟通技巧，如与ICU团队其他成员的合作沟通，下口头医嘱和讨论患者病情及治疗方案。

ICU物理治疗师的任务是促进患者愈合和恢复，使患者最大可能地回归生活，提高参与程度和满意程度。因此，物理治疗师必须能够迅速处理大量的客观信息，并对信息进行整合与分析，最终为治疗处方的制订提供依据（如具体方案的选择、实施的优先次序、干预的具体实施等）。整合和分析大量、多系统数据的能力或许是在 ICU 实践和制订治疗处方中最重要的一个技能。物理治疗师通过这些数据，明确治疗的适应证、禁忌证、干预的最佳时机。ICU 患者的情况可能快速发生改变。物理治疗师应让患者在短暂的治疗窗中获得最佳的治疗效果。关于治疗的强度、持续时间和频率则是多变的。患者的收益/风险最大化是每次治疗的目标。管理的原则可能是相同的，重症监护类型（如烧伤、冠心病监护、神经外科、脊髓损伤和创伤）不同则对专业知识的需求不同。或者，有小型综合 ICU 的社区医院会有交叉类型的患者，这就需要物理治疗师进行分别管理。

一、机械通气适应证、模式选择、插管及撤离指征

机械通气是在患者自然通气和（或）氧合功能出现障碍时运用器械（主要是呼吸机，ventilator）使患者恢复有效通气并改善氧合的方法。机械通气是维持一些患者生命的重要手段，同时也常用于呼吸衰竭的患者。机械通气不仅可为治疗原发病提供时间，而且可极大地提高对呼吸衰竭的治疗水平。机械通气后加快撤机是 ICU 的重要目标。通过这一目标的实现来改善预后和缩短机械通气的时间。

充分了解机械通气的治疗目的对于合理把握机械通气指征及应用时机具有重要意义。机械通气的治疗目的包括：维持并改善肺泡通气，纠正急性呼吸性酸中毒；降低呼吸功；纠正低氧血症，改善组织氧合；减轻肺损伤；防止肺不张；为减少使用镇静剂和肌松剂保驾护航；稳定胸壁。

（一）机械通气的适应证

机械通气只是一种器官功能支持手段，其临床价值在于为诊治导致呼吸衰竭的原发病争取时间，对原发病本身并无直接治疗作用。患者进行机械通气可能不完全是由于呼吸功能不全，还可能与全身麻醉有关。

1. 呼吸功能不全

ICU 的患者经常会被诊断为呼吸功能不全。呼吸功能不全是指肺内气体交换紊乱，造成低氧血症，伴或不伴高碳酸血症。自主呼吸的患者存在气体交换异常、氧合障碍或呼吸做功过大时，均可引起呼吸功能不全，进而需要机械通气支持。呼吸功能不全有多种原因，通常可分为两类，即换气功能障碍和通气功能障碍，也可称为肺衰竭和泵衰竭（图 12-1-1）。这两类呼吸功能不全可通过动脉血气分析进行区分。对于不同种类的呼吸功能不全，物理治疗师需要能够清楚地区分，并针对不同类型的呼吸功能不全制订出恰当的治疗方案。

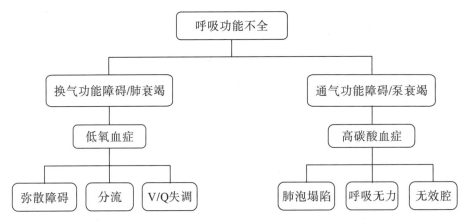

图 12-1-1　呼吸功能不全的原因

注：V/Q，通气/灌注比。

1）高碳酸血症型呼吸功能不全/泵衰竭。

泵衰竭通常见于神经肌肉疾病（如脊髓损伤、吉兰-巴雷综合征、肌肉疾病、镇静）、肥胖、胸壁外伤或手术所致呼吸功能不全。可能是因为呼吸肌肉力量下降、肺和胸廓顺应性降低、神经系统损伤导致肺泡通气不足，所以动脉血二氧化碳分压（$PaCO_2$）上升。$PaCO_2$升高是此类呼吸功能不全的一个主要特点。

2）低氧血症型呼吸功能不全/肺衰竭。

低氧血症型呼吸衰竭的主要特点是动脉血氧分压（PaO_2）下降（低氧血症），表现为患者换气功能障碍。它通常是以肺实质疾病〔如肺水肿、急性呼吸窘迫综合征（ARDS）、肺栓塞、阻塞性肺疾病、肺纤维化、炎症、外伤〕为基础病变而导致的低氧型呼吸功能不全。

以上两种形式的呼吸功能不全可能发生在同一个患者身上。因此，机械通气的目的有两个方面：①减少呼吸肌做功，改善通气功能；②改善换气功能。

2. 全身麻醉

在某些情况下，患者即使没有呼吸功能不全仍然需要机械通气。这常发生于需要深度镇静或全身麻醉时，如进行外科手术或进行颅内压测量时。

对于导致呼吸衰竭的原发病不可治疗或终末期患者（如晚期肿瘤，严重多器官功能衰竭等），即使接受机械通气治疗，其预后也很差，加之机械通气本身具有一定的副作用，费用高昂，故在决定应用时因全面考虑。

某些情况在机械通气下可能会使病情加重，如气胸及纵隔气肿未行引流者，肺大疱和肺囊肿，低血容量休克未补充血容量者，严重肺出血，气管-食管瘘。但在出现致命性通气和氧合障碍时，应在积极处理原发病（如尽快行胸腔闭式引流，积极补充血容量等）的同时，及时应用机械通气，以避免出现致命性通气和氧合障碍。

综上所述，过晚应用机械通气，患者会因严重低氧血症和CO_2潴留导致多器官功能受损，其有效性会显著降低。符合机械通气实施条件的有：①经积极治疗后病情恶化；②意识障碍；③呼吸形式严重异常，如呼吸频率在35~40次/分或<6~8次/分，呼吸节律异常，或自主呼吸微弱或消失；④血气分析提示严重通气和（或）氧合障碍，$PaO_2<50$ mmHg，尤其是充分氧疗后仍$PaO_2<50$ mmHg；⑤$PaCO_2$进行性升高，pH值动态

下降。

（二）机械通气模式选择

机械通气模式是指呼吸机每一次呼吸周期中气流发生的特点，主要包括以下四个环节：吸气的开始（吸气触发）、吸气气流的特点（流速波形）、潮气量的大小和吸气向呼气的转换（呼气触发）。呼吸机的每一种模式在以上一个或多个环节都具有较其他模式不同的特点。

呼吸机模式需要根据患者具体情况个体化进行选择。在机械通气早期，患者通常会使用镇静剂，所以较多选择控制通气模式。当患者病情逐渐好转，就应当从控制通气模式转换为自主呼吸模式，并尽早进行脱机试验。

1. 控制通气

使用控制通气（controlled mechanical ventilation，CMV）模式时，呼吸机完全替代自主呼吸，患者的各项参数均由呼吸机控制。患者呼吸肌不做功，通气的各项参数如潮气量、呼吸频率、吸气时间都由呼吸机决定。控制通气模式分为两种：容量控制通气（volume controlled ventilation，VCV）和压力控制通气（pressure controlled ventilation，PCV）。

1）容量控制通气。容量控制通气模式是指令通气的一种模式，其潮气量（VT）、呼吸频率（RR）、吸呼比（I/E，吸呼比中的呼气时间由呼吸频率和吸气时间决定）和吸气流速完全由呼吸机控制。需要设置呼吸频率和吸呼比，当潮气量和呼吸频率固定时，患者的每分通气量就是固定的。

呼气压力可以增加功能残气和肺容积，改善肺泡通气，从而改善通气血流比例失调。压力曲线中特殊的压力值为峰压和平台压。由于潮气量不变，随着时间的改变，压力会出现一定的变化。在吸气流速固定的情况下，压力会随着患者气道阻力的变化而变化。吸气结束，吸气阀关闭，气体在肺内再分布，会出现一个小的吸气压力下降，此时的压力称为平台压，可以真实地反映肺泡内的压力。平台压的大小由潮气量、肺和胸廓的顺应性共同决定。

呼吸机屏幕上呼气阶段显示的是气体从气道内呼出的过程。在预设的吸气时间结束后，呼气阀打开，使气道内的气体通过呼气阀排出体外，肺回缩至功能残气位［与呼气末正压（PEEP）的大小无关］。需要注意的是，吸气时间不代表吸气结束，而是代表呼气开始，因此，平台压对肺内的气体交换有着重要的影响。

该模式能保证潮气量和每分通气量的供给，完全替代自主呼吸，有利于呼吸肌休息，但不利于呼吸肌锻炼。因所有的参数人为设置，潮气量恒定，肺内压力不断变化，容易产生人机对抗，如吸气和呼气触发不协调、吸气流速不匹配、通气不足或通气过度等，在肺不张时可能使肺内压力升高出现气压伤。

该模式适用于：①中枢或外周驱动能力很差者，如麻醉、神经肌肉疾病、重症 COPD 等；②心肺功能储备较差者，可提供最大的呼吸支持，以减少氧耗量，如 ARDS、休克、急性肺水肿患者；③需准确测定呼吸力学指标时，如静态顺应性、气道阻力和 PEEPi 等。

2）压力控制通气。压力控制通气模式预置压力控制水平和吸气时间。吸气开始后，呼吸机提供的气流很快使气道压力达到预置水平，之后送气速度减慢以维持预置压力到吸气结束，之后转向呼气，此时呼吸的各项参数只有吸气时间发挥作用。患者的潮气量会随着肺和胸廓顺应性的大小而改变。

压力控制通气的气体流速虽然是不恒定的，但流速波形整体更符合正常人的生理状态。吸气气流特点是峰压较低（减速波），能改善气体分布和 V/Q，有利于气体交换。压力控制通气中吸气流速的大小随吸气压力的改变而改变。因此，患者的通气量与患者呼吸系统的顺应性和气道阻力相关，需不断调节压力控制水平，以保证适当的 VT。

该模式适用于：①运用容积控制通气而气道压较高的患者，对于较重的 ARDS，运用 PCV 方式不但可以限制较高的气道压，而且有利改善其换气功能；②对于使用 VCV 不易获得良好的人机协调的患者，可利用 PCV 模式，流速可调增加人机协调性；③新生儿和婴幼儿；④补偿漏气。

2. 辅助控制通气

自主呼吸触发呼吸机送气后，呼吸机按 VCV 预置参数（VT、RR、I/E）或 PCV 预置参数（压力控制水平、RR、I/E）送气；患者无力触发或自主呼吸频率低于预置呼吸频率，呼吸机则以预置参数通气。辅助控制通气需设置触发灵敏度、VT、压力控制水平、RR、I/E。

辅助控制通气（assisted CMV，ACMV）具有 CMV 的特点，并可提高人机协调性；但也可出现过度通气。对于气道阻塞的患者，由于呼吸频率的轻微增加就可能使每分通气量明显增加，因而有明显产生动态肺过度通气（dynamic pulmonary hyperinflation，DPH）的危险，如果对患者的监护不够严密，有可能产生严重的后果（低血压、气压伤）。其适应证与 CMV 相同。

3. 间歇强制通气/同步间歇强制通气

间歇强制通气（intermittent mandatory ventilation，IMV）是指按预置频率给予 CMV（VCV 或 PCV），患者的实际频率与预置频率相同，两次控制通气之外的时间允许自主呼吸的存在。同步间歇强制通气（synchronized IMV，SIMV）的每一呼吸周期可分为强制通气触发窗（mandatory breath window）和自主呼吸触发窗（spontaneous breath window）。呼吸周期长短由设置的呼吸频率决定，如设置频率为 10 次/分，则呼吸周期为 6 秒。IMV/SIMV 与 CMV/ACMV 的区别在于前者的控制通气是间歇给，每一次间歇之外是自主呼吸，而后者每一次通气都是控制通气。

IMV 模式需调节 VT、压力控制水平、IMV 的频率（f_{IMV}）和 I/E。SIMV 还需要设置触发灵敏度。其支持水平可调范围大（从完全的控制通气到完全自主呼吸），能保证通气量，同时在一定程度上允许自主呼吸的参与，可增加患者呼吸做功，防止呼吸肌萎缩，对心血管系统影响较小。发生过度通气的可能性较 CMV 小。

该模式适用于：①具有一定的呼吸能力者，逐渐下调 IMV/SIMV 频率，向撤机过渡。②自主呼吸频率较快，可一定程度上降低自主呼吸频率和呼吸功耗。

4. 压力支持通气

自主呼吸触发呼吸机送气后，呼吸机提供一高速气流，使气道压很快达到预置的辅助压力水平，克制吸气阻力和扩张肺部，并维持此压力到吸气流速低至吸气峰流速的一定百分比，吸气转为呼气。压力支持通气（pressure support ventilation，PSV）模式由自主呼吸触发，并决定 RR 和 I/E，因而有较好的人机协调性。

PSV 模式需设置触发灵敏度和压力支持水平，属自主呼吸模式，患者感觉舒适，有利于呼吸肌休息和锻炼。但自主呼吸能力较差或呼吸节律不稳者，已发生触发失败和通气不足；压力支持水平设置不当，可引发通气不足或过度。

PSV 模式适用于：①有一定自主呼吸能力，呼吸中枢驱动稳定者；②与 SIMV 等模式合用，保证同期需求下不致呼吸肌疲劳和萎缩，可用于撤机。

5. SIMV＋PSV

在患者的每一次自主呼吸时都给予一定水平的压力支持，使患者能获得与控制通气模式相近的潮气量，减少呼吸功耗，增加人机协调，该模式在临床应用十分广泛。

6. 呼气末正压

在呼气末借助呼气管路中的阻力阀等装置使呼气相气道压高于大气压水平，即获得呼气末正压（positive end-expiratory pressure，PEEP）。临床上应用 PEEP 的目的主要是改善氧合和通气。但呼气末正压过高会对血流动力学产生不利影响，使肺泡处于过度扩张状态，顺应性下降。持续时间过久会引起肺泡上皮和毛细血管内皮受损，造成肺损伤。

7. 持续气道正压

气道压在吸气相和呼气相都保持在相同的正压水平，当患者吸气使气道压低于持续气道正压（continuous positive airway pressure，CPAP）水平时，呼吸机通过持续气流或按需气流供气，使气道压维持在 CPAP 水平；当呼气使气道压高于 CPAP 时，呼气阀打开释放气体，仍使气道压维持在 CPAP 水平。该模式通过对持续气流的调节而获得动态的、相对稳定的持续气道正压，其生理效应与 PEEP 相似。

8. 双相间隙正压气道通气

双相间隙正压气道通气（biphasic intermittent positive airway pressure，BIPAP）为一种双水平 CPAP 的通气模式，高水平和低水平的 CPAP 按一定频率交替，两者比例可调。在高压相和低压相，吸气和呼气都可以存在，做到"自由呼吸"。若患者无自主呼吸，即相当于 PCV＋PEEP 模式。此模式在临床上实现了从 PCV 到 CPAP 的逐渐过渡，人机协调性较好。如果 BIPAP 中低水平 CPAP 所占时间很短，即相当于气道压力释放通气。

9. 气道压力释放通气

气道压力释放通气（airway pressure release ventilation，APRV）在 CPAP 模式气路的基础上以一定的频率释放压力，压力释放水平和时间长短可调。压力释放期间肺部被动排气，相当于呼气，可以排出更多的 CO_2。当短暂的压力释放结束后，气道压力恢复至原有水平，相当于吸气，肺容积又回到较高水平。此模式既增加了肺泡通气，改善了氧合，又显著降低了气道峰压，使自主呼吸得到充分发挥。

（三）气管插管的指征

气管插管是指将一特制的气管内导管通过口腔或鼻腔经声门置入气管的一项急救技术。气管拔管失败为在拔管 48 小时内需要重新插管。最近关于脱机的共识将成功拔管定义为拔管后 48 小时无需机械辅助通气。

气管插管能为通气供氧、呼吸道吸引、防止误吸、保持呼吸道通畅，进行有效的辅助呼吸等提供有效条件。

机械通气和气管插管的指征是不完全相同的。大多数情况下，人工气道是用来连接患者和呼吸机的，但是在有些情况下建立人工气道，无须机械通气。这常见于气道保护能力很差的患者，如昏迷、咳嗽无力或存在大量气道分泌物的患者。患者在气管插管的情况下进行机械通气，在病理生理上会产生许多变化，例如：①鼻腔失去加温加湿功能；②感染风险增加；③误吸；④无效咳嗽；⑤黏膜损伤。

（四）机械通气撤离的指征

机械通气撤离（weaning of mechanical ventilation）是指原发病得到控制，以及患者的通气与换气功能得到改善后，逐渐撤除机械通气对呼吸的支持，使患者恢复完全自主呼吸的过程，简称撤机。撤机的难易程度主要取决于患者的原发和背景疾病及机械通气取代自主呼吸时间的长短。尽管机械通气可以挽救患者生命，但同时也会出现很多并发症，如呼吸机相关肺炎、心力衰竭、气压伤和呼吸机所致的肺损伤。而膈肌功能障碍和吸气肌耐力下降可能也与呼吸机的应用有关。因此一旦患者临床症状好转，因尽早撤机。然而，医务人员必须权衡尽早撤机和过早撤机的风险，避免二次插管，致患者死亡率升高。吸气负荷增加和吸气肌力量与耐力下降引起的呼吸功能失调可能是出现呼吸机依赖，造成患者困难脱机的重要原因。

撤机首先会增加心血管系统和心理的压力，其次是影响耗氧量（VO_2）。必须确定有移除失败的特殊风险的患者，在撤机期间由物理治疗师监护。有研究报道，心脏手术后的患者对移除设备的心血管反应与手术类型有关。例如，腹主动脉术后患者与心脏搭桥或移植术后患者相比，心脏指数更大。氧摄取率在腹主动脉术后不变，心脏搭桥术后稍微增加，移植术后显著增加。有心功能障碍的患者撤离机械通气设备后可能会发生肺水肿，由于静脉回心血量增加和儿茶酚胺的释放，左心室顺应性降低，心脏被肺压迫，增加左心室后负荷。

考虑到肺功能和气体交换的深远影响，必须充分利用体位以最大可能实现撤机成功，避免因撤机失败导致的再次插管。超重患者在撤机时需特别注意。低潮气量和高呼吸频率可导致撤机失败。与90°直坐位相比，肥胖患者更适合半卧位撤机，直坐位可能引起腹部侵犯膈肌下部，限制膈肌移动。

血气分析和肺功能检测能够确定撤机的适应证。比较理想的指标是患者自主性潮气量接近通气设备输出的气体量。如果患者所需的呼气末正压大于 3.8 cmH_2O 或 FiO_2 大于 0.4，通常不允许撤机。另外，不能形成 -20 cmH_2O 或更大负压的患者不大可能形成足够的胸膜腔内压，以进行深呼吸和气道分泌物清除，所以是拔管的次要选择。微小的通气和大量的自主通气可在床旁测定，有助于决定是否进行撤机。

二、机械通气患者全程管理中需明确的关键问题

当确定患者病情稳定或开始好转时，临床医生应该：

1) 明确患者是否仍需要机械通气（如呼吸系统力学、阻力、气体交换、神经肌肉功能障碍、心力衰竭）和继续治疗（如内分泌、支气管痉挛、胸腔积液、心脏功能）的原因。

2) 应用评估手段确定患者是否耐受撤机（如尝试自主呼吸、停止压力支持、浅快呼吸指数）。

3）决定患者是否仍需要继续通气并制订合理的呼吸机管理方案（每日尝试自主呼吸、运动、停用镇静剂）。

4）为很可能有呼吸机依赖的患者提出长期管理方案。

有报道称撤机再插管率为5％～15％，但这些患者是否符合撤机条件未能确定。我们猜测这类患者并不少，因为有统计学调查显示，意外脱管的患者约有50％不需要继续进行机械通气。判断撤机的时机很重要，主要的评估有呼吸泵功能、气体交换能力、筛查试验。

（一）呼吸泵功能

呼吸泵功能评估主要包括呼吸中枢适宜的神经驱动力及良好的呼吸肌肌力、耐力。

1）肺活量>10～15 ml/kg。

2）潮气量>5 ml/kg（理想体重）。

3）呼吸频率<25～35次/分钟，静息分钟通气量<10 L/min。

4）浅快呼吸指数（f/VT）：<80，提示易于撤机；80～105，需谨慎撤机；>105提示难以撤机。出现胸腹矛盾呼吸可较为可靠地提示发生了呼吸肌疲劳，需延缓撤机。

若满足上述的条件，可在呼吸泵功能方面判断患者撤机成功率较高。

（二）气体交换能力

1）氧合状态：撤机前 $PO_2 \geqslant 60$ mmHg（$FiO_2 < 40\%$），氧合指数（PO_2/FiO_2）>200，$PEEP \leqslant 8$ cmH$_2$O。

2）二氧化碳：撤机前 PCO_2 达基本正常范围（30～50 mmHg）或患者达缓解期水平，撤机 PCO_2 增高幅度<10 mmHg。

（三）筛查试验

临床医生可在床边进行简单的筛查操作来判断患者状态是否适合撤机：①$FiO_2 < 50\%$；②$PEEP \leqslant 5$ cmH$_2$O；③患者血流动力学稳定，未用血管加压药；④意识清楚，能完成简单指令。此后患者可尝试仅在 CPAP 下耐受短时间自主呼吸或利用"T"形管呼吸30～90分钟。若患者耐受这些尝试就可撤机。

自主呼吸试验（spontaneous breathing trial，SBT）是目前临床用于评估自主呼吸能力的主要方法，是指利用"T"形管或低水平支持的自主呼吸模式（CPAP 或 PSV）于接受机械通气的患者，通过短时间（30分钟～2小时）的动态观察，以评估患者完全耐受自主呼吸的能力，借此达到预测撤机成功可能性的目的。试验时，需动态记录患者的血氧饱和度、血流动力学、呼吸形式、精神状态和主观感受等指标，以此判断患者能否达到试验成功的标准。多项研究结果显示，撤机后的平均失败率约为13％。现自主呼吸试验广泛用于 AECOPD、ARDS、重症肺炎、创伤、心衰等多种疾病导致的呼吸衰竭的患者。

是否需要继续应用机械通气取决于患者的通气能力和通气需求（如肺不张、疾病、外科手术、脓毒症）之间的平衡（图12-1-2）。即若患者不能耐受自主呼吸试验，出现 $SaO_2 < 90\%$、呼吸频率>35次/分、心率或血压波动>20％、烦躁等应继续给予机械通气。

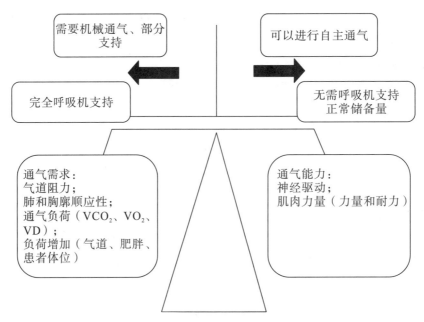

图 12-1-2　通气能力和通气需求的平衡决定患者是否需要呼吸机支持

三、患者移除通气设备的一般步骤

1）依据通气设备使用时间周期和"T"形管输送的合适的湿化后的氧气，为每个患者设计个性化撤机时间表。

2）通气设备移除的时间应认真选择，通常以早晨较好。

3）在移除通气设备期间，患者的身体活动应控制到最小、最少。例如，不在物理治疗过程中或刚结束时，不在餐后、测试后、程序后，或家属探视时移除通气设备。

4）增补氧气和合理湿化。

5）物理治疗师提供支持和保证。

6）在拔管过程中持续监护生命体征及呼吸困难的体征和症状。

7）在拔管期间患者不能无人照看，直到通气设备拔出，再观察几分钟。

8）患者的生命体征或血气指标恶化、痛苦征象表明患者不得不立即恢复通气支持。在拔管的时间安排上，穿插至少一小时的待机时间。

9）每隔一定时间进行一次血气评估（如拔管后的 15 分钟、30 分钟、60 分钟、90 分钟和 120 分钟，或根据情况加长或缩短间隔时间）。

10）在拔管期间，如果血气水平稳定在可接受范围之内，患者耐受该程序良好，移除通气设备的时间可增加。

11）存在潜在心肺疾病的患者，年老的、营养不良的或是肥胖的、吸烟的患者，完全拔出通气设备可能花费较长时间。

12）在所需机械通气周期短的患者通常拔管较快。

13）为了加速移除通气设备的过程，同步间歇指令通气（SIMV）已被报道对一些患者有益。然而，也有学者观察到 SIMV 的使用会使患者疲劳，延长拔管过程。所以 SIMV

仅供偶尔使用，并需要考虑其有效性方面的个体差异。辅助通气参数合理设置是耐受良好的基础。

四、动脉血气分析

呼吸功能可分为两部分：泵功能和肺功能。泵功能和肺功能不全分别引起通气功能障碍和换气功能障碍。血气分析有助于区分通气功能障碍和换气功能障碍。正常的动脉血气分析包括 pH 值、$PaCO_2$、PaO_2、氧饱和度和碱含量。对特定患者，血气分析测试有一个适用范围，我们需要考虑患者的病情、疾病处于急性或慢性期及其临床表现（表 12-1-1）。

动脉血气分析是评估患者酸碱平衡、肺泡通气量及氧合状态的生理评估工具。对于 ICU 患者的呼吸监测，动脉血气检测可以提供十分重要的信息。在对出院患者的随访中，动脉血气也可以评估他们的治疗效果及病情的进展。当前，研发监测动脉血气的无创技术已成为主流。无创技术可以避免患者经常有"被刺"的感觉，也能让免疫功能较弱的患者避免因为穿刺而导致的感染。物理治疗师常用血氧饱和度进行评估，但是对于很多患者来说，这是远远不够的。在对患者进行完整的评估之后，研究发现动脉血气值相较于脉搏血氧饱和度仪监测的血氧饱和度来说更稳定。因此，物理治疗师应该考虑同时监测患者的血气指标变化趋势、酸碱状态及肺泡通气量，并将这些值与患者的症状、生命体征（如心率、血压、呼吸频率等）及运动时的运动自觉量相结合。虽然血氧饱和度很重要，但是治疗师应该注意到患者所有系统的情况，而并不仅仅是血氧饱和度。

动脉血气的评估与解释是复杂的，也是非常重要的。目前它也在临床上被广泛应用，如多学科交叉团队在会诊同时患有呼吸疾病和新陈代谢疾病的患者时。对于一个新的物理治疗师来说，轮转时与呼吸内科医生、护理人员及呼吸道护理者进行讨论能够学到更多关于生理评估的知识。为了帮助治疗师在临床中更有效地使用动脉血气分析，并将其整合到治疗计划和患者的整个治疗过程中，应注意动脉血气提供的是患者在某一特定时刻单一且静止的信息，对于病情不稳定的患者，应该定期监测新的动脉血气值，从而确定患者的病情是发生了恶化还是有所改善。

一旦拿到患者的血气检查结果，需要遵循一定的顺序，对结果进行全面。精准的分析：①检查 $PaCO_2$，判断肺泡通气量是否正常；②检查 pH 值，判断酸碱是否平衡，疾病是慢性还是急性；③检查 PaO_2，判断氧合作用是否正常，是否存在低氧血症及其等级；④检查碱剩余（BE）。

在评估患者情况时，一些额外的临床信息也是十分重要的，如患者是否正在吸氧或接受机械通气。如果患者的吸氧浓度（FiO_2）升高至 40%，并且氧分压并没有达到正常水平，那么首要考虑的应该是降低 FiO_2，而不是将氧分压维持在正常水平。同样地，如果患者使用机械通气装置，各项血气指标应该接近正常值。另外，如果患者有慢性二氧化碳潴留，则应让患者使用通气装置直至恢复正常（即在该 $PaCO_2$ 下，pH 值接近正常）。

（一）酸碱度（pH 值）

正常的新陈代谢包括营养物质的消耗和酸性代谢产物的排泄。由于心血管系统和神经系统仅允许少量游离氢离子（H^+）存在，所以要防止体内出现大量酸性代谢产物累积。游离氢离子的浓度用 pH 值来表示。机体稳态的维持需要适宜的酸碱平衡。

血液（动脉）pH 值是衡量（动脉）血中 H^+ 数量的指标。动脉血的 pH 正常值为 7.35～7.45。pH 值低于 7.35 时，动脉血呈酸性；pH 值高于 7.45，则呈碱性。动脉血 pH 值超过正常范围的变化可能会让患者产生相关的临床表现。pH 值降低的患者可有无力、疲劳、定向障碍、意识错乱，甚至昏迷（高碳酸血症）等。pH 值增高的患者可能有麻木和（或）头晕症状。

（二）动脉血二氧化碳分压

动脉血二氧化碳分压（$PaCO_2$）是指动脉血中 CO_2 的气体分压，代表溶解于血浆中 CO_2 的量。如果空气进入气管并在此处被湿化，则 CO_2 的压力降至 0.214 mmHg。当吸入的空气进入肺泡，它与前一次呼气后残留在无效腔内的富含 CO_2 的空气混合。

$PaCO_2$ 的正常值为 35～45 mmHg，平均值为 40 mmHg。$PaCO_2$ 偏差的类型和原因见表 12-1-1。

表 12-1-1　$PaCO_2$ 偏差的类型和原因

$PaCO_2$	名称	通气（泵功能）
>45 mmHg	高碳酸血症	通气不足
35～45 mmHg	正常血碳酸	正常通气
<35 mmHg	低碳酸血症	通气过度

$PaCO_2$ 由 CO_2 容量（VCO_2）占肺泡通气量（VA）的比值决定：
$$PaCO_2 = VCO_2 / VA$$
肺泡通气量可以被看作总通气量（VE）减去无效腔通气量（VD），即：
$$VA = VE - VD$$
所以，高碳酸血症可能由通气不足、无效腔增加或两者共同引起。重大外科手术后患者镇静过深可引起通气不足，因为此时患者不能自主呼吸。通气不足也可发生在呼吸肌无力的患者。通气不足还发生在由于肺实质破坏导致无效腔增加的慢性阻塞性肺疾病（COPD）患者。这种通气问题可由 pH 值变化引起，也可能为机体对 HCO_3^- 变化的代偿所致。

（三）碳酸氢盐

碳酸氢盐（HCO_3^-）的浓度由肾调节。除呼吸系统外，代谢系统也可以影响机体内的酸碱平衡。因为 HCO_3^- 是带负电荷的离子，可通过与 H^+ 结合起到缓冲作用。由于 H^+ 的数量由 pH 值表示，因此 HCO_3^- 对 pH 值有直接影响

（四）pH 值、$PaCO_2$ 和 HCO_3^- 的相互作用

与肺的即时调节 CO_2 含量不同，肾不会即时调节，而是在酸碱度发生变化几小时至几天之后才发挥调节作用。因此，$PaCO_2$ 是呼吸的重要参数（受肺调节），并且在酸碱平衡

（pH 值）紊乱的情况下快速发生变化。HCO_3^- 是一个代谢的重要参数（由肾调节），呈缓慢变化。下面的平衡方程式显示了 CO_2、pH 值、HCO_3^- 之间的相互作用：

$$CO_2 + H_2O \rightleftharpoons H_2CO_3 \rightleftharpoons H^+ + HCO_3^-$$

如果 CO_2 生成增加，平衡方程式就会向右移动，形成更多的 H^+。H^+ 浓度的增加导致 pH 值下降，动脉血呈酸性（酸中毒）。HCO_3^- 增加，平衡方程式会向左移动。HCO_3^- 将与 H^+ 结合形成 CO_2 和 H_2O。因此，随着碳酸氢盐的增加，H^+ 的浓度将下降，导致 pH 值增加，动脉血呈碱性（碱中毒）。因此，pH 值与 HCO_3^- 成正比，与 CO_2 成反比。汉德森－海森巴赫（Henderson－Hasselbalch）公式反映了这种关系：

$$pH = HCO_3^- / PaCO_2$$

肾是酸最主要的排泄途径。氢离子经尿液排出，也有一部分与碳酸盐结合，重新进入血液。由此，肾可在体内酸碱不平衡时发挥缓冲作用，从而使机体恢复到正常的酸碱平衡状态，但当缓冲酸性物质的 HCO_3^- 继续作用，则可能导致机体出现碱中毒。因此，通过观察 pH 值及其变化，可以监测患者的病情。

（五）动脉血气的可接受范围

基于各种医学原因，经常会使用正常范围而不是特定值作为动脉血气的正常特征。

例如，pH 值 $7.30 \sim 7.50$，PCO_2 $30 \sim 50$ mmHg，pH 值 7.45 以上为碱中毒，pH 值 7.35 以下为酸中毒。

应注意 pH 值与 PCO_2 之间的关系。通常情况下，PCO_2 上升时 pH 值会下降。此外，碳酸形态的改变与之也有一定关系，一些常见的规律如下：

1）PCO_2 每升高 20 mmHg，pH 值下降 0.10（PCO_2 60 mmHg，pH 值 7.25）。

2）PCO_2 每下降 10 mmHg，pH 值上升 0.10（PCO_2 25 mmHg，pH 值 7.50）。

3）PCO_2 与血浆中碳酸盐也相关。

4）PCO_2 每上升 10 mmHg，血浆中碳酸氢盐浓度会降低 1 mmol/L。

5）每 10 mmHg 的 PCO_2 中，血浆中碳酸氢盐会下降 2 mmol/L。

需要注意的是，酮症酸中毒患者的代谢可能与之相反。该类患者会存在碱缺失，但 pH 值可能在正常范围内。

动脉血气值的准确性取决于众多因素，如动脉血样本的采集是否合适，从患者身上采集后到实验室的过程中样本的处理及样本分析时使用的方法。误差可能存在于以上任何环节。因此，在所有环节都应注意避免差错。实验室应保持无菌环境以减少误差，但有时送来的样本不是动脉血（为静脉血）、注射器中混有空气、抗凝剂不足及样本尚未冷却就进行分析也会造成样本检测误差。

（六）关于血气分析的解释

当患者存在酸碱平衡失调时，身体也会发生相应的反应。我们第一步会看患者的 pH 值，通过 pH 值可以推测患者的病因（酸中毒或碱中毒）。第二步应该看 $PaCO_2$ 与 HCO_3^- 以确定病因（呼吸问题或代谢问题）。为使 pH 值恢复正常，未受影响的系统（代谢系统或呼吸系统）需代偿，才能使 pH 值恢复至正常值。酸碱平衡失调时可能引起的改变见表 12-1-2。

表 12-1-2　酸碱平衡失调时可能引起的变化

问题	特征	补偿方式	特征
呼吸性酸中毒	pH 值↓，CO_2↑	代谢代偿	HCO_3^-↑，pH 值↑
代谢问题	pH 值↓，HCO_3^-↓	呼吸代偿	CO_2↓，pH 值↑
酸中毒	pH 值↑，CO_2↓	代谢代偿	HCO_3^-↓，pH 值↓
呼吸性碱中毒	pH 值↑，HCO_3^-↑	呼吸代偿	CO_2↑，pH 值↓

（七）动脉血氧分压

与 $PaCO_2$ 类似，动脉血氧分压（PaO_2）是动脉血中氧气的分压。PaO_2 的正常值为 100 mmHg。在老年人中，该值会降低，且当该值处于适当的范围（70～80 mmHg）时，也可被视为处于正常值内。低氧血症用以描述血液中氧气含量减少。低氧血症常由以下原因造成：分流、通气血流比例失调、弥散障碍。

颈动脉窦和主动脉小球被称为外周化学感受器。颈动脉窦位于颈内外动脉的分岔口，主动脉小球位于主动脉弓上。这些感受器是代谢率很高的神经组织，有丰富的氧气供应。当组织内 PaO_2 降低时，感受器会将信息传递给大脑，由大脑下达指令增加通气量或增加心输出量。当上述生理调节仍不能使机体达到正常的 PaO_2 时，需要让患者吸氧或进行持续的气道正压通气（CPAP）。

1）分流。分流是指没有足够的氧气到达肺泡，从而导致血液经过肺泡时不能进行充分的气体交换。由于肺泡是唯一一个将氧气从肺部输送到血液的地方，肺泡供氧不足便可能会导致低氧血症（取决于分流的程度）。

2）通气血流比例失调。当部分肺有良好的通气，但没有充分的灌注，或肺部灌注充分而通气不足时，就会出现通气血流比例失调。这种失调也会有限地发生在正常人身上：在肺顶部有更好的通气，但灌注不佳；肺基底部循环良好但通气量低。在患者人群中，严重的通气血流比例失调常导致低氧血症。

3）弥散障碍。弥散是确保肺泡中的氧气最终能进入血液的过程。当肺泡壁变厚（如肺纤维化或肺水肿）时，该过程就会变得困难。如果只有少量的氧气可以从肺泡弥散到血液中，便会造成低氧血症。

（八）动脉血氧饱和度

动脉血氧饱和度（SaO_2）是指动脉血中血红蛋白（Hb）与氧结合的程度。这种结合发生在肺毛细血管。与氧结合的血红蛋白会把氧气运送到全身组织。必要时被结合的氧也会被释放。

（九）PaO_2 和 SaO_2 的相互作用

氧解离曲线及其影响因素（图 12-1-3）可以很清楚地显示 PaO_2 与 SaO_2 之间的关系。图中的"S"形曲线可以分为三部分：上段（曲线较平坦）、中段（曲线较陡）、下段（曲线最陡）。这些部分在显示 PaO_2 和 SaO_2 之间的关系中起着重要作用。正常情况下，

PaO_2 为 100 mmHg，对应 SaO_2 为 98%。如果 PaO_2 下降到 70 mmHg，SaO_2 稍微下降到 90%。然而此值处于上段到中段的转折点。如果 PaO_2 下降至 40 mmHg%，则 SaO_2 将比 PaO_2 下降更明显。在曲线的下段，PaO_2 将再次下降得比 SaO_2 快。在实际操作中，我们只能连续监测 SaO_2。因此，重要的是明确转折点的位置，该点常位于 88%~92%。当氧解离曲线位于此部分时必须小心，因为即使受到最轻微的干扰也会导致 SaO_2 的快速下降，这无疑会对重要器官的供氧产生巨大影响。

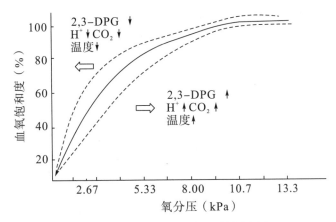

图 12-1-3　氧解离曲线及其影响因素

（十）血气各项数值之间的相互作用（pH 值、$PaCO_2$、HCO_3^-、PaO_2、SaO_2）

$$CO_2 + H_2O \Longleftrightarrow H_2CO_3 \Longleftrightarrow H^+ + HCO_3^-$$
$$HHb + O_2 \Longleftrightarrow HbO_2 + H^+$$

第一个方程式可以反映通气（泵）系统，第二个方程式可以反映氧合（肺）系统。在呼吸过程中，两个系统的相互作用如下：呼吸时摄入氧气，氧气将被扩散至血液中并与红细胞中的 Hb 相结合。这一过程 O_2 与 Hb 结合，释放 H^+，这意味着如果这些 H^+ 保持自由，机体内环境的 pH 值会随着每一次呼吸而变低。因此，机体通过 HCO_3^- 与释放的 H^+ 结合，最终在血液中形成 H_2O 和 CO_2。形成的 CO_2 释放到肺泡中被呼出。Hb 也将氧气输送到体内。CO_2 是活性组织产生的代谢产物，CO_2 与 H_2O 结合形成 H_2CO_3 再分解为 HCO_3^- 和 H^+。富含 CO_2 的环境呈酸性，组织便开始在血液中释放这些物质。氧化血红蛋白（HbO_2）与释放的 H^+ 结合，释放出 Hb 所携带的氧气并与释放的 H^+ 结合。随着血液又流回到了肺部，在肺部重复这一过程。

pH 值也会影响氧解离曲线，在 pH 值的影响下氧解离曲线向右或向左移动。因此，接下来我们将分别讨论玻尔效应和霍尔丹效应。玻尔效应表示 Hb 与 O_2 结合的速度相对降低的现象。这是由过量的 CO_2 所导致的血液酸化（pH 值降低）或温度升高（发热），氧解离曲线将向右平移，并且在更高的动脉血氧分压时达到上段到中段的折点，最终结果便是 SaO_2 提前出现下降。霍尔丹效应则是氧解离曲线向左侧偏移，使得机体对血氧去饱和化有更强的抵抗力，而这一现象的发生则是由 pH 值的升高或温度降低所导致的。

（十一）影响动脉血气的因素

很多因素都会影响动脉血气，如特殊年龄段（新生儿/老年人）。血液循环会对新生儿的动脉血气产生很大影响，而老年人心输出量（CO）、残气量（RV）及最大肺活量都大大下降。研究表明，60～90岁，年龄每增加1岁，PaO_2会下降1 mmHg。

对于心肺疾病患者来说，训练或任何强度高于休息的活动都会消耗大量的氧气。一般情况下，机体会增加氧气消耗以满足较大的活动量。通常情况下，患者摄氧量达到稳定表明其已经达到氧气消耗恒量的阶段。对于心肺疾病患者来说，即使运动负荷与未接受训练的患者相同，氧气的消耗也会持续增加。因此，监测心肺疾病患者的血氧饱和度变得十分重要，可以防止这些患者的血氧去饱和化。在女性怀孕期间，激素和机械因素可能会对其心肺功能造成负面影响。在孕期最后3个月，由于激素和膈肌的改变，女性更容易出现气短和不能深呼吸的症状。

睡觉时，每分通气量会降低，且对CO_2潴留和血氧不足的反应会减弱。对于脊髓损伤或脑血管意外伴有COPD的患者来说，神经肌肉的改变（如脊柱侧后凸等）十分明显，这类患者有时会在睡觉时出现窒息及血氧不足的情况，这可能就是有些患者白天嗜睡但晚上失眠，以及有些患者白天虽然醒着但精神恍惚的原因。有些患者家属会向医生反映患者晚上辗转反侧且鼾声如雷，有些家属明显能感觉到患者在睡觉时数次出现呼吸暂停的现象。临床需要使用睡眠监测系统评估这些患者的呼吸过程、氧合反应及夜晚的血氧饱和度。物理治疗师也应对这些患者进行辅助监测，熟练掌握以上体征或症状，从而更好地监测患者的病情。物理治疗师还应该与患者家属密切沟通，询问患者的睡眠质量及是否有任何明显的功能改变。

高海拔造成的低气压会导致人对氧气的利用率降低。因氧分压取决于大气压。当大气压降低，空气中可使用的氧气就会减少。自身氧分压已经很低的患者如果到低气压的地方旅行，应该依据当地大气压设计氧疗处方。大气压升高时（如高压氧舱）可以增加特定患者的血氧含量。创伤愈合期的患者和一氧化碳中毒的患者需要接受高压氧舱治疗。

温度上升也会加快新陈代谢从而增加耗氧量，减少PaO_2，增加肺泡通气量从而减少$PaCO_2$；温度下降会减少耗氧量。这种现象常见于从冰冷的河水中救上来的刚苏醒的患者或身体一直处于低温状态、身体活动减少、氧气得以保存的患者。某些紧急情况下医护人员会尽可能地为患者降温以稳定患者病情。

运用动脉血气分析报告进行患者血氧分析时，患者当时的状态也十分重要。通常情况下，进行血气分析时患者处于静息状态。如果患者的PaO_2在静息时较低（60 mmHg），与氧合血红蛋白解离曲线急速改变的临界值较为接近，此时患者如果开始训练，将很快就会处于血氧不足的状态。

如果患者已经开始接受辅助供氧，但是PaO_2只有55 mmHg。血氧分压的不足可能是因为氧气过多。静息状态下的患者应该在训练前进行适当的氧合状况评估。目前很多患者的血气都是在休息时而不是在训练时绘制的。同样地，如果患者正在使用机械辅助通气设备，那么其血气分析指标应该会接近或处于正常范围内。

五、重症监护室内的监测系统及其他设备

ICU的主要目标是使每一名危重患者血流动力学稳定并提供最佳的氧气转运，从而保证患者最大限度地恢复生活活动和功能活动。ICU是高度专业化的病房。医学的进步

可以挽救许多在过去医疗条件下可能失去的生命。ICU 的患者病情较重，要求较多，并常常会接受侵入性治疗以维持生命。ICU 可分为普通 ICU 和专科 ICU。在大型综合医院，某些部门往往会设立专科 ICU 用于处理紧急状况，一般设立这种专科 ICU 的部门包括内科、外科、创伤科、烧伤科、心血管科和新生儿科。虽然不同专科 ICU 的监测重点不同，但是原则是相似的，均直接或间接地把维持患者生命作为最优目标，具体治疗方式即最大限度地提高氧气运输。此外，降低斜卧和行动不便所导致的相关风险也是目标之一。近年来，长期住在 ICU 的患者的预后备受关注，ICU 监护过程强调的是对患者预后的影响，而不是简单的生存。

ICU 患者的循环和呼吸系统通常会因水电解质紊乱及酸碱失衡而受到损害。在 ICU 中，监测系统主要用于评估和显示心血管和肺组织的状态，包括心电图（ECG）、对动脉和静脉的监控、心内监控及颅内压（ICP）监控，但是尚未将监控系统本身作为心室辅助装置（如主动脉内反搏技术），以增强心肌效率。物理治疗师应该特别关注以上方面，从而确定患者的治疗前状况、制订治疗计划并评估安全性。

全面了解 ICU 中的监测设施可以使物理治疗师更轻松地开展重症患者的物理治疗。这种解读监测数据的能力是 ICU 物理治疗的基础与核心，目的是通过监测数据逐步指导患者进行活动和进行患者管理。医院 ICU 的物理治疗师应适应高科技环境。优质的监护服务依赖于对高科技监控设备的利用，可以优化医疗质量、评价治疗指标、确定干预的预期效果和实际效果，降低不良事件发生风险。

（一）静脉监测系统

在患者由急诊科或病房入住 ICU 前，通常经过浅静脉（如手背的静脉）进行静脉注射。静脉注射可以立即为患者提供流体、电解质、营养和药物，具体的选择取决于患者的需要、病史、辅助检查、身体检查及持续评价。

水电解质和酸碱代谢失衡会导致体液的正常调节被破坏。从本质上讲，大部分医疗措施都会对机体内平衡有一定程度的影响。轻微失衡可能与患者营养和水的摄入发生改变有关，严重失衡会危及生命，需要立即进行高度侵入性医疗干预。

水电解质和酸碱代谢失衡说明存在过度消耗体内体液异常分泌的情况。过量是指水和电解质摄入过多或者流失减少；不足是由于血管内和血管外的体液和电解质流向身体的其他部位；过量可能与肾功能障碍造成的体液潴留有关，或是呼吸功能障碍增加了二氧化碳的蓄积。身体虚弱通常与水和营养的摄入不足有关。大量出汗和伤口会造成体液流失，腹泻和呕吐也会造成体液流失，出血也是体液和电解质流失的原因。身体虚弱可能继发于体液潴留和局部水肿，这些液体的聚积会导致机体水电解质和酸碱代谢平衡失调。

中度至重度水失衡可以体现在血压和中心静脉压（CVP）的变化上。血压升高表明体液过多，但血管内体液必须减少 15％～25％ 才能使血压明显下降。颈静脉明显充盈、怒张或搏动与体液超负荷有关。通常情况下，颈静脉搏动在个体卧位 45° 时胸骨角上方 2 cm 处不可见，能看到颈静脉搏动可能提示体液过多。

补液时应详细地评估患者的需要。若需输血和弥补血液损失首选全血。血浆、白蛋白和右旋糖酐（葡聚糖）可以帮助恢复血容量。白蛋白和右旋糖酐能增加等离子体体积，增加血液渗透压，从而有助于液体的重吸收。低分子量右旋糖酐的优点在于可以促进毛细血管内的血液流动，降低血液黏稠度。因此，在治疗休克方面特别有用。

水和电解质的过量或不足可以通过实验室检查中对血清中的特定电解质水平的评定来确定。特定电解质水平和血细胞比容会随着体液的潴留而下降（血液稀释），也会随着液体的流失而增加（血浓缩）。可以用利尿药减少多余的体液。液体和电解质补充可以通过口服摄入、胃管注入、静脉输入等方式。

临床医生应基于主观和客观的评估结果对水电解质平衡进行评估，详见表12-1-3。当患者出现头痛、口渴、恶心、呼吸困难、皮肤肿胀和肌肉力量下降时，物理治疗师应警惕。基于患者液体摄入量、排出量和体重的评估更为客观。水电解质平衡对维持机体健康和循环稳定至关重要，因此应在床边持续记录液体的摄入量和排出量，还应记录尿液和粪便残留量、伤口引流和体腔（如腹腔和胸腔的空间）液体的总量。患者的体重可能因水肿而明显增加，水肿表明体内液体过剩。如果患者卧床休息时发生骶部肿胀或患者坐在床边或椅子的边缘时脚和手出现肿胀，则证明患者存在水肿。皮肤张力下降可能提示体液流失。提起胸部的皮肤出现疼痛，也提示水分的缺失。皮肤出现皱纹会引起许多年轻患者的困扰。

表 12-1-3　对水电解质平衡的评估

类别	体液过剩/电解质失衡	体液损失/电解质失衡
头和颈部表现	颈部静脉怒张、面部水肿	口渴、黏膜干燥
四肢表现	坠积性水肿"凹陷"，由于床单而感到不适	肌无力、刺痛、手足抽搐
皮肤表现	水肿时皮肤有温暖、湿润、紧绷或凉爽的感觉	干燥、肿胀减少
呼吸系统表现	呼吸困难、端坐呼吸、排痰性呼吸困难、湿啰音	呼吸速率和深度发生变化
循环系统表现	高血压、在卧位45°可见颈静脉充盈、心房节律失常	脉率不齐、节律障碍、姿势性低血压、窦性心动过速
腹部表现	周长增加、液体流动	腹部绞痛

在目前的ICU康复管理中，补充营养是保持水和电解质平衡、减少体重损失、保持力量和耐力、支持治疗和促进恢复的优选方法。根据患者的需要，患者可采用多种形式的营养补充剂。

对心血管和肺功能的评估可以揭示体液平衡的变化。肺部呼吸音的听诊在确定体液过量时是有价值的。肺泡呼吸音也许更接近支气管肺泡处，从而引起湿啰音变粗。体液在胸膜腔内滞留时，呼吸音会减弱到基础值。体液过剩的患者可能表现为呼吸困难和端坐呼吸。充血性心力衰竭（CHF）和潜在体液过量的早期症状是出现第三心音，是由心室快速充盈造成的。物理治疗师应密切关注患者的水和电解质平衡，除了ICU患者，老年人和儿童也常出现体液失衡，所以就需要在病房、家里、社区进行随时监护。

（二）胸腔引流及体液收集系统

胸腔引流及体液收集系统是将胸腔引流管置于胸膜腔，以排出其中的渗出物和空气，并使液体流入床边的一个有刻度的容器内。典型的胸腔引流及收集系统见图 12-1-4。通过胸腔引流管移除浓稠体液、血液和组织渗出液，可以防止体液滞留和胸腔粘连。胸腔引流管通常插入腋中线或腋后线第 6 肋间。胸腔引流管也可以在心脏手术后插入纵隔膜引流渗出液及血液。

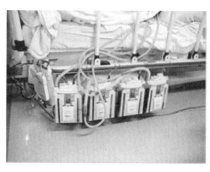 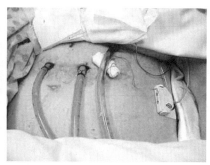

A. 胸腔引流　　　　　　　　　B. 前部视野，纵隔引流

图 12-1-4　胸腔引流及收集系统

任何引流及收集系统都要进行密封处理，以保持负压吸引，使引流的体液和气体的排放阻力最小。引流由浸泡在引流瓶（又称水封瓶）中的引流管来实现。增加额外的引流瓶可以使体液流动阻力降低，该阻力大于单一引流瓶构成的引流系统的阻力。该系统将收集容器和水下密封相结合，可将第 3 个引流瓶添加到该系统，第 3 个引流瓶的一端可以连接至吸力和压力调节器。更复杂的引流系统可在患者接受胸部和心血管手术后精确测量其丢失的体液。

如果患者体液流失量较大或低于预测，就需要每几个小时或更频繁地测量和收集引流瓶里的渗出物的量，且将这些信息纳入整个体液平衡的评估。此外，在患者位置发生变化时和接受治疗干预措施的前期、中期、后期，物理治疗师应注意引流物体积和质量的变化。胸腔引流及收集系统应该垂直放置并保持引流瓶低于胸部水平以促进引流物排出。该引流系统还应防止引流物倒流。水封瓶内连续出现气泡，提示漏气。物理治疗师应警惕患者突然出现的严重呼吸窘迫和（或）疼痛，这可能提示张力性气胸。如果在物理治疗期间胸腔引流管脱落，则必须请医生进行处理。

（三）酸碱平衡

体内酸碱平衡是通过调节体液中的 H^+ 浓度来完成的。人体内环境的 pH 值正常范围为 7.35~7.45。当 pH 值低于 7.35，提示出现酸中毒；pH 值在 7.45 以上，则表明出现碱中毒。将 pH 值维持在正常范围内是至关重要的，因为即使 pH 值相比于正常范围有轻微的偏移，也会导致体内化学反应速度的显著变化。患者 pH 值低于 6.8 或高于 8.0 会有生命危险。

酸碱平衡由几个缓冲系统控制，主要是碳酸盐、磷酸盐和蛋白质缓冲系统。这些缓冲系统反应迅速，通过代偿可使 pH 值恢复正常。如果酸碱失衡主要由呼吸引起，代偿机制就是代谢。如果酸碱失衡主要由代谢引起，代偿机制就是呼吸。呼吸（肺）代偿机体代谢问题一般需要几个小时，而代谢（肾）偿呼吸问题需要持续几天。酸碱失衡的常见症状和体征见表 12-1-4。

表 12-1-4　酸碱失衡的常见症状和体征

呼吸障碍	代谢紊乱
呼吸性酸中毒（高碳酸血症）： 肺换气不足； 头痛； 视觉障碍； 混乱； 嗜睡； 昏迷； 高血钾； 心室颤动（继发于血钾过高）； 腱反射降低	碳酸氢盐不足： 换气过度； 头痛； 精神迟钝； 深呼吸； 麻木； 昏迷； 高血钾； 心律失常（继发于血钾过高）
呼吸性碱中毒（低碳酸血症）： 头晕目眩； 麻木； 足趾刺痛， 手足抽搐， 惊厥； 低血钾； 心律失常（继发于低血钾）	碳酸氢盐过度： 呼吸抑制； 意识模糊； 头晕麻木； 组织刺痛； 肌肉抽搐； 手足抽搐； 惊厥； 低血钾； 低钾血心律失常（继发于低血钾）

（四）动脉监测系统

分析动脉血和混合静脉血的组成可提供关于呼吸系统、心血管系统和代谢功能的重要信息。因此，ICU 患者应常规进行血气分析，无论患者病情减轻还是加重，每天可能都要进行几次血气分析。通过放置动脉导管可以频繁地进行血气分析。如果患者由于重复抽取动脉血液样本而出现贫血，应停止血气分析。对于贫血患者，应严格限制动脉血气分析的频率。

临床可以用非侵入性脉搏血氧饱和度仪监测动脉血氧饱和度（SaO_2）和血红蛋白结合氧的比例。将动脉血氧计与传感器连接后，摩擦加热耳垂或手指，几秒内即可直接从监视器中读取血氧饱和度。脉搏血氧计测量有助于评估机械通气的效率并评价麻醉效果和治疗反应。在患者移动、锻炼、体位转移及接受其他治疗干预措施的前、中、后期，持续评估 SaO_2 是很有必要的。贫血、黄疸或心输出量减少的患者，SaO_2 会相应降低。末梢灌注差、四肢冰冷或皮肤有色素痣的患者，SaO_2 的读数可能不准确。应注意无论在何种状态下，ICU 的患者的氧合都在随时间的变化而发生改变，甚至时刻都在变化。

混合静脉氧饱和度（SvO_2）是评价氧气输送和组织利用氧气的一个有用的指标。SvO_2 与组织对氧的摄取相关，因此也是表现氧气输送是否充足的一个很好的指标。SvO_2 是评价心肌功能的重要指标，也是协助滴注法测量呼气末正压的工具。SvO_2 的正常值是75％。SvO_2 低于60％、在几分钟内下降10％或超过80％应引起警惕。高 SvO_2 可能会在患者心内由左向右分流术、氧过多、体温过低、氰化物中毒、败血症、麻醉、病毒诱导的瘫痪等情况下出现。尽管在临床上的实用性一般，SvO_2 仍是表征氧气转运是否充足（即氧气供应和需求之间的平衡）的一个非特异性指标。SvO_2 异常不能显示出问题所在，也需要考虑其他血流动力学指标。此外，已有研究报道，在 ICU 接受常规治疗的患者的 SvO_2 波动为 $\pm6\%$。与氧转运指标高于正常水平的患者相比，多发性创伤的患者维持正常的 SvO_2 可以提高生存率。增加心输出量、血红蛋白及 SvO_2 对增加氧气运输量（DO_2）至正常值和避免组织缺氧至关重要。组织的损伤可由氧气的转动失调引起。

1. 血氧不足

血氧不足是指血液中的氧含量降低。虽然大脑受自身调节机制的保护，但大脑组织对缺氧极度敏感，动脉血氧分压（PaO_2）为 60 mmHg 时，中枢神经系统会被明显抑制。

年龄和体位是使动脉氧分压降低的因素。PaO_2 降低于由肺泡表面积减少、肺毛细血管血容量减少和扩散能力下降引起。正常的老年人 PaO_2 应该超过 $110-0.5\times$（年龄）mmHg。年轻成人在正直坐姿下，PaO_2 范围为 90~100 mmHg；在仰卧位时，该范围降低至 85~95 mmHg；睡觉时，PaO_2 范围应为 70~85 mmHg。这些值具有重要的临床意义，体位对老年人、吸烟者和有器官病理改变的患者的影响比较大。当把 PaO_2 作为一个监测指标时，危重患者即便在镇静状态下，PaO_2 的自主变化也是相当大的，因此需要控制其干扰因素。血氧不足的症状和体征见表 12-1-5。

表 12-1-5　血氧不足的症状和体征

PaO_2（mmHg）	症状和体征
80~100	正常
60~80	中等心动过速，可能出现呼吸窘迫
50~60	不舒服，头晕，恶心，眩晕，判断障碍，不协调，焦躁不安，每分通气量增加，明显的意识不清
35~50	心律失常，呼吸困难，心脏骤停
25~35	肾血流量减少，尿量减少，乳酸中毒，氧合能力下降，昏睡，每分通气量增加，意识丧失
<25	每分通气量降低（继发于呼吸中枢抑制）

血氧不足主要通过增加心输出量和改善重要器官的灌注来代偿，长此以往，会造成红细胞增多症。二次代偿机制包括改进氧在组织内的代谢，血氧不足可能与存在组织酸中毒和厌氧代谢有关，可以通过氧合血红蛋白解离曲线看到。

如果代偿血氧不足的主要机制发生缺陷，将会观察到患者进一步出现相关生理指标的恶化，如氧含量较高的动脉血管中出现血液氧含量降低。即使 PaO_2 轻微下降（如患者血红蛋白减少），心输出量也会减少。另外，在动脉氧含量较低的情况下，血氧不足的症状和体征也可能出现在已适应 PaO_2 降低的慢性气流限制的患者中。

监测氧动力学对于了解危重症患者的氧气运输状态至关重要，可以确保早期干预的及时开展。氧输送（DO_2）和摄氧量及它们的成分可以直接或间接地采用量热法测定。心力衰竭的患者有明显的氧动力学曲线异常。心脏指数和 DO_2，VO_2 并未改变，而氧摄取率（OER）下降。病情危重的患者摄氧量增加，OER 没有改变。这些资料有助于为患者建立基线信息、检测早期变化并修改物理治疗干预措施。

2. 高氧症

健康人在正常情况下，当纯氧对缺氧状况有帮助时，组织氧分压平均上升不到

10 mmHg。因此，非肺部的组织的功能几乎不改变。通气不良的肺部区域中的氮气会被高浓度的氧气取代，因此，通气不良的区域其灌注效果降低（低氮肺不张），肺的顺应性降低。

高浓度氧（氧气浓度大于50%）会直接损伤支气管和肺实质。氧气的毒性作用呈时间—浓度依赖性。人类在高浓度氧气中可耐受48小时。高浓度的氧气与正压呼吸相结合会造成患者氧中毒和肺实质的损伤。在氧气浓度低于50%时，无论氧疗持续多长时间，在临床上检测到氧中毒都是不正常的。

3. 低碳酸血症

急性动脉血二氧化碳分压（$PaCO_2$）降低（低碳酸血症）会导致碱中毒和脑循环血流量减少，并导致脑血管收缩，$PaCO_2$突然降低会引起周围和中枢神经功能改变。机械通气可能会导致$PaCO_2$突然降低，从而危及生命。除了血气分析，监测呼气末二氧化碳（$PetCO_2$）也是有用的，可提供$PaCO_2$指数。

4. 高碳酸血症

代谢的主要最终产物CO_2，是一种相对无害的气体。在通气和调节脑血流量、pH值和交感神经紧张方面，CO_2起着关键的作用。$PaCO_2$急性增加（高碳酸血症）可使患者意识模糊，间接导致神经系统酸中毒。类似但缓慢的CO_2水平升高相对耐受性较好。高$PaCO_2$说明肺泡换气不足，会导致肺泡和动脉血氧分压的降低。有些患有严重慢性气流阻塞的患者耐受后已经能正常生活，对$PaCO_2$超过90 mmHg的患者，其缺氧时可以通过辅助供氧缓解。给予COPD患者紧急吸氧可能会有危险，因为这会干扰患者已习惯的缺氧状况下的呼吸模式。

急性高碳酸血症会刺激交感神经，导致心输出量和外周血管阻力增加。这些效应抵消了过量的氢离子对心血管系统的影响，较同等级的代谢性酸中毒，患者对pH值下降耐受性更好。在高碳酸血症、肌肉抽搐、癫痫发作的极端状况下可能观察到这一变化。$PaCO_2$的变化趋势可以通过呼气末二氧化碳进行间接监测。

（五）心电图监测

单通道心电图监视仪附带示波器、录音机和数字心率显示仪（图12-1-5），通常置于ICU患者床旁。通常在ICU，在床旁和中央监视控制台可以同时观察到所有在ICU中的患者的心电图。

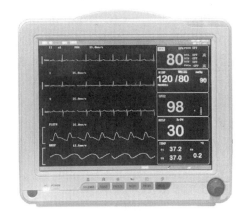

图12-1-5 心电图监测仪

　　无论患者是否进行活动，心电图监视仪都可以连续监测心率和心律，低于或高于标准心率将触发警报。常规的冠心病患者监护病房经常使用改良后的胸前导联，将3个电极放置在胸部，即可提供关于心率和心律改变的信息，从而密切监视患者。正电极位于胸骨右缘第4肋间处；负电极位于左锁骨中线第1肋间；接地电极用于消除电子干扰，往往位于右锁骨中线第1肋间。接地电极可能为了利于放置而改变位置，如植入心脏起搏器患者或胸部烧伤患者。

　　心电图监测的问题通常是技术错误、电气干扰或运动造成的。增厚基线可由60个周期的电干扰引起。信号不稳定通常是咳嗽和运动的结果。任何心电图的异常都应找出原因，并排除干扰心肌细胞的电活动。在治疗过程中，物理治疗师关闭心电图监测仪报警系统的做法很危险，应谨慎。

　　心律失常可以大致分为心动过速和心律不齐。心动过速分为室上性心动过速和结节性心动过速。心律不齐分为窦性心动过缓及阻滞和传导相关的异常。结节性心动过速和室性心律失常尤其致命。室性心动过速及心室颤动是医疗紧急情况，需要立即被识别和治疗。

　　ICU的物理治疗师应熟悉心电图判读和管理各种心律失常患者。心律失常的临床表现取决于节律障碍的性质、患者的年龄和条件、药物，尤其是对那些没有或存在潜在心血管疾病的患者。临床常见的心律失常及临床表现表12-1-6。

表12-1-6　临床常见的心律失常及临床表现

节律障碍	无潜在的心血管疾病的临床表现	有潜在的心血管疾病的临床表现
心动过速		
A. 室上性心动过速	不发生心悸，头晕目眩，恶心疲劳	可能导致充血性心力衰竭，严重心肌梗死，冠状动脉功能不全和肺水肿
窦性心动过速	能感到心脏的收缩，或感到焦虑	继发于一些诱发因素，如发热，水电解质失衡，贫血，血液和体液丧失，感染慢性阻塞性肺疾病中的持续性。低氧血症，急性心肌梗死，充血性心力衰竭，甲状腺功能亢进
突发性心房过速	普遍由突发性喝咖啡，吸烟，精疲力竭而引起	普遍的室上性心动过速；自发出现的心悸和功能不全可持续几个小时；在老年患者中，可能被心肌功能不全和CHF所掩盖；焦虑和疲劳增加
心房震颤	罕见，与阵发性房性心动过速可能难以区分，可能由饮酒、吸烟、身体和精神压力而引起	快速的规律或不规律的心率；在房室结的潜在阻滞
心房纤颤	罕见，偶尔出现在青年饮用酒精过量时	通常继发于多种心脏疾病
突发性心房的心动过速伴随阻滞	罕见	罕见的心律失常伴洋地黄中毒

节律障碍	无潜在的心血管疾病的临床表现	有潜在的心血管疾病的临床表现
B. 附加心动过速	罕见	通常和心肌梗死、肺栓塞和严重的CHF有关； 患者经常失去意识，发绀，无脉搏、血压、呼吸
心室心动过速	罕见	心室纤维性震颤
心室纤维性震颤	罕见	没有心输出功能，无意识的昏迷，心脏骤停
心动过缓		
A. 窦性心动过缓	健康年轻成年人的生理现象	在老年患者中，可能提示窦房结和传导系统有病理变化；可出现昏厥或CHF
B. 传导阻滞	罕见	低血压，头晕，眩晕，晕厥，慢性持续性心动过缓伴阻滞在CHF发生更为频繁； 最常见的节律障碍由洋地黄过量造成；与很多心脏状况有关，常见于传导系统中与年龄相关的退行性疾病，偶尔出现前壁心肌梗死

结节性心律失常或室性心律失常通常与严重的疾病有关，患者可能出现明显的发绀及黏膜外围变暗。患者无意识，无有效脉冲，自发呼吸可能会消失。在这种情况下，医护人员需要实施除颤，目的是恢复有效、正常的心脏节律。在ICU中，心肌电传导不齐的发生率较高，医护人员需要快速地对患者进行电除颤。如果患者心率较低，对室性心律失常的耐受情况可能更好，心输出量也可能随之增加。但是，即使是这样，这类心律失常也会出现突发紧急事件。

安装有起搏器的患者的心电图反映强制的固定或间歇性的节律和速率，取决于安装的是固定频率的起搏器还是可调节频率的起搏器。起搏器的电冲动会产生独特的心电图波形。

（六）血流动力学监测

血流动力学状态反映血容量的充分性和心肌的机电耦合对满足不同代谢所需的心输出量和外周灌注的作用。如果不是病危的患者，监测液体输入量和输出量、心率和血压即足以提供信息。在ICU中，对ICU患者的血流动力学监测会更密切，需要使用侵入性动脉置管和静脉置管。但是各种侵入性的置管可能对结果产生干扰，因此还需要监控基本的水和电解质平衡及心电图。

1. 动脉置管

动脉置管是在动脉血管内留置适合的导管，通过插入动脉的导管直接测量血压。通常是在桡动脉进行穿刺置管，有时也可在股动脉、腋动脉或肱动脉（图12-1-6）。患者床边的数字显示器可显示收缩期和舒张期血压。仪器已设定血压高限和低限，高于和低于该限度就会发出警报声。例行的血气分析可以通过动脉置管获取血液样本，而不需要重复进行动脉穿刺。

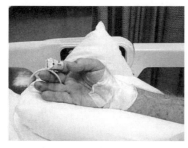 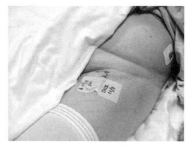

A. 桡动脉置管，也要注意手指上的脉搏血氧计　　　B. 股骨动脉置管

图 12-1-6　动脉置管

2. 肺动脉球囊漂浮导管

在 ICU 中，肺动脉球囊漂浮导管（Swan-Ganz 导管）旨在通过监测心脏内的压力并结合其他方法为评估心脏储备提供一种准确、方便的血流动力学评估方法。导管通常置入颈内静脉、锁骨下静脉或是一条较粗的臂静脉中，随血液流入右心室及肺动脉。导管置入后应小心固定导管，防止其发生移动。肺动脉球囊漂浮导管置入可造成的并发症包括感染、静脉血栓形成、心肌炎、气体栓塞及肺缺血或节段性肺组织梗死。

该类导管可用于监测各种参数。带有 2 个内腔的导管中的第一个内腔可用来测量肺动脉压（PAP），得到混合静脉血样本。第二个腔末端有一个小气囊，体积小于 1 ml，通过对气囊充气和放气可获得肺动脉闭塞压（PAOP）或肺动脉楔压（PAWP）。收缩期 PAP 的正常范围是 20~30 mmHg，通常反映右心室压力（RVP）。舒张期 PAP 在 7~12 mmHg，并可以反映没有肺部疾病时左心室的压力。PAWP 的平均范围是 8~12 mmHg，并可给出平均左心房压力（LAP）和左心室压力（LVP）的估计值。更精细的导管还配有起搏导线，可通过传感器热敏电阻测定心输出量和动脉血氧饱和度。

PAP 是由肺血流量增加、继发于原发性主肺动脉高压或二尖瓣狭窄的肺小动脉阻力增加和左心室衰竭造成。单独测量 PAP 和 PAWP 可以更好地管理心力衰竭和心源性休克的患者。

PAP 和 PAWP 与舒张末期 LVP 直接相关。左心室收缩功能受损（如左心室衰竭、二尖瓣狭窄、二尖瓣关闭不全）会导致舒张末期 LVP 升高，反过来使 PAP 和 PAWP 升高。舒张末期 PAP 大于 20 mmHg 或 PAWP 大于 12 mmHg 被认为是异常情况。

在继发于低血容量的低血压患者中，PAP 和 PAWP 均较低。输注生理盐水、全血或低分子量葡聚糖可调节血容量和血压。血容量的恢复可使舒张期的 PAP 和 PAWP 恢复正常。

伴有肺水肿的心力衰竭患者的舒张末期 PAP 升高可通过适当的药物治疗降低。药物的疗效和其处方指标可以根据观察到的舒张末期 PAP 的变化进行评估。

心血管情况恶化、临床症状恶化和心脏衰竭会使舒张末期 PAP 和 PAWP 升高，减少心输出量，降低动脉和右心房血氧分压并增大动脉和静脉血的区别。随着心脏动力继续下降，动脉血氧分压降低，提示可能存在肺功能异常并可能使 LAP 升高。该阶段的肺功能障碍包括扩散异常及肺血流在不通气的上肺叶的重新分配，导致缺氧血绕过肺部通气良好的区域，从右向左分流血液。所有急性心肌梗死或休克患者的动脉血氧分压均会降低。心功能发生障碍时，因无法有效地通过主动脉将血液输送至体循环，液体可能会进入肺部。患者可以适当地进行氧气管理以缓解肺充血。

尽管直接侵入法监测血流动力学对患者评估和管理有很大好处，但无论患者是否佩戴侵入性导管，血流动力学评估都是评价心血管和肺功能的基本方式。基本血流动力学监测包括心率、心电图、血压和外围组织灌注。这些是物理治疗师评估患者需要了解的基础情况。尽管在出 ICU 后，物理治疗师不一定要监控心电图，但为了确保个体的安全治疗，有必要对患者的心电图有所了解，如果治疗不安全，应修改疗法并采取相应的治疗措施。

3. 中心静脉压置管

中心静脉压（CVP）是在腔静脉或右心房处测得的血压。中心静脉压正常范围为 0～5 cmH_2O，如果分别从胸骨切口或者右腋中线测量，则正常范围为 5～10 cmH_2O。中心静脉压提供有关心脏功能的信息，包括有效循环血容量、心脏泵的有效性、血管紧张度、静脉回流情况。中心静脉压在评估血流量和血液交换方面有重要意义。如果患者有慢性气流限制、心室缺血或心肌梗死，中心静脉压可反映患者病理方面的变化而不是血流量的变化。

中心静脉压的监测是通过一条静脉导管或者将导管插入锁骨下静脉、贵要静脉、颈静脉或股静脉实现的。导管由下腔静脉或上腔静脉置入右心房，患者发生静脉炎或感染的风险与此过程相关。

具体来说，虽然中心静脉压可提供右心房压力指数（RAP），但 RAP 和舒张末期 LVP 之间的关系并不可靠，因此，舒张末期 PAP 和 PAWP 仍是评定心力衰竭和休克患者心血管和肺功能的重要指标。

（七）主动脉内球囊反搏设备

主动脉内球囊反搏（IABP）通过使用主动脉内球囊反搏为机械循环提供支持。球囊被插入股动脉中（图 12-1-7）。为了保持良好的循环，患者须固定在适当的体位，患者的髋关节必须保持伸展。当患者接受治疗时，必须考虑主动脉球囊中充有氦气的球囊的膨胀和收缩与心电图间的密切关系。主动脉内球囊在心室收缩期间放气并且协助主动脉的排空，使每搏量增加、后负荷降低（心室压力降低）、心肌氧输送增强。在心脏舒张期球囊膨胀，从而可恢复动脉压和冠状动脉灌注。反搏可提高心输出量、缓解心肌缺血的表现并减轻 ST 段的抬高。主动脉内球囊反搏设备经常被用于心脏手术后、充血性心力衰竭、医学上难以治疗的心肌缺血、室间隔缺损及左冠状动脉狭窄的休克患者。在许多情况下，主动脉球囊反搏设备可在手术前为心肌提供保护。肢体缺血是其最常见的并发症，在患者中的发生率为 10%～15%。

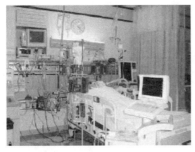 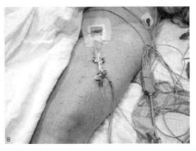

A. 有 IABP 支持的患者　　　　B. 经股动脉置入 IABP

图 12-1-7　患者接受 IABP 支持

左心室辅助装置用于出现心源性休克且无法对常规治疗和管理做出反应的患者，这些设备可发挥左心室泵的作用并减少心肌负荷和耗氧量。该类辅助设备在对难治性心力衰竭患者的管理中具有较大的潜力。

（八）颅内压监测

颅内压（ICP）的升高是由神经受损引起的，如脑损伤、缺氧性脑损伤、动脉瘤、出血和脑肿瘤。如果 ICP 很高，则需要实施降压手术，否则，可能对脑组织造成不可逆的损伤，导致永久的神经性损害。对成人而言，颅腔是刚性的，组织水肿增加会导致 ICP 升高和脑灌注压下降。

意识的变化是 ICP 升高最早出现的变化和最敏感的指标。意识的变化提示脑疝且中脑存在压迫。动眼神经和瞳孔括约肌神经受压迫会导致异常瞳孔反射，与脑损伤有关。

ICP 对血压和脉搏的影响是可变的。ICP 升高、血管收缩会导致中枢缺氧，可能会使血压升高 2 倍。随着血压的上升，脉搏的强度会降低。

上运动神经元通路被压迫会中断下运动神经元的刺激，从而导致渐进式肌肉无力。神经压迫会使对侧手握力降低，如出现轻偏瘫或偏瘫。此外，还容易出现 Babinski 征阳性和腱反射亢进，这是上运动神经元受累而使运动功能降低所致。

脑疝可导致呼吸不协调，与脑干受压程度相关。这将阻断运动抑制纤维并影响常见的身体姿势，可能会导致癫痫发作。这些神经肌肉的变化可能会进一步导致在 ICU 的患者出现心血管和肺部的并发症。

临床上，通过意识、血压、脉搏、瞳孔反射、运动、温度和呼吸的改变可以很好地明确 ICP 的升高。ICP 监测器可以直接对 ICP 进行测量。空心螺丝通过头骨插入蛛网膜下腔，螺丝连接鲁尔接口（Luer-Lok），与传感器和示波器相连接，可对 ICP 进行连续监测。

治疗 ICP 时需优先考虑预防 ICP 的进一步升高和适当降低脑灌注压。高 ICP 和低脑灌注压与脑损伤程度相关。静脉容量可衡量 ICP。较好的身位摆放可促进静脉回流，可将床头升起 15°～30°，使头部高于心脏，可通过垫高脖子或垫沙袋避免颈部弯曲。应对液体输入量和输出量进行监控，可能需要限制患者的液体输入量。由于胸膜腔内压和 ICP 相应升高，因此应避免患者做瓦尔萨尔瓦动作以减少刺激。

成人的正常 ICP 范围是 0～10 mmHg，6 岁以下的儿童为 0～5 mmHg。有时，正常大脑的 ICP 可达到 50 mmHg，但会在瞬间恢复到基线水平。对于 ICP 较高和大脑功能较低的患者，在日常管理和治疗中必须格外小心。体位改变或吸痰引发的 ICP 升高可达 30 mmHg，是可以接受的，强刺激去除后，ICP 可立即下降。机械通气的患者的 $PaCO_2$ 可能会保持在较低的水平，这是由于高碳酸血症会使大脑血管扩张而低碳酸血症会使大脑血管收缩。

评估患者是否能接受包含运动或体位变化的治疗措施时，脑依从性是一个重要指标。这可以通过观察常规护理过程中 ICP 的变化、运动或体位变化和 ICP 恢复至基线的速度来判断。ICP 迅速恢复至基线可以使脑灌注压降低并将 ICP 升高的风险最小化。ICP 恢复至基线的速度缓慢或持续的高 ICP 与较低的大脑功能相关，表明治疗措施需要修改或不可行，具体取决于 ICP 的绝对水平，脑依从性提高后才可以进行物理治疗评估。

第二节　重症监护室中患者的评估方法

重症监护室（ICU）中患者的评估主要为导致未达最佳临床效果的危险因素。除年龄和疾病外，危险因素还包括动脉血氧浓度过低与吸入氧浓度过高，以及血小板计数、心脏指数、血尿素氮、血肌酐和肾功能异常。其他危险因素包括腹膜透析或血液透析，抗心律失常药物的持续输注，水电解质失衡，意识缺失，疼痛，心脏骤停等。当一个患者有多个危险因素时，物理治疗干预时需要更为密切的监护和管理。ICU 患者的评估要素与那些患有急症但是不需要呼吸支持和机械通气的患者是相似的。最主要的区别是，ICU 患者氧转运的各个环节是需要密切监护的，需要对多器官系统的功能和状态要进行一系列的监护，以便根据患者的反应调整治疗。一系列至关重要的特征包括意识和认知状态、神经肌肉状态、骨骼肌肉系统状态、功能灵活表现。功能灵活性的评定包括从在床上小范围移动到行走，通常包括床上移动、转移到床边、从床上转移到椅子上、行走。该过程中可能会需要使用辅助工具。在进行转移时应记录相关辅助检查结果，包括心电图（ECG）、X 线片、CT 扫描、血样分析、血糖水平、水和电解质水平等，密切监测这些检查结果，快速观察患者病情的改善与恶化，可以及时对治疗做相应调整。

物理治疗师在 ICU 中开展重症康复除应掌握相应心肺系统及多系统的生理学、病理生理学、药理学知识，外科手术方式，内科临床管理路径，监护室仪器设备管理以外，还应将其与物理治疗评估方法相结合，根据评估结果列出物理治疗问题清单并制订物理治疗方案。具体评估包括意识评估、肌力评估、活动和功能能力评估、咳嗽能力评估。

ICU 重症康复治疗前物理治疗师所需要整合的综合信息如下：

1）患者性别和年龄。

2）病前状态（如生活方式、民族、文化、工作情况、压力、心肺功能和氧的运输储备能力）。

3）了解患者的生活规律和相关活动，以及康复后回归正常生活。

4）病史和手术史。

5）综合的多系统评估结果。

6）药物支持。

7）吸烟史。

8）营养状态：缺乏，肥胖，虚弱。

9）发病时间和病情发展过程。

10）现有或潜在的医疗不稳定因素。

11）插管和机械通气的适应证或必要性。

12）机械通气的模式与参数。

13）吸氧浓度（FiO_2）。

14）侵入性监护：线、导丝、导管。

15）存在的或潜在的并发症，如多器官系统衰竭。

16）颅内压升高和颅内压监测的必要性。

17）感染的风险或感染的部位。

18）睡眠质量和休息时间。

19）ICU期间的营养支持。

20）疼痛控制方案。

以上信息是物理治疗师在介入重症康复前需要掌握的有关患者的知识内容和要点，只有完全掌握了以上内容方可开展重症心肺物理治疗。

一、意识评估

（一）格拉斯哥昏迷量表

格拉斯哥昏迷量表（Glasgow coma scale，GCS）（表12-2-1）用于评估和监测颅脑损伤患者的意识水平。意识的评估对于疾病的诊断和预后及病情随访很重要，能够及时地发现患者意识的变化并给予积极治疗。

表 12-2-1　格拉斯哥昏迷量表

评分项目		评分	患者得分
E=睁眼反应	自发睁眼	4	
	能通过语言刺激睁眼	3	
	能通过疼痛刺激睁眼	2	
	不能睁眼	1	
	无法确定	C	

评分项目		评分	患者得分
M＝最佳运动能力	按指示运动	6	
	对疼痛刺激产生定位反应	5	
	对疼痛刺激产生屈曲反应	4	
	异常屈曲	3	
	异常伸展	2	
	反应	1	
	P＝瘫痪	P	
V＝语言能力	正常交谈	5	
	胡言乱语	4	
	只能说出字、词	3	
	只能发音	2	
	不能发音	1	
	T＝气管切开	T	
总分			

通过将 E、M、V 三个不同部分的评估得分相加，生成总的 GCS 评分。总分低于 8 分提示严重脑损伤，患者昏迷；总分在 9～12 分提示中度脑损伤；总分在 13～15 分提示轻微脑损伤。将结果按不同部分得分罗列划分为 3 个小组可更为清晰地表示患者各功能的情况，如 E3V3M5。下述两种情况不计入评分：①脑外伤入院 6 小时死亡；②颅脑火器伤。

根据昏迷时间长短，可将颅脑损伤分为 4 型：①轻型，总分 13～15 分，伤后昏迷 20 分钟以内者。②中型，总分 9～12 分，伤后昏迷 20 分钟～6 小时。③重型，总分 6～8 分，伤后昏迷或再次昏迷持续 6 小时以上。④特重型：总分 3～5 分。

注意事项：

1）在某些情况下，睁眼不能用作评估意识程度的标准，因为睁眼可能是患者无意识的反应。眼睑水肿或面部骨折患者睁眼反应无法观测（患者可以完成，但却不能被发现睁眼），此时可用 C 代替评分，C 是闭眼（closed）的缩写，如 ECV5M6。

2）在耳聋患者中，对应答的反应也不能被作为评估结果。

3）言语障碍患者言语反应无法评估，用 D 代替评分，D 是言语障碍（dysphasia）的缩写，如 E4VDM6。也有人用 a 代替评分，a 是失语（aphasia）的缩写，如 E4VaM6。

4）气管切开或气管插管患者言语反应无法测，用 T 代替评分，如 E4VTM6。T 是气管切开（tracheotomy）或气管插管（tracheal intubation）的缩写。

5）儿童受言语能力的限制，婴儿受言语能力和自主活动能力的限制，儿童和婴儿的 GCS 是根据成人 GCS 修订而成的。

6）如果两次刺激后患者的反应不同，或者两侧肢体反应不同，按最好的反应评分。

7）GCS 一般被做成类似体温单的表格（chart），需要对患者进行连续评定，以动态反映患者的病情变化。评分时要最需要注意，一定要客观评价，完全遵从量表规定，不要受主观影响；刺激强度要足够。

8）持续性植物状态的患者自发睁眼，使评分不能反映其实际病情。

9）疼痛刺激睁眼评分要注意采取周围性疼痛刺激，疼痛的刺激只能刺激甲床，其他刺激不应被计算在内，避免因给予中心性疼痛刺激造成患者闭眼；疼痛刺激要由轻到重，避免不必要的痛苦；可以重复刺激，但一次刺激不可以持续时间太长。

10）定向力好的标准是时间、地点、任务定向都完好。

11）评估疼痛刺激产生定位反应时要注意采取中心性疼痛刺激，如压眶；避免因给予周围性疼痛刺激反而引出脊髓反射。如果患者已经能拉面罩或鼻饲管，就不必施加疼痛刺激了。

12）疼痛刺激产生屈曲反应是指去皮层屈曲。具体表现：上肢屈曲，内收内旋；下肢伸直，内收内旋，踝跖屈。

13）疼痛刺激伸直是指去脑强直。具体表现：上肢伸直，内收内旋，腕指屈曲；下肢伸直，内收内旋，踝跖屈。

14）最后确定总得分时，不应对评为 T 和/或 C 和/或瘫痪（P）的项目进行评分。

（二）评估意识和合作的 5 个标准化问题

评估意识和合作的 5 个标准化问题（S5Q）见表 12-2-2。

表 12-2-2　评估意识和合作的 5 个标准化问题（S5Q）

序号	问题
1	睁开并闭上你的眼睛
2	看着我
3	张开嘴巴，伸出舌头
4	摇头（患者有气管插管或者气管切开时可以用握手代替）
5	当我数到 5 s，扬起眉毛

（三）重症监护室患者谵妄评估方法

谵妄（delirium）是一种急性可逆性意识混乱状态，以波动性意识障碍、注意力不集中、思维紊乱或意识水平变化为特征的一种急性脑功能障碍的临床综合征。急性意识模糊（acute confusion）是谵妄可见的症状。谵妄会发生在任何族群的患者，在住院的高龄患者群体中其盛行率可达约 50%，在 ICU 发生率可高达 57.8% 以上，30%~40% 的谵妄是可预防的。谵妄并非一种独立的疾病，是以认知和注意力障碍为表现的症候群（syndrome），其表现是在短时间内（数小时到一天）出现起伏较大的注意力障碍和认知改变，具有可逆性。

作为日常临床评估的一部分，重症监护室患者谵妄评估方法（confusion assessment method for the intensive care unit，CAM-ICU）（表 12-2-3）越来越多地应用于评估重症监护室使用呼吸机的谵妄患者，评分人员只需接受简短训练，费时约 2 分钟，即可完成，省时方便。CAM-ICU 的评估内容包括四大项目：意识状态的急性改变或波动，注意力不集中，思维紊乱，意识水平改变（由护理人员评估患者清醒、警觉、呆滞、意识不清或昏迷状态）。

表 12-2-3　重症监护室患者谵妄评估方法（CAM-ICU）

特征 1：意识状态的急性改变或波动（以下任一问题为"是"则为阳性）	阳性	阴性
（1）与最初的情况相比，患者的心理或认知功能是否发生明显变化？ （2）用镇静程度评估量表（如 RASS）、GCS，或特征 3 的谵妄评估表评测，在过去 24 小时内，患者是否有行为的改变，谵妄状态是否存在波动，严重程度是增加或减少？		
特征 2：注意力不集中	阳性	阴性
如果患者无法保持注意力，可以通过注意力筛查检查（ASE）的听觉或视觉部分进行评估，评分≤8 提示阳性		
特征 3：思维紊乱	阳性	阴性
以下问题和任务中出现 2 个或 2 个以上不正确答案和/或不能完成任务，即提示患者存在混乱或不连贯的思维。 问题（任意使用 A 组和 B 组）： A 组： 1. 石头是否会漂浮在水中？　　　　　B 组： 2. 海里有鱼吗？　　　　　　　　　　1. 叶子会漂浮在水中吗？ 3. 1 磅重量是否大于 2 磅？　　　　　2. 海里有大象吗？ 4. 你可以用锤子敲钉子吗？　　　　　3. 2 磅重量是否小于 1 磅？ 　　　　　　　　　　　　　　　　　4. 你可以用锤子砍木头吗？ 得分：回答对一个问题得 1 分。 任务： 1. 你发现你不能清楚地思考？ 2. 请举起和我一样多的手指（测试者出示 2 个手指）。 3. 另一只手也一样（测试者现在不出示 2 个手指）。 得分：患者可成功完成一个任务得 1 分		
特征 4：意识水平改变	阳性	阴性
患者的意识水平是否达到警觉水平，是否易激惹、嗜睡或昏迷？（例如，评估时 RASS 结果偏离"0"，则为阳性） 警觉：充分了解环境并对其做出恰当的回应。 警惕：易激惹。 嗜睡：困倦但易清醒，不了解环境的某些方面，不会自动回应；但意识到环境改变，会以适当的方式对此做出适当的反应却无动力。 昏迷：即使在强烈的刺激之后，仍然没有充分回应的意识。只有通过强烈的反复刺激才能激发，只要这种刺激减少，患者就会回落到无反应状态		
总体评估：特征 1 和特征 2 阳性，加上特征 3 或特征 4（二者之一）为阳性，则 CAM-ICU 为阳性	阳性	阴性

（四）Richmond 镇静程度评估量表

Richmond 镇静程度评估量表（RASS）评分内容见表 12-2-4。具体评估流程如下：

1）观察患者；如果患者清醒、躁动或激惹（0~+4）

2）如果患者不清醒，喊患者名字说："睁开眼睛看着我。"

（1）患者清醒，持续睁眼并有眼神接触（-1 分）。

（2）患者清醒睁眼，有眼神接触但不持续（-2 分）。

（3）患者对声音刺激有反应，但无眼神接触（−3分）。

3）如果患者对言语刺激无反应，可摇肩膀或（和）身体，刺激（胸骨）

（1）患者对身体刺激有反应（−4分）

（2）患者对任何刺激无反应（−5分）

4）如患者RASS得分为−4或者−5，停止测试，稍后重新测试患者。

表12−2−4　Richmond镇静程度评估量表（RASS）

	术语	描述
+4	有攻击性	有暴力行为
+3	非常躁动	试着拔除气管插管、胃管或静脉管
+2	躁动焦虑	身体激烈移动，无法配合呼吸机
+1	不安焦虑	焦虑紧张，但身体只有轻微的移动
0	清醒平静	清醒自然状态
−1	昏昏欲睡	没有完全清醒，但可保持清醒超过10秒
−2	轻度镇静	无法维持清醒超过10秒
−3	中度镇静	对声音有反应
−4	重度镇静	对身体刺激有反应
−5	昏迷	对声音及身体刺激都无反应

注：如果RASS得分为−4或−5，则稍后重新测试患者；如果RASS高于−4（−3～+4），则可采用CAM−ICU进行谵妄评估。

二、肌力评估

（一）四肢肌力测试

1. 徒手肌力测试

推荐使用医学研究委员会（Medical Research Council，MRC）肌力测试。在进行测试之前，假定患者完全合作（S5Q问卷得分为5/5）。来自S5Q的命令可以重复2次。

1）MRC肌力测试的分级标准。

MRC肌力测试的分级评定标准如下：

0级，没有可见肌肉收缩。

1级，触诊时发现有肌肉收缩，但不能引起任何关节活动。

2级，消除重力的影响，能完成全关节活动范围的运动。

3级，能对抗重力，且能完成全范围活动，但不能对抗任何阻力。

4级，能对抗阻力，且能完成全范围活动，但肌力达不到5级水平。

5级，能对抗最大阻力，完成全关节活动范围的运动。

2）肌力测试注意事项。

（1）被测试者进行体位准备。如果进行对抗重力测试，躯干与水平面成45°；进行非对抗重力测试，躯干与身体水平成 10°。

（2）头部用枕头支撑，以便患者可以看到需要进行测试的肢体。

（3）在进行测试之前，必要时进行气管内吸痰，待患者进行短暂的休息，恢复后开始。

（4）任何腕带和固定体位的约束性保护都将被移除，降低床档，导管等材料不能影响要进行的测试。

（5）在进行测试之前，向患者进行恰当的解释。

（6）研究人员在测试开始前需要进行示范性的被动活动，以便患者知道其接下来将要做哪个动作。研究人员示范结束后要求患者独立地重复该运动。患者需要完成共 6 个动作，包括左右两侧的动作。

（7）每个测试动作都从右侧开始。完成右侧和左侧的第一个测试，然后转到下一个测试。

（8）首先测试 3 级（躯干与水平面成 45°）的运动，然后根据结果进行 4 级或 2 级的测试。

（9）为了全面评估患者的肌力，可使用 MRC 总评分（表 12－2－5），并添加手臂和腿部的肌力测试。

表 12－2－5　MRC 总评分

测试动作	右侧得分（0～5）	左侧得分（0～5）
肩外展		
屈肘		
伸腕		
屈髋		
伸膝		
踝背伸		
MRC 总分（左侧＋右侧）		

注：总评分低于 48 分，提示患者可能存在 ICU 获得性衰弱。

（10）如果患者由于特殊情况（截瘫、偏瘫、受伤等）而无法进行一个或多个肢体的测试，则需推测其他肢体的情况并进行评分，最后进行 MRC 总评分。需要进行推断的原因必须在测量时被确定。对于手臂受伤，该手臂的得分可根据另一只手臂的得分进行推测，对于腿部受伤同样适用，但截瘫除外；另外，手臂的情况可以被用于推测同侧下肢肌力。注意：如果患者有超过 2 个肢体需要推测评分，则不适用于 MRC 分级法评定标准。

（11）肌力测试必须始终以相同的顺序进行。

（12）在整个测试过程中，应不断鼓励患者勇敢地完成。

3）肌力测试具体实施。

（1）体位准备（图 12－2－1）。

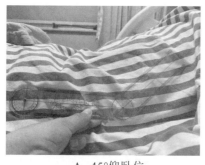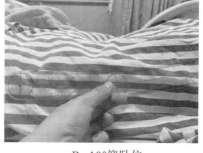

A. 45°仰卧位　　　　　　　　　　B. 10°仰卧位

图 12-2-1　体位准备

（2）肩外展。物理治疗师给出指令，如移动肘部；移动手臂向外伸展；平伸上臂，外展肩关节；不同肌力等级患者执行肩外展情况见图 12-2-2。

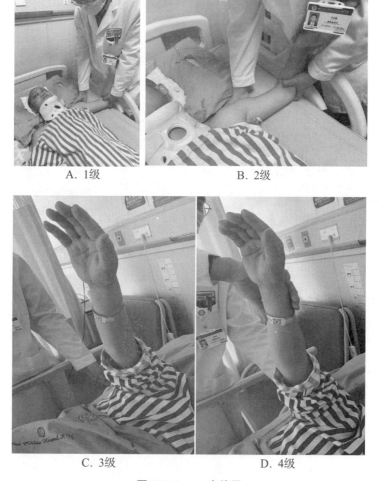

A. 1级　　　　　　　　　　　　B. 2级

C. 3级　　　　　　　　　　　　D. 4级

图 12-2-2　肩外展

（3）屈肘。物理治疗师给出指令，如屈曲你的肘关节；手臂向同侧肩关节靠拢。不同肌力等级患者执行屈肘情况见图 12-2-3。

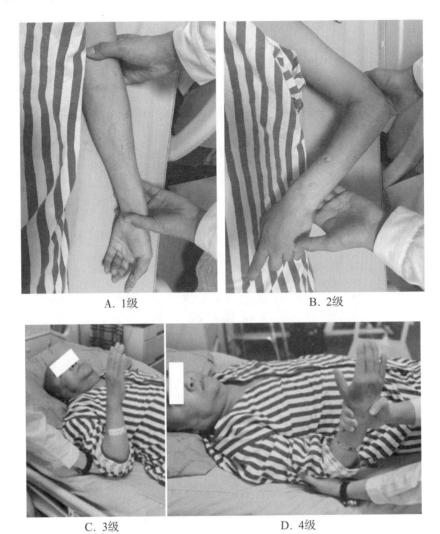

A. 1级

B. 2级

C. 3级

D. 4级

图12-2-3　屈肘

　　(4) 伸腕。物理治疗师给出指令,如把手掌放平;取手掌中立位,把你的手掌在水平面进行移动 (2级);将你的手从床垫上抬起 (3级);将手 (包括手指) 向上抬举 (3级)。测试过程中应确保患者伸腕而不仅仅是伸直手指。不同肌力等患者执行伸腕情况见图12-2-4。

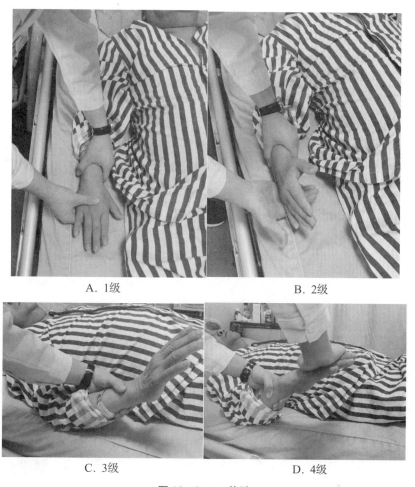

A. 1级　　　　　　　　　　　　　　　B. 2级

C. 3级　　　　　　　　　　　　　　　D. 4级

图 12-2-4　伸腕

（5）屈髋。物理治疗师给出指令，如抬起你的腿；屈曲膝关节，屈曲髋关节，并放在空中；把你的膝盖靠向胸前，不同肌力等级患者执行屈髋情况见图 12-2-5。

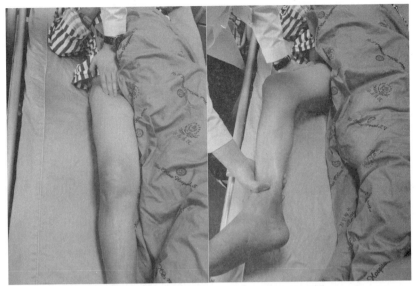

A. 1级	B. 2级

C. 3级	D. 4级

图 12-2-5　屈髋

（6）伸膝。物理治疗师给出指令，如伸展你的膝关节；将脚从床垫上抬起；把脚放在空中。不同肌力等级患者执行伸膝情况见图 12-2-6。

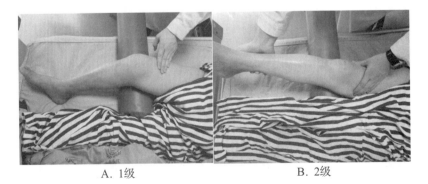

A. 1级	B. 2级

图 12-2-6　伸膝

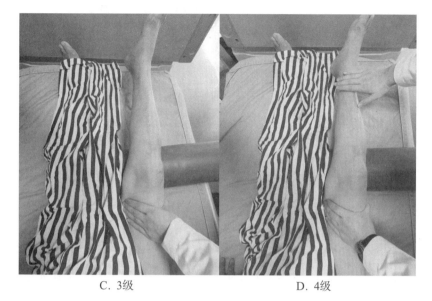

C. 3级　　　　　　　　　　　　D. 4级

图 12-2-6　伸膝（续）

（7）踝背伸。物理治疗师给出指令，如抬起你的脚趾；屈曲你的脚背，不同肌力等级患者执行踝背伸情况见图 12-2-7。

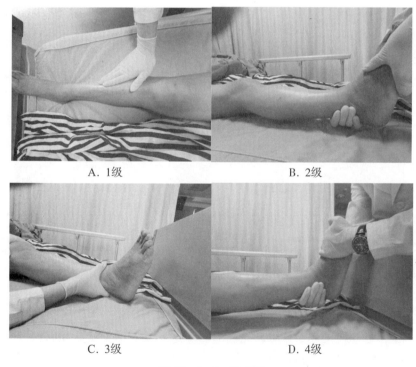

A. 1级　　　　　　　　　　　　B. 2级

C. 3级　　　　　　　　　　　　D. 4级

图 12-2-7　踝背伸

2. 手持式测力计测试

手持式测力计（图 12-2-8）用于测量能对抗重力的上下肢肌群的最大等长收缩肌力。被测试者 MRC 肌力测试评级需达到 3 级以上。对于肌肉力量不足以克服重力（MRC 肌力测试＜3 级）的被测试者，手持式测力计不适用。手持式测力计在临床上因其易于操作而被广泛应用。

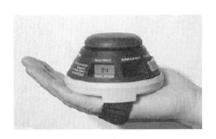

图 12-2-8　手持式测力计（CompuFet© 生物测量仪，荷兰）

有两种方法测量等长收缩肌力：制造方法和中断方法。在制造方法中，要求被测试者产生最大肌肉收缩并保持肌肉收缩 3~5 秒。物理治疗师抵抗被测试者的力量以维持肌肉的等长收缩状态。在中断方法中，同样要求被测试者产生最大肌肉收缩并保持肌肉收缩 3~5 秒。物理治疗师抵抗被测试者的力量，在测量终末时物理治疗师增大对抗的力量打破平衡（"中断"）使关节产生小的动作。中断方法中的峰值是中断测试期间肌肉产生离心收缩的结果。中断测试期间的值高于制造测试期间获得的值。这可以通过在诱导肌肉离心收缩期间使用的角速度来解释。角速度越高，获得的力值越高。两种方法都被证明是可靠的，参考值对每种方法都有效。为了评估测量是正确进行的，可以将手持测力计连接到计算机，并将产生力轨迹的过程连起来。

手持式测力计的测试方法：

1）在进行测试之前，必须正确执行 S5Q。

2）患者取仰卧位，床头抬高 10°。测量 6 个肌群的最大等长收缩肌力时患者的起始位置和测力计放置的位置见表 12-2-6。

表 12-2-6　患者的起始位置和测力计放置的位置

肌肉群	被测试肢体的起始位置	测力计放置位置
伸腕	肩中立位，肘关节 90°，腕中立位	掌指关节的近端
屈肘	肩中立位，肘关节 90°，前臂旋后	端胫骨近端
肩外展	肩外展 45°，肘关节 0°伸展	肱骨外上髁的近端
踝背屈	髋关节和膝关节 0°伸展，踝关节中立位	跖趾关节的近端
伸膝	髋关节和膝关节屈曲 90°，对侧髋关节中立位	踝关节的近端
屈髋	髋关节屈曲 90°，膝关节屈曲，对侧髋关节中立位	股骨髁的近端

3）将四肢放在正确的起始位置。先被动活动患者的肢体，然后询问患者是否可以主动地进行运动。

4）如果患者运动正确，将测力计放在要测试的肢体上，如表 12-2-7 所示。注意：测力计在测量过程中要保持良好的位置，并且不会滑动。

5）给患者以下指示："现在做与刚才相同的动作。我会施加阻力阻止你运动。准备，开始。"患者持续用力 2 秒达到最大收缩，维持收缩 3~5 秒。

6）在测试过程中物理治疗师应给予患者最大限度的鼓励。

7）每个关节至少连续进行 3 次测量，时间间隔至少为 30 秒。取相差小于 10％的 2 次最佳测量值中的最高值记录。

8）测量值必须以参考值的百分比表示，肌力测试参考值见表 12－2－7。

表 12－2－7　肌力测试参考值（Bohannon 等，1997 年）

肌肉动作	是否优势侧	公式[*]	R^2
伸腕	否	$114.36-45.1S-0.774A+0.094W$	0.680
	是	$123.65-48.5S-0.784A+0.092W$	0.683
屈肘	否	$188.25-89.2S-0.650A+0.132W$	0.779
	是	$188.36-96.5S-0.610A+0.140W$	0.822
伸肘	否	$150.37-71.5S-1.044A+0.126W$	0.726
	是	$156.49-73.0S-1.032A+0.116W$	0.727
肩外旋	否	$140.32-50.2S-50.164A+0.080W$	0.618
	是	$147.66-54.5S-0.930A+0.088W$	0.656
伸肩	否	$260.18-113.5S-1.868A+0.202W$	0.709
	是	$278.99-120.0S-1.99A+0.202W$	0.731
肩外展	否	$165.16-74.9S-0.910A+0.126W$	0.710
	是	$178.90-77.1S-1.128A+0.134W$	0.710
踝背屈	否	$302.54-60.9S-2.203A+0.159W$	0.550
	是	$285.46-47.65-2.367A+0.193W$	0.448
伸膝	否	$480.70-95.0S-4.868A+0.310W$	0.683
	是	$465.22-84.7S-4.803A+325W$	0.673
屈髋	否	$216.48-74.6S-0.926A+0.026W$	0.516
	是	$219.30-72.6S-0.977A+0.027W$	0.534
髋外展	否	$203.32-73.3S-1.247A+0.192W$	0.630
	是	$195.24-62.4S-1.184A+0.198W$	0.584

注：S，性别（男性 = 0，女性 = 1）；A，年龄（岁）；W，体重（牛顿）。由于受试者记录的力的上限（650N）的限制，膝关节伸展的公式受到限制。

（二）手握力测试

手握力测试用于测量优势侧的最大等长握力（图 12－2－9）。表 12－2－8 列举了手握力的正常参考值。

握力计测试方法：上臂贴近躯干，肘关节弯曲 90°，前臂和手腕处于中立位；产生最大收缩，维持收缩 3 秒；物理治疗师给予最大鼓励；休息 30 秒，重复 3 次；记录最高值。

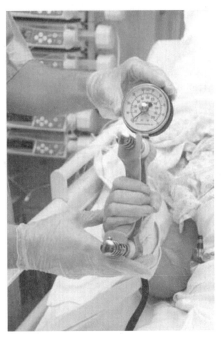

图 12−2−9　手握力测试

表 12−2−8　手握力测试的正常参考值

年龄（岁）	手	男性		女性	
		均值（kgf）	标准差	均值（kgf）	标准差
22~24	右	55	10	32	7
	左	48	10	28	6
25~29	右	55	10	34	6
	左	50	7	29	5
30~34	右	56	10	36	9
	左	50	10	31	8
35~39	右	55	11	34	5
	左	51	10	30	5
40~44	右	53	10	32	6
	左	51	9	28	6
45~49	右	50	10	28	7
	左	46	10	25	6
50~54	右	52	8	30	5
	左	46	8	26	5
55~59	右	46	12	26	6
	左	38	10	21	5

续表

年龄（岁）	手	男性		女性	
		均值（kgf）	标准差	均值（kgf）	标准差
60~64	右	41	9	25	5
	左	37	9	21	5
65~69	右	41	10	23	5
	左	35	9	19	4
70~74	右	35	10	23	5
	左	30	8	19	5
75+	右	30	10	20	5
	左	25	8	17	4

引自：Mathiowetz V，Kashman N，Volland G，et al. Grip and pinch strength：normative data for adults [J]. Arch Phys Med Rehabil，1985，66（2）：69-74. 1 kgf=9.8N.

（三）呼吸肌肌力测试

呼吸肌肌力测试的项目有最大吸气压（maximal inspiratory pressure，MIP）和最大呼气压（maximal expiratory pressure，MEP），MIP 反映膈肌及其他吸气肌肌力，MEP 反映腹肌及其他呼气肌肌力。测量 MIP 和 MEP 可通过带橡胶咬嘴的机械测压表完成。

1. 测试前准备

1）测试前物理治疗师需确认患者血流动力学稳定，并且没有测量最大吸气压的禁忌证，如近期肺部手术、气胸、颅内高压、连枷胸等。

2）患者的初始姿势取 45°斜卧位，放松平躺，头部用枕头支撑保持在中立位，手臂放在身体两侧。

3）常用过度通气测试仪进行测试，测试可能会暂时中断，不要用纯氧进行预先氧疗，因为这会大大减少呼吸刺激。

4）在进行测试之前，向患者解释清楚："我们要对你的呼吸肌肌力进行测试，需要你尽可能地呼吸，测试持续 30 秒，直到感觉不再吸到任何空气。"

5）如果患者咳嗽，则停止测试，并重新测试。

2. 气管切开患者的呼吸肌肌力测试

在开始之前，检查插管，如果需要，通过插管进行氧疗。需要注意的是测试结束后，需把插管压力恢复正常。

物理治疗师给予患者合适的指导语，如"将口件插入管子后，你会感觉到呼吸受阻。请你继续保持呼吸。尝试呼吸越来越强烈，以便我们精确测量 30 秒后的最大吸气压"。

测试步骤：

1）打开手持式压力表，登录设备账号：在设置界面点击"登录"，输入账号和密码登录。

2）在主界面屏幕上方的中间，可查找或新建患者；根据页面内容，填写患者信息（身高、年龄、体重等），点击"确定"，即可进入检测主界面。长按个人信息，可以对信息进行修改。

3）将呼吸过滤器装于阀头上，并确认设备显示的姓名与患者一致。

4）关闭呼吸机警报按钮（若患者有呼吸机支持），并将呼吸机调至"待机"状态（图12-2-10）。

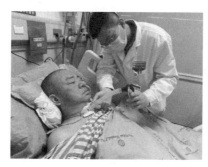

图 12-2-10　气管切开患者的呼吸肌肌力测量

5）呼气测试：在主界面点击呼吸检测，选择"呼气测试"，进入测试界面。让患者直立或坐正，让辅助者将便携式肺功能检测仪口件接头与双腔管连接，嘱咐患者进行腹式呼吸，缓慢吸气到最大量，快速用力呼气并维持呼气至少6秒。

6）吸气测试：呼气测试完成后，回到检测主界面，选择"吸气测试"。嘱咐患者缓慢充分呼气至干净后，快速用力吸气并维持至少1.5秒，重复3次。测试完成后保存测试结果。

7）在测试过程中，应注意监测心电图和血氧饱和度。如果发生严重心律失常或血氧饱和度降低（低于90%），则中断测试。

8）30秒后，取出安装的测试装置，并将患者插管连接至呼吸机。

9）重复测试3次，每次测试之间至少休息2分钟，或休息到患者恢复到之前水平。

10）保存3次测量的最高值（峰值压力）。

（四）无气管切开患者的呼吸肌肌力测试

1）呼气测试：在主界面点击呼吸检测，选择"呼气测试"，进入测试界面。让患者直立或坐正，一手握便携式肺功能检测仪，一手捏住鼻子或鼻夹，含住咬嘴，进行腹式呼吸，缓慢吸气吸饱后，快速用力吐气并维持呼气至少6秒。

2）吸气测试：呼气测试完成后，回到检测主界面，选择"吸气测试"。让患者一手握便携式肺功能检测仪，一手捏住鼻子或鼻夹，含住咬嘴，缓慢呼气至干净后，快速用力吸气至吸到饱，重复3次。测试完成后保存测试结果。

测试期间，物理治疗师应给予患者合适的指导语，如"先轻轻呼气，尽量地长。接下来

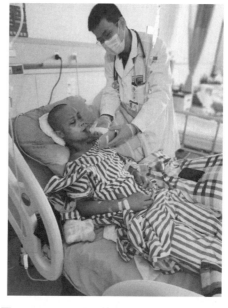

图 12-2-11　使用管和咬嘴测量口腔内压力

你需要通过这个管尽可能深快地吸气。注意，我会用这个管堵住你的嘴，目的是使你尽可能有力地（或尽可能快地）吸气。测试只需要 3 秒钟"。

表 12-2-9 列举了最大吸气压和最大呼气压的参考值。

表 12-2-9　最大吸气压和最大呼气压的参考值（单位：cmH_2O）

		9～18 岁	19～49 岁	50～69 岁	＞70 岁
男性	PI_{max}	−96±35	−127±28	−112±20	−76±27
	PE_{max}	170±32	216±45	196±45	133±42
女性	PI_{max}	−91±25	−91±25	−772±18	−66±18
	PE_{max}	136±34	138±39	124±32	108±28

引自：Rochester D F，Arora N S.　Respiratory muscle failure [J].　Med Clin North Am，1983，67（3）：573-597.

三、活动和功能能力评估

ICU 患者长期卧床，自主活动减少，因此早期进行活动和功能能力评估就尤为重要。临床常用以下量表和指标对患者的活动和功能能力进行评估。

（一）Berg 平衡量表

Berg 平衡量表（Berg balance scale，BBS）可用于评价患者的平衡性，包含 14 个项目，每个项目按完成情况分为 5 个等级进行评分（0～4 分），总分越高表示平衡功能越好。对于 ICU 患者，有 3 个项目是适用的，包括坐位到站位、自主站立和自主坐着（表12-2-10）。实施此项目的测试需要准备 1 个秒表，2 把座位高度约为 45 cm 的椅子（1 把带扶手，1 把不带扶手）。

表 12-2-10　Berg 平衡量表（适于 ICU 患者的 3 个项目）

检查项目	器材	说明	评分标准	分值
1. 坐位到站位	带扶手的椅子	您想站起来吗? 不要试图用您的双手支撑	患者不用手支撑就能够站起来，并保持稳定	4
			患者在手的帮助下能够独立站起来	3
			经过几次尝试，患者在手的帮助下能够站起来	2
			患者需要少许帮助才能站起来或保持稳定	1
			患者需要较大帮助才能站起来	0
2. 自主站立		没有人扶助，您能站立 2 分钟吗?	患者能够独立并安全地站立 2 分钟	4
			患者在照看下独立站立 2 分钟	3
			患者可以独立站立 30 秒	2
			患者需要若干次尝试才能无支持站立 30 秒	1
			没有帮助时患者不能站立 30 秒	0

续表

检查项目	器材	说明	评分标准	分值
3. 自主坐位	凳子或椅子，或治疗台，必要时还需要脚凳	没有后背支撑，但双脚可支撑在地板上，您能双臂交叉坐2分钟吗？	患者能够安全、稳定地坐2分钟	4
			在看护下，患者能够坐2分钟	3
			患者能够坐30秒	2
			患者能够坐10秒	1
			没有帮助，患者不能坐10秒	0

在进行 Berg 平衡量表的测试时，物理治疗师需针对每个项目对患者分别进行说明，必要时应向患者演示项目，或按照该项目的描述给予说明。说明必须仅限于该项任务，同时向患者解释清楚在执行该项测试时必须保持平衡，且某些测试是有时限要求的。由患者自行选择哪条腿放在另一条腿上、两腿间距及迈出多远距离。所有项目的完成均不能借助助行器，但可使用矫正器或悬吊设备。

在上述项目的测试中，嘱咐患者在要求的位置上保持一定时间。如果患者不能达到所要求的时间或距离，或患者的活动需要监护，或患者需要外界支持或物理治疗师的帮助，则按照评分标准给予相应的分数。如果物理治疗师对评定标准不明确，会影响评定结果。

（二）功能性步行分级

利用功能性步行分级（functional ambulation categories，FAC）（表 12-2-11）可评估患者独立步行的能力。按照6个类别进行步行评分（0~5分）。执行此测试时不需要额外的设备。

表 12-2-11　功能性步行分级

类别	标准	评分
不能或没有功能	患者不能走路，或者需要2个或2个以上的人的帮助	0
依赖帮助（2级）	患者需要持续的、坚实的外界支撑以承载自身体重并保持平衡	1
依赖帮助（1级）	患者需要不断或间歇的帮助来维持平衡或协调	2
需要照看	患者需要有人监护以确保安全，在步行时最多需要口头指导，而不需要身体接触	3
部分独立	患者在平坦的地面可独立行走，但不能安全地爬楼梯、转弯或在不平整的地面行走	4
完全独立	患者可以在平坦或不平坦的地面、斜坡上独立行走，并可以爬楼梯	5

如果患者使用助步器（如脚踝或足矫正器、助行架、肘拐杖、手杖等），则必须单独记录。如果患者在平衡杠中行走，则 FAC 评分为0分。

（三）Barthel 指数评定量表

Barthel 指数评定量表（表 12-2-12）是评估患者日常生活活动能力的有效且可靠的工具。Barthel 指数评定量表尤其适用于评价患者日常生活活动的独立完成程度。对于入住 ICU 的患者，该量表主要用于评价其入住 ICU 前的日常活动和功能状态。

该量表是评估患者日常生活自我照顾能力的尺度，共有 10 项的活动，评分代表了不同程度的独立能力，共 100 分，分数越高，代表独立能力越好，依赖性越小。

表 12-2-12　Barthel 指数评定量表

重点	描述	功能评分
排便	失禁	0
	有时失禁	5
	有控制力的	10
排尿	导尿状态或失禁	0
	有时失禁	5
	有控制力的	10
个人护理	需要帮助	0
	可独立护理脸部、刷牙、梳头发和剃须	5
如厕	需要帮助	0
	需要少许帮助	5
	独立完成	10
进食	需要帮助	0
	在切割或润滑时需要帮助	5
	独立完成	10
床椅转移	不能完成	0
	需要较大帮助	5
	需要少许帮助：言语上或身体上	10
	完全独立	15
移动	不能移动	0
	独立坐轮椅	5
	在另一个人的言语或身体帮助下可步行	10
	可独立移动，可能需要借助工具	15
穿脱衣服	需要帮助	0
	自己可完成一半	5
	完全独立	10
上下楼梯	不能上下楼梯	0
	在另一个人口头或肢体帮助下可上下楼梯	5
	可完全独立上下楼梯	10
洗澡	需要帮助	0
	完全独立	5
总分		

（四）De Morton 活动指数

De Morton 活动指数（DEMMI）是 Natalie de Morton 博士经过多年临床研究的成果，用于转移和行走能力评定。DEMMI 由 15 个项目组成，具体见图 12－2－12，包括床上活动、椅上活动、步行、动态平衡几个大类。

项目	0	1	2
床上活动			
1. 桥式运动	□ 不能	□ 能	
2. 向一侧翻身	□ 不能	□ 能	
3. 由躺到坐	□ 不能	□ 最小帮助 □ 监护	□ 独立
椅上活动			
4. 无支撑的坐在椅上	□ 不能	□ 10 秒	
5. 从椅子上站起来	□ 不能	□ 最小帮助 □ 监护	□ 独立
6. 不用扶手从椅子上站起来	□ 不能	□ 能	
静态平衡（不使用助行器）			
7. 无支撑的站立	□ 不能	□ 10 秒	
8. 双足并拢站	□ 不能	□ 10 秒	
9. 踮脚站起	□ 不能	□ 10 秒	
10. 闭眼，两脚一前一后站成直线	□ 不能	□ 10 秒	
步行			
11. 步行距离+/−助行器 助行器（圈出使用情况）不使用/助行架/手杖/其他	□ 不能 □ 5 米	□ 10 米 □ 20 米	□ 50 米
12. 独立步行	□ 不能 □ 最少帮助 □ 监护	□ 独立，但使用助行器	□ 独立，不需使用助行器
动态平衡（不使用助行器）			
13. 把钢笔从地上拾起	□ 不能	□ 能	
14. 向后倒退4步	□ 不能	□ 能	
15. 跳跃	□ 不能	□ 能	
总分栏			
原始总分（累加各栏总分）			＿/19
De Norton 活动指数总分（改变：9分；显著改变：≥10分）			/100

最易 → 无支撑的坐 → 桥式运动 → 无支撑的站立 → 由坐到站 → 翻身 → 由躺到坐 → 并足站立 → 从地上抬笔 → 倒退走 → 走一段路 → 不用扶手从椅子上站起来 → 独立走 → 跳跃 → 踮脚站起 → 闭眼，两脚一前一后站成直线 → **最难**

原始分数	0	1	2	3	4	5	6	7	8	9	10	11	12	13	14	15	16	17	18	19
DEMMI分数	0	8	15	20	24	27	30	33	36	39	41	44	48	53	57	62	67	74	85	100

结论：

签名：＿＿＿＿＿＿＿＿ 日期：＿＿＿＿＿＿＿

图 12－2－12 De Morton 活动指数（DEMMI）

患者被要求执行上述评估项目，每个项目的性能在1分或2分的相应选项上进行评分，最高得分为19分。通过使用DEMMI表上的简单转换标度，原始分数可以转换为从0~100的DEMMI分数，其中较高的DEMMI分数表示更好的独立活动能力，与日常生活活动能力评估的分级评分类似。

评估项目说明：

1. De Morton活动指数

1）床上活动。

患者取仰卧位，要求他们屈曲膝关节，然后使臀部离开床面。

患者取仰卧位，在不提供外界帮助的情况下，要求患者向一侧翻身。

患者取仰卧位，要求患者起身坐在床沿上。

2）椅上活动。

当患者坐在椅上，在不抓握扶手、不屈曲躯干及不摇晃的情况下，要求患者保持坐位平衡10秒钟。膝和足并拢，并且双足能够着地。

要求患者扶住座椅扶手从坐位站起。

要求患者双手交叉放在胸前站起。

3）静态平衡。

假如可能，要求患者在没有外界帮助的情况下站立10秒钟。

假如可能，要求患者双足并拢站立10秒钟。

假如可能，要求患者踮起脚尖站立10秒钟。

要求患者一只脚跟放在另一只脚尖的正前方，并闭上眼睛站立10秒钟。

4）步行。

要求患者在使用现有助行器的情况下行走至需要休息的时候停止。测试中，患者使用的助行器应是当下最适合他们的。假如选用两种当中的任何一种助行器，被选用的助行器具应该能帮助患者达到独立的最佳水平。如果患者一旦步行达到50米，测试即可终止。

独立行走超过患者的最大步行距离直到50米的时候停止。

5）动态平衡。

将一支钢笔放在患者站立时双足的正前方5厘米处。

假如可能，要求患者将笔从地面捡起。

要求患者倒退4步。在此过程中，患者能始终保持稳定。

要求患者跳起，双足离开地面。在此过程中，患者能始终保持稳定。

6）注意事项。

评估中的最小帮助是指双手放在患者身体上，但仅提供最小的帮助，主要是引导患者完成动作；监护指需要一人监督患者的整个活动，但是不提供双手接触患者身体的帮助，允许使用口头上的提示；独立是指不需要考虑另外一个人的存在以确保患者安全地完成活动。

2. 使用De Morton活动指数的方案

1）测试应该在患者的床旁进行。

2）测试应该在患者使用了适当的药物后进行，如至少应该在患者服用镇痛药或者抗帕金森病药物半小时后。

3）测试被分为5部分，它们分别是床上活动、椅上活动、静态平衡、步行和动态平衡，应遵循由先后顺序完成。

4）在测试之前，应该给患者解释每一个项目的测试内容，假如必要，还应该做相应的示范。

5）测试每个项目后应该在相应成功或失败的选项前面做上标记。如果没有做该项目的测试，应该记录原因。

6）假如测试者或者患者任何一方不愿意测试该项目，允许不进行该项目的测试。

7）应该记录患者第一次测试完成之后的情况。

8）假如患者因为其临床医学情况不适合做某项测试，那么患者将不需要测试该项目并记录其原因。

9）物理治疗师允许给患者提供鼓励，但是不应该提供关于患者执行情况的反馈。

10）测试中需要的3个测试工具包括一张45厘米座高带扶手的座椅、一张病床或者治疗台、一支钢笔。

11）除非患者在测试期间需要的管理其医疗设备（便携氧疗装置、收集器、引流管等）的人的最小帮助来完成测试，那么允许第二人来协助管理这些医疗设备。

12）如患者由于气促而要求在完成了某项测试之后进行休息，应允许患者在完成了测试一半的时候休息10分钟。比如，完成了椅上活动之后。

13）患者仅有低水平活动并需要进行床或椅的转移时，应将椅上的转移安排在床上的转移之前。

14）床上活动：床的高度应该适合患者。测试应该使用符合标准的病床或者治疗台。患者不能使用外部的装置，比如吊环、病床护栏、床沿或者床杆。可以为不能平卧的患者提供一些额外的枕头。

15）椅上活动：符合要求的测试椅应该高45厘米。使用的测试椅应该结实且带有扶手。

16）平衡：进行平衡项目测试的时候，患者不能穿鞋。患者不能依靠外部的帮助来完成任何平衡项目的测试。进行坐位平衡测试的时候，无论是使用了座椅扶手或者靠背都视为使用了外部帮助。进行站立平衡测试的时候，患者站立的位置应该在被升高的床和测试者之间。假如在测试的时候，患者出现摇晃或者显著的摇摆，则该项测试应该及时停止。

17）步行：在做步行测试的时候患者应该穿着舒适的鞋子。下次测试的时候应该穿着同样的鞋子。

18）评分：使用提供的换算表，将原始总分转换为DEMMI分数。

（五）肺功能检查：呼吸量测定法

该检查需确定第一秒用力呼气容积（FEV_1）、用力肺活量（FVC）、呼气峰值流速（PEF）和用力呼出25%、50%、75%肺活量的呼气流量。

1. 测试步骤

1）输入个人资料（性别、年龄、身高、种族）。

2）尽可能为患者去除妨碍呼吸的衣服或绷带，并检查是否有阻碍空气流动的因素，如义齿。气管插管的患者，应将气囊充气，以防止空气泄漏而低估了容积。

3）测试前向患者说明："先尽可能深地吸一口气，然后快速、有力、充分地吹出来。"

4）在患者鼻子上放一个鼻夹。

5）要求患者平缓地最大吸气后，口含吹嘴（或肺活量计连接气管插管），用力、快速、尽可能地呼气。

6）上述测量重复至少2次。

7）在每次测试后，检查肺量计的可接受性和可重复性。根据测试情况给予患者反馈，如呼吸再深些，呼气更远些，呼吸再用力些等。

2. 肺功能检查解读

肺功能检查报告示例见图12-2-13。

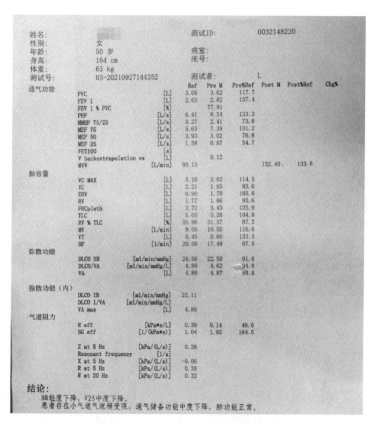

图12-2-13　肺功能检查报告示例

1）第1模块：基本信息。

该部分包含患者的有关数据，如性别、年龄、年龄、身高等，这些数据对计算患者肺功能的正常值很重要。

2）第2模块：通气功能测定。

用力肺活量（FVC）：是指患者最大吸气后用力呼出的最大容量。它是用力呼气时的参数。

第一秒用力呼气容积（FEV_1）：指最大呼气时第一秒呼出气体的容积。它也是一个完全吸气后用力呼气的参数。

Tiffeneau 指数（FEV_1/FVC）：用百分比表示，为最大呼气时第一秒用力呼气容积占用力肺活量的百分率。图 12-2-12 中的 Tiffeneau 指数为 77.91％，意味着第一秒用力呼气容积等于肺活量的 77.91％。Tiffeneau 指数是一个很好的衡量气道阻塞的指标。对于一个普通人来说，Tiffeneau 指数为 75％～80％。

用力呼出 75％肺活量的呼气流速（MEF75％）：用力呼出 75％肺活量时的瞬间最大呼气流速。该值取自流量—容积曲线。与其他流速一样，FEF75％以"L/s"为单位。

呼气峰值流速（PEF）：指一次用最大力量、最快速度呼气所产生的最大流速。呼气峰值流速到达延迟是呼气力量不足的表现，出现这种情况时需重复测量。

分钟最大通气量（MVV）：指患者 1 分钟用力快速呼吸所产生的通气量。

第一秒用力吸气容积（FIV$_1$）：指用力吸气时第一秒吸入的空气量。

3）第 3 模块：肺容量。

肺活量（VC）：尽力深吸气后所能呼出的最大气体量。这是一个静态参数，需要患者努力从功能残气量中再呼出更多的气体。

肺总量（TLC）：指深吸气末肺内储存的气体总量。

残气量（RV）：用力呼气末肺内残存的气体容积。

残气量占肺总量的百分比（RV/TLC）。

功能残气量（FRC）：平静呼气末，残留在肺中的气体量。

4）第 4 模块：弥散功能/气体交换。

肺弥散量（TLco）：是肺部允许气体弥散的能力。只有当肺弥散量值急剧下降（＜30％）时，静息状态下血氧饱和度才会下降。肺泡－毛细血管膜的质量下降（如肺纤维化）、扩散距离增加（如肺气肿）或肺泡表面和（或）毛细血管床（肺气肿）被破坏时，弥散能力可能会降低。

5）第 5 模块：气道阻力。

气道阻力（Raw）：衡量气体所受阻力的一个指标，尤其是在较大的气道（直径大于2mm）。这个指标体现的是气道的气体传导性。

3. 典型病例肺功能解读

1）急性呼吸道阻塞型肺疾病。急性呼吸道阻塞时，空气通过气道时受到支气管痉挛、支气管壁水肿、分泌物、异物、肿瘤等的阻碍，导致测量出的气道阻力大大增加。很显然，在这些患者中，用力呼气流速将受到影响，而容积参数受到的影响较小或不受影响，Tiffeneau 指数下降。若阻塞情况持续，将会出现慢性气道阻塞的特点。

2）肺气肿型慢性阻塞性肺疾病。肺气肿时，终末细支气管远端的气道弹性降低，因周围组织挤压和胸膜腔压力增加导致气道扩张受限。这种现象也称为"空气潴留"，即动态过度通气。最初，由于肺组织的弹性丧失导致了气道阻塞，随着肺实质破坏，大的"气囊"替代了小的肺泡，气道阻塞状况将不可逆并持续进展。所以此类患者的肺功能检测我们看到残气量增加，功能残气量和肺总量也增加，而呼气量减少。

肺气肿进展影响至全肺，FEV$_1$ 和 PEF 将受到明显影响，由于胸膜腔压力增大，大气道的用力呼吸参数也将受到影响，这使得肺内气体潴留加重，呼气时可到达测量设备的气量明显减少。

肺气肿型慢性阻塞性肺疾病患者的最大吸气流量通常是正常的，其病理生理学机制也容易理解。由于肺组织回缩力急剧下降，而肺组织膨胀运动减慢不明显，肺部将被动吸气。由于肺结构受到破坏，弥散的膜数量下降，弥散能力也会降低。

3）肺切除术后的限制性肺疾病。以一侧肺切除术后健侧肺组织完好为例。由于气体只能从健侧肺吸入，所以用力肺活量和流量将按比例减少，因此 Tiffeneau 指数不变。理论上弥散功能将减半，但按剩余肺泡量校正后的弥散功能（DLco/Va）大致正常。

4）间质性肺疾病。在这类疾病中，肺组织受到影响（纤维化）逐渐变硬，发展为限制性通气障碍。由于肺泡毛细血管膜受到影响，每个肺泡容积的弥散能力也会下降。气道阻力几乎不会改变，用力呼气时肺容积明显变小，但不会发生动态过度通气。

5）神经肌肉疾病。是以神经肌肉功能受损，肌力减退，运动耐力下降为主要表现的一大类疾病，常累及呼吸肌。该类疾病患者常表现为限制性呼吸功能障碍。

几种典型疾病的肺功能指标见表 12-2-13。

表 12-2-13　几种典型疾病的肺功能指标

	TLC	FRC	RV	Raw	FEF₁	FEF50%	PIF	TLco	Kco
肺气肿型慢性阻塞性肺疾病	↑		↑↑↑	↑	↓		（↑）		=
肺切除术后限制性肺疾病	2/5 或 3/5	2/5 或 3/5	2/5 或 3/5	=	2/5 或 3/5	2/5 或 3/5	2/5 或 3/5	2/5 或 3/5	
间质性肺疾病	↓或=		↓或=	=			=		
神经肌肉疾病				=					=或↓

注：↓，下降，↑，升高。

第三节　重症监护室中问题识别和物理治疗介入

一、治疗前安全性筛查

在过去，在 ICU 的早期阶段接受机械通气的重症患者通常需要进行深度镇静和卧床休息，尽管有长期证据表明长时间卧床休息会导致失调。ICU 患者早期进行性运动的有效性的研究仅在最近 10～15 年才开始出现在文献中。早期的出版物很少有记录与动员 ICU 患者相关的可行性、安全性和生理学效应，以及再患病率研究。最近几年的研究证据表明，成人 ICU 患者早期进行性运动是可行的、安全的，并且可能带来益处，包括改善功能，以及减少在 ICU 和住院的时间。

这些发现有助于 ICU 临床实践的转变，曾经需要接受过深度镇静和卧床休息的患者，现在给予较少的镇静剂并接受早期的进行性动员。研究表明，与 ICU 患者早期进行性动员相关的不良事件的发生率很低（≤4%）。即使出现，大多数不良事件也是短暂的和良性的。更多的是应考虑潜在的益处和可能发生的不良事件之间的平衡，如果过度关注不良事件会导致早期介入康复治疗的延迟。为了患者能安全地在 ICU 进行早期康复，并保证最小不良事件后遗症发生风险，在进行任何干预前都需要仔细评估患者。用客观标准进行评估，可保证干预的合理性和安全性，其中"红绿灯"——《关于机械通气危重患者半期运动的安全标准专家共识和建议》为至今最权威、实用的安全性筛查，可为成人机械通气、重症监护病房（ICU）患者提供制定相关安全参数的共识建议（表 12-3-1）。

表 12-3-1　颜色编码定义

绿色（●）	代表患者活动是安全可行的
黄色（△）	代表活动是可能采纳的，前提是需要 ICU 多学科医疗团队有更深入的考虑或讨论
红色（●）	代表不良事件的发生或导致不良后果风险最高

主动活动被定义为患者使用自己的肌肉力量和控制来完成的活动，在此过程中，患者可能需要工作人员或设备的帮助，但他们能积极参与训练。主动活动包括离床运动［即患者坐在床边（双脚悬挂）、站立、步行或坐在床上］和床上运动（即当患者坐在或躺在床上时进行的任何活动，如滚动、臀桥、上肢重量训练）。活动水平应根据患者的力量和耐力及评估的安全标准来确定。

涵盖的安全标准可分为四类：①呼吸安全考虑因素，包括插管状态、通气参数和对辅助治疗的需要；②心血管安全考虑因素，包括器械的存在、心律失常和血压；③神经系统安全考虑因素，包括意识水平、谵妄和颅内压；④其他考虑因素，包括连接在患者身上的管线及医疗情况。

（一）呼吸安全考虑因素

在每次活动之前，根据每个 ICU 的程序，物理治疗师应检查患者存在的任何人工气道（即气管插管，鼻气管或气管造口管）是否在正确的位置和固定是否良好。此外，患者可能需要的任何氧疗设施应具有足够的氧气储备，以满足超过预期的活动和活动持续时间（因为可能出现意外延迟或增加的要求）。共识中提出，气管插管本身并不是早期活动的禁忌证，如果没有其他禁忌证，吸入氧气浓度（FiO_2）小于 60% 是小部分患者进行离床活动和床上活动的安全标准。如果患者存在几个类别的安全限值，如低经皮血氧饱和度、高氧气浓度和高呼气末正压，则应在活动之前咨询医生。呼吸安全考虑因素见表 12-3-2。

表 12-3-2　呼吸安全考虑因素

类别		床上活动	离床活动
1. 插管	气管导管	●	●
	气管切开	●	●

续表

类别		床上活动	离床活动
2. 呼吸参数	$FiO_2 \leqslant 60\%$	●	●
	$FiO_2 > 60\%$	△	△
	$SPO_2 \geqslant 90\%$	●	●
	$SPO_2 < 90\%$	△	⬡
	呼吸频率≤30 次/分	●	●
	呼吸频率>30 次/分	△	△
3. 机械通气	高频振荡通气（HFOV）模式	△	⬡
	$PEEP \leqslant 10 \ cmH_2O$	●	●
	$PEEP > 10 \ cmH_2O$	△	△
	人机对抗	△	△
4. 补救治疗	血管扩张剂（NO）	△	△
	前列环素	△	△
	俯卧位通气	⬡	⬡

（二）心血管安全考虑因素

需要注意的是，至今临床仍无法就血管活性药物（及这些药物的组合）的剂量达成共识，其中血管活性药物的使用不是活动的绝对禁忌证，但活动的适当性受血管活性药物的绝对剂量、剂量变化的影响（如剂量增加应导致运动的谨慎或禁忌），并且，无论剂量如何，患者在临床上都需要有良好灌注。因此，物理治疗师应和 ICU 的临床医生讨论血管活性药物的安全剂量和组合，以便在适当的情况下进行患者活动，血管安全考虑因素见表 12-3-3。

表 12-3-3　血管安全考虑因素

类别		床上活动	离床活动
1. 血压	急诊静脉降压治疗	⬡	⬡
	平均动脉压（MAP）		
	低于目标范围并引发症状	△	●
	用血管活性药物和（或）机械支持后低于目标范围	△	●
	无治疗或低等强度治疗后高于目标范围的下限	●	●
	接受中等强度治疗后高于目标范围的下限	△	△
	接受高等强度治疗后高于目标范围的下限	△	●
	已知或可疑的严重的肺动脉高压	△	△

类别		床上活动	离床活动
2. 心律不齐	心动过缓		
	需要药物治疗（如异丙肾上腺素）或等待紧急起搏器植入	●	●
	不需要药物治疗（如异丙肾上腺素）或等待紧急起搏器植入	△	△
	经静脉或心外膜起搏器		
	全起搏	△	●
	稳定的潜在节律	●	●
	心动过速		
	心率>150 次/分	△	●
	心率 120～150 次/分	△	△
	心率<120 次/分	●	●
3. 设备	股动脉内球囊反搏	●	●
	ECMO		
	股动脉或锁骨下动脉（非单头双腔插管）	●	●
	中央静脉内置单头双腔插管	●	△
	心率辅助设备	●	●
	肺动脉导管或其他连续心输出量监测装置	●	△
4. 其他心血管因素	乳酸>4 mmol/L 的任何原因造成的休克	△	△
	已知或可疑的急性深静脉血栓形成（DVT）/肺栓塞	△	△
	已知或可疑的严重主动脉狭窄	●	△
	心肌缺血［定义为持续的胸痛和（或）动态 ECG 改变］	△	●

（三）神经系统安全考虑因素

神经系统安全考虑因素见表 12-3-4。

表 12-3-4　神经系统安全考虑因素

类别		床上活动	离床活动
1. 意识水平	患者嗜睡、平静或缺少休息（如 RASS-1～+1）	●	●
	患者轻微镇静或焦虑（如 RASS-2～+2）	△	△
	患者平静或镇静（如 RASS<-2）	△	●
	患者非常焦虑或有攻击性（如 RASS>+2）	●	●
2. 谵妄	谵妄工具（如 CAM-ICU）-动作	●	●
	谵妄工具+动作和能够跟从简单指令	●	△
	谵妄工具+动作且不能跟从指令	△	△
3. 颅内压	积极管理颅内压升高但颅内压不在理想范围	●	●
	未积极管理颅内压升高	●	△

续表

类别		床上活动	离床活动
4. 其他神经系统因素	颅骨切除术	●	△
	开放的腰大池（未夹闭）	●	△
	帽状腱膜下引流	●	●
	脊髓保护状态下（清创或固定术后）	●	△
	急性脊髓损伤	●	●
	未处理的动脉瘤造成的蛛网膜下腔出血	●	△
	血管痉挛型动脉瘤术后	●	△
	癫痫	●	●

（四）其他安全考虑因素

其他安全考虑因素见表 12-3-5。

表 12-3-5　其他安全考虑因素

类别		床上活动	离床活动
1. 外科	不稳定性骨折： 骨盆， 脊椎， 下肢长骨	△	●
	大面积开放性创伤： 胸部/胸骨 腹部	●	●
2. 内科	已知的不可控的活动性出血	●	●
	可疑的活动性出血或出血风险增加	●	△
	物理或药物降温处理后患者仍有可接受的最大范围的体温升高	△	△
	积极的保温管理	△	△
3. 其他因素	ICU-AW	●	●
	持续的肾脏替代治疗（包括股动脉透析）	●	●
	股动静脉导管	●	●
	股动脉鞘管	△	●
	其他引流管或附属物； 胃管； 中心静脉置管； 胸腔引流管； 伤口引流管； 肋间引流管； 导尿管	●	●

随着早期渐进式活动持续得到更广泛的实践和研究，以及重症监护医学的进步，目前被视为禁忌的标准可能会在的未来的活动建议中被更新。安全筛查的实施有可能帮助患者

尽早实现最大化动员，同时尽量减少不安全事件发生的风险，这将有助于改善患者的功能，并转化为 ICU 和住院时间的缩短。

（五）"MOVEN" 筛查

1）心肌稳定（myocardial stability，M）。HR 在 50～120 次/分，MAP<60 mmHg 或 MAP>110 mmHg，24 小时内无心肌梗死，24 小时未用内抗心律失常药。

2）氧合（oxygenation，O）。FiO_2<60%，SpO_2>92%（活动时 88%），PEEP<12 cmH_2O，RR 在 10～35 次/分。

3）最小剂量的升压药 ［Vasopressor（s）minimal，V］。近 2 小时内血管活性药物剂量未增加。

4）对指令有反应（engages to voice，E）。患者对于言语刺激能够睁眼。

5）神经系统稳定（neurologic stability，N）。颅内压<20 mmHg，24 小时内无活动性癫痫。

（六）治疗前需要了解的具体信息

1）患者详细的病史记录，包括从入院时到 ICU 的和相关的内科、外科诊断，以及社会经历。

2）发病前的状态，相关《国际功能、残疾和健康分类》，了解结构和功能的受限（损伤）、活动、社会参与（与生活质量相关的健康）。以上信息将提供结果测试的基线，决定着患者离开 ICU 和出院的临床决策。

3）详细理解患者所用药物的知识，药物的适应证、不良反应（特别是那些影响患者对物理治疗反应的药物，如血管活性药物、镇静药物）。

4）理解患者生命体征的稳定性，包括心脏的速率和节律、呼吸的速率和节律、血压、皮肤颜色、中心温度、血流动力学稳定性。

5）详细理解患者的实验室的检查结果、程序和活组织检查，包括动脉血气分析、血液分析、生化检查、心电图（ECG）检查、影像学检查、胸腔穿刺术、中心静脉压（CVP）、左心房压力（LAP）、肺动脉楔压（PAWP）、颅内压（ICP）、微生物检查和尿液分析结果。

6）如果患者是机械通气，需要了解具体通气模式的基本原理和使用参数。

7）关于建立患者数据库：①根据患者的具体情况进行彻底的、详细的临床评定，包括胸部的视诊、触诊、叩诊、听诊和神经肌肉骨骼的评定，排除任何心肺功能障碍的次要影响并实施预防康复措施。②确立物理诊断和问题条目，安排好治疗目标的优先顺序和总体治疗计划。③确定最佳评定和治疗结果测试，并清楚地解释结果。④在治疗和氧气输送系统加压之前进行一系列的评定，预测患者的氧气输送储备容量。⑤随着治疗的进展，记录客观和相关的主观治疗结果，调整患者的进阶治疗目标。

二、重症监护室中活动等级推荐

在重症监护室，有关功能优化的主要目标最初集中在心肺功能上。随着氧气转运能力的改善，对于患者获得自我护理、自我定位、坐立、行走的最佳功能的关注度也随之增加。通过记录患者坐在床边、坐在床旁椅子上、站立和行走的时间，可客观地追踪物理治疗的结果。另外，患者可以举起的重量和重复次数，以及执行的内容也容易量化。

与无创性治疗一样，物理治疗师利用非侵入性的干预手段达到治疗的目的。非侵入性干预治疗引起患者对辅助医疗措施的依赖性减少是物理治疗的重要效果，包括：氧疗时降低 FiO_2；避免机械通气；最低限度地使用呼吸机支持；如果患者正使用机械通气，能够增加其自主呼吸的次数，即使是最低程度的；减少药物（如支气管扩张剂、正性肌力药物、长效强心剂、镇静剂、麻醉剂、镇痛剂）的使用。

（一）监护室患者活动时的指导原则（根据团队对多系统评定和讨论的结果确定）

1）决定患者准备活动的时间。在决定患者准备活动时间前应进行多系统的评定，包括：唤醒、药物、导管和管道、机械通气和呼吸支持；对重力和活动刺激的反应；禁忌证，预防措施和配合的团队。

2）对于一个既定患者，基于客观和主观的检测结果确定治疗方案和安全参数。

3）通过观察患者对这些刺激的直接和长久的反应确定重力和活动刺激参数（确定活动和运动的类型，它们的强度、持续时间和频率）。

4）基于患者的反应，将活动逐步进阶。活动进度顺序见图 12-3-1。

5）如果患者的生理反应随着活动负荷的增加发生合理的变化，且患者的状态持续稳定，就可以尝试进行活动进阶。

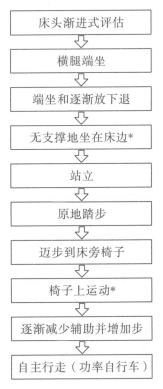

图 12-3-1　患者的活动进阶顺序（即站立和转移）

注：＊表示利用辅助措施和设备如重量、皮带、抬腿和测力计踏板等增加肌肉的抗阻运动，进级的条件需要根据安全性考虑和预期的治疗效果来考虑。

6）患者在每次进行活动前要进行再评估，评估应贯穿治疗的始终。物理治疗师应监控患者在下述每个水平过程中和后续的情况，记录反应和结果。

7）对于进阶的患者，增加的强度、增加的量与支持及辅助的减少相对应。运动持续时间增加也预示总体运动强度的增加和运动功能的改善；即患者随着治疗的进展，安全限制逐步减少，能忍受更强的负荷和运动压力。随着运动强度的增加和持续时间的延长，活动的频率应相应地减少。

8）有些患者能很快地进阶好几步，有些患者基于个人反应进阶得相对慢些。

9）患者活动后应监控其反应直至病情恢复到活动前，进行定性和定量的评估直至回到休息状态基线的情况。

（二）重症监护室患者功能最优化的一般性物理治疗目标

1）建立一个详细的测试结果基线，连续记录测试结果，评估变化。

2）维持或优化肺泡通气和灌注及受累的肺部。

3）延长患者的自主呼吸（达到治疗上的指示），进而避免、延迟或最小化使用机械通气的需要。

4）最小化呼吸做功。

5）最小化心脏做功。

6）设计和执行让患者感到舒适的体位时间表（氧气输送最优化不同于治疗性的体位）。

7）对于因病情活动受限的患者，维持或重建一般性的活动、力量、耐力和协调性。

8）康复计划最大限度地涉及住院患者所提到的日常生活所包括的自理、体位改变、站立、转移、椅子坐立、步行等活动。

9）通过治疗目标的制定和治疗组中成员的相互作用来最大程度优化治疗的效果，康复治疗与药物治疗协同发挥疗效，基于重症监护室内客观有效的监测结果和主观的调查结果给予患者特定的治疗。

患者物理治疗的一般内容包括预防和防范。制动和斜躺的并发症主要涉及心肺、神经、骨骼肌肉系统的状态和总体的功能的改变。在 ICU 病情严重和年老的患者中，制动的不良反应被放大。因此，物理治疗师的主要目标是避免和减少患者在恢复过程中和在 ICU 期间的不良反应。与通气设备（VAP）有关的肺炎是 ICU 中最常见的院内感染，与 ICU 护理中的低成果和高付出有关。

物理治疗的预防目标包括减少卧床和制动，减少心肺和神经肌肉功能的去适应作用，减少肌肉骨骼发生畸形的风险，减少神经系统的功能障碍，减少受压区压疮的发生（头后部、肩、肘、骶部、脚踝）。卧床和制动的不良后遗症，可能威胁到病情危重患者的生命，而这些大部分又都是可以被预防的。因为压疮有增加感染和让病情恶化的风险，进而可能危及患者生命，为避免压疮需特殊护理，可能需要特殊的床垫和床。物理治疗师和护理人员需要对危重症患者进行身体的特殊护理，对患者的每个泛红的部位、受压皮肤和潜在皮肤的损害进行常规的检查。患者在 ICU 治疗和住院期间，床单的质地、柔滑程度、睡衣的纹路、线和导管对患者的刺激必须成为常规监护内容。预防是关键，因此要考虑到 ICU 中患者免疫功能的下降。尽管压疮大部分可预防，但考虑到其对恢复的不良影响，仍需警惕。未被减轻的压力和设备障碍，是引发患者压疮的重要原因。这些引起压疮的原因需要百分之百的警惕和监管。物理治疗师对患者体位摆放的建议，在治疗和预防制动后遗症的过程中起着重要的作用。

ICU 中的物理治疗是特定目标行为下的明智之选。就物理治疗的一般原则而言，在生理学层面，活动、运动和体位首先被物理治疗师充分利用，用以反映它们对氧气全面输送的直接和间接的作用。早期优先选择活动和步行，无论患者是否机械通气。在干预的另一层面，气道廓清也被视为常规干预，但这种干预应该越少越好，因为会影响氧气转运，尤其是气道廓清理技术和吸痰。评估氧气的摄入和消耗是至关重要的，考虑到 ICU 患者的高代谢需求，物理治疗过程中需要记录相关运动和物理治疗有关的应激反应。

（三）早期转移和身体的活动的临床实践

近年来，预防和治疗患者的躯体功能障碍得到了更多的关注，尤其是针对长期住在 ICU 的患者。重症康复团队里的所有成员（医生、物理治疗师、护理人员和作业治疗师）应该能确定与早期转移和身体活动相关的治疗需求和治疗方案的优先级。他们也必须确保这些治疗方式可以实行并且是安全的。这种跨学科协作的方式已被证明是有效的。采用系统方法，鲁汶大学制订了一份与早期转移和身体活动相关的日常治疗时间表（Start to move ASAP - UZ Leuven）。

身体的转移和活动被认为是康复方案中的主要内容，应以适当的强度和方式进行，具体取决于患者状况的稳定性和配合程度。因此，测试心肺储备能力和不允许早期活动和身体运动的其他因素是至关重要的。在测试中，特殊功能评估（肌肉的力量和关节的活动度）和功能等级评估（独立能力、Berg 平衡评分、功能性步行分类）都应该被考虑在内。不能主动配合的患者可以采用被动肢体活动、牵伸、体位管理、被动床旁自行车或者神经肌肉电刺激。这些治疗不需要患者的配合，且对心血管呼吸系统的负荷最小。此外，急性期已过，但仍依赖呼吸机，且病情稳定和配合的患者可将其转移至床的边缘，再到椅子，完成抗阻训练（但不在床旁自行车上做循环抗阻）和踏步训练。

1. 明确诊断

明确诊断：

1）心血管及呼吸系统负荷能力的每日评估（基础评估），参与配合能力的每日评估（能完成 5 个标准问题），见表 12-3-6。

2）关节功能的每日评估，上下肢肌肉功能的每日评估（MRC 肌力测试、手握式测力计），见表 12-3-7。

3）功能性能力的每日评估（Berg 平衡量表），见表 12-3-8。

4）在进行医护会诊时确定"Start to move ASAP-UZ Leuven"方案（表 12-3-9）中的等级，其中应特别注意时间的安排（在活动期间适当的休息）、转移的执行（正在进行转移和已经坐于座椅上）和步行的训练。

表 12-3-6　5 个标准问题和基础评估

适应评分	对 5 个标准化问题做出恰当的反应	基础评估
·FAILS＝至少存在 1 个危险因素； ·如果基础评估不通过，降到等级 0； ·安全性和可行性：在干预的过程中，如果发生不利事件，每个活动都应该被推迟	·睁眼和闭眼； ·看着我； ·张开嘴巴并且伸出舌头； ·点头（如果患者有气管插管，可以用握手和摇手代替）； ·当我数到 5 请皱眉	·心血管及呼吸系统不稳定； ·MAP＜60mmHg 或 FiO_2＞60％或 PaO_2/FiO_2＜200 或 RR＞30 次/分； ·神经系统不稳定； ·手术急性期； ·体温＞40℃

表 12-3-7　MRC 肌力测试总评分（预先存在神经元疾病：－否　－是）

	右	原因	推测（EP）	左	原因	推测（EP）
肩外展						
屈肘						
伸腕						
屈髋						
伸膝						
踝背伸						
力量总计						
EP 总计						
MRC 总评分						

注：MRC 总评分：0，没有肌肉收缩；1，肌肉收缩但不引起关节活动；2，关节活动但不能抵抗重力；3，能抵抗重力做全关节范围活动；4，能抗重力和阻力活动；5，正常。

表 12-3-8　Berg 平衡量表

坐位到站位	无支撑站立	坐位无靠背支撑但双脚着地或双脚放在一个凳子上
4，能够在没有手支撑下独立站稳 3，手支撑独立站立 2，经过多次尝试后手支撑站立 1，需要他人少量的帮助站立或维持稳定 0，需要他人中量或大量的帮助才能站立	4，能够安全地站立 2 分钟； 3，在监护下站立 2 分钟； 2，无支撑站立 30 秒； 1，经过多次尝试才能无支撑站立 30 秒； 0，无支撑不能站立 30 秒	4，能够安全地保持坐位 2 分钟； 3，能够无支撑保持坐位 2 分钟； 2，能够保持坐位 30 秒； 1，能够保持坐位 10 秒； 0，无支撑不能保持坐位 10 秒

表 12-3-9　Start to move ASAP-UZLeuven 方案：渐进式转移计划和身体活动方案

类别	0 级 不配合 S5Q＝0	1 级 较少配合 S5Q＝0-5	2 级 中等配合 S5Q＝0-5	3 级 接近完全配合 S5Q≥4/5	4 级 完全配合 S5Q＝5	5 级 完全配合 S5Q＝5
临床评估	不能通过基础评估；	能通过基础评估；	能通过基础评估；	能通过基础评估；	能通过基础评估；	能通过基础评估；

续表

类别	0级 不配合 S5Q=0	1级 较少配合 S5Q=0-5	2级 中等配合 S5Q=0-5	3级 接近完全配合 S5Q≥4/5	4级 完全配合 S5Q=5	5级 完全配合 S5Q=5
临床评估		由于神经系统症状、手术和创伤不允许转移到椅子	因为肥胖、神经系统症状、手术和创伤不允许主动转移到椅子（即便MRCam≥36）	MRC总评分≥36 BBS坐位到站位=0 BBS站立=0 BBS坐≥1	MRC总评分≥48 BBS坐位到站位≥0 BBS站立≥0 BBS坐≥2	MRC总评分≥48 BBS坐位到站位≥1 BBS站立≥2 BBS坐≥3
体位管理	2小时变换体位	2小时变换体位；斜躺卧位；辅具固定体位	2小时变换体位；辅具固定体位；倚靠床上直立坐位；被动地从床转移到椅子	2小时变换体位；被动地从床转移到椅子；坐于床边；辅助下站立（≥2人）	主动床椅转移；坐于床边；辅助下站立（≥1人）	主动床椅转移；坐于床边；辅助下站立（≥1人）
物理治疗	不能进行治疗	被动/主动关节活动；被动/主动床上踏车；神经肌肉电刺激	被动/主动关节活动；上下肢抗阻训练；被动/主动上肢和（或）下肢床上或坐位踏车；神经肌肉电刺激	被动/主动关节活动；上下肢抗阻训练；主动上肢和（或）下肢床上或坐位踏车；神经肌肉电刺激；ADL	被动/主动关节活动；上下肢抗阻训练；主动上肢和（或）下肢床上或坐位踏车；帮助或助行器下步行；神经肌肉电刺激；ADL	被动/主动关节活动；上下肢抗阻训练；主动上肢和（或）下肢床上或坐位踏车；帮助下步行；神经肌肉电刺激

2. 不能参与早期活动的危重症患者的物理治疗

如果危重症患者不可能实现直立站位，可模拟健康躯体的正常感觉和刺激，必须尝试将危重症患者（较好的支持）置于直立坐位和侧卧位（体位转换）。这种体位摆放和规律的操作必须系统地进行，以抵消长期卧床给呼吸系统、心血管系统带来的不利影响。体位管理还可以预防四肢肌张力下降、神经损害和压疮。理论上，体位管理应每2小时进行一次，但这个频率还没有得到科学的论证。ICU的床必须有屈髋和屈膝装置。这样，就可以尽可能帮助患者接近直立坐位。肌张力低和肥胖的患者能得益于带靠背和扶手的椅子。为了转移的安全，这类患者需要一个悬吊装置。

对不能主动活动的危重症患者，在其运动轨迹范围内做肢体的被动牵拉或被动活动是非常重要的。针对健康人群的研究显示，被动牵拉能够减少肌肉强直和增加肌肉的柔韧性。持续被动活动能预防关节挛缩和减少肌肉萎缩，特别适用于长期不活动的危重症患者。不能进行主动活动的患者（如严重烧伤、外伤和某些神经系统疾病的患者），如果利用辅具固定体位治疗的时间较长，可能会增加挛缩的风险。

在重症监护早期阶段，患者常常不能参与运动训练。随着技术的发展，患者目前能在床上用"床旁自行车"来（主动或被动）活动下肢。这样的"床旁自行车"（图 12-3-2）能够为患者提供长时间持续的活动（每天 20~30 分钟）并且还能严格地控制强度和持续时间。此外，训练强度可以根据患者的需求和训练中的反馈不断调整。ICU 患者在早期每天运用"床旁自行车"可提高出院时的功能状态、肌肉功能和运用能力。

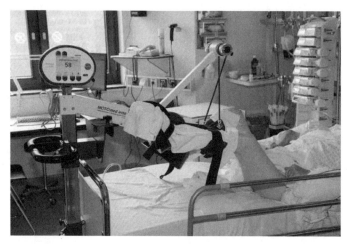

图 12-3-2　床旁自行车（用于卧床患者主动/被动蹬车的重症监护运动设备）

对不能进行主动肌肉收缩的患者，肌肉电刺激可以防止肌肉萎缩。神经肌肉电刺激仪（NMES）用于治疗危重症患者的研究报告指出，长时间卧床（2~4 周）的患者，NMES 一般能对肌肉质量的保护起到积极的作用。但是，在早期康复阶段（进入 ICU 的第 2~5 天）就开始肌肉电刺激治疗的研究中并没有发现对肌肉质量的保护作用。使用 NMES 的禁忌证包括开放性骨折伤口和电极片治疗区域的皮肤病变。NMES 也不适用于孕妇和安装有心脏起搏器的患者。在已有神经或神经肌肉问题的患者中，使用 NMES 需要与神经科医生协商决定。

为了使 NMES 达到有效治疗的目的，通常会使用 2 个电极片放置在肌肉上方的皮肤上：一个置于近端，一个置于远端。对于危重症患者的康复，由于水肿、血管活性药物和败血症等合并症只有 50% 的患者采用该治疗方法。我们可以提供一种更专业的治疗方法，即多电极神经肌肉电刺激仪。在这种方法中，先用红色记号笔标出肌群的主要运动点，然后将大电极放置在肌肉的近端，将小电极放置在肌肉的运动点上（图 12-3-3）。使得以尽可能低的强度（从而尽可能少的疼痛）募集尽可能多的运动单位，获得尽可能好的收缩效果。要实现肌肉的有效收缩，治疗的频率必须高于 30 Hz，50 Hz 是最理想的，能使肌肉更好地收缩，而不会快速产生疲劳。脉冲持续时间取决于刺激的肌肉。NMES 优选的肌肉是股四头肌，因为这是一个非常容易接近重要功能意义的肌肉。对危重症患者，该肌肉的最佳脉冲刺激持续时间在 300~400μs。危重症患者停留在 ICU 的第一阶段，由于卧床制动，可能没有或几乎没有任何肌肉活动。因此，NMES 治疗的时间必须足够长（1 小时）才能获得效果。

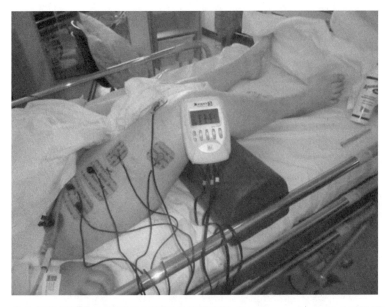

图 12-3-3　多电极神经肌肉电刺激仪对股四头肌进行治疗（Compex3，DJO 全球比荷卢，比利时）

3. 能够参与早期活动的危重症患者的物理治疗

"早期活动"是危重症患者的物理治疗方式之一。"活动"指的是一种有强度的身体活动，它能诱导机体应激的生理效应，改善通气、中央和外周血流灌注、循环、肌肉新陈代谢和警觉性。活动策略采取活动强度递增的方式，即从在床上交替变换姿势、坐床边、床椅转移、站立到迈步和辅助独立步行。这样的方案可缩短危重症患者在 ICU 治疗和住院的时间。

跨学科人员（医生、护理人员、物理治疗师和作业治疗师）协作方案的优点是能减少花费。早期活动对于患者是非常有利的，尽管对于仍然需要生命支持（机械通气、心脏支持系统）的患者、无物理治疗师或无步行工具（站立架和助行器）帮助不能步行的患者都是不容易实现的。

站立和步行辅助设备使身上有留置导管的患者能够安全移动（图 12-3-4）。步行辅助设备必须能够携带便携式氧气瓶或便携式机械通气。还可以使用长凳或轮椅。站立和步行辅助设备、助行器和起立床可提高生理反应能力，改善危重症患者早期活动的参与能力。悬吊装置有利于帮助患者起立，并保护患者、护理人员和物理治疗师。对于存在呼吸系统问题的患者，便携式机械通气设施可能可以满足患者（每分通气量减少）的需求。

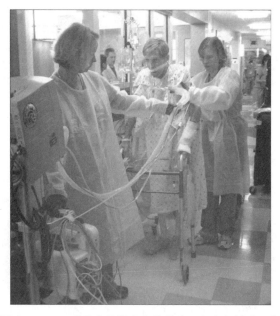

图 12-3-4　呼吸支持的患者依赖站立和步行辅助设备

　　除早期活动之外，有氧训练（如坐式自行车，图 12-3-5）和抗阻训练（图 12-3-6）尤其适用于因长期机械通气而活动受限的患者。物理治疗师每天可根据患者的耐受能力调整方案。坐式自行车和床旁自行车允许物理治疗师为患者制订个性化的治疗方案。自行车运动强度可从被动到辅助、从主动到抗阻进行转变。物理治疗师可以根据患者的能力进行调整。

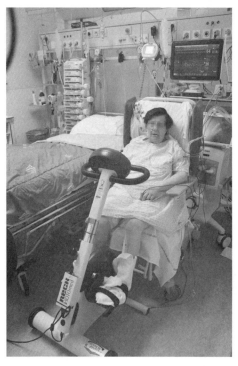

图 12-3-5　坐式自行车（患者坐位下主动/被动蹬车）

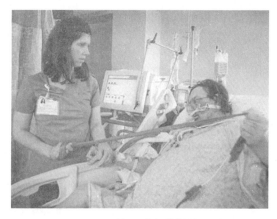

图 12-3-6　使用弹力带做抗阻训练

三、原发性心肺功能障碍危重症患者的物理治疗管理

（一）呼吸衰竭

1. 病理生理学和内科管理

呼吸衰竭是指各种原因引起的肺通气功能障碍和（或）换气障碍，引起缺氧（低氧血症），伴或不伴 CO_2 潴留（高碳酸血症），血气分析变化为 $PaO_2 < 50 \sim 60$ mmHg 或 $PaCO_2 > 50$ mmHg。呼吸衰竭有多种发病原因和机制。常见的原发性心肺功能疾病如慢性阻塞性肺疾病、重症肺炎和心肌梗死或继发于其他疾病的心肺疾病都可能导致呼吸衰竭。根据发病机制，呼吸衰竭可分为通气性呼吸衰竭和换气性呼吸衰竭。通气性呼吸衰竭也称为泵衰竭，由调控呼吸的中枢或外周神经或神经肌肉组织的功能障碍导致，主要引起通气功能障碍，表现为Ⅱ型呼吸衰竭（伴高碳酸血症）。换气性呼吸衰竭也称为肺衰竭，由气道阻塞、肺组织和肺血管病变导致，常引起换气功能障碍，表现为Ⅰ型呼吸衰竭（不伴高碳酸血症）。呼吸肌强度与呼吸模式的评估可以作为诊断呼吸衰竭的工具。呼吸肌的疲劳最终会导致呼吸模式的改变：一是卧位患者膈肌疲劳时在吸气相会出现腹壁矛盾运动。但在呼吸中枢的作用下，机体往往会发生代偿运动来避免呼吸肌的疲劳，这种代偿运动（如吸气时间的缩短和吸气力量的降低）又会使肺泡通气量降低并导致呼吸衰竭。二是呼吸交替节律的异常，表现为腹式呼吸和胸式呼吸的交替，这时 $PaCO_2$ 逐渐开始上升。

2. 物理治疗管理原则

呼吸衰竭通常不能在短时间内得到缓解，一般情况下需要呼吸机辅助通气。在治疗时主要考虑两方面：减少呼吸肌负荷、增加呼吸肌功能。

1）减少呼吸肌负荷。措施包括：主动循环技术（the active cycle of breathing technique，ACBT）结合咳嗽、体位引流、吸痰等清除气道分泌物，减少气道阻塞，减少呼吸做功；无创通气［经鼻连续气道正压通气（CPAP）或双相气道正压通气（BiPAP）也可以减少呼吸负荷］；肺水肿与胸腔积液会加重呼吸肌负荷，此时主要依靠体位引流与其他医疗手段干预。

2）增加呼吸肌功能。通过提高呼吸肌（主要是膈肌与吸气肌）的肌力与耐力来增加泵功能，主要针对通气障碍进行治疗，需要足够的氧供、营养和循环支持。措施包括：氧疗、药物治疗与体位改变，屈曲躯干以增加膈肌的最大肌力，手臂支撑头部、抬高肩胛带、辅助喉部肌肉使气道更加通畅。

（二）慢性阻塞性肺疾病

1. 病理生理学和内科管理

慢性阻塞性肺疾病（COPD）是一种以持续气流受限为特征的、常见的可预防和治疗的慢性气道疾病，可进一步发展为肺心病与呼吸衰竭。由于低氧血症与肺动脉压的增加，COPD 典型的影像学表现为肺过度膨胀、膈肌扁平和右心室扩张。根据疾病进程的不同，COPD 患者的临床表现也不尽相同。支气管炎症是疾病进展过程中的典型表现，慢性炎症会导致小气道的重塑与狭窄。而肺气肿会带来肺的实质性改变，继而造成肺组织弹性的下降。由于 COPD 的炎性反应突出，因此临床评估中检测炎性标志物具有很高的价值。

慢性阻塞性肺疾病会导致通气障碍，若保守治疗失败或无法改善严重受损的氧运输、气体交换及清除黏着的分泌物，则需要气管插管进行机械通气，以维持气道与肺泡维持充足的通气量。机械通气要建立在动脉血气分析的基础上，以确保能够维持正常的血气和酸碱平衡的潮气量和呼吸速率。需要注意，患者气道的高阻力可能会使气管内或切开处与呼吸机的连接断开，影响分钟通气量，此时应关闭呼出潮气量并监护潮气末的二氧化碳以确保患者的有效通气。

呼气末正压通气（PEEP）有利于机械通气患者呼气末期的气体交换，但会带来心血管的副作用，如心肌灌注的降低，应避免患者过多的咳嗽刺激以免加重这种副作用。患者气管内管道的存在引起的咽反射会增加口咽与胃部内容物的吸入风险，进而导致肺炎与肺部感染。这种风险可以通过气道吸痰与鼻饲管来降低，由于吸痰的创伤较小，可以在有人工气道的患者身频繁进行。

2. 物理治疗管理原则

急性呼吸衰竭往往由慢性气流受限发展而来，在呼吸衰竭发展的最后阶段，气道阻力、呼吸做功、摄氧量和二氧化碳生成都会大大增加。支气管阻塞导致的肺泡换气不足使通气/灌注比严重失调，血氧不足和呼吸性酸中毒引起的反应性肺动脉高压又进一步导致呼吸衰竭。呼吸性酸中毒时会加重呼吸节律的障碍，这时需要静脉给予碳酸氢盐并频繁测定 pH 值以纠正紊乱的电解质。而肺换气的进行依赖于充足的肺循环与体循环，增加心肌的收缩力是很重要的一个因素。因此在继发于 COPD 恶化的急性呼吸衰竭患者的物理治疗管理方面，主要的措施是在患者病情稳定的基础上选择优化通气，包括气道开放最大化、增加肺泡通气、优化通气/灌注比、优化 pH 值、清除二氧化碳、减少呼吸肌和心脏做功。其主要的目标是改善或维持动脉血氧分压、动脉血氧饱和度和二氧化碳水平。

活动和运动是 ICU 患者物理治疗管理的最高水平，对于处于机械通气状态下的患者，也应鼓励其进行转移、坐下、站起等活动。在进行活动时应考虑患者当下能够承受的摄氧量增加的限度：放松、有助于氧运输的正确体位、疼痛的控制及休息时间的协调都是控制摄氧量需求的有效干预方法。物理治疗管理的同时应用 ICU 中的监护设备来确保患者的安全，病情严重的患者也可以进行安全的被动活动。

体位管理可以优先利用于增大肺泡容量、通气/灌注比、呼吸动力学、咳嗽效果和分泌物的清除。由于一个体位需要持续一段时间，其间应进行监测以免引流的分泌物进入功能性的患处肺野，产生压迫性肺不张。每个患者因各种因素对体位的反应也不同，因此需要对患者在特定体位进行观察、记录、客观检查，以及监测其对氧运输改变的反应。此外，体位管理还可以通过体液转移来促进心脏功能。对于不能独立支撑的患者，高半卧位联合膝关节抬高可以刺激体液转移。在治疗期间，没有严格禁忌证的机械通气患者都可以尝试进行四种体位（仰卧位、左侧卧位、俯卧位、右侧卧位）的转换。

（三）限制性肺疾病

1. 病理生理学和内科管理

限制性肺疾病初期的特点是肺实质硬化，阻止肺充分扩张。正常情况下，吸气时膈肌下降，胸廓体积增加，肺泡扩张。而多种因素可以限制肺的扩张，如胸部的改变（如脊柱畸形）、胸膜畸形，以及肥胖和腹水等。随着肺间质纤维化、结节病、尘肺的出现，肺顺应性也会降低。弥漫性肺间质纤维化、肺嗜酸性粒细胞浸润、结节病和肺结核等都是常见的限制性肺疾病，这类疾病患者的肺功能表现为肺活量和肺容积的下降，潮气量可能相对正常。阻塞性模式和限制性模式在心肺功能障碍中经常共存，两者对氧运输的影响要分别进行判断。

2. 物理治疗管理原则

限制性通气障碍常常与内外科的情况有关，内科限制性肺疾病常存在潜在的不可逆的肺损伤，而对于外科限制性肺疾病患者来说，限制性是可逆的。对于限制性肺疾病的物理治疗管理来说，无论是否有机械通气的指征，组织氧合、二氧化碳清除、血液 pH 值管理和有效的心输出量都是首要管理内容。物理治疗师需要设计一个合适的方案，包括体位管理和活动，用以改善心血管和肺功能，减少并发症的发生风险、肌肉骨骼的畸形和皮肤的破裂。虽然患者通常携带有导管、监测装置和固定装置，但无论出于何种目的，患者应避免受到不必要的限制，在保证安全的情况下可以进行多种姿势的变化与活动。另外，进行体位引流时需谨慎活动，以避免诱发支气管痉挛和低氧血症。

考虑到活动诱发疾病恶化的可能，物理治疗管理期间应建立合理的确保优化氧合的管理计划。物理治疗师可以全程辅助患者运动，辅助运动可以通过通气和循环的形式促进氧气运输、维持关节活动度与预防挛缩，最好进行一组关节全范围的活动来维持关节的活动度。松弛的关节对过度拉伸没有保护作用，易被拉伤，需要缓慢活动到关节正常的活动范围。但多数情况下最好进行主动辅助运动和主动运动，这样对提高患者肌肉力量、耐力和协调性更加有利。但不正确的应用也会导致患者身体功能的下降，因此无论进行何种类型的运动，都要密切观察患者的动脉血氧饱和度、舒适程度、呼吸困难、有无发绀及疲劳程度。上肢的一般活动与全范围的关节活动对于改善通气与血流量分布有很大的收益，但也会加重心肺的负荷，因此需要监测心率、ECG 和血压。下肢运动如髋和膝的屈曲能增加静脉回流，预防血栓，可以根据患者的病情来决定。物理治疗师在制计运动计划时要充分考虑活动带来的好处与可能的风险，在确保患者安全的同时能使患者能最大程度受益。

（四）哮喘

1. 病理生理学和内科管理

哮喘的病理生理学特征包括显著的气道阻力增加、气道水肿、黏液的分泌和潴留。呼吸做功增加可导致呼吸窘迫，肺换气的不足引起更严重的低血氧与高碳酸血症，支气管痉挛、肺动脉高压随之发生，进一步增加呼吸做功并伴随患者焦虑情绪的产生。在患者能够配合的情况下，测试肺活量、呼气峰值流速和用力呼气量等能够提供衡量气道阻塞严重程度的指标。严重气喘可进一步发展为持续哮喘状态，表现为呼吸急促、呼吸困难、气喘、心动过速、发绀及恐慌等。内科管理主要通过药物来缓解血氧不足、气道炎症与阻力，静脉注射以纠正水电解质平衡紊乱，从而减少呼吸做功与患者的焦虑。

2. 物理治疗管理原则

根据上述提到的哮喘患者的主要问题，物理治疗管理的首要目标是优化氧气运输、使肺泡通气最大化，促进黏膜纤毛输送和分泌物的清除。具体干预包括以下方面：

1）促进患者的呼吸控制，提高通气/灌注比。

2）选择减少呼吸困难和呼吸做功，最大化肺泡通气、血氧饱和度、血气指标的体位，协调放松呼吸与体位移动。

3）教育患者自主有效咳嗽，以促进分泌物的排出。

4）进行缩唇深呼吸延长呼吸和维持小气道的开放。

需要注意，在进行干预时应避免将患者放在一个不能耐受或限制气流的体位，尤其是呼吸困难的患者。在患者内科情况稳定后即可进行渐进式运动训练；预防并发症的同时增加氧气的运输。

（五）心肌梗死

1. 病理生理学和内科管理

心肌梗死是急性的心肌缺血坏死，大多在冠状动脉病变的基础上发生，由冠状动脉的供血急剧减少或中断，使相应的心肌出现严重而持久的急性缺血所致。节律障碍、心肌功能不全、低心输出量、血氧不足等都是急性心肌梗死存在的问题，也是内科管理方面需要首先纠正的问题。在 ICU 要为急性心肌梗死患者进行心率与血气监测，这是管理进行的基础。对心脏病患者来说，吸氧的目的是缓解血氧不足、减少心肌做功和心绞痛，同时也能纠正通气/灌注比。常规的静脉注射与镇痛药物的使用能帮助患者减少心脏做功和心绞痛，减轻患者的不适感，这对患者具有重要的意义，因为疼痛或疾病本身为患者带来的焦虑往往能通过增加心肌耗氧量、变换常规呼吸形式及气体交换来恶化心脏状态。此外，吗啡类药物的使用会降低呼吸动力，物理治疗师应能意识到相应生命体征的改变。

2. 物理治疗管理原则

心肌梗死患者首先需要减少心肌对氧的需求量和心脏工作负荷，减少心脏工作负荷有许多种方式：患者在安静环境下休息；先进行低强度活动，再结合内科状况与心电图开始渐进式地进行活动；低强度活动结合呼吸训练，使用协调且有节奏的呼吸方式。

在心肌梗死患者的管理上，物理治疗师要密切关注者有无疼痛和心悸、呼吸困难、头晕、晕厥、消化不良、打嗝和恶心等情况，提供安全且有效的干预措施。在进行呼吸训练时，鼓励患者每隔 1 小时进行深呼吸与咳嗽，可以将床头抬高至少 30°，利用重力作用来减少心肌耗氧需求。患者可以通过频繁地翻身与髋、膝和足踝关节的无抗阻训练来实现床上的活动，这些活动能够有效减少静脉血栓形成。当这些活动与正常的吸气呼气相配合时，也能减少患者运动的费力程度，同时有助于呼吸控制、促进黏膜纤毛输送作用和减少肺不张的发生。需要注意，间歇性的直立训练也能发挥同样的作用，它能为患者之后的站立和步行打下基础。

心脏病患者康复计划的制订是渐进的，从日常生活活动开始，逐渐增加训练的强度、持续时间和频率，并改变运动的形式。在患者进行新的活动，如离开床面进行步行、在跑步机上运动或使用功率自行车时，要密切关注 ECG 和血清心肌损伤标志物水平的变化，尤其是运动强度增加时。这些变化与体征是调整训练计划的重要参考。对心肌梗死患者来说，宣教同样重要，在患者表现有进步时对其进行宣传教育能够增加他们的配合度与信心，结合患者自身生活习惯的改变能够使康复进展得更加顺利。

（六）心脏手术

心脏手术具有侵入性，进行心脏手术的患者术前应该具备能承受中等风险手术的条件。心脏手术患者的物理治疗管理分为术前与术后两个阶段，在术前应教育患者戒烟、避免接触性呼吸道感染、避免压力、保持均衡饮食和充足睡眠来为手术做准备，另外告知患者手术的基本流程，麻醉的影响，插管、机械通气的作用减少患者的焦虑与紧张。术后的康复也应尽早进行，在术后麻醉室和苏醒期就可以进行控制呼吸和咳嗽练习、体位管理、足踝运动、早期活动等干预。物理治疗师要密切关注患者并发症的情况，风险评估是有效的手段。进行心脏手术术后初期，患者的血流动力学不稳定，与发病前状态有关的并发症包括活动受限、无法断开机械通气、深静脉血栓形成、肺栓塞和休克；与手术相关的并发症包括内出血、爆发性肺炎和肺塌陷或药物反应等。通过物理治疗进行干预，可以减少并发症发生的风险。《美国心脏康复协会心脏康复指南》（第 6 版）的《心脏术后患者物理治疗不同阶段指南》（表 12-3-10）针对心脏手术后不同阶段物理治疗强度的上限上给出了建议。

表 12-3-10　心脏术后患者物理治疗不同阶段指南

阶段	内容
第一阶段	（1）手术麻醉恢复和苏醒阶段患者的血流动力学是稳定的； （2）患者可能会在术后麻醉恢复和苏醒时进行物理治疗评估，患者通常在术后 24 小时内拔管； （3）尽管在最初的 24 小时患者应该尽可能休息，但是要使其处于正确的体位，这样可刺激生理性唤醒； （4）通常，一旦拔管，在第一个 24 小时，患者一边到另一边的深呼吸和咳嗽至少应进行 4 次，然后逐步变成直立体位，开始进行低强度活动； （5）药物治疗之前进行物理治疗，以确保治疗期间的最佳效果。根据影像学、体格检查、动脉血气的结果，患者可能需要振动和拍打的刺激； （6）如果进行体位引流，应对患者的体位进行调整，避免患者头部朝下引起心脏压力增加； （7）在此阶段可进行痰培养和药敏测试； （8）患者通常可以忍受在床坐起。所有心脏病患者需小心照顾，避免 Valsalva 动作、诱发咳嗽和增加呼吸困难的半卧位或直立位； （9）在治疗前、中、后都需对血压进行检测； （10）渐进性活动
第二阶段	（1）需继续进行深呼吸和咳嗽动作配合的训练； （2）指导患者进行增强肺泡通气和灌注的体位训练； （3）如果分泌物潴留是一个问题，而且患者病情不太稳定以至于不能进行最佳的活动、不能处于最佳体位，此时可以进行体液引流、叩拍和（或）振动； （4）可进行上肢和颈部练习； （5）如果中心静脉压力导管仍在颈部静脉内，应保留颈部练习；患者坐在床旁椅子上； （6）鼓励患者站立 1 分钟左右，再来回转移到椅子上

续表

阶段	内容
第三阶段	(1) 患者耐受短距离步行； (2) 在动脉管道和气囊漂浮导管被拔出后可进行步行训练（各 ICU 间策略或许不同）； (3) 在站立和行走前后，需进行生命体征的监护； (4) 除非有痰液潴留的证据，才会指导患者进行有效咳嗽； (5) 鼓励患者进行自理和洗漱
第四阶段	(1) 在无人监督下完成深呼吸和咳嗽训练； (2) 若 X 线检查或经评估发现肺不张，表明需要继续进行配合呼吸的活动和体位管理； (3) 在患者耐受下增加步行训练*
第五阶段	患者可参与个人或集体活动，集中于躯体活动，活动时应配合呼吸运动、姿势、生物力学，并逐渐增加耐力训练强度
第六阶段	(1) 如果训练进程较满意或允许情况下，患者可尝试进行 6~8 级台阶的训练。主动脉瓣修复术后第一周左右是容易破裂的。应避免引起血压升高的训练，以减少主动脉缝合线的裂开风险； (2) 始终监测生命体征
第七阶段	出院前： (1) 患者进行以优化通气和气道廓清的步行训练和呼吸训练； (2) 患者在休息一段时间后，可小心谨慎地进行平衡训练； 患者可以出院： (3) 物理治疗师确保患者已完全掌握家庭训练项目的具体细节； (4) 对出院后冠心病患者，运动的重点仍是有节律、协调，结合呼吸控制，避免等长、静态运动； (5) 加强关于避免切口应力的预防措施； (6) 如果可能的话，邀请患者参加门诊物理治疗的随诊和健康促进计划； (7) 安排后续的药物和物理治疗

注：*，警惕心脏术后患者及接受预防性抗凝药物治疗患者的过度强烈的治疗

四、继发性心肺功能障碍危重症患者的物理治疗管理

（一）颅脑损伤

1. 病理生理学和内科管理

颅脑损伤（traumatic brain injury，TBI）是外力直接或间接作用于头部引起颅脑组织的损伤。在颅脑损伤患者中，伴有颅内压突然升高和脑灌注突然降低的脑水肿会迅速影响呼吸中枢，这时患者表现为意识水平的恶化、瞳孔与角膜反射、肌张力与姿势的异常等。若累及脑干的呼吸中枢，呼吸将变得浅而紊乱。物理治疗管理和患者的日常生活对颅内压具有很大的影响，气道抽吸、动静脉穿刺、头部的旋转和定位等都可能通过增加脑活动，从而增加脑血流量使颅内压增高。因此，颅脑损伤患者床头通常抬高 30°~40°以促进静脉回流，从而降低颅内压，也可以通过巴比妥类药物的使用降低脑的氧耗以防止脑出血。

颅脑损伤的常见并发症之一是急性肺损伤，尤其是神经源性肺水肿，胸腔积液的聚集进一步引起气体交换障碍和肺顺应性的降低。由于脑内心肺相关中枢的损伤，在许多颅脑损伤患者可以观察到低氧血症，因此需要密切监测动脉血气。

2. 物理治疗管理原则

继发于颅脑损伤的心肺功能紊乱在物理治疗管理中存在优先顺序，具体如下：

1) 保持呼吸道顺畅，防止脑缺氧。

2) 降低颅内压，使脑灌注压达到最优状态。

3) 管理患者体位，使之处于能够促进通气且降低心肌应激的状态。

4) 避免进行让颅内压增高的活动或刺激。

5) 减少发生肺不张的风险，对存在胸腔积液与肺不张的患者进行体位管理，促进恢复。

6) 促进气道分泌物的排出，减少肺部感染风险。

7) 进行身体活动与运动训练以提高心肺功能，减少静脉血栓风险。

颅脑损伤患者进行物理治疗管理时应密切关注颅内压，通常控制在 10～15 mmHg。干预的进行应与颅内压的变换相协调。若存在颅内压不稳定或脑损伤的风险，物理治疗管理应在患者镇静后进行，其他情况在低颅内压且具有好的顺应性时进行，避免伤害性刺激。如体位管理时避免头部朝下，进行被动四肢活动时应轻柔并使患者放松。

（二）器官移植

1. 病理生理学和内科管理

常见的肺移植技术包括单肺移植、双侧续贯肺移植、心肺移植和其他肺技术，通过肋间或正中胸骨切开术，将受体肺移出后再将供体肺进行支气管、动脉的吻合，最后将供体肺重新通气和心脏功能恢复的过程。心脏移植有原位心脏移植与异位心脏移植，异位心脏移植较为少见，偶尔应用在心力衰竭导致的严重肺动脉高压患者中，是将受体心脏保留在原位，而供体心脏安放在右侧的胸腔内。原位心脏移植通过麻醉、正中胸骨切开术、心肺分流术后切割心房、肺动脉和主动脉，将受体心脏取出，然后供体心脏缝合的过程。

免疫排斥反应是受体对供体组织的特异性免疫反应，多数器官移植患者需要终身使用 2～3 种免疫抑制剂，这些抑制剂有着特殊的副作用，涉及对骨骼肌肉和患者参与的影响，增加了患者感染、肝和肾衰竭和恶性肿瘤的风险。不当的免疫抑制还会导致免疫排斥，分为超急性、急性和慢性排斥。表 12－3－11 列出了心脏移植与肺移植不同类型免疫排斥的特点。

表 12－3－11 心脏移植与肺移植不同类型免疫排斥的特点

类型	心脏移植	肺移植
超急性（通常发生在术后 72h 之内，移植失败通常是由于缺血再灌注损伤引起的）	症状与心源性休克相似	症状与急性呼吸窘迫综合征相似
急性（以针对移植器官的 T 细胞反应为特征，移植后 1 周到几个月中易发生并发症）	可能出现心律失常、低血压、发热、体重增加/体液潴留，经右心导管的常规心内膜活检是监测的主要指标	类似上呼吸道感染和支气管炎，表现为呼吸困难、发热、干咳、低氧血症等，需要带活组织检查的支气管镜检查来与感染进行辨别

类型	心脏移植	肺移植
慢性（排异发病机制不完全清楚，可能是急性排异反应、感染或其他病变合并慢性感染引起的瘢痕组织形成的结果）	表现为心脏同种异体移植血管病变，冠状动脉向心性增生，导致血管管腔狭窄	表现为气道疾病，生理学以气流受限为特征

除了免疫排异反应外，感染与去神经化也是器官移植面临的问题。移植的心脏由于缺乏迷走神经的抑制作用，静息心率高于正常。正常神经支配时心输出量可通过提高心率增加，而去神经化的心脏则通过提高每搏输出量增加心输出量。此外儿茶酚胺的水平也会受到影响，导致运动或运动停止时心率上升或下降得更加平缓，上升不到峰值。心脏移植患者不能在无人监督时做高强度与长时间的运动。

与之类似，肺移植存在去神经化的问题，去掉节后传出神经纤维外所有的肺部神经支配，这样会严重损伤咳嗽反射。可能由于缺乏正常血供，移植肺的黏膜上纤毛功能会存在异常，所以患者易出现气道分泌物的潴留和下呼吸道感染。

2. 物理治疗管理原则

物理治疗管理计划应该在患者术后进入 ICU 的第一天就开始，以防止手术期间卧床并发症的发生。被动活动、气道廓清按应计划进行，一旦循环与呼吸平稳，就应尽快为患者进行撤机。各种因素导致的插管时间延长会增加院内感染的风险，但也可以为撤机困难的患者进行非侵入性通气支持。为了让患者进行有效的通气、咳嗽和早期活动，镇痛剂的使用也是必不可少。由于神经支配的缺失和黏膜纤毛功能的异常，肺移植的患者不易察觉分泌物的潴留从而易发生肺部感染，因此对于肺移植的患者，定时的吸入治疗与气道廓清是很有必要的。撤机且病情稳定后，患者就可以在帮助下进行活动了。心脏或肺移植后患者的平均住院时间为 2~3 周，若存在并发症，则需要在医院待上几周甚至几个月。

术后的训练有很多特殊考虑，表 12-3-12 列出了心脏移植与肺移植患者在训练中的注意事项。

表 12-3-12　心脏移植与肺移植患者在训练中的注意事项

	心脏移植	肺移植
需观察的体征	HR、BP、Borg SOB、RPE	HR、SPO_2、Borg SOB、RPE
	（1）移植并发症显示为运动耐量或异常的运动反应，应及时汇报； （2）不要使用 HR 作为主要的反应指征； （3）适当的准备运动与热身是必须的	
修改训练计划的情况		
轻度排异反应	在严密监测患者情况下继续进行	
中度排异反应	患者在接受高剂量激素治疗的短时间内不应继续锻炼，若症状减轻且医生推荐，可以逐步增加运动量	
严重的排异反应	不运动，活动限于自我照顾	

（三）脊髓损伤

1. 病理生理学和内科管理

高位脊髓损伤的患者，心血管疾病与肺部并发症是其早期主要的死亡原因。所有脊髓损伤的患者都面临肺不张与肺炎的风险。四肢瘫痪的患者，肺容量减少而残气量增加，由于呼吸肌力量的减弱，患者不能进行有效咳嗽。C_3 以上水平的脊髓损伤患者会丧失膈神经的支配，必须进行气管切开与机械通气，损伤的分级越高，心肺的风险就越高。

2. 物理治疗管理原则

在脊髓损伤急性稳定期，合适的体位管理比活动更重要，在多种限制条件下，物理治疗师制订最佳的方案具有一定的挑战性。有效的体位管理可以提高局部的通气和肺段的血流灌注，使氧运输得到优化。对于自主呼吸的患者，配合体位的深呼吸与咳嗽训练与体位的改变可以有效促进分泌物的排出。对于无法承受体位频繁改变的患者，可以进行体位引流，在改变患者体位时应密切监护生命体征，骨折脱位类型、并发症的严重程度、固定的稳定性、心肺状况、胸壁损伤的存在与否和血流动力学不稳定性等都是需要考虑的因素。此外，高频振动呼吸机能够提高自主黏膜纤毛清除和减少肺不张的发生率，对脊髓损伤需要通气的患者也有很大的帮助。

呼吸肌的疲劳和无力存在于阻塞性和限制性呼吸模式中。在脊髓损伤患者，身体活动的减少使呼吸肌力量和耐力显著下降，肺活量、胸廓活动度和咳嗽能力也相应下降。因此，因脊髓损伤瘫痪的患者被证实特别适合进行呼吸肌的训练。例如，由于肋间肌功能的丧失，四肢瘫患者膈肌、斜角肌和胸锁乳突肌成为主要的吸气肌。需要指出，呼吸肌的疲劳与无力是两个不同的生理学概念，尽管两者都可能导致呼吸衰竭。呼吸肌的无力可以进行肌肉的抗阻训练与呼吸肌的训练，但疲劳的呼吸肌进行抗阻训练反而可能加重呼吸衰竭，因此进行呼吸肌训练前应对两者进行辨别。

（四）骨骼肌肉创伤

1. 病理生理学和内科管理

外部暴力作用造成胸部挤压或穿透伤时，会使胸壁、肺实质和心脏受到损伤，促使心肺衰竭的发生。肋骨骨折、多发性创伤与骨折等都是常见的伴有心肺并发症的肌肉骨骼损伤，长骨骨折的脂肪栓子也是肺栓塞的危险因素。多发性创伤会导致回心血量减少，导致血流动力学不稳定；肋骨的骨折与胸部外伤会导致胸壁的矛盾呼吸和患者效率低下的呼吸模式，严重的患者甚至需要通过连续通气进行管理。

此外，创伤会使血液或空气进入胸腔、心包潜在空间和胸膜内空腔，妨碍心脏的收缩与舒张及肺的通气，气胸血胸还可能引起严重的肺不张。当有气体聚集在胸膜腔内时，又会促使同侧和对侧的肺塌陷，进一步造成呼吸衰竭。若损伤累及膈神经，膈肌功能也会受到影响，肺底通气受到限制。因此，胸部有创伤性损伤患者的血气分析常表现出严重的血氧不足和动脉血 CO_2 分压升高，若可以优化患者的血流动力学状态，能大大提高治疗的效果。

2. 物理治疗管理原则

1）肋骨骨折。简单的肋骨骨折一般不需要特殊治疗，但其带来的疼痛可能影响到患者的呼吸模式，可以使用肋间神经阻滞、经皮神经电刺激或药物进行镇痛。应避免固定胸部，以免限制胸廓的扩展。而治疗连枷胸的方法是稳定内部和使用机械通气，一般2周后会变得稳定。

2）多发性创伤。多发性创伤包括头部外伤、胸壁外伤、骨折、肺挫伤、膈肌损伤和心脏挫伤等，若不进行预防，有可能发生深静脉血栓、休克和呼吸窘迫综合征。多发性创伤患者的运动与身体姿势受到限制，通常使用以动脉血气分析来评估的呼气末正压来减轻急性呼吸窘迫综合征的影响。

（五）烧伤

1. 病理生理学和内科管理

心肺并发症常见于吸入烟雾的烧伤患者，这类患者往往会出现喉头和支气管水肿，支气管痉挛，咳嗽，黏膜脱落、出血，声音嘶哑，喘鸣及含碳分泌物等症状。由吸入浓烟和热损伤引起的喉头和支气管水肿会使气道阻塞，因此对因烧伤入院的患者应评估其气道通畅性，并给予氧气加湿。而CO中毒可能会使患者的临床表现更加复杂化，这时动脉氧分压可能是正常的，而组织氧分压却不足，当碳氧血红蛋白水平超过50%时，更可能造成不可逆的神经损伤。对于烧伤患者，心肺物理治疗管理的目标应该是改善动脉血氧饱和、维持体液平衡并预防感染。若患者可以进行自主呼吸，则通过鼻导管或面罩供氧，面罩吸入器加热雾化给药。若患者出现呼吸功能不全需要辅助通气，应使用鼻面罩，因为气管插管可能会给患者带来更大的伤害。

2. 物理治疗管理原则

保持呼吸道通畅，防止肺不张和分泌物潴留，以及改善或维持气体交换是吸入性损伤的烧伤患者的主要物理治疗管理内容。皮肤的烧伤会导致大量体液流失，造成水电解质的紊乱，增加心肌兴奋性和心律失常的风险，因此治疗期间应对患者进行血流动力学和心电图监测；皮肤的损伤增加了感染的风险，因此无菌技术也必不可少。由于烧伤在皮肤的分布及其对患者血容量的影响，患者的活动与体位变化被限制，尤其是进行机械通气的患者。这时使用体位来优化患者的氧运输及促进分泌物的排出是很大的挑战。为了实现这个目标，同时为了防止肌肉的挛缩、骨骼的畸形及皮肤的压伤，需要使用夹板并且为患者设计最优的体位。需要注意的是，徒手技术的应用应避开新鲜的植皮部位，叩击可使用振动来代替，因为振动的作用可以传达到更远的部位。临床上更推荐使用机械吸/呼（MI-E）装置来针对胸背部烧伤的患者进行气道廓清，以避免对皮肤的影响。此外，适当的肢体运动也能增加氧运输，提高患者的心肺耐力，为患者的长期康复做准备。

小结

重症康复中的心肺物理治疗是心肺物理治疗专业主要的分支。物理治疗师是重症康复团队中极其重要的成员。在重症康复中，物理治疗师的主要任务是评估、预防和治疗由危重疾病和患者低活动水平状态导致的呼吸功能和循环功能障碍，以及骨骼肌肉系统衰弱。这明确了物理治疗师在由医生、护理人员、作业治疗师、假肢矫形器师和社会工作者所组成的多学科团队中的主要职责。

对于重症患者，重症心肺物理治疗着眼的重点不是患者的诊断，而是患者的病理生理状态和功能问题。重症患者的物理治疗干预要点主要包括呼吸功能的评估（如痰液潴留、肺不张和呼吸肌无力）、循环功能的评估（如心功能不全、体位性低血压）、肢体活动功能及相关问题的评估（如肌肉问题、关节僵硬、功能能力降低、日常生活能力下降），以及情绪、心理和认知功能的评估和干预。

患者常见的功能障碍为急性呼吸功能不全和急性心功能不全。心肺物理治疗的工作重点在于治疗通气功能障碍及早期活动和早期离床。造成呼吸功能障碍的主要原因可能有慢性阻塞性肺疾病（急性加重）、神经肌肉疾病、中毒、胸部外伤、胸腹部手术、机械通气、呼吸肌无力或萎弱、运动耐量下降或帕金森病等。这些情况继续发展会导致通气不足，进而可能会引起痰液潴留、肺不张、肺炎等肺部并发症。而心功能不全的主要原因多是心肌梗死、心肌病、血流动力学负荷过重、炎症等引起的心肌结构和功能的变化，这会严重影响患者的活动水平与活动耐力，也会加重患者的呼吸功能不全。对于物理治疗师来说，重要的工作内容是预防这些疾病可能引发的一系列并发症的发生，维持或改善患者在 ICU 监护期间的心肺功能水平。

物理治疗师除了对循环和呼吸系统疾病的治疗发挥重要作用外，对于改善患者骨骼肌肉功能也发挥着重要作用。一般情况下，患者合并有严重器官功能障碍时骨骼肌肉问题通常不被重视。其实，在疾病的急性期，就应当关注患者的骨骼肌肉功能，因为这会影响患者后续功能的恢复，而且很大程度上决定了患者恢复期的获益程度。患者在 ICU 可以得到全面的照护，但早期身体活动很少，会增加骨骼肌肉功能障碍发生的风险，医务工作者对这方面的关注是有必要的。患者的康复方案需要根据患者疾病的严重程度来进行选择，同时还要评估患者的依从性。一个康复方案的制订和实施需要团队中医生、护士与物理治疗师共同协商讨论。

重症监护室心肺物理治疗管理的目标如下：

1）如果可能的话，使患者恢复到发病前的功能水平或更高的水平。

2）减少并发症，降低发病率、死亡率，缩短总的 ICU 住院时间。

实现以上目标的前提，首先与最大化氧运输有关，也就是心肺的功能；其次是使骨骼肌肉和神经系统功能最大化。ICU 中物理治疗师需要识别心肺功能不全时的神经肌肉状态，明显的神经肌肉受损状态不一定提示神经系统功能障碍。相反，心输出量减少、血压降低、血氧不足、血碳酸浓度过高、颅内压（ICP）增加都可能间接引起这些变化。甚至骨骼肌和神经系统并发症可能会危及生命，所以，需要尽早发现并给予控制。

（李磊 李赛）

推荐阅读

［1］RENNER C，JEITZINER M M，ALBERT M，et al．Guideline on multimodal rehabilitation for patients with post－intensive care syndrome［J］．Crit Care，2023，27（1）：301．

［2］SOMMERS J，ENGELBERT R H，DETTLING－IHNENFELDT D，et al．Physiotherapy in the intensive care unit：an evidence－based，expert driven，practical statement and rehabilitation recommendations［J］．Clin Rehabil，2015，29（11）：1051－1063．

［3］VAN DER LEE L，PATMAN S，HILL A M．Development of a clinical practice guideline for physiotherapy management of adults invasively ventilated with community－acquired pneumonia［J］．Physiotherapy，2024，122：57－67．

［4］NYDAHL P，DUBB R，FILIPOVIC S，et al．Algorithms for early mobilization in intensive care units［J］．Med Klin Intensivmed Notfmed，2017，112（2）：156－162．

［5］SMITH H A B，BESUNDER J B，BETTERS K A，et al．2022 Society of Critical Care Medicine clinical practice guidelines on prevention and management of pain，agitation，neuromuscular blockade，and delirium in critically ill pediatric patients with consideration of the ICU environment and early mobility［J］．Pediatr Crit Care Med，2022，23（2）：e74－e110．

［6］CARTOTTO R，JOHNSON L，ROOD J M，et al．Clinical practice guideline：early mobilization and rehabilitation of critically ill burn patients［J］．J Burn Care Res，2023，44（1）：1－15．

［7］AQUIM E E，BERNARDO W M，BUZZINI R F，et al．Brazilian guidelines for early mobilization in intensive care unit［J］．Rev Bras Ter Intensiva，2019，31（4）：434－443．

［8］FAN E，CHEEK F，CHLAN L，et al．An official American Thoracic Society clinical practice guideline：the diagnosis of intensive care unit－acquired weakness in adults［J］．Am J Respir Crit Care Med，2014，190（12）：1437－1446．

［9］UNOKI T，HAYASHIDA K，KAWAI Y，et al．Japanese clinical practice guidelines for rehabilitation in critically ill patients 2023（J－ReCIP 2023）［J］．J Intensive Care，2023，11（1）：47．

第十三章　外科康复：物理治疗干预

第一节　术前评估、物理治疗和预康复

在过去，物理治疗师的角色常常是评估发生术后并发症的风险、进行术后的康复教育和指导。随着入院手术人数的增加、接受微创手术的患者增加，于物理治疗师而言，对患者进行术前查看变得越来越困难，而此类措施的必要性也随之下降。多学科模式的术前诊疗越来越普遍，物理治疗师因而能鉴别和评估高危患者，并制定术前干预措施，减少出现术后并发症的风险。在术前评估中，重点要考虑哪些因素有可能影响患者的恢复和术后出院计划。这些因素包括患者的年龄、合并症、总体健康状况、认知能力、社会支持、跌倒史和跌倒风险、衰弱程度。此外，还应考虑患者的文化背景和语言障碍。为了术前筛选手术高危患者，在部分心脏和肺切除手术风险评估中采用了运动测试如6分钟步行测试或心肺运动测试相关指标作为手术风险的金标准，其他部位手术如一些腹部手术也有个别采用运动测试来评估手术风险的报道，仍需循证医学证据进一步研究。

术前干预可能包括术前教育和指导，也包括在术前即开始的锻炼，以改善术前的健康状况、增加呼吸肌力量、减少术后呼吸系统和肌肉骨骼系统并发症。

术前的教育和建议通常包括解释物理治疗师的职责，拓展其他学科对手术过程、术后管理和术后进程的相关信息，强调缓解疼痛的重要性，以确保获得最佳的术后恢复状态。物理治疗师特别需要关注麻醉、疼痛、手术对心肺系统的影响以及早期的呼吸管理、直立位和步行。

预康复是外科医疗中比较新的一个概念，指在计划的干预措施之前实施的康复策略，旨在提高患者承受预期压力的能力，改善术后效果，并降低术后风险。预康复包括：结合力量训练和心血管耐力训练的整体运动训练、呼吸训练、教育、饮食优化和吸气肌训练。不同文献中的预康复方案在训练的频率、强度、时间、地点和类型上有很大的不同，因此，虽然支持预康复的研究证据不断积累，但最佳的预康复方案仍不确定。一般地，预康复常在术前2~4周进行，每周3~7天，包括有氧和/或抗阻训练。在不同研究中，训练强度各不相同，但大多数接近$60\%\sim65\%$最大摄氧量、30%最大吸气压力和60%最大肌力。

有的系统评价已经评估了预康复在减少术后并发症方面的有效性，这些研究纳入了上腹部、胸部和心脏外科手术的患者。研究发现，对接受腹部或心脏外科手术的患者，术前吸气肌训练和（或）运动训练能显著降低术后并发症的发生率，但不能缩短患者的住院时间；对心脏外科手术患者进行术前干预（包括教育、吸气肌力量训练、运动训练、放松训练），插管次数和术后并发症的发生率显著降低；也有一些文献认为，预康复能改善有氧和功能性能力等生理指标。

食管切除术风险高、术后死亡率高、术后并发症发生率高，针对此类患者，有研究显示，术后发生并发症的患者和没有发生并发症的患者相比，参与的运动训练更少。

总的来说，预康复能使一些高危患者受益，但迄今为止，最佳的预康复类型、时间和频率仍不清楚，也没有明确地指出哪些亚组会从预康复中受益最多。此外，在疾病诊断和手术之间的这一段时间，预康复计划的执行力度和可行程度可能会影响预康复的效果。

第二节　围手术期相关知识

一、全身麻醉

全身麻醉可使患者失去意识、遗忘和镇静，是唯一适用于胸腹部大手术的麻醉类型。对患者生命体征的持续监测可使相关指标保持在生理极限内。全身麻醉可分为三个不同的阶段：诱导、维持和苏醒。麻醉过程中需要将咪达唑仑等具嗜睡作用的镇静药物与芬太尼等麻醉剂联合通过静脉给药。术中操作引起的神经冲动会使中枢神经结构敏感，而术前给药有助于防止这种情况发生，这也被称为超前镇痛。有一些证据表明，在疼痛刺激前就镇痛能减少随后发生的疼痛，但这种说法存在争议。

麻醉诱导通常是通过静脉注射短效昏迷药物（如异丙酚或硫喷妥钠）来实现的。如手术中使用肌松剂（如大的胸腹外科手术），就需要进行气管插管。一般用吸入性麻醉剂如含一氧化二氮的七氟醚或含高浓度氧的空气来维持麻醉，此外使用异丙酚进行全身静脉麻醉也可以保证麻醉维持。在麻醉维持过程中，肌松剂用于辅助手术过程，而麻醉剂用于术中和术后镇痛。当外科医生完成手术时，苏醒的过程就开始了。吸入性麻醉剂的浓度被降低，给予拮抗肌肉松弛的药物如新斯的明，同时使用麻醉剂或局部镇痛剂进行镇痛，一旦患者血流动力学稳定，能够以足够的潮气量呼吸，气道保护（咽反射）建立，意识清醒，即可拔管。

二、急性期术后疼痛管理

适当的术后疼痛管理至关重要，因为其可以：①减少不必要的交感神经症状如心动过速或高血压，因为这些症状可能损害血流动力学；②通过增加潮气量和有效咳嗽，减少继发性呼吸功能障碍；③确保患者尽快开始康复。术后疼痛管理不当，可延长患者住院时间、引起睡眠障碍并限制患者的早期活动。急性疼痛的定义是近期发生的疼痛，它可能持续时间不长，与损伤或疾病有明确的时间和因果关系。慢性疼痛则通常发生于伤口愈合后，而且往往没有明确的原因。但是人们逐渐认识到，急性和慢性疼痛可能是一个连续的过程，在此过程中生物、心理、环境和社会行为等因素将相互作用。痛觉是一种复杂的感觉，外周局部组织损伤造成的疼痛可由脊髓传递至大脑皮质，药物干预可发生在这一过程的多个节点。例如，非甾体抗炎药可在外周发挥作用，硬膜外麻醉作用在脊髓水平，而阿片类药物可改变中枢对疼痛的感知。而以下几个因素对术后疼痛有决定性作用，包括手术的部位和持续时间、创面和手术创伤的程度、患者的生理和心理因素及既往的疼痛经历。术后疼痛往往伴随着自主神经功能的变化，这些变化是由交感神经介导的，表现为血压升高、心动过速、出汗和肠道活动减少。

（一）术后疼痛的药物管理

通过不同的给药途径，很多药物都可以达到术后镇痛的目的。阿片类药物及其衍生物（如吗啡、哌替啶、芬太尼）在临床治疗术后疼痛的药物中占有很大比例，吗啡是其中的标志性药物。不同作用部位的药物经常一起使用，既可以协同治疗疼痛，又可以减少伤害性的副作用。使用对乙酰氨基酚（扑热息痛）和非甾体抗炎药可使阿片类药物的剂量减少20%～30%，从而减少潜在的危险的呼吸抑制。阿片类药物与身体内特定的阿片类受体结合，模拟了参与疼痛调节的内啡肽，主要作用于中枢神经系统。吲哚美辛等非甾体抗炎药也用于治疗急性术后疼痛，并可作为阿片类药物的补充。它们能减少前列腺素的释放，降低痛觉感受器对炎性介质的敏感度，并具有解热作用。局部麻醉药如丁哌卡因和罗哌卡因，可通过阻断钠通道来阻止动作电位的发生和传导，它们可用作神经节阻滞，抑制感受器动作电位产生，从而减轻疼痛。标准化的镇痛方案常使用多种镇痛药物。

阿片类药物有显著的呼吸抑制作用，仅能部分缓解疼痛，由于阿片类药物只能缓解由中枢神经纤维传导的疼痛，导致由 A 神经纤维传导的剧烈疼痛仍然存在。局部麻醉药（丁哌卡因、罗哌卡因）经硬膜外途径与阿片类药物联合使用，在术后疼痛管理方面获得了很好的效果，而这些多模式的方法也增加了吲哚美辛等非甾体抗炎药的使用。这些药物用作阿片类药物的补充，被证明可通过控制炎症和抑制应激来改善镇痛效果。有证据表明，口服非甾体抗炎药与静脉注射一样有效，因此口服扑热息痛也可以添加到镇痛方案中。多模式镇痛弥补了单一疗法常见的副作用（如阿片类药物引起的恶心、呕吐、麻痹性肠梗阻和呼吸抑制，局部麻醉药引起的尿潴留、运动障碍和低血压）。多模式镇痛也可帮助患者术后早期下床活动和经口进食/肠内营养，因为它可以减少使用阿片类药物造成的呼吸和胃肠道不良反应，从而缩短住院时间。联合使用必上药物，药物剂量比单独使用时小，由于它们具有协同作用，因此能达到有效的镇痛效果。

腹部手术后最常见的镇痛方法是静脉给予阿片类药物让患者自控镇痛，或给予局部麻醉药和阿片类药物联合的持续硬膜外镇痛。证据显示，在腹部手术患者术后的 72 小时内，持续硬膜外镇痛优于患者自控镇痛。然而，患者自控镇痛仍是一种常用的镇痛方法，因为患者更倾向于选择它。与持续硬膜外镇痛相比，持续静脉滴注可能导致呼吸抑制的风险增加，同时缺乏可提高镇痛效果的证据。

通常认为，非药物治疗是药物镇痛的辅助手段，但越来越多的证据表明他们存在镇痛价值。术前教育如告知患者有关治疗程序的信息（由物理治疗师在术前说明），描述患者可能经历的疼痛感觉可以帮助患者提前做好应对，减少疼痛带来的消极影响，减少镇痛药物的使用，改善临床康复。虽然没有证据表明术前疼痛教育对心脏外科手术后疼痛有任何影响，但术前教育可以鼓励患者以更积极的态度应对疼痛。好的急性期疼痛管理可以缓解疼痛，同时体位管理和术后早期活动，也应该用于术后镇痛。

（二）疼痛评估

疼痛很难准确评估，因为它仅仅是患者个体的一种感受。但评估疼痛又是必需的，因为要通过定期评估判断手术效果、了解疼痛缓解程度。虽然大多数疼痛评估方法基于患者自己的描述，但同样可以从中获得敏感和一致的结果。

常用的疼痛评估工具包括以下几种：数字疼痛评分量表（NRS）、口述分级评分量表（VDS）、McGill 疼痛问卷、视觉模拟评分量表（VAS）。除 McGill 疼痛问卷之外，其他方法仅能测量绝对的疼痛强度及变化。其中，VAS 是临床实践中最常用的方法。

VAS 中有一条 10 cm 长的直线，两端代表主观感受的两个极限，一端为无痛，另一端为极度疼痛。患者根据其主观疼痛感受在这条线上做标记，标记点到起点的距离即患者疼痛程度。VAS 常用于表示疼痛的严重程度及 24 小时后疼痛缓解的程度，物理治疗师也会要求患者自己评估术后活动时的疼痛程度，以提供更多有用的信息。另外，VAS 也可以给患者提供一个线性的标尺，反应从轻到重的疼痛程度，大于 70 mm 表示剧烈疼痛，45～70 mm 表示中度疼痛，5～44 mm 表示轻度疼痛。

（三）物理治疗中镇痛的关键点

1）治疗前评估疼痛缓解程度。

2）观察患者有无针尖样瞳孔和嗜睡。

3）观察患者生命体征，尤其是呼吸频率和血压。因为在镇痛中，低血压是最常见的副作用，尤其是在体位改变时。

4）如果患者采取的是硬膜外或脊髓阻滞麻醉，观察患者下肢运动及感觉功能，尤其是在直立前。

5）物理治疗前，询问患者是否需要患者自控镇痛（PCA 或 PCEA）及其剂量。

6）治疗前与主管医生和护士沟通，了解硬膜外麻醉后患者活动的注意事项。

三、手术过程对呼吸功能的影响

（一）肺活量

大型手术后肺活量和功能残气量发生显著改变。术后 24 小时肺活量减少到术前的 40%，功能残气量减少到术前的 70%，这些变化持续 5～10 天，功能残气量在术后 1～2 天降至最低，糖尿病患者与体重正常者相比，下降幅度更大。虽然术后各项肺功能指标均有下降，但功能残气量下降更具意义，因为它反映了肺功能的变化。

（二）功能残气量与闭合容量

功能残气量受多种因素影响，如身高、性别、体位，而功能残气量与闭合容量的关系说明了手术期间功能残气量减少的重要意义。肺周围小气道缺乏软骨支撑因而易受胸膜腔压力影响，正常情况下肺扩张压力小于大气压，但低肺容量导致重力依赖肺部区域压力升高，使得小气道狭窄或关闭，通气量降低。而功能残气量和闭合容量是引起小气道关闭的主要因素。麻醉、外科操作、仰卧均可导致功能残气量减少，闭合容量增加，肺顺应性降低，通气/灌注比（V/Q）发生变化，造成动脉低氧血症、肺不张。上腹部手术中，引起功能残气量降低的机制有以下几方面：胸腹部解剖结构改变、自主叹气缺失、呼吸浅快、疼痛、膈肌功能受抑制。

（三）黏膜纤毛清除

纤毛清除是呼吸道上皮细胞的主要功能。这一重要功能既取决于气道黏膜的生化特性，也取决于纤毛的活动。围手术期麻醉、插管、机械通气、肺容积减少和咳嗽效率降低均对黏膜纤毛的功能有很大影响。

（四）呼吸肌功能

胸腹部手术后呼吸肌功能下降。术后疼痛、肺容量减少、通气方式由腹式呼吸变成胸式呼吸、手术切口和术后低氧血症都可能影响呼吸肌功能。这种呼吸肌功能的下降可持续到术后1周。腹部手术呼吸模式的改变可能是一种保护机制，通过固定腹部，允许腹部切口愈合，减少腹膜炎发生的风险。

（五）术后肺部并发症

术后肺部并发症包括肺不张和肺炎，需通过影像学检查、细菌检验、临床症状和体征共同确定。目前，术后并发症的诊断标准尚未统一，因此需通过以下临床表现和检查加以判断：①血氧饱和度低，连续两天<90％；②影像学检查证明有肺不张或肺炎；③术后口腔温度>38℃两天或以上，因为术后第一天由于手术创伤体温会升高；④黄绿色痰（与术前不同）；⑤肺部听诊异常，患者术后肺不张致呼吸音减弱；⑥痰培养发现细菌；⑦无法解释的白细胞升高，通常$>11\times10^9/L$；⑧医生开出控制肺部感染所需的特定抗生素药物。通常，患者术后出现三个或以上表现，就考虑为术后肺部并发症。据报道，上腹部术后肺不张的发生率为70％，心脏手术后并发症的发生率为5％～7％，胸部手术后并发症的发生率为8％～32％，食管术后并发症的发生率为16％～30％。

四、肺癌肺切除术前评估

外科治疗是肺癌患者获得根治的主要方法，但术后并发症（肺部相关并发症）是影响患者围手术期康复及术后生存质量的主要因素，甚至威胁患者生命。患者术前肺功能状态直接与术后并发症相关，因此，肺功能检查是肺癌患者术前的必行检查之一。肺功能检查（pulmonary function test，PFT）目前仍沿用1992年美国麻醉协会推荐的检测方法及评价标准，主要适用于肺叶切除术及全肺切除术患者的术前评估，临床上以其简单、易用和良好的预测效能得到世界范围内的广泛认可。但随着肺癌外科治疗人群的变化及手术方式的发展，肺功能检查的局限性日渐显露。目前，国际上普遍采用运动测试来评估高危患者。

（一）术前肺功能检查的常用指标及其优势与不足

当前肺功能检查的主要优势为简单、医疗成本低、重复性好。研究表明，第一秒用力呼气容积（forced expiratory volume in one second，FEV_1）和用力肺活量（forced vital capacity，FVC）是术前评估肺功能的主要指标。术前肺功能检查在 20 世纪 50 年代被认为是评估胸外科术后并发症发生率和死亡率最有效的方法。直到 20 世纪 70 年代，这种评估体系仍提示 $FEV_1<1.2L$，残气量$>3.3L$ 和肺总量（TLC）$>7.9L$ 与术后并发症发生率呈正相关。近年来，人们对肺功能的认识不断加深，对肺术后并发症发生原因的分析显示，术前肺功能指标如 FEV_1 和 FVC 等已不能准确评估肺功能状况和预测肺切除术后的风险，需增加一氧化碳弥散（DLco）等指标。

1. 第一秒用力呼气容积

1971 年，有学者研究发现针对支气管肺癌行肺叶切除术后，发生肺部相关并发症的患者术前肺功能评估 FEV_1 均小于 2 L，认为术前 FEV_1 绝对值大小与术后并发症发生与否密切相关。研究术前 FEV_1 大小与术后并发症发生的关系发现，全肺切除术前需 $FEV_1>2$ L，肺叶切除术前需 $FEV_1>1$ L，肺段切除术前需 $FEV_1>0.6$ L，这个标准以其临床应用的可靠性和简便性一直被沿用至今。根据 20 世纪 70 年代 3 个研究中心超过 2000 份病例的研究显示，当肺叶切除前 $FEV_1>1.5$ L，全肺切除前 $FEV_1>2$ L，患者的死亡率$<5\%$。英国胸科协会（British Thoracic Society，BTS）指南要求肺叶切除术前需 $FEV_1>1.5$ L，全肺切除术前需 $FEV_1>2$ L。但单纯用 FEV_1 绝对值预测肺功能数值较低的肺癌手术患者（如老年、身材瘦小和女性）术后并发症，其预测变异性较大。尤其是近年来肺外科技术和管理的进步对患者肺功能的要求呈下降趋势，使 FEV_1 绝对值在临床应用中的不足更加突出。

FEV_1 绝对值受年龄、身高、体重等因素的影响，不能完全满足肺外科手术风险的评估，而 FEV_1 百分比（$FEV_1\%$）则是个体化的评价指标，对肺切除术可行性的预测价值受到了研究者的关注。术前 $FEV_1\%$（实测值/预计值）$<30\%$，患者术后呼吸相关并发症发生率高达 43%，而 $FEV_1\%>60\%$ 者并发症发生率仅为 12%。研究表明，$FEV_1\%$ 是肺切除术后肺部并发症独立预测因素且优于 FEV_1 绝对值。另一研究也得到了相似的结果：FEV_1 每下降 10%，肺相关并发症发生率增加 1.1 倍，而心血管并发症发生率增加 1.3 倍。也有建议把 $FEV_1\%$ 和 MVV$\%$ 结合来预测左全肺切除术后心肺并发症发生率。因此认为，$FEV_1\%$ 为 60% 是预测术后肺部并发症最佳临界值，或 $FEV_1\%\geqslant80\%$，则不需要进一步评估就能进行肺切除手术。2013 年美国胸科医师协会（American College of Chest Physicians，ACCP）肺切除术前评估指南中，初筛没有 FEV_1 绝对值和 $FEV_1\%$ 的相关推荐，建议术前用预计术后肺功能作为预测指标。

2. 一氧化碳弥散量

20 世纪 80 年代，有研究发现若术前患者一氧化碳弥散量（carbon monoxide diffusin

capacity，DLco）<60%，则术后肺部并发症发生率约为40%，且死亡率高达20%，并认为DLco可作为术前评估肺切除手术风险的重要指标。DLco的临床价值在于可以预测术后并发症发生率、死亡率、再入院率和术后生存质量。

DLco是否为肺叶切除术患者术前必需和常规检查项目存在争议，争议在于DLco检查是否应为术前常规检查，还是针对术前FEV_1低下的患者。美国胸外科医师学会数据库中有57%的患者有术前弥散功能检查结果，欧洲胸外科医师学会数据库中只有23%的肺切除患者有弥散值。研究提示，在FEV_1>80%的患者中，约40%的患者DLco<80%，7%的患者预计术后DLco（ppo DLco）<40%，因而欧洲呼吸学会（ERS）/和欧洲胸外科医师学会（ESTS）发布的指南建议将DLco检查作为肺切除患者术前常规检查。

3. 预计术后肺功能（predicted postoperative pulmonary function，ppoPF）临床应用进展

2003年ACCP指南推荐的ppo FEV_1计算公式如下：

肺叶切除ppo FEV_1＝术前实测FEV_1×（剩余肺段数/总肺段数）

全肺切除ppo FEV_1＝术前实测FEV_1×（1－切除的有灌注的肺）

依据此公式得出肺叶切除术ppo FEV_1的下限为0.8L。有学者认为，ppo FEV_1值为0.7 L时也可耐受开胸肺癌肺叶切除术。因此，采用这个公式得出的ppo FEV_1也可能存在和FEV1绝对值同样的问题，会影响老年患者、身材瘦小患者和女性患者等本来肺功能数值较低者的术前评估。因此2007年ACCP指南建议用ppo FEV_1百分比（ppo FEV_1%）作为评估手术风险的指标。2007年和2013年ACCP指南推荐的ppo FEV_1%计算公式如下：

全肺切除ppo FEV_1%＝术前实测FEV_1×（1－切除的有灌注的肺）

肺叶切除ppo FEV_1%＝术前实测FEV_1×（1－y/z）

其中，y为被切除的有功能的或者通畅的肺段，z为有功能肺段的总数，术前实测FEV_1值最好是使用支气管扩张剂后测得的值。

肺切除术前评估ppo FEV_1的临床作用是为进一步测试肺功能或者排除手术治疗提供线索。有研究报道当ppo FEV_1%<40%，术后并发症发生率和死亡率会增加到16%～50%。也有报道，在ppo FEV_1%<30%时，术后并发症发生率增加至60%。两项研究（一项研究6例患者，死亡3例；另一项研究10例，死亡5例）均显示ppo FEV_1%<40%时死亡率达50%，但两项研究存在样本量太小的局限，因此需要进一步验证。另有报道，13例患者ppo FEV_1%<40%，其中5例在手术后死亡；4例相似肺功能患者，其中2例在围手术期死于呼吸衰竭。一项包含400例接受肺切除术患者的研究发现，随着ppo FEV_1和ppo DLco的下降，术后肺部并发症发生风险增加（设计术后肺功能每下降5%，并发症风险增加10%）。有学者认为ppo FEV_1%是肺切除术后并发症的最佳预测指标。

ppo FEV_1临床应用中存在以下问题：术后实际肺功能被高估，一项前瞻性研究结果表明术后第1天实际FEV_1比预计低30%。所以，2009年ERS/ESTS指南建议，对中、重度COPD合并肺癌患者，ppo FEV_1不能单独作为肺切除高危因素的唯一标准。FEV_1>70%，则ppo FEV_1%可显著预测肺切除术后并发症，而FEV_1<70%时，二者相关性不明显（对这种现象的解释可能是因为"肺减容效应"）；在中度到重度COPD合并肺癌患者，

肺切除后可能改善肺弹性回缩，改善气道阻力和改进通气/血流比。"肺减容效应"在肺切除早期就发生，对 161 例肺切除术患者测试术后肺功能（中位数为 8 天），发现术前 $FEV_1 < 70\%$ 者平均 FEV_1 损失 12.6%，而术前 $FEV_1 > 70\%$ 者平均 FEV_1 损失为 30%；这一发现也被类似研究证实，肺叶切除后第一天肺功能损失和 COPD 指数成反比关系。

ppo FEV_1 的这种不足仅限于根据肺段和术前 FEV_1 计算应用时，弥补方法有两种：一是测定术后肺功能，通过回归分析发现术后第一天实测 FEV_1 比 ppo FEV_1 有更好的预测作用；二是建议计算 ppo FEV_1 时采用定量通气/灌注扫描等影像学技术。在实际临床工作中，这种影像技术不是常用技术，但是灌注显像是用于预测肺切除术后肺功能最普遍的方法。ERS 2009 年发布的指南建议如果支气管镜检查或 CT 检查没有发现有气管阻塞，计算术后肺功能可以基于肺段计算。

20 世纪 90 年代有学者第一次提出 ppo DLco 可以预测肺切除术后肺部并发症发生率和死亡率，其计算方法和 ppo FEV_1 相同。研究表明 ppo DLco 低于 40% 的患者，术后死亡率高达 23%，建议把 ppo DLco 作为预测肺切除术后肺部并发症的独立高危因素。有研究选取了 ppo FEV_1 或 ppo DLco < 40% 的 65 例患者，术后死亡 4 例，心肺并发症 34 例。考虑到围手术期护理和手术技术的进步，建议把 ppo DLco 极限值定为 30%。有学者建议结合预测术后肺功能，把 ppo FEV_1 × ppo DLco < 1650 视为不能进行手术的参考指标；也有建议把 ppo DLco 作为患者术后进入 ICU 的依据，以减少手术风险。手术方式的改进和电视胸腔镜外科手术（VATS）的成熟运用促进了患者术后恢复，接受 VATS 手术患者比接受开胸手术患者术后肺功能下降程度低。应加强围手术期管理和治疗，根据情况选取局部切除等方法，制订个体化的治疗方案，取得更好的临床效果。因此，ACCP 指南（2013 版）建议，ppo FEV_1 和 ppo DLco > 60% 则肺切除手术风险为低危；当 ppo FEV_1 或 ppo DLco 介于 30%～60%，则建议行简易运动试验；当 ppo FEV_1 或 ppo DLco < 30% 时，则建议行心肺运动试验以评估手术风险。

（二）运动测试临床应用进展

目前，肺癌手术患者呈现高龄化和伴发疾病增多的趋势，尤其是高血压和糖尿病的增多使患隐匿性心脏疾病增多，导致术后风险增加，而现有术前肺功能检查只能发现肺通气是否存在障碍，不能确定术前是否存在心肺功能障碍。运动测试可用于补充目前肺切除术前评估心肺功能的不足。开胸手术引起的氧耗量由静息时的 110 ml/(min·kg) 增加到术后的 170 ml/(min·kg)，增加幅度为 50%，与运动试验中氧耗增加类似，同时高氧耗量持续时间长，因此需要足够的心肺功能储备才能满足术后氧耗量的增加，这从理论上证明术前足量心肺功能储备的重要性。

1. 简易运动测试

简易运动测试可以粗略估计患者有氧运动能力，具有简单、易操作的优点，缺点为有氧运动能力检测方法比较粗略。常用方法有 6 分钟步行测试（6-minute walk test，6MWT）、步行往返测试（shuttle walk test，SWT）、爬楼梯测试（stair climb test，SCT）。

1）6 分钟步行测试。6 分钟步行距离与 COPD 和肺移植患者的健康调查和最大摄氧量（maximal oxygen consumption，VO_{2max}）密切相关，然而步行测试结果和肺切除术后并发症风险的关系还需研究，一些研究者发现 6 分钟步行测试结果和术后并发症无相关性。因而 ERS/ESTS 指南建议不把 6 分钟步行测试作为术前心肺功能储备的评估方法。

2）步行往返测试。SWT 是指患者在 10 m 距离来回步行，步行跟随已录制的固定节律，速度逐渐增加，直到呼吸困难或者不能继续步行为止，记录步行距离、每 30 秒检测一次血氧饱和度、Borg 评分、恢复时间和运动停止原因。如果患者不能完成 250 m 的步行距离，其 $VO_{2max}<10$ ml/(min·kg)，则手术风险为高危，而步行距离超过 450 m，且 $VO_{2max}>15$ ml/(min·kg)，则手术风险为低危。研究发现 SWT 会低估 VO_{2max}，ERS/ESTS 指南建议不能把 SWT 单独作为评估术后风险的指标，可以作为一个筛选试验。完成 250 m 以上的患者有 90% 表现出 $VO_{2max}>15$ ml/(min·kg)，因此建议 COPD 患者不能完成心肺联合运动测试（cardio pulmonary exercise test，CPET）时，SWT 可作为筛选试验。

3）爬楼梯测试。一项研究对 640 例肺切除患者进行症状限制性 SCT，爬楼高度低于 12 m 的患者术后并发症的发生率是爬楼高度 22 m 患者的 2 倍，死亡率高达 13 倍；能爬楼高度 22 m 以上的患者死亡率在 1% 以下，并且在能完成 22 m 的患者中，即使 ppo FEV_1 和（或）ppo DLco<40%，死亡率也为 0，而低于 12m 的患者死亡率为 20%。另一种标准化爬楼梯测试显示，参考指标为爬楼梯的速度而不是高度。用爬楼阶梯数代替高度来标准化运动测试，Brunelli 发现这个标准值是老年患者肺切除术后心肺并发症的重要预测指标。ERS/ESTS 指南建议把标准化症状限制性 SCT 作为肺切除术前的一线筛选测试。

2. 心肺联合运动测试

心肺联合运动测试（CPET）得出的指标被认为是术前评价肺切除手术风险的金标准，与简易运动测试相比，CPET 具有以下优点：①在受控的环境中连续监测各种心源性和呼吸参数；②是一个标准化运动测试，具有良好的可重复性；③可准确地识别氧转运系统中的各种问题，从而在围手术期中及时处理，以提高心肺整体功能状态。峰值摄氧量（peak oxygen consumption，$VO_{2\ peak}$）是可直接获得且最重要的反映运动能力的参数。

CPET 被最早报道可用于全肺切除手术患者的术前评估，VO_{2max} 与肺切除术后死亡率密切相关。同时发现 VO_{2max} 用于评价不同年龄和身高的患者，利用绝对值可能会过多排除那些适合肺切除手术的患者，建议 VO_{2max} 应用体重进行校正，以最大公斤摄氧量评估手术风险更为科学，并发现如果 $VO_{2max}<15$ ml/(min·kg)，肺切除术后并发症发生率达 100%，而 $VO_{2max}>20$ ml/(min·kg) 时并发症发生率为 10%。Bolliger 等运用大数据分析发现 VO_{2max} 占预计值的百分比也是一个很好的预测术后并发症的参数，患者 VO_{2max} 占预计值的 75% 以上，肺切除术后并发症发生率为 10%，而 VO_{2max} 占预计值的 43% 以下，术后并发症发生率为 90%。2013 年 ACCP 指南建议 $VO_{2max}>20$ ml/(min·kg) 或 VO_{2max} 预计值的百分比高于 75%，肺切除术后并发症风险低；而 $VO_{2max}<10$ ml/(min·kg) 或 VO_{2max} 预计值的百分比低于 35%，则为手术禁忌。肺癌患者手术风险生理评估流程见图 13-2-1。

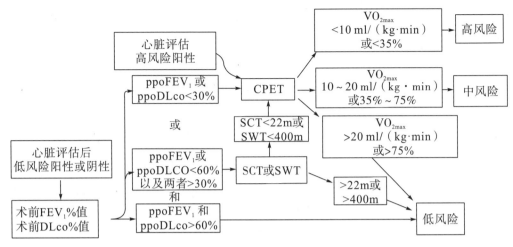

图 13-2-1　肺癌患者手术风险生理评估流程

3. 运动过程中血氧饱和度下降

运动过程中血氧饱和度下降（exercise oxygen desaturation，EOD）特指在运动测试过程中，受试者动脉血氧饱和度下降超过 4%。早期研究表明，运动过程中血氧饱和度下降与肺切除术后早期并发症的相关性并不确切。来自英国的文献报道称，步行往返试验中出现运动过程中血氧饱和度下降与否和围手术期是否发生并发症没有相关性。但也有研究发现运动过程中血氧饱和度下降可作为肺切除术前评估有价值的参数，运动过程中血氧饱和度下降可用于判断术后是否出现呼吸功能障碍，是否需要进入重症监护室等；有学者用回归分析研究后发现运动过程中发生氧饱和度下降现象与肺切除术后并发症显著相关。并且 SWT 和 6 分钟步行测试比 CPET 能更有效地鉴别出哪些患者会出现运动过程中氧饱和度下降。ERS/ESTS 指南建议出现 EOD 的患者需进一步完成 CPET，以更好地评估心肺功能。

需要指出的是，上述指标针对的都为进行开放式胸腔手术的病例，针对进行微创的肺切除手术的病例暂无详细指标。

第三节　物理治疗术后管理

术后管理的目的包括：促进氧转运，尽量提高患者能力以尽快恢复其日常生活活动，保持或提供肌肉的肌力和耐力，最大化肌肉和软组织长度，保持神经系统功能，减少精神压力如抑郁和焦虑，制订出院后的预防方案。

患者清醒后，在患者能接受的情况下，尽早脱离卧床状态，采用直立坐位，逐渐过渡到床旁坐位、站立和下床活动。如存在影响早期下床的情况如头晕、呕吐等，则尽早在床上开展四肢运动，剩余时间应每 1~2 小时进行一次体位转移。术后还应指导患者进行呼吸控制和有效咳嗽，以保持正常的功能残气量和肺泡膨胀。

一、腹部手术及物理治疗干预

腹部是一个以腹膜为内衬，周围被肌肉和皮肤包裹的腔隙。腹部器官可以在腹腔内，通过肠系膜获得营养（如胃），或在腹腔外（如胰腺），也有些器官是腹膜间位的（如肝脏）。要暴露某些腹部器官可以从其开口进入，这称为内镜技术，如胃镜、结肠镜和经内镜逆行胰胆管造影，这些技术可以用于诊断或治疗。

腹腔镜手术向腹腔里注入二氧化碳气体，形成气腹，通过一个 5~10 mm 的切口放入一个摄像机，使用传输图像监测器监测腹腔内情况。通常的腹腔镜手术会在腹壁上开三个切口，以便操作。该手术是在全麻下进行的，最常见的腹腔镜手术是腹腔镜下胆囊切除术，但现在许多其他手术也可以在腹腔镜下进行，如疝修补术、阑尾切除术，脾切除术和卵巢切除术。微创手术和普通手术相同，但手术创伤小，对患者术后恢复影响小。已有文献证实，腹腔镜下胆囊切除术可使术后并发症发生率降低。目前，微创手术在全球越来越普遍，结肠直肠手术也越来越多地使用这种手术方式。

增加术前患者教育、早期营养摄入、强制早期活动、最小通路下手术以改善镇痛效果共同构成了加速外科康复（enhanced recovery after surgery，ERAS）方案。一项包含 6 个随机对照试验的 Meta 分析显示，坚持 ERAS 方案可使并发症发生率降低 52%，术后住院时间缩短 2.5 天。

一些随机对照试验为物理治疗在腹部手术中的应用提供了证据支持。其中，有 3 篇评估了预康复，还有一些研究证明深呼吸训练对术后早期活动并无益处。有 4 篇系统评价，研究了物理治疗在预防上腹部术后肺部并发症中的作用。总体来看，预防性的物理治疗在减少术后肺部并发症中的作用得到了支持，尤其是在高危患者中。虽然用以实现这一目标的技术各不相同，而且这些研究的样本量普遍较小，但其中最重要的治疗均为早期活动。还有一项 Meta 分析报道，术前吸气肌训练可减少心胸或上腹部手术患者的肺部并发症。然而，术前教育和指导在减少肺部并发症方面的作用还需要进一步的研究。

二、胸部手术及物理治疗干预

在过去的一个世纪里，胸外科手术已经成为治疗肺、胸膜、胸壁或纵隔疾病的重要干预手段。大部分胸外科手术是针对肺癌的，但也可针对肺部感染（如支气管扩张和肺结核）、胸外伤、肺大疱、自发性或获得性胸膜疾病及食管和纵隔血管进行手术。

（一）肺切除术、胸膜手术、食管手术

1. 肺切除术

对肺癌患者来说，肺切除术是最常见的，也被认为是目前最好的治疗方法。除了手术外，肺癌患者还可能接受辅助性的放疗或化疗，而这可能会影响他们手术时的身体表现。其他原因的肺切除术包括支气管扩张和肺结核。尽管自 20 世纪 80 年代引入抗结核药物方案以来，结核病的治疗取得了显著改善，但药物治疗对多重耐药肺结核的效果却不尽如人意，治疗失败率为 40%~70%。因此，在过去的十多年中，肺切除术重新成为结核病患

者的治疗选择方案。

2. 胸膜手术

胸膜手术通常针对反复发生气胸、胸膜活检、胸腔积液或脓胸患者。VATS 常应用于此类手术中，这类患者住院时间通常很短。此外，与开胸手术相比镇痛需求减少，一些接受经胸腔镜胸膜手术的患者甚至可以作为日间病例入院。

3. 食管手术

食管手术通常是食管癌手术。辅助或新辅助治疗是目前常见的，通常为化疗后考虑手术治疗，或者采取姑息手术以缓解症状。接受食管手术的患者通常发生术后并发症的风险高，因为手术的范围大。其他常见的症状包括吞咽困难和体重减轻。食管中下段三分之一的食管癌通常可以通过腹腔镜和右侧开胸术完成，胃通过横膈裂孔与剩余的近端食管吻合。对于上端食管癌，通常做一颈部切口，通过腹腔镜或开胸术完成吻合。术后患者应改变饮食习惯，减少一口量，有规律地咀嚼食物（每天最多 6 餐），控制食量，避免卧床。食管癌术后 2 年易出现呼吸和生理功能损害，多达 50％的患者反映有与手术相关的慢性疼痛。

以上胸部手术的物理治疗要点如下：

1）注意疼痛管理是有效治疗的关键。

2）肺功能储备在肺切除术患者中减少。

3）肺切除术后必须注意患者的体位。一般情况下，患者的体位建议可以翻身向术侧（这样健侧肺就在上面）。

4）肺水肿是肺切除术的一项严重并发症。术后控制体液平衡尤为重要，因为整个心的输出只能通过一个肺进行。如果患者体液不平衡并伴有呼吸急促、心动过速和低氧血症的迹象，应立即报告。

5）肺切除术后，通过夹紧和释放肋间导管（ICC）来控制胸腔积液，这种处理方法与其他胸部手术后依靠重力引流不同。

6）食管手术患者术前往往存在营养不良，这可能会影响吻合口的愈合和术后总体康复的进展。

7）食管手术后，通常避免头部向下的位置，以防止胃食管反流，因为它可能导致误吸或影响吻合口的完整性，最好是维持头在上的姿势（比如头下垫两个枕头）。

8）有颈部切口的食管手术后患者，应避免颈部后伸。

9）高位胸段或食管吻合的患者，应尽量避免鼻咽抽吸。

10）食管术中需放置鼻胃管以帮助引流。如果不小心将其取出，则无法替换，因此移动患者时必须小心。

11）肺叶或胸膜切除术后患者侧卧或俯卧无绝对禁忌证。

12）应用正压疗法时应谨慎，除非食管切除术后鼻胃管在原位并可自由引流。如果在食管癌切除术或肺切除术后采用正压治疗，应确保所有的肋间导管正常工作。

（二）胸部创伤

大约 25％的创伤性死亡由胸部创伤导致，其中需要外科干预的不到 10％，但确保患者有足够的通气功能，并进行胸部清创是很重要的。绝大多数胸部创伤是钝性的，会导致肋骨/胸骨裂，全胸和潜在的肺、胸膜、心脏和主要血管等组织的损伤。大多数钝性胸部创伤通过非手术方式进行治疗，如气管插管和机械通气、止痛、胸腔引流，而胸部的穿透性损伤通常需要进行手术。胸科物理治疗指南推荐对有连枷胸的患者给予最佳镇痛和积极的胸科物理治疗。物理治疗师积极参与其中，以确保患者有足够的通气功能，减少呼吸做功。对所有患者来说，缓解疼痛很重要，而经皮神经电刺激（TENS）可用于单纯肋骨骨折的治疗。物理治疗主要包括以下方面的内容：早期下床活动、胸部伸展活动、有效的咳嗽/哈气、体位建议。

胸部创伤的物理治疗要点如下：

1）预防和减少呼吸并发症，促进患者康复。

2）确保肋骨和胸骨骨折患者疼痛的有效管理，患者能进行深呼吸。

3）警惕患有急性呼吸系统疾病的患者，因为他们的呼吸状况可能会迅速恶化。

4）持续气道正压通气（CPAP）是一种有效的治疗方法。针对难治性低氧血症的患者，CPAP 可有效防止术后病情恶化。

5）气管切开患者需进行气道加湿加热。

（三）其他胸外科手术

其他胸外科手术包括胸主动脉、腔静脉、胸导管/淋巴结手术及心脏移植和肺移植。

目前，对胸外科术后患者的高质量临床研究数量有限，尤其缺乏针对高风险患者的随机对照试验，因此目前尚不清楚哪些人受益于专门的心肺物理治疗。早期的直立位和下床活动对低风险的肺切除术患者适用，但目前尚不清楚对高风险患者和其他胸部手术的患者是否也适用。物理治疗师在微创胸外科和胸膜外科患者中的作用需要进一步确认。此外，虽然安全性和可行性已经得到证实，但针对接受胸外科和胸腹部手术的患者，术前预康复和术后康复的效果尚未得到充分的研究。针对运动治疗的干预措施，未来还需要进行更大规模的研究，以确定这些干预措施的效果，并确定他们能否降低手术风险、改善术后康复、提高健康相关生活质量。

（四）气胸

气胸的定义是胸膜腔内有空气，它可能是自发的，也可能是后天形成的。获得性气胸常由外伤或胸部手术引起。常见的气胸类型有原发性气胸、继发性气胸、张力性气胸和创伤性气胸。原发自发性气胸是最常见的，通常由肺尖部的肺大疱破裂引起，临床症状包括急性胸痛、气促、劳力性呼吸困难，通常发生在身形高瘦的人群中，无论性别。胸腔积气的量通常决定了治疗方案，包括观察、反复拍摄胸部 X 线片、直接从胸膜腔穿刺排气或胸腔闭式引流。自发性气胸可复发，复发率达 30%，二次复发后复发率达 70%。同侧出现两次气胸后应考虑行手术治疗，最常见的是胸膜切除术或胸膜固定术，使脏胸膜黏附到壁层胸膜，从而消除潜在腔隙。

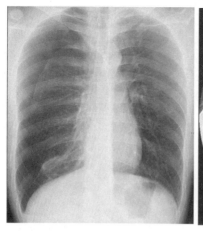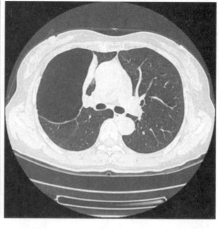

图 13-3-1　气胸的 X 线检查及 CT 检查结果

继发性气胸常由潜在的肺部疾病如慢性阻塞性肺病、肺脓肿引起。而外伤性气胸多发生于穿刺伤，如肋骨骨折、刀伤或枪伤。创伤性气胸通常为血气胸，即胸膜腔内积血与气胸同时发生，出血位置可能在胸壁、心脏、大血管或肺。肺挫伤在肺部创伤中也很常见，包括肺实质损伤、肺泡水肿、充血及炎症反应，可严重影响气体交换，导致急性呼吸窘迫综合征。

当气胸的漏气部位充当单向阀时，空气在吸气时进入胸膜腔，但在呼气时不能排出，就会导致张力性气胸。气胸侧的空气容量和压力增加，导致同侧肺不张，纵隔腔向健侧移位，气管、纵隔腔大血管可能随之扭曲。临床体征包括气管偏移、呼吸音消失、急性呼吸困难、颈静脉压升高和低血压。张力性气胸危急时，应尽快插入大口径针让气体排出，然后进行胸腔引流来缓解症状。

在进行开胸手术后，肋间导管（ICC）被放置在胸膜腔内，并连接到一个称为胸腔闭式引流（UWSD）的封闭引流装置。胸腔闭式引流是专门用于从胸腔排出空气和液体的装置，通过在胸膜腔内重新建立正常的负压来恢复和维持肺的扩张。

肋间导管外面是透明易弯曲的塑料管，里面是不透明的。管的直径取决于患者的体型和引流物的性状。通常采用较小的口径排出空气，而采用较大的口径排出液体。引流物的性状也决定了管道的位置。当患者直立时，胸膜腔内的液体通常会向胸廓下部流动，而空气通常会上升到胸腔顶端。气胸的引流管通常在第二或第三肋间隙与锁骨中线交点，或在第三至第五肋间隙与腋中线交点处插入，并指向肺尖。当要引流液体时，导管通常插入稍低的腋中线和第六肋间隙交点，并指向基底部。在肺叶切除术或胸膜切除术后，要插入两个肋间导管：一个通常指向肺尖，一个指向肺基底部。

移除肋间导管和胸腔闭式引流的标准如下：24 小时引流少于 100 ml，液面摆动小，胸片显示全肺扩张，胸部听诊呼吸音正常，没有空气漏气。

（五）胸腔闭式引流

胸腔闭式引流装置通常由三个部分组成：闭式、压力梯度和重力辅助。闭式是指为了防止气体再一次进入胸膜腔，引流管的远端在引流瓶水面以下 2 cm，因此引流瓶中有 +2 cmH$_2$O 的压力。压力梯度是指当胸膜内压力大于 +2 cmH$_2$O 时，空气就从胸膜腔被引流到水封瓶里，原理是此时胸膜腔压力大于水封瓶中的压力。重力辅助是指液体会因为重力被引流到标本里，如标本瓶的位置低于患者的胸部，液体就一定不会倒流。

胸腔闭式引流装置分为单瓶装置、双瓶装置和三瓶装置，但最常用的是一次性三瓶装置（图 13-3-2）。所有装置都可排放气体和液体。在三合一装置中，一个瓶收集液体，一个瓶收集气体，第三个瓶控制吸力，通过瓶内水的高度调节负压，或者使用机械阀门/调节器而不是水下密封装置来控制吸力。更新后的此类装置重量轻，便于携带，物理治疗师可鼓励患者带着它步行，能更直接和持续地监测吸引压力和空气泄漏情况，也能更科学地指导移除胸部引流管。

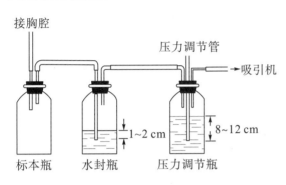
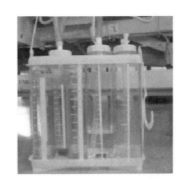

图 13-3-2　胸腔闭式引流机制

对胸腔闭式引流装置进行专门的检查，是物理治疗师客观评估的一部分。检查内容主要包括以下四个方面：

1）摆动：呼吸时胸膜腔内压力的变化传送至引流装置，吸气时负压增大，液体顺着引流管向上流，呼气时则相反，这种液体的运动即为摆动。平静呼吸时摆动幅度小，当患者咳嗽或吸气做功增加时摆动幅度增大。未见摆动的原因可能包括导管打结、患者压住导管、导管内液体淤积、肺组织堵塞导管口。

2）鼓泡：鼓泡表示有空气渗漏，但水封瓶中出现气泡是正常的，应对二者进行区分。以下几种情况需要注意鉴别：没有鼓泡提示没有空气渗漏，咳嗽时出现鼓泡提示渗漏口较小，呼气时出现鼓泡提示渗漏口中等大小，吸气呼气时均出现鼓泡提示渗漏口很大。

3）引流：应注意装置中引流出来的液体。当 24 小时内引流出来的液体小于100 ml时，可以考虑拔管。在短时间内引流出大量血性液体时，应警惕出血的可能。

4）负压吸引：压力调节瓶中的液面高低决定了负压吸引的量。如果使用壁面抽吸，压力调节瓶里的气泡会比较小。如果压力调节瓶中没有气泡，说明壁面抽吸的压力不够大。对存在空气渗漏的情况，需要关闭抽吸，以便伤口愈合。

（六）加速康复外科协会和欧洲胸外科医师学会：肺外科术后加速康复指南

基于循证医学证据的围手术期加速康复方案已在临床得以广泛的开展和实施，加速康复外科（enhanced recovery after surgery，ERAS）可有效减少住院时间和术后并发症发生率。加速康复外科协会和欧洲胸外科医师学会联合发布了《胸外科术后加速康复指南》，部分推荐建议如表 13-3-1 所示。

表 13-3-1　胸外科术后加速康复指南

推荐建议	证据水平	建议等级
术前阶段		
提前录入信息，教育和咨询；患者应定期接受专门的术前咨询	低	强
围手术期营养		
应在术前对患者进行营养状况和体重减轻的筛查	高	强
应向营养不良的患者提供口服营养补充剂	中	强
增强免疫营养可能在术后营养不良的患者中发挥作用	低	弱
戒烟		
应在手术前至少 4 周停止吸烟	高	强
酒精依赖管理		
手术前至少 4 周应避免饮酒（酒精滥用者）	中	强
贫血管理		
术前应确定，调查和纠正贫血	高	强
肺康复和康复		
对于具有临界肺功能或运动能力的患者，应考虑进行康复治疗手术	低	强
手术		
术前禁食和碳水化合物治疗		
在麻醉诱导前 2 小时，应该允许低脂的液体和固体，直到麻醉诱导前 6 小时	高	强
口服碳水化合物负荷可降低术后胰岛素抵抗，应常规使用预先药物治疗	低	强
预先药物治疗		
应避免常规使用镇静剂以减少术前焦虑	中	强
围手术期		
静脉血栓栓塞预防		
接受主要肺切除术的患者应接受药物和机械深静脉血栓形成（VTE）预防治疗	中	强
VTE 高风险患者可考虑使用低分子量肝素（LMWH）进行长达 4 周的预防性治疗	低	弱
抗生素预防和皮肤准备		
常规静脉注射抗生素应在皮肤切开后 60 分钟内，在皮肤切口处进行	高	强
如果需要脱毛，建议修剪，而非刮剃	高	强
对于备皮，氯己定-醇优于聚维酮碘溶液	高	强

续表

推荐建议	证据水平	建议等级
预防术中低温		
围手术期应使用对流主动加热装置维持常温	高	强
建议连续测量核心温度以确保功效和合规性	高	强
标准麻醉方案		
在单肺通气期间应使用肺保护策略	中	强
应联合使用局部和全身麻醉技术	低	强
短效挥发性或静脉注射麻醉剂或它们的组合是相同的选择	低	强
恶心呕吐（PONV）控制		
所有患者均应使用降低 PONV 基线风险的非药物治疗措施	高	强
PONV 预防的多模式药理学方法适用于中度风险或高风险的患者	中	强
局部麻醉和缓解疼痛		
建议进行局部麻醉，以减少术后阿片类药物的使用，椎旁阻滞为麻醉硬膜外麻醉提供了相同的镇痛作用	高	强
除非存在禁忌证，否则应定期向所有患者施用对乙酰氨基酚和 NSAID 的组合	高	强
对于既往存在慢性疼痛的患者，应考虑使用氯胺酮	中	强
可施用地塞米松以预防 PONV 并减轻疼痛	低	强
围手术期液体管理		
应该避免严格的限液方案，以支持血容量	中	强
平衡的晶体液是首选的静脉注射液，优于 0.9% 氯化钠注射液	高	强
应尽快停用静脉输液，并用口服液和饮食代替	中	强
预防心房颤动		
术前服用 β 受体阻滞剂的患者应在术后继续服用	高	强
镁耗竭患者可考虑补充镁	低	弱
对于有风险的患者，术前给予地尔硫卓或术后给予胺碘酮是合理的	中	弱
手术技术：开胸术		
如果需要开胸手术，应该实施保留肌肉的手术技术	中	强
建议使用保护肋间肌肉和神经的手术技术	中	强
在开胸闭合期间重新接近肋骨应该避免下肋间神经卡压	中	强
手术技术：微创手术		

推荐建议	证据水平	建议等级
对于早期肺癌，建议采用 VATS 进行肺切除术	高	强
术后阶段		
胸部引流管理		
应避免常规外接负压吸引	低	强
数字引流系统减少了决策的可变性，应该使用	低	强
每日引流量达高限（最高 100 ml/24h），应取出引流管	中	强
在解剖学肺切除术后应使用单管而不是双管进行引流	中	强
泌尿系统引流		
对于术前肾功能正常的患者，不应常规放置经尿道导管，仅用于监测尿量	中	强
将经尿道导管置于胸段硬膜外麻醉患者中是合理的	低	强
早期活动和物理治疗的辅助		
患者应在手术后 24 小时内活动	低	强
在某些高风险患者中可考虑使用预防性气管小造口术	低	弱

三、心脏手术及物理治疗干预

（一）心脏手术

心脏直视手术（OHS）是在暴露的心脏上或其内部进行手术，通常伴有体外循环（CPB）。尽管随着冠状动脉支架植入术的出现，微创外科和介入心脏病学取得了进步，但OHS仍然是多支冠脉病变和冠状动脉左主干狭窄患者最有效的治疗方法。无论是先天性还是后天性心脏病，抑或缺血性心肌病和心瓣膜疾病，OHS均得以使用。标准的OHS需要从胸骨正中切开，因为这是通往心脏的最佳通道，并与良好的手术结果相关。

冠状动脉手术的手术死亡率为1%，围手术期脑卒中、心肌缺血、心律失常、心血管状况不稳定、胸骨瘘和出血是患者最常见的并发症。呼吸系统并发症包括肺容量降低、肺不张和胸腔积液，这些通常都可以解决。此类手术的远期生存率高，5年生存率为90%～95%，10年生存率为80%～85%，但手术时的年龄、糖尿病、心室功能和次要风险因素对生存率有显著影响。

心脏瓣膜疾病主要发生在主动脉瓣和二尖瓣，偶尔发生在三尖瓣。在西方国家，瓣膜病变最常见的形式是狭窄，通常由老化和退行性病变所致，造成钙化和反流，而这两种情况可以同时发生。近年来，风湿性心脏病的发病率在西方国家有所下降，但在中国、印度和南美等发展中地区仍然很高。两种最常见的瓣膜病变是主动脉狭窄和二尖瓣反流。瓣膜手术的死亡率为1%～3%，而瓣膜和冠状动脉联合手术的死亡率为3%～5%，长期随访患者对手术结果满意。瓣膜手术术后并发症的发生率相对较低，每年有1%的患者出现抗凝相关出血、血栓栓塞、心内膜炎和瓣膜周围瘘等问题。

（二）心脏手术的术后支持

1. 血流动力学管理

心脏手术可对心血管系统和泌尿系统造成很大的压力，而这些系统主要负责维持血流动力学的稳态。OHS后血流动力学管理的主要目标是维持足够的器官供血和供氧，同时减少不必要的心脏需求。可以在手术时埋入起搏线，术后将患者送回心外科重症监护病房，监测心电图、血压、右心房压、肺动脉压和尿量。患者最初进行机械通气（4~12小时），然后停呼吸机并接受氧疗支持。在术后左心功能较差的情况下，有的患者可能需要主动脉内球囊反搏（IABP）来支持心脏的泵血功能。IABP是一种循环装置，可以为左心室提供支持。它由单室或多室球囊组成，通过大口径导管连接到外部泵控制台，球囊在心室舒张期时充气，在心室收缩时放气。通过心电图，球囊充气放气的频率与患者的心律同步。IABP的生理学目的是改善心肌供血和减少心肌后负荷，从而减少心肌耗氧量，提高心脏收缩力，降低持续心肌缺血的风险。患者开始充放气的频率为1：1，后变为1：2，在球囊取出的前几天改为1：3。IABP的患者在做物理治疗前，治疗师应先与ICU医护人员沟通，因为他们的心肌功能衰竭可能导致循环休克。物理治疗师应仔细评估并避免使这些患者处于强烈的生理应激下（即增加心肌耗氧的活动）。如果患者需要改变体位，也应非常小心，避免IABP导管弯曲或移动。此外，IABP在位时需要积极的抗凝治疗，而移除泵以后，患者需卧床24小时。

2. 呼吸道管理

患者OHS术后急性期呼吸功能可能发生改变，这种呼吸功能改变的机制是复杂的，手术过程、围手术期管理、体外循环的使用、患者个体因素均会对其造成影响。冠状动脉搭桥术的呼吸管理有两个主要目的：一是保持足够的气体交换（足够的动脉氧合），二是降低术后肺部并发症的发生风险。OHS需放置纵隔引流管并连接到胸腔闭式引流系统，以防止术后胸腔内积血积气。手术后需常规使用正压机械通气以促进肺泡的再扩张和气体交换，需设定氧浓度分数以维持动脉氧合，需采用气道内吸引去除气道分泌物。在可能的情况下，建议尽早脱离机械通气并拔管，然后开始物理治疗，以减少肺部并发症，早期的下床活动通常在术后第一天就鼓励患者进行。

（三）心脏手术后的物理治疗

1. 预防术后肺部并发症

对于心脏手术，大量的证据对传统的术后预防性呼吸物理治疗提出了挑战。一项系统综述认为，目前尚无明确证据表明预防性呼吸物理治疗可降低术后并发症的发生率。迄今为止的文献回顾得出的结论是，心脏术后的预防性呼吸物理治疗不再受到支持。

2. 术后运动训练

物理治疗师通常参与患者住院期间的管理（心脏一期康复）。通常认为，运动是促进冠状动脉搭桥术后恢复的重要物理治疗方式。接受冠脉搭桥术的患者在术前可能未经训练，而术后运动能力进一步下降。应鼓励患者在手术后第一天身体状况稳定时，就在物理治疗师的协助下活动。直到出院前，他们都将在物理治疗师的指导下进行运动训练，在安全范围内逐步提高运动能力，直到他们能够独立爬楼梯（比如12~14级的楼梯）。功能恢复也是心脏外科手术的重要指征之一，运动在先天性心脏病的二级预防中已被证明是有效的。在心脏手术术后恢复期的物理治疗中，在物理治疗师的指导下进行第一阶段运动的潜在益处已得到证明，但是最合适的运动剂量（模式、频率、强度和持续时间），目前的研究有限，未达成共识。Busch等报道了一组75岁以上的患者在接受上肢和下肢的阻力训练和平衡训练后，功能有显著改善。在渐进式跑步机训练和虚拟户外环境下的跑步机训练中，也有类似的发现。

3. 胸骨相关并发症的管理

既往为了预防胸骨相关并发症，经常采用一系列措施限制患者上肢和躯干的运动。然而，这些措施的制订多来自专家的意见，并没有得到更多证据的支持。考虑到大多数胸骨正中切开术后的患者在恢复过程中并不会出现胸骨相关并发症，对胸骨的活动进行限制可能会延迟康复和活动的时机。因此，根据患者个体发生胸骨并发症的风险程度、胸骨稳定性检查的结果，以及患者对运动的反应来制定预防措施可能更加合适。胸骨的不稳定是指连接手术离断胸骨的金属丝断裂，导致两半胸骨过度运动，其发病率为0.4%~0.8%。导致这一并发症的风险因素有很多，物理治疗师需了解这些风险因素，预防胸骨相关并发症。及时发现胸骨不稳定并进行医疗处理，以降低其进一步发展为纵隔炎的风险。由于大多数胸骨伤口并发症在出院后发生，因此可以对进行心脏康复的患者和社区环境中的患者进行胸骨稳定性量表（sternal Instability scale，SIS）的检查。胸骨不稳定多需要手术重新复位，而最近出现的非手术治疗方案，主要是使用支持装置以减少患者症状。支撑装置也可作为手术复位前的临时措施，或用于防止胸骨稳定性的微小下降。在慢性胸骨不稳定的患者中，特定的躯干稳定性锻炼，促进了腹壁肌肉的募集，可以减缓胸骨分离，减轻活动时的疼痛。

更好地了解心脏术后功能恢复的轨迹，可帮助物理治疗师优化术前和术后管理，以确保患者出院后及时获得康复计划，并恢复最佳功能。

心脏手术的物理治疗要点如下：

1）没有证据支持患者在OHS后返回重症监护病房，在插管和机械通气时进行呼吸物理治疗的有效性。

2）来自系统评价的1级证据：不支持使用预防性呼吸物理治疗来减少OHS后肺部并发症的发生。

3）胸部活动可减少术后胸骨疼痛，因此推荐这些练习。

4）在对IABP的患者实行物理治疗前，物理治疗师应先与ICU医护人员讨论。

5）如果有IABP的患者被体位改变，应非常小心，不要让IABP导管打结。

6）当IABP在原位时，由于积极的抗凝作用，患者应在取出泵后继续卧床休息24小时。

7）没有足够的证据支持对所有心肝术后患者常规使用胸骨预防措施和上肢限制。

8）使用胸骨稳定性量表（SIS）对胸骨稳定性进行评估是有效和可靠的。

9）胸骨不稳患者可从躯干稳定性运动和（或）支撑装置受益。

四、心肺移植及物理治疗干预

器官移植是治疗器官衰竭患者的常用治疗方法，由于移植手术的后遗症和患者身体功能的改变，因此物理治疗师是移植团队的重要成员。心脏或肺移植的主要适应证是预期寿命有限的进行性终末期心肺疾病，大多患者心肺功能明显下降，需要多种药物和（或）补充氧气来进行日常生活活动，不能全职工作或学习。

大多心脏移植是由冠状动脉疾病引起的，会导致心肌损伤和心肌病，心脏移植术的主要适应证为心肌病，此后冠状动脉疾病为其主要适应证，心脏移植多在 59 岁之前完成。进行肺移植患者的主要原因是肺气肿，特发性肺纤维化是第二大肺移植适应证。移植器官失败也是心脏和肺重复移植的指征。

（一）评估

在心脏或肺移植前应进行物理治疗评估，评估内容包括骨骼肌肉和神经肌肉状况、运动能力、通气能力和黏液纤毛清除能力。

对等待肺移植的患者，物理治疗师应评估其气道清除能力，询问病史和检查痰液产生，以选择合适的气道清除技术，主要是技术的有效性和易用性，听诊呼吸音也是检查的一部分。还应评估患者的有氧运动和运动耐力，可以通过多种运动测试实现，比如心肺运动测试和 6 分钟步行测试。

物理治疗评估可以充分了解患者胸壁运动范围、平衡、肌力、步态和运动能力缺陷，作为患者制订个性化运动方案的基础，也可为移植团队提供有用的信息。

（二）术前康复

研究表明，待移植患者可从长期康复计划中获得显著效果。大多肺移植中心要求待移植患者在等待供体器官的同时参与肺康复计划，待心脏移植患者根据个人情况决定。训练主要通过外周适应实现，为患者提供功能改进和提高运动能力。术前康复计划包括患者和家庭教育、心血管耐力训练、骨骼肌力量和柔韧性训练，以及呼吸再训练。

术前康复的目标是提高患者运动耐受性和提高患者自我效能感。确保待移植患者处于最佳身体状况将增加承受移植压力的可能性。

通常，物理治疗师会鼓励待心脏移植患者在血流动力学稳定的前提下尽可能活动。通常待心脏移植患者由于射血分数和心输出量显著受损，运动耐力限制在最低运动水平或仅日常生活活动。待心脏移植患者还可能有其他不稳定的血流动力学表现，如低血压、肺容积减少、肺灌注减少和肺血管阻力增加。随着运动强度增加，这些异常情况会恶化，从而限制患者参与肌力或耐力训练计划。如果待心脏移植患者适合耐力训练，训练应在受过培训人员的密切监测下进行，以识别运动的不良反应。

待肺移植患者锻炼可以在不同的机构进行，如家中、社区或门诊。由于疾病的严重程度不同，待肺移植患者与其他患者的肺康复计划显著不同，待肺移植患者出现运动诱发的低氧血症的可能性显著增加。因此在锻炼期间应持续检查血氧饱和度，尽可能将血氧饱和度维持在 90% 以上。

肺康复建议：至少每周进行 2~3 次 20 分钟运动；鼓励尽可能进行高强度运动；间歇训练更有助于促进更高强度的运动；上下肢均参与耐力和力量训练，特别是肌肉萎缩患者；吸气肌训练作为辅助治疗，补充氧气可以进行高强度训练。

肺康复教育主要内容：呼吸策略、疾病的病理生理学、正确使用药物、气道廓清技术、运动的益处、节能技术、营养均衡、戒烟。

（三）术后康复

移植术后，必须注意患者的心血管生理发生的重大变化，了解心血管生理变化的基础知识很重要，以便在运动期间采取适当的预防措施。通常，与移植前相比，血液动力学有所改善，从而增加了有氧耐力和活动耐力。

心脏去神经支配发生在心脏移植后初始阶段，离体肺移植去神经支配非常少见。去神经支配的心脏对活动刺激的反应延迟，因此需要在每次锻炼时进行充分的热身和运动后整理活动，以适应活动水平的变化。因为心率对活动的反应降低，检查心率不能准确反应运动强度，替代方案有使用疲劳评分或呼吸困难评分作为运动处方和监测的基础，心脏移植患者还应监测血压，采用最佳体位（直立坐位和仰卧位）来避免高血压，并且不进行长时间的等长运动。

心脏移植和肺移植术后患者最大摄氧量和运动能力远低于预测值。肺移植患者运动受限可能因为外周因素，如运动相关的高血压、肌肉萎缩、移植前肌肉氧合能力及应用状况差和（或）失能，因此移植后康复多关注改善患者的运动能力。

移植术后，一旦患者病情稳定，通常在术后 12~24 小时内，由物理治疗师在重症监护室（ICU）对患者进行评估。保护隔离措施取决于集线器时间和移植中心的要求，患者离开病房应佩戴口罩，在整个住院期间与患者每次接触前后洗手。

移植患者最初会进行插管和机械通气，同时有静脉输液管、胸腔引流管、心脏起搏器导线、导尿管和多种监测设备，因而进行物理治疗时环境较复杂。为了避免胸骨切口裂开，术后 8 周胸骨压力限制在 2~4 kg，同时限制肩关节活动。

1. 心脏移植

在 ICU，物理治疗师的检查重点主要针对气体交换受损、气道清除、手术期间长时间静态体位的影响（神经损伤筛查）、疼痛和活动受限。该阶段的目标包括优化肺部卫生和胸壁力学，以促进脱离呼吸机和供氧；提高患者上肢和胸部区域力量和关节活动度；提高患者日常生活活动能力和对低至中强度运动的耐受。

锻炼应从仰卧位开始，然后逐渐过渡为直立坐位和站立位。必须严密监测生命体征，作为心血管状态和患者对活动增加的反应指标，应监测心率，但不应作为患者反应的主要指标，因为患者心脏去神经支配，应监测血压、通气指数和运动疲劳的体征和症状（如脸色苍白、潮红或出汗过多）。在活动之前，患者有时间充分热身并适应体位变化，需要适当热身来增加每博输出量和儿茶酚胺刺激，使患者的心输出量增加达到满足身体活动的需求。

患者离开 ICU 或能够耐受强度增加的活动后，可以遵循传统心脏手术术后康复指南。一旦患者转出 ICU，治疗应侧重于活动耐力和日常生活活动任务独立性的训练，并通过参加功率自行车、爬楼梯和长距离行走等活动来增加耐力。此外，解决限制患者正常活动的肌肉骨骼障碍也很重要。这些活动应侧重于加强可能受到类固醇治疗影响的近端肌肉群，预防移植人群经常出现的骨质流失。除了药物治疗外，抗阻训练可使患者骨密度增加。

多种并发症会影响处于住院康复期的心脏移植患者，如细菌感染、非特异性移植物衰竭和急性排斥反应。细菌感染常发生在移植后前 30 天内，重点是使用个人防护设备来减少机会性感染的发生，还可应用抗生素用于预防和治疗。

2. 肺移植

肺移植患者康复在患者身体状况稳定时开始，通常在 ICU 术后第一天，当患者血流动力学稳定后即可开始物理治疗。这一时期关注肺去神经支配引起的肺部变化。去神经支配的肺表现为黏液纤毛清除能力降低、通气/灌注比不平衡和无效咳嗽。肺部分泌物清除通常需要多种技术结合，包括体位引流、叩拍、徒手过度通气技术和主动呼吸循环技术。由于移植肺去神经支配，患者可能无法感觉到咳嗽的必要性，应指导患者定期咳嗽，进行呼吸再训练，侧重于下肋呼吸和减少辅助吸气肌的使用。

虽然心率可以准确反映运动强度，也应监测通气指数、运动疲劳指数、血氧饱和度和呼吸频率。活动从床上活动，过渡到直立坐位，到最后下地活动。运动时根据需要补充氧气，将氧饱和度水平保持在 90% 以上。

患者从 ICU 转出后，康复应侧重于改善呼吸和提高气道清除能力，以实现最佳氧转运及每日多次活动训练。即使者因为疼痛不愿移动，也应在康复过程中加入胸廓活动训练。呼吸训练包括胸廓活动度训练、运动方案、咳嗽和气道清除。

肺移植术后急性期常见并发症包括感染、缺血再灌注损伤、急性移植物衰竭和急性排斥反应。

（四）术后门诊康复

术后阶段从患者出院开始，持续到患者从正式康复计划中出院，持续 6 周。建议使用正式的监督锻炼计划，而不是患者仅使用家庭锻炼计划来改善功能能力和生活质量。当患者功能能力有所改善，可恢复正常活动如工作和学习时，应从监督锻炼计划中出院。患者实现术后门诊所有目标，能进行自我监控，并能独立进行家庭锻炼计划。

运动评估或功能水平测试常用 6 分钟步行测试或症状受限的跑步机或功率自行车进行测试。根据运动测试结果，使用心率、运动疲劳指数、MET 水平、血氧饱和度和其他限制性症状的组合来确定患者的运动处方。心脏移植 1 年后，近 1/3 的患者在运动期间表现出正常的心率反应，使基于心率的运动处方更可行。

这一阶段的物理治疗目标还应包括加强近端肌肉组织、持续的有氧训练、关注和解决任何骨骼肌肉问题、渐进式锻炼计划，以及对教育、功能和自身状况的理解和独立。虽然心脏和肺康复计划通常侧重于增加耐力，但物理治疗师需要解决患者的功能水平及参与家庭和社区活动的能力。

术后门诊康复阶段常见的并发症包括慢性排斥反应、巨细胞病毒感染、肾功能不全、高血压、神经肌肉功能障碍、类固醇疾病、骨质疏松症、高脂血症、贫血、恶性肿瘤和胃肠道并发症等。

小结

　　心肺物理治疗应用于外科康复时，其目的在于预防或减少大型外科手术造成的不良生理功能变化，并促进生理功能恢复。在接受外科手术的患者中，物理治疗能最大限度地减少麻醉和手术过程对心肺和神经肌肉系统造成的不利影响。自 1947 年以来，物理治疗师对这类患者中的作用已经在临床实践中得到了验证。大多数证据主张对所有接受大型外科手术的患者进行术前和术后物理治疗，以减少术后肺部并发症的发生率，患者的存活时间、缩短住院时间。

　　手术方式和疼痛管理的推进、术后物理治疗形式的发展和临床术后肺部并发症发生率的降低，让人们对围手术期物理治疗有了新的认识和评价。加速外科康复和腹部、胸部、心脏微创手术的开展也对此类患者群体的物理治疗有影响。有证据表明，预康复也可能影响术后肺部并发症的发生率、住院时间和功能恢复情况。虽然围手术期关注的重点一直是预防并发症，但目前针对术后疼痛、运动耐力和功能恢复的循证证据和干预措施也在增加。

（苏建华　韩亮）

推荐阅读

［1］刘子嘉，张路，刘洪生. 基于加速术后康复的胸外科手术预康复管理专家共识（2022）［J］. 协和医学杂志，2022，13（3）：387-401.

［2］中华医学会胸心血管外科学分会胸腔镜外科学组，中国医师协会胸外科医师分会微创外科专家委员会. 中国胸外科围手术期疼痛管理专家共识（2018 版）［J］. 中国胸心血管外科临床杂志，2018，25（11）：921-928.

［3］BATCHELOR T J P，RASBURN N J，ABDELNOUR-BERCHTOLD E，et al. Guidelines for enhanced recovery after lung surgery：recommendations of the Enhanced Recovery After Surgery（ERAS（R））Society and the European Society of Thoracic Surgeons（ESTS）［J］. Eur J Cardiothorac Surg，2019，55（1）：91-115.

［4］中华医学会肿瘤学分会. 中华医学会肺癌临床诊疗指南（2023 版）［J］. 中华肿瘤杂志，2023，45（7）：539-574.

［5］PEDERSEN J H，RZYMAN W，VERONESI G，et al. Recommendations from the European Society of Thoracic Surgeons（ESTS）regarding computed tomography screening for lung cancer in Europe［J］. Eur J Cardiothorac Surg，2017，51（3）：411-420.

［6］ENGELMAN D T，BEN ALI W，WILLIAMS J B，et al. Guidelines for perioperative care in cardiac surgery：Enhanced Recovery After Surgery Society recommendations［J］. JAMA Surg，2019，154

（8）：755－766.

［7］谭群友，陶绍霖，刘宝东，等. 重症肌无力外科治疗中国临床专家共识［J］. 中国胸心血管外科临床杂志，2022，29（5）：529－541.

［8］国家癌症中心，中国医师协会胸外科医师分会，中华医学会胸心血管外科学分会，等. 中国可切除食管癌围手术期诊疗实践指南（2023 版）［J］. 中华消化外科杂志，2023，22（11）：1272－1290.

［9］SOUSA－UVA M，HEAD S J，MILOJEVIC M，et al. 2017 EACTS guidelines on perioperative medication in adult cardiac surgery［J］. Eur J Cardiothorac Surg，2018，53（1）：5－33.

［10］中国研究型医院学会肝胆胰外科专业委员会. 肝胆胰外科术后加速康复专家共识（2015 版）［J］. 消化肿瘤杂志（电子版），2016，8（4）：220－225.

［11］BRUNELLI A，KIM A W，BERGER K I，et al. Physiologic evaluation of the patient with lung cancer being considered for resectional surgery：Diagnosis and management of lung cancer，3rd ed：American College of Chest Physicians evidence－based clinical practice guidelines［J］. Chest，2013，143（5 Suppl）：e166S－e190S.

第十四章 儿童康复：心肺物理治疗干预

第一节 呼吸系统及心脏的发育

一、呼吸系统发育

呼吸系统的发育开始于妊娠期第 28 天左右，从原始咽部发育出并形成一纵沟，称为喉气管沟。喉气管沟的内胚层组织里产生喉、气管、支气管和肺上皮。喉气管沟通过内陷产生肺芽（又名呼吸憩室）。肺芽分化成两个支气管芽，形成支气管和肺。呼吸系统的形态学发育共分为五期：①胚胎期（4~6 周）。于妊娠 26~28 天开始。②腺期（7~16 周）。由于本期的肺组织切片与腺泡相似，故有此名。到本期末，原始气道开始形成管腔，此期气管与前原肠分离，分离不全则形成气管食管瘘，是值得关注的先天畸形。③成管期（17~27 周）。此期支气管分支继续延长，形成呼吸管道。毛细血管和肺呼吸部的生长为本期特点。④成囊期（28~35 周）。末端呼吸道在此期加宽并形成柱状结构，为肺泡小囊。⑤肺泡期（36 周~生后 3 岁）。本期出现有完整的毛细血管结构的肺泡，肺泡表面扩大，这是肺泡能进行气体交换的形态学基础，肺呼吸部的主要发育是在出生后。除了与气体交换有关的要素外，肺的所有主要要素都在腺期形成。膈肌也在腺期结束时开始形成。需要注意的是，这个时期出生的胎儿是无法存活的。

一个重要事件发生在成管期，即肺毛细血管的出现。终末细支气管产生呼吸性细支气管，呼吸性细支气管又产生肺泡管。呼吸性细支气管末端有一些终末球囊。肺组织血管化，使此期的胎儿可以进行气体交换，因此，在这一时期末出生的胎儿能够存活下来。在成囊期，更多的终末球囊发育。这些球囊由 I 型肺泡细胞排列组成，这是发生气体交换的地方。肺泡表面活性物质是一种复杂的磷脂混合物，在末端球囊的内壁上形成。它由 II 型肺泡细胞分泌，通过降低肺泡的表面张力来帮助呼吸。在妊娠末期，尤其是最后 2 周，肺泡表面活性物质的产生增加。尽管表面活性物质的产生在妊娠 20 周左右开始，但直到妊娠 34 周左右才达到允许持续呼吸的成熟水平。出生后，由于肺泡和毛细血管的增殖，用于气体交换的肺组织的表面积和体积迅速增加。肺泡期的标志是肺泡数量增加到成年数量。大约 95％的成熟肺泡在出生后发育。从出生到 8 岁，肺泡从 5000 万个增加到 5 亿个。在诊治儿科病例时，需确保全面了解病史，包括孩子出生时的胎龄。了解孩子的胎龄有助于物理治疗师了解孩子心肺系统潜在的发育问题。

二、心脏发育

心脏胚胎发育和功能发挥最早，需要精细的调节、精确的细胞分化、多种类型细胞协同参与。这是一个连续的过程，可以分为三个阶段——原始心管的形成、心脏外形的建立、心脏内部的分隔。妊娠第 18～19 天，胚体头端生心区出现一个腔隙，称为围心腔，最后演变为心包腔。心源性细胞呈条索状排列，形成两条并列的心管。到了妊娠 22 天，左右心管融合成一条心管。因心管各段生长速度不同，会出现 3 个膨大区域，由头端向尾端依次称心球、心室和心房。随后在心房的尾端又出现一个膨大，称静脉窦。到了妊娠第 3 周末，原始心血管系统形成，包括胚体循环、脐循环、卵黄囊循环。妊娠第 4 周，胚胎出现第一次心脏单向搏动，这时可以感觉到胎儿心跳了；原始心管的细胞生长发育非常迅速，各部位组织的生长速度各不相同，使原来基本平直的原始心管出现扭曲、移位、旋转、重叠、靠拢、分隔、融合等变化，心管外形也发生一系列变化，最后形成了四腔的心脏。妊娠第 5 周，心脏外形建立基本完成。如果胚胎在这个阶段心脏外形建立出现问题，胎儿则无法存活。心脏各部分的分隔是同时进行的，包括心房分隔、心室分隔、房室管分隔、圆锥动脉干分隔。心脏的分隔与先天性心脏病有直接联系。大多先天性心脏病都是由于在分隔的过程中出现障碍造成的。妊娠第 8 周，胎儿的心血管发育基本完成。

第二节 先天性心脏缺陷

先天性心脏缺陷的诊断可在产前、出生时、青春期进行明确。临床上，我们将这种先天性心脏缺陷称为先天性心脏病（congenital heart disease，CHD）。先天性心脏病解剖类型复杂，临床上根据血流动力学变化和有无紫绀，分为紫绀型（动脉氧饱和度降低）先天性心脏病或非紫绀型（氧饱和度正常）先天性心脏病。表 14－2－1 列出了常见非紫绀型与紫绀型先天性心脏病的类别。

表 14－2－1 常见非紫绀和紫绀型先天性心脏病

非紫绀型先天性心脏病	紫绀型先天性心脏病
・房间隔缺损 ・室间隔缺损 ・房室间隔缺损 ・动脉导管未闭 ・主动脉缩窄	・法洛四联症 ・大动脉转位 ・三尖瓣闭锁 ・肺动脉闭锁 ・永存动脉干 ・完全性肺静脉异位引流 ・左心发育不全综合征

一、非紫绀型先天性心脏病

非紫绀型先天性心脏病会增加肺血流量，并且经氧合的血液被分流回肺部。此过程也称为从左到右分流。患者的症状可能包括多汗、体重增加不良、呼吸频率增加甚至心力衰竭等。这些患者最常见的问题是外周氧分压（PO_2）低、每搏输出量低，以及心脏做功增加。

（一）房间隔缺损

房间隔缺损（atrial septal defect，ASD）是先天性心脏病中常见的类型之一，按照病理特点分为继发孔型、静脉窦型、冠状静脉窦型、原发孔型。原发孔型的 ASD 在儿童时期症状多较轻，一部分患儿到成人时期才被发现。继发孔型 ASD 在生后 1 年内大多可发生自然闭合，并且很少有症状，通常在 2~4 岁前不需要手术修补。静脉窦型和原发孔型 ASD 不会发生自然闭合，常常需要在出生后几年进行手术修补，术后可进行抗凝治疗。

（二）动脉导管未闭

动脉导管未闭（patent ductus arteriosus，PDA）是指出生后动脉导管持续开放。动脉导管在胎儿期是连接主动脉和肺动脉的正常循环通路。前列腺素 E 参与维持动脉导管开放。出生后，随着体内含氧量的增加，前列腺素 E 的分泌会减少，动脉导管大多在生后 10~15 小时发生功能上的关闭，大部分婴儿生后 3 个月~1 年完成解剖上的关闭。当各种因素导致动脉导管不闭合或者关闭延迟时，可能会有过多的血液进入肺部，造成肺循环血液量增多。其症状严重程度与导管开口的大小、胎龄和是否有肺部疾病有关。开口过大的患儿症状包括心动过速、呼吸窘迫加重和体重增加不明显。PDA 的治疗可包括微创手术缝合或使用吲哚美辛等药物。

（三）室间隔缺损

室间隔缺损（ventricular septal defect，VSD）的特征是分隔心室的壁上有一个或多个小开口。VSD 的临床表现取决于缺损的大小、分流量的多少。小的缺损可能会自发闭合，患儿可能无症状。中到大的缺损可能出现喂养问题、体重增加不良、烦躁不安、呼吸急促和易患呼吸道感染，严重者可出现充血性心力衰竭（congestive heart failure，CHF）。大的缺损由于大量的左向右分流使肺循环血流量增加，肺血管出现病变，肺动脉压力逐渐增高，导致右心压力增高。当右心室收缩压超过左心室收缩压时，原有的左向右分流逆转为双向分流或者右向左分流，患儿出现发绀，即艾生曼格综合征（Eisenmenger's syndrome）。室间隔缺损的内科治疗主要是控制心衰和防治呼吸道感染。室间隔缺损有自然闭合的可能，因此有中小型缺损的患儿可随访至学龄前期。如果出现患儿心力衰竭控制不佳、生长延迟无法改善等情况可手术治疗。

（四）房室间隔缺损

房室间隔缺损（atrioventricular septal defect，AVSD）也称为房室管缺损或心内膜垫缺损。心内膜垫通过将胚胎心房和心室之间的单个瓣膜分开来完成二尖瓣和三尖瓣的分离。AVSD 是由胚胎期心内膜垫参与形成房室瓣及间隔发育缺陷所致。15%～40% 的唐氏综合征儿童会发生 AVSD。完全性 ASVD 的症状包括肺动脉高压、肺淤血和心力衰竭。手术通常需要在出生后的最初几个月内进行。

（五）主动脉缩窄

主动脉缩窄是指由于主动脉变窄导致的左心室流出道阻塞。主动脉狭窄段近端的压力增加，狭窄段远端的压力降低，这会导致上肢高血压和下肢血压偏低，上下肢脉压差增大。治疗主要是进行手术去除主动脉的缩窄，但是可能会发生再缩窄。

二、紫绀型先天性心脏病

紫绀型先天性心脏病的病理生理特点是右向左分流，未经氧合的血液绕过肺部再次回到全身。当含氧量低的血液返回身体时，动脉血氧饱和度会降低。由于动脉氧饱和度降低，身体发出红细胞形成增加的信号，并导致红细胞增多症。由于红细胞过多，血液黏稠度增加，个体将面临脑血管损伤的风险。

（一）法洛四联症

法洛四联症（tetralogy of Fallot，TOF）因其存在四种畸形而得名，即右室流出道梗阻、室间隔缺损（VSD）、主动脉骑跨、右心室肥厚。右心室流出道狭窄决定了患儿的病理生理，室间隔缺损允许两个心室之间的血液自由混合，主动脉骑跨意味着主动脉的位置在 VSD 上方，右心室肥大是由右心室流出道受阻所致，结果导致全身含氧量低。紫绀的程度很大程度上取决于右心室流出道狭窄的程度，通常需要手术。

（二）左心发育不全综合征

左心发育不全综合征（hypoplastic left heart syndrome，HLHS）包括左心室及主动脉发育不全、主动脉瓣和二尖瓣狭窄或闭锁。在动脉导管闭合之前，这种情况出现症状的可能小，由于全身血液供应依赖于冠状动脉后降支（PDA），在动脉导管关闭后，患儿可能会发展为严重的 CHF。因此患儿通常出生后即需要前列腺素以保持动脉导管开放，并且可能需要机械通气直到手术或心脏移植。需要手术干预或心脏移植才能使患有 HLHS 的儿童存活下来。

（三）大动脉转位

大动脉转位指右心房与右心室相连接，后者发出主动脉，而左心室与左心房相连并发出肺动脉干，系主动脉与肺动脉在解剖上互换位置，造成体循环与肺循环异常的一种先天性畸形。病情的严重程度取决于两侧发生的血液混合量。在没有 PDA、VSD 或 ASD 以允许血液混合并使一些血液输送到全身组织的情况下患儿将会出现严重的紫绀，危急患儿生命。大动脉转位的治疗方法是手术。前列腺素 E 可用于维持动脉导管开放，直到手术成功完成。心律失常或心室功能障碍可能会在患者以后的生活中出现。

（四）三尖瓣闭锁

三尖瓣闭锁是指三尖瓣没有发育分化，使右心房和右心室之间血流交通受阻。三尖瓣闭锁导致进入右心室的血流受阻，并且右心室经常发育不全。患三尖瓣闭锁的患儿可能存在其他心脏缺陷，如 ASD 或 VSD，并有一定程度的血液分流到肺部。其表现可能包括缺氧、右心力衰竭的迹象，严重的有发绀和呼吸困难，需要手术修复。

（五）肺动脉闭锁

肺动脉闭锁使从右心室到肺部的血液完全梗阻。流向肺部的血流最初依赖于 PDA。存在其他心脏缺陷如 VSD 或 ASD，可以从右到左分流，从而使血液流向身体的其他部位。

（六）永存动脉干

永存动脉干（persistent truncus arteriosus）是当胎儿发育期间主动脉和肺动脉没有正常分离时，左右心室会排空成一条大血管。一条大动脉从心室发出，它携带肺血流和全身血流。VSD 存在，心脏实际上作为一个心室发挥作用。需要手术修复来纠正这种缺陷。

（七）完全性肺静脉异位引流

完全性肺静脉异位引流是指肺静脉不回流入左心房，而是连接到右心房或其他流入右心房的静脉。患儿的症状包括肺充血、发绀和心力衰竭等。也可能存在 ASD，这将有助于右心房减压。通常建议尽早进行肺静脉与左心房的手术吻合。

第三节　婴幼儿常见疾病

一、婴幼儿呼吸系统疾病

早产儿（妊娠 37 周前出生的新生儿）与足月儿不同，有其特征性的呼吸系统解剖学和生理学特点（表 14-3-1）。早产儿可能会出现周期样呼吸，即他们的呼吸会暂停 5～10 秒后又出现呼吸。这种类型的呼吸模式与早产儿呼吸暂停不同，早产儿呼吸暂停发生呼吸停止的持续时间更长，并且与心动过缓和低氧血症（动脉血氧浓度不足）有关。早产儿呼吸暂停是早产儿中相对常见且可控的疾病。它的定义是出生胎龄小于 37 周的新生儿，发生呼吸停止持续 20 秒或更长时间，可能伴有心动过缓和（或）紫绀。

表 14-3-1　早产儿呼吸系统的解剖学和生理学特点

解剖学特点	生理学特点
妊娠 26 周前毛细血管床发育不良	肺血管阻力增加导致右向左分流

解剖学特点	生理学特点
Ⅱ型肺泡细胞和肺泡表面活性物质的产生直到妊娠 35 周才成熟	肺顺应性低
肺弹性未发育完全	
肺体积因心脏相对较大和腹胀而缩小	
Ⅰ型、慢氧化型纤维只占膈肌的 10%～20%	膈肌疲劳，呼吸衰竭
脑室管膜下的生发基质血管丰富，直到妊娠 35 周才被完全吸收，增加了颅内出血的风险	咳嗽和呕吐反射减少或消失，呼吸暂停
缺乏脂肪保护和体表面积过大	体温过低，耗氧量增加

（一）持续性肺动脉高压

新生儿持续性肺动脉高压（persistent pulmonary hypertension of the newborn，PPHN）是指各种因素导致出生后新生儿循环向正常循环转换发生障碍，引起右向左分流而出现严重低氧血症，表现为明显发绀、呼吸急促、肋间内陷、鼻翼扩张，结合动脉导管未闭可出现导管前后血氧饱和度差异。病因包括围生期窒息、肺实质性疾病、肺血管发育不良等。

（二）新生儿呼吸窘迫综合征

新生儿呼吸窘迫综合征（respiratory distress syndrome，RDS）又称新生儿肺透明膜病，多见于早产儿。它是由肺泡表面活性物质缺乏引起的，因为肺泡表面活性物质降低了肺泡表面张力，而 RDS 患儿的肺泡表面张力增加并存在肺泡塌陷。发育不完全的肺泡和肺毛细血管床进一步妨碍气体交换。其临床特征是新生儿生后 1～2 小时出现呼吸急促，呼吸频率大于 60 次/分钟，继而出现进行性加重的呼吸困难，包括呻吟、三凹征、发绀。治疗措施包括无创辅助通气和补充肺泡表面活性物质等。

（三）婴儿猝死综合征

婴儿猝死综合征（sudden infant death syndrome，SIDS）是指健康婴儿在睡眠期间突然、意外死亡。婴儿猝死综合征可能与呼吸有关；然而，其机制在很大程度上仍是未知的。1994 年，美国国立卫生研究院的国家儿童健康与人类发展研究所发起了"重返睡眠"运动，以降低 SIDS 的发病率。该运动最初提倡婴儿仰卧或侧卧，后来修改了它的信息，鼓励让婴儿只睡仰卧位。自发起"重返睡眠"运动以来，婴儿猝死综合征的发病率下降了50% 以上。物理治疗师应该了解"重返睡眠"运动和美国儿科学会关于睡眠姿势的建议。鉴于此，物理治疗师还应该意识到在婴儿醒着并在直接观察下时对家庭进行间歇性俯卧游戏教育的重要性。儿科物理治疗师应遵守仰卧位睡眠建议以确保安全，同时鼓励在婴儿清醒时进行监督下俯卧活动以实现最佳发育。

（四）胎粪吸入综合征

胎粪吸入综合征（meconium aspiration syndrome，MAS）是胎儿在宫内或产时吸入混有胎粪的羊水所致。胎粪是妊娠晚期胎儿结肠中的粪便物质，由胃肠分泌液、胆汁、各种消化酶、胎儿肠道脱落的上皮细胞等物质组成。包括脐带压迫在内的各种因素引起的迷走神经刺激和缺氧应激可能导致胎儿直肠括约肌松弛，从而导致胎粪释放到羊水中。胎儿深呼吸会导致羊水和胎粪被吸入肺部。由于气道阻塞或化学刺激，胎粪吸入可导致出生后新生儿发生呼吸窘迫，可能需要机械通气或氧气吸入来治疗 MAS，严重的 MAS 可能需要体外膜肺氧合治疗（extracorporeal membrane oxygenation，ECMO）。

（五）支气管肺发育不良

支气管肺发育不良（bronchopulmonary dysplasia，BPD）是一种慢性呼吸系统疾病，其基本特征是肺组织瘢痕形成、肺动脉壁增厚及肺通气和灌注不匹配。在生命的最初几周内出现严重呼吸衰竭的患儿可能会发展为慢性 BPD。出生 1 个月后呼吸系统症状持续存在、异常的影像学改变及对氧气的依赖是 BPD 的特征表现。机械通气被认为是 BPD 的高危因素之一。因为患有严重 BPD 的儿童表现出更高的发育迟缓发生率，物理治疗师应该敏锐地意识到将患儿尽早转诊到医院、家庭和（或）学校环境中进行多学科治疗服务的必要性。

（六）囊性纤维化

囊性纤维化（cystic fibrosis，CF）是一种影响外分泌腺功能的遗传性常染色体隐性遗传疾病。90% 的 CF 相关死亡是由肺部损害引起的。因此，物理治疗师在这些患者的治疗中扮演着重要的角色。治疗方法包括气道廓清、肋骨活动、姿势训练和运动训练。本章稍后将详细讨论各种肺部治疗技术。然而，治疗 CF 儿童的具体考虑因素包括每日治疗疾病所需的时间、营养和肺部感染风险。在治疗 CF 儿童时，物理治疗师必须确保考虑到已经要求很高的家庭治疗计划。通常，CF 儿童需要使用雾化治疗［支气管扩张剂、黏液溶解剂和（或）吸入抗生素］，然后每天进行两次气道廓清。他们还必须在所有正餐和加餐中服用各种口服药物。除了日常生活、学校和娱乐的其他活动之外，上述所有干预都必须完成。物理治疗师必须与每个患儿和家庭一起工作，以确定如何最好地将气道廓清和运动训练融入患儿和家人的繁忙日程中。运动训练需要有趣，最好是家庭活动，以便孩子始终将其作为优先事项，可以在看电视、听音乐、做家务或玩电子游戏时完成气道廓清。

治疗 CF 儿童时要考虑的其他因素包括营养、补充电解质和控制感染。CF 儿童营养吸收不良，因此需要额外的能量摄入。因为孩子们运动会消耗更多的能量，所以应该和营养师一起制订计划来补充消耗的能量。若孩子在运动时出汗，应以补充电解质和补液为主，因为孩子汗液中氯化钠的浓度会增加。若孩子患有糖尿病，物理治疗师需要了解其最近的血糖值。如果孩子出现低血糖，应提供果汁或其他含糖产品。在医院环境中，必须小心彻底清洁 CF 儿童使用的所有设备，以防止危险细菌的传播。每个治疗 CF 患者的机构可能有自己的关于 CF 儿童使用的清洁设备的特定规范。建议所有 CF 患者彼此保持至少 6 m 的距离，并且在同一个房间内时戴上口罩。但这可能限制了物理治疗师同时进行涉及多个 CF 儿童的互动锻炼小组的训练方式。

（七）原发性纤毛运动障碍

原发性纤毛运动障碍是一种罕见的疾病，其中由于纤毛运动缺陷，黏液纤毛清除能力受损。如果没有纤毛的向前推力和协调的纤毛摆动，黏液移动就会减慢。随后在肺的重力依赖侧积聚颗粒、分泌物和细菌。存在原发性纤毛运动障碍患者的治疗与 CF 患者非常相似，因为这两种情况下黏液移动能力都会降低。

二、伴有继发性心肺问题的儿科疾病

大量遗传综合征和其他儿科疾病会导致继发性心脏和（或）肺部问题。这就是为什么儿科物理治疗师应该始终将心肺系统检查纳入体格检查的系统回顾中。以下介绍了常见儿科疾病对心肺功能的影响。

（一）唐氏综合征

唐氏综合征（Down syndrome）与心内膜垫缺损、VSD、ASD 和法洛四联症有关。心脏缺陷和睡眠呼吸暂停在唐氏综合征患者中比一般人群更常见。由于唐氏综合征患者的健康水平较低，因此他们一生中的运动训练对他们的健康至关重要。确定导致儿童健康水平下降的因素很重要，这些因素可能包括不良的饮食习惯、缺乏参与娱乐活动的机会、协调性差和不愿意活动。

（二）迪乔治综合征

迪乔治综合征（DiGeorge syndrome）是一种原发性免疫缺陷病，在大多数情况下是由 22 号染色体缺失引起的。迪乔治综合征患者的临床表现差异很大。这种疾病症状的变化往往与丢失的遗传物质的数量有关。迪乔治综合征患者常出现心脏异常、面部特征异常、胸腺发育不全、腭裂和低钙血症。心脏异常可包括法洛四联症、永存动脉干、主动脉弓离断、VSD 和肺动脉闭锁；不太常见的心脏异常包括血管环异常、大动脉转位伴 VSD、主动脉缩窄、ASD、肺动脉狭窄、左心发育不全和 PDA。迪乔治综合征患者可能需要进行心脏手术或药物治疗。胸腺移植是迪乔治综合征的典型治疗方法。

（三）法特联合征

法特联合征（vertebral defects，imperforate anus，trachea－esophageal fistula，and radial and renal dysplasia，VATER）是包括椎体缺损、肛门闭锁、气管食管瘘、桡骨和肾发育不良的多系统畸形病变。

（四）马凡综合征

马凡综合征（Marfan syndrome）是一种常染色体显性遗传的结缔组织疾病，通常与主动脉瘤和主动脉、二尖瓣关闭不全有关。症状包括随着年龄的增长身高增加和体重下降、四肢过长、脊柱侧弯、髋内翻、胸骨凹陷、肩部弯曲、皮肤延伸和血管易损。马凡综合征患者的临床表现和心肺受累程度差异很大。

（五）威廉姆斯综合征

威廉姆斯综合征（Williams syndrome，WS）涉及 7 号染色体长臂的缺失。它与由弹性蛋白产生的变化引起的主动脉瓣狭窄和肺动脉狭窄有关。婴儿期也可能出现一过性高钙血症。

（六）先天性多关节硬化症

先天性多关节硬化症（arthrogryposis multiplex congenita，AMC）是一种非进行性神经肌肉综合征，可导致多处关节挛缩，通常需要手术干预以纠正错位的关节。除有关节挛缩外，还有其他部位的畸形，诸如马凡综合征等。

（七）胎儿酒精综合征

胎儿酒精综合征（fetal alcohol syndrome）是由孕妇妊娠期饮酒引起的。患此病的胎儿具有多种临床特征，包括面部畸形（小头畸形、短睑裂、上颌发育不全）、出生后发育迟缓、协调性差、多动、学习障碍和发育迟缓，胎儿酒精综合征通常与 VSD、法洛四联症、肺动脉狭窄和 PDA 相关。

三、活动水平降低和（或）姿势改变的儿科疾病

儿童活动水平下降或呼吸力学障碍可能是由肌肉无力、肌张力问题、运动缺陷、运动学习缺陷引起的。有效的咳嗽对于气道清除和长期呼吸完整性至关重要。躯干肌肉的肌肉无力或疲劳不仅可由神经肌肉疾病引起，也可能由神经肌肉系统以外的疾病引起。例如，BPD、CHD 引起的氧气运输缺陷、胃食管反流等营养缺陷或吸收问题都可能导致身体虚弱。另一个例子是严重的进行性脊柱侧弯，这会导致呼吸机制效率低下和有效咳嗽能力的显著受损。本节描述了一些相关的儿科疾病。

（一）脑瘫

脑瘫（cerebral palsy，CP）是一种由非进行性但永久性的大脑损伤引起的疾病，发生在宫内、出生期间或出生后。神经系统受累的程度因病变的程度、位置和性质而异。认知和语言障碍可能存在，也可能不存在。脑瘫导致随意肌肉控制障碍，也称为选择性运动控制障碍。脑瘫儿童及张力障碍的特征一般是不自主的持续肌肉收缩，导致扭曲性和重复的运动和姿势。由于基础和运动耗氧量增加，需氧量增加，肌肉痉挛，异常的呼吸模式，唾液控制差和呕吐反射差会降低有效咳嗽的能力并增加肺部感染的风险。在对脑瘫患者进行心血管训练时，请记住，他们在活动期间的代谢成本更高，并且比正常发育的儿童疲劳得更快。教他们使用自感劳累量表评分或监测他们的心率，以便以适当的强度进行运动训练。

（二）脊柱裂

脊柱裂是指各种类型的脊髓发育不良，范围从缺乏后椎弓融合（隐匿性）到开放性脊

柱缺损（脊髓脊膜膨出）。同时，通气功能障碍可能与患有小脑扁桃体下疝Ⅱ型畸形（Arnold-Chiari Malformation Ⅱ，Arnold-Chiari Ⅱ）的儿童有关。Arnold-Chiari Ⅱ型畸形发生在90%的脊髓脊膜膨出婴儿中，是一种后脑畸形，包括小脑和脑干进入颈管的尾部突出。与有症状的 Arnold-Chiari Ⅱ型畸形相关的通气问题包括吸气性喘鸣（声带麻痹）、中枢性呼吸暂停和呼吸窘迫。另外值得注意的是，脊柱裂儿童对乳胶有过敏的倾向。

（三）杜氏肌营养不良

杜氏肌营养不良（Duchenne muscular dystrophy，DMD）是最常见和最严重的肌营养不良症。DMD 是一种以进行性、对称性肌肉萎缩为特征的疾病，早期症状在2~5岁时出现。患有 DMD 的儿童不能正常产生一种称为 Dystrophin 的蛋白质，从而使钙离子渗入细胞，引发级联反应，导致患者全身肌肉无力，又因肌肉细胞内缺少 Dystrophin，导致细胞膜变得脆弱，最终导致肌肉细胞死亡。近端肌肉组织往往受到最严重的影响，骨盆肌肉组织和心肌组织逐渐减弱，呕吐反射可能减弱，通气功能可能受损。随着肌肉萎缩在整个生命周期中不断发展，患者最终会出现呼吸衰竭。

（四）脊髓性肌肉萎缩症

脊髓性肌肉萎缩症（spinal muscular atrophy，SMA）是一种进行性下运动神经元疾病，严重肌无力、肌肉萎缩和挛缩可导致进行性呼吸系统疾病。SMA 作为常染色体隐性遗传，涉及5号染色体上的基因突变。其特点是前角细胞减少并进行性退化。共有三种主要类型的 SMA。Ⅰ型 SMA（Werdnig-Hoffman disease，或婴儿型 SMA）是最严重的形式。发病年龄通常为0~3个月，并迅速恶化，呼吸衰竭可导致患儿在出生后第一年内死亡。Ⅰ型 SMA 的唯一治疗方法是支持性护理。Ⅱ型 SMA 是 Werdnig-Hoffman 的慢性或中期形式，在3个月~4岁时发病。尽管Ⅱ型 SMA 最初进展迅速，但它会稳定下来。第三种类型的 SMA 被称为 Kugellberg-Welander。Ⅲ型 SMA 发病通常在5~10岁，进展缓慢，仅导致轻度损伤。此外，还有一种Ⅳ型 SMA，称为成人发病型 SMA。

第四节　儿童物理治疗

一、物理治疗检查

对患有心脏和肺部疾病的儿童的检查始于全面的病史回顾。病史应从病历和家属处获得。如果患儿可以回答问题，那么患儿将是一个有用的信息来源。作为病史的一部分，物理治疗师应记录患儿所患疾病的类型，以及之前的手术、当前的药物治疗、相关的实验室检查结果、患儿过去接受过的治疗以及之前的功能水平。完成完整的病史采集后，物理治疗师必须停下来观察患儿和他的环境。除了保持患儿当前状态所需的支持设备外，记录患儿在休息和活动时的生命体征也很重要。儿科生命体征参考值见表14-4-1，应注意生命体征参考值的变化可能因年龄而异。对于心肺受累的患儿，监测生命体征是物理治疗的重要组成部分。儿科临床医生应考虑以下问题：患儿是使用 ECMO、呼吸机（鼻插管、口腔插管或气管切开术），还是通过面罩或鼻插管吸氧？患儿满足营养需求的方式是什么？患儿是否有胃造瘘管或鼻胃管来补充营养？患儿是否有静脉管道、中心静脉管道、股静脉管道、胸部导管、导尿管、心电图导线或脉搏血氧仪？记录以上信息将为阅读资料的人提供更完整的患者信息。

表 14-4-1　儿科生命体征参考值

年龄	体重（kg）	心率（次/分）	呼吸频率（次/分）	收缩压（mmHg）
早产儿	1	100～180	小于 45	42±10
新生儿	2～3	100～180	小于 45	60±10
1 个月	4	80～180	24～35	80±16
6 个月	7	70～150	24～35	89±29
1 岁	10	70～150	20～30	96±30
2～3 岁	12～14	70～120	20～30	99±25
4～5 岁	16～18	70～110	20～30	99±20
6～8 岁	20～26	60～110	12～25	105±13
10～12 岁	28～42	55～90	12～20	112±19
14 岁以上	50 以上	55～90	12～18	120±20

在进行初步评估之前，应观察患儿的休息体位。在急症护理环境中，患儿通常处于重力依赖的位置。髋关节屈曲、外展、外旋，膝关节屈曲，踝关节跖屈，肩外展、外旋、后缩，这对患儿不利。这种姿势会导致四肢的伸展性和运动范围降低，随着患儿身体状况的改善，这可能会影响患儿恢复适合年龄的功能活动，并且该姿势不会促进行为状态的改变。有中线瘢痕或过度使用辅助肌肉的患儿通常会增加胸椎后凸并伴有肩部前伸和抬高。在家里或门诊环境中，物理治疗师可以观察孩子在他的婴儿床、婴儿车、椅子或其他地方的休息体位。孩子通常喜欢保持与在医院时类似的髋关节和肩关节外展和外旋的姿势。表14-4-2列出了治疗师应该记录的其他观察结果。

表 14-4-2　儿科心肺检查

视诊	测量
·孩子处于休息体位的环境 ·生命体征（心率、血氧饱和度、血压） ·呼吸方式 ·肋骨的形状 ·皮肤（挫伤、瘢痕、水肿、颜色、杵状指） ·姿势/体位	·胸廓活动 ·胸廓扩张 ·四肢活动范围 ·四肢柔韧性 ·肌力 ·功能性活动（需要的辅助，距离、时间等的客观测量） ·有氧能力（踏步测试或步行测试）

胸部检查包括肋骨的一般形状和活动度。由于在生命的第一年发生的形状和活动能力

的巨大变化，这种检查对婴儿来说是复杂的。表 14-4-3 显示了肋骨的正常发育过程。患有心脏或肺部疾病的儿童的肋骨和脊柱通常会因长时间不动、肌肉的保护性姿势、呼吸时过度使用辅助肌肉、瘢痕形成或浅呼吸而失去活动能力。可以用卷尺围胸廓一周测量吸气时移动的距离，卷尺移动距离越大，胸廓活动度越大。还应注意胸椎后凸或脊柱侧凸的存在，因为它们会影响胸腔的整体大小，从而影响通气能力。

表 14-4-3　肋骨的正常发育

年龄	胸廓形状	肋骨方向	主要吸气肌
0~3 个月	三角形	水平	膈肌
3~6 个月	矩形	水平	膈肌和辅助呼吸肌
6~12 个月	矩形	呈角度向下	膈肌和肋间肌

迄今为止所描述的对儿童的检查可以对任何年龄和任何意识水平的儿童进行。然而，为了评估肌力、功能活动能力和有氧能力，孩子必须保持清醒。徒手肌力测试是评估能够理解指令和遵循命令的儿童肌力的可靠方法。然而，物理治疗师必须通过观察年幼儿童或有认知障碍的儿童的功能性运动来评估肌力。通过适当地摆放婴儿或儿童的体位，并观察他抵抗重力的移动，可以相对容易地评估一般肌力等级（徒手肌肉测试为 3/5 级）。在婴儿中，肌力可以通过其在重力作用下保持头部直立、仰卧时伸手拿玩具或将下肢抬离表面的能力来评估。在幼儿中，肌力测量值大于一般肌力等级，可以通过观察步行、上下楼梯、蹲下站立、坐在地板上站立和伸手去拿玩具来估计（>3/5 级徒手肌力测试）。标准化测试，如 Alberta 婴儿运动量表（Alberta infant motor scales，AIMS）、粗大运动功能测量（gross motor function measure，GMFM）和 Peabody 儿童运动发育量表评估测试工具第 2 版（Peabody developmental motor scales-second edition，PDMS-2），也可用于记录基线功能和（或）功能发育是否和儿童年龄发育相等。在确定要使用的最合适测试工具前，请考虑以下事项：

1）您的测试目标。问问自己，完成测试需要收集哪些信息。您是否需要记录功能基线以供将来比较？

2）可用于测试孩子的时间和空间。

3）孩子的年龄。每个测试都有一个特定的年龄范围。

4）在您的环境中测试材料的实用性。

5）您对孩子发育年龄的估计。

例如，您正在治疗一个 5 岁的孩子；然而，孩子还没有走动或爬行。在爬行和行走之前评估技能的测试比涵盖 5 岁儿童的典型技能的测试更合适。

评估任何年龄的功能性活动可能都很困难，这取决于患儿身体上的支持设备的数量。然而，医院中的大多数设备及大多数在家中或门诊环境中的设备都是便携式的，在父母或护士的帮助下，患儿很可能能够尝试移动。在急症护理环境中让患儿起床时，物治疗师应小心谨慎，因为患儿可能会出现明显的肌肉萎缩、直立性低血压、呕吐或站立时疼痛加剧。对于婴儿，物理治疗师应该调整环境，让其能够翻滚、爬行、坐下和变换体位。无论患儿的年龄如何，都应记录患儿在运动过程中需要的辅助量及运动质量。客观测量值，如步行距离和能够坐直的时间，以及主观测量值，如自感劳累分级和自感呼吸困难分级。活动期间和活动后应测量患儿生命体征。物理治疗师还应注意患儿的任何变化，如出汗或脸色苍白。

在检查过程中考虑患者的家庭情况也很重要。家庭中可能有许多额外的压力因素会影响患儿在治疗期间的经历：家人可能来自外地并住在酒店，父母可能不得不辞去工作以照顾孩子，可能还有其他孩子需要父母的关注。与患儿状况无关的家庭潜在压力有很多，物理治疗师必须意识到这些压力源，才能使治疗课程和家庭计划适应患儿和家庭的独特需求。

二、物理治疗评估、诊断和预后

检查完成后，物理治疗师必须综合所有关于患儿的信息，以明确物理治疗诊断。凭借经验，物理治疗师能够确定患儿诊断和个人情况的可能预后。这允许物理治疗师写下治疗的短期和长期目标。目标应该为解决在检查过程中发现的肋骨活动、柔韧性、肌力、姿势、呼吸方式、功能活动、气道廓清和生命体征等的功能障碍。一旦确定预后和目标，物理治疗师必须开始着手急性期患儿的出院计划。物理治疗师必须提出最适合出院的环境（家庭、住院康复、专业设施）和可能需要的服务类型（早期干预、家庭保健、门诊或住院康复）。还应考虑出院后的设备，包括行走装置和需要的轮椅。

三、物理治疗干预

物理治疗干预应解决检查过程中发现的障碍和功能限制。它们还应与既定的短期和长期目标相关。物理治疗干预措施必须解决肋骨活动、柔韧性、肌力、姿势、呼吸方式、气道廓清、功能活动和有氧能力。

（一）肋骨活动

可以在孩子仰卧、俯卧或侧卧时进行轻柔的胸腔活动。物理治疗师必须非常谨慎地对骨质减少的儿童进行肋骨活动。在肋间进行徒手松解技术以获得可伸展性也可能是有益的。如果胸部有切口瘢痕，应在切口完全愈合后进行瘢痕按摩。可以使用几种瘢痕组织按摩技术，包括垂直于瘢痕的摩擦按摩，拨开瘢痕以松开其与下方筋膜的连接，或在瘢痕的两端用两个手指拉伸瘢痕并施加相反的力。另一种方法包括以圆形方式揉捏靠近疤痕的组织。

（二）柔韧性训练

物理治疗师应协助患儿进行柔韧性训练，以拉长所有在检查过程中发现的延展性降低的肌肉组织。大多数患有心脏或肺部疾病的儿童将受益于侧卧躯干旋转以拉长肋间肌。仰卧在球上也会拉长肋骨肌肉组织，并有助于减少胸椎后凸和肩部前伸。面对墙角牵拉以拉长胸大肌。以腰方肌、背阔肌和腹直肌为目的的伸展运动也可能有此效用。物理治疗师一定不要忘记处理附着在骨盆中的下肢肌肉。骨盆的位置会影响附着在骨盆上的胸肌，从而影响姿势和呼吸。例如，腘绳肌的伸展性下降可能导致骨盆后倾，从而增加后凸畸形。

（三）肌力

在儿科中，加强锻炼应利用患儿身体和自身重力进行抵抗。针对检查期间发现的肌肉无力，可设计游戏，包括涉及上肢负重（如手推车行走或螃蟹行走）、下肢负重（如蹲－站以取回玩具、单足跳、跳跃）和动态躯干稳定（如坐在治疗球上伸手拿玩具；俯卧在治疗球上，双手向外爬行，直到只有一条腿在球上）。还应包括脊柱伸展练习，以加强脊柱伸展和肩胛后缩的力量。在患有心脏或肺部疾病的儿童中，这些肌肉通常处于过长的位置，从而变弱。传统的弹力带和俯卧活动可以很容易地通过使用俯卧治疗球和伸展活动来实现脊柱伸展和肩胛后缩。

物理治疗师还应该记住加强吸气肌群。能够听从指令的患儿可以使用吸气肌训练器。这是一种对吸气具有可变阻力的装置。文献中建议了许多不同的治疗方案用于吸气肌训练。一项研究发现，成人慢性阻塞性肺疾病的有效治疗方案是以最大吸气压力的 40%～50%使用吸气肌训练器，每天 30 分钟，每周 5 次，连续 5 周。然而，没有研究确定儿童的最佳治疗方案。物理治疗师应该单独评估每个患儿，以确定吸气肌训练器是否对其有益。

（四）姿势

儿童的姿势受肌肉柔韧性、肌力和胸部活动度的影响。因此，解决本章前面讨论的内容将对儿童的姿势产生间接影响。除了这些技术，物理治疗师可以在治疗期间使用镜子向患儿提供关于他姿势的视觉反馈。在站立和坐位时手动促进脊柱伸肌也是有效的。姿势训练应该被纳入患儿的日常活动中，这样当患儿不接受治疗时，姿势的训练会有更大的延续。

对于神经肌肉无力的患儿，还必须考虑其在婴儿车、汽车座椅或轮椅上的姿势。重要的是要确保患儿得到适当的支撑，以防止或延迟脊柱侧弯或其他胸部畸形的发生。暂时可以使用毯子卷和枕头来帮助支撑。但是，如果预计需要长期维持，则可能需要更适合的设备。

（五）呼吸方式

如前所述，儿童从 2 岁左右开始在安静呼吸时应该表现出很少或没有辅助肌肉的激活。长期呼吸困难的儿童已经学会过度使用他们的辅助肌肉。一些儿童还学会了浅呼吸和使用辅助肌肉来减少继发于切口疼痛的胸廓扩张。在这两种情况下，物理治疗师都有责任训练膈肌和肋间肌成为主要的吸气肌肉。

对于长时间没有练习，处于低效呼吸方式的儿童，视觉提示可能足以鼓励膈式呼吸。让其仰卧，将毛绒玩具放在其腹部。告诉他每次吸气时都让毛绒玩具爬起来。在年龄稍长的儿童中，徒手易化技术，如膈肌和肋间肌的快速拉伸和触觉提示，可能是必要的。另一种技术是在吸气过程中抑制辅助肌肉，但这应该最后尝试，因为这对儿童来说是一种更不舒服的技术。

一旦在仰卧时获得了正确的呼吸方式，孩子应该尝试过渡到在坐位时保持这种呼吸方式。一旦儿童可以在坐位时保持这种方式，就可以尝试站着。随着这些体位逐渐变难，可能需要重复引导技巧，然后将所需的呼吸方式融入儿童的功能活动中，这是很重要的。在进行活动度训练或肌力训练时，应将呼吸作为一个组成部分。吸气应与伸展对应，呼气应与屈曲对应。

（六）气道廓清

1. 传统气道廓清

胸部物理治疗也称为支气管卫生管理。传统的胸部理疗包括体位引流、叩拍和振动。体位引流允许重力帮助将黏液向下移动到较大的气道。这通常涉及将患者置于Trendelenburg体位（即头低于臀部）。然而，在儿科中，Trendelenburg体位并不总是合适的位置。食管下段括约肌直到2岁才足够强壮以防止在这个位置发生反流。因此，物理治疗师不应在2岁以下的儿童中使用或推荐Trendelenburg体位。此外，研究已经表明，年龄较大的CF患儿可能会反流并发生隐性误吸，而没有明显的临床表现。

对婴儿或幼儿进行胸部物理治疗时，孩子通常更愿意在物理治疗师或父母的怀抱中接受胸部物理治疗。在胸部物理治疗期间唱歌或读书也可以提高孩子对治疗技术的耐受性。如果是打盹的时间，患儿也可能在胸部物理治疗期间入睡。患儿在胸部物理治疗后最好保持清醒并进行活动，以便咳嗽或打喷嚏以清洁呼吸道。然而，不需要唤醒熟睡的患儿来尝试咳嗽。

2. 高频胸壁振荡

高频胸壁振荡（high-frequency chest wall oscillation，HFCWO）是一种自1988年以来一直在使用的气道廓清技术。对于这种技术，患者穿上包含气囊的背心，主机通过一根或两根软管（具体取决于所使用的型号）连接到背心上。主机使用空气为背心充气，然后向背心提供高频空气脉冲。这些脉冲会在胸壁和肺部产生剪切力，从而降低黏液的黏稠度并有助于将分泌物移动到较大的气道中。使用HFCWO的绝对禁忌征包括不稳定的头部、颈部、胸腔或背部损伤或活动性出血。使用HFCWO的相对禁忌证包括：皮下气肿，近期硬膜外脊髓注射或脊髓麻醉，近期的胸部皮肤移植或取皮瓣，胸部烧伤、开放性伤口和皮肤感染，最近放置了经静脉起搏器或皮下起搏器，疑似肺结核，肺挫伤，支气管痉挛，胸壁疼痛。

3. 呼气正压治疗

呼气正压（positive expiratory pressure，PEP）装置提供呼气阻力。呼气正压打开气道并促进黏液通过开放气道流出。Acapella和Flutter是其中的两个设备。Flutter使用一个在圆锥体内振动的钢球来提供振荡。它要求设备保持与地板平行，以便重力对球施加正确的力。使用Acapella时，呼气流通过磁铁时产生振荡，该设备不依赖于重力，可以在任何位置进行。尽管它们产生相似水平的PEP和振荡，但Acapella可能在临床上更有效，更易于使用。

对于年幼的孩子，有趣的治疗或治疗融入游戏总是更有效的。气泡PEP是一种提供振荡的方法。将容器装满水至所需压力的水平（如10厘米的水）。吸痰管被切割以作为吸管放入容器中。然后孩子向吸管吹气并产生气泡。水提供PEP，气泡提供振荡。如果将肥皂放入水中，孩子会试图让气泡从容器顶部出来，这提供了继续吹的动力。一旦气泡从容器中出来，孩子就可以玩这些气泡，然后在气泡消失后尝试制造更多的气泡。

4. 吹玩具

成年人可以每小时使用 10 次激励式肺量计，以便在手术后或长时间躺在床上时深呼吸并保持肺部清洁。儿童则通常不配合激励式肺量计。然而，有许多鼓励深呼吸的儿童玩具（卡祖笛、吹龙口哨、吹吹卷、风车、吹泡泡）。给患儿一些玩具来练习吹气可以像激励肺量计一样有效地鼓励其进行更深的呼吸。玩任何吹气游戏也很有效。例如，在桌子中间放一个棉球。患儿站在一侧，物理治疗师站在另一侧，规定将对方桌上的棉球吹掉的人获胜。

5. 呵气

呵气也被称为用力呼气技术，即使用中低肺容积迫使黏液进入较大的气道。随着黏液沿气道向上移动，吸气变得更有力。与深而剧烈的咳嗽相比，这种技术旨在移动黏液，从而降低动态气道塌陷的风险。任何气道廓清技术后都应进行呵气，以帮助排出痰液。

6. 辅助咳嗽

当患儿无法剧烈咳嗽时（常见的有神经肌肉无力病例，如 SMA 或肌肉萎缩症），分泌物可能会在其肺部积聚。可以指导父母或照顾者如何帮助其咳嗽以增加力量的产生。为了进行辅助咳嗽，物理治疗师可将手放在患儿的腹部，就在膈肌下方。患儿深吸一口气并保持 1～3 秒钟。然后指导患儿尝试尽可能用力地咳嗽，物理治疗师通过沿膈肌方向向上推提供压迫。

当徒手辅助咳嗽不足以清除分泌物时，物理治疗师可以尝试使用咳痰机。它逐渐向气道施加正压，然后迅速转变为负压。压力的快速变化产生高呼气流量，模拟自然咳嗽。当患儿气管内有黏液需要清除时，可以单独使用咳痰机。或者，它可以在另一种形式的气道廓清技术后使用，以帮助清除松动的痰液。

7. 选择最合适的气道廓清技术

初级物理治疗师经常对气道廓清技术的选择感到不知所措。气道廓清技术的选择因患者的个体情况而异。例如，如果患儿的气道松软或反应性较差，那么在松动痰液时，PEP 有助于保持气道通畅。家庭气道廓清的最佳计划始终是让患儿和家庭选择。家庭成员应该知道如何使用一些技巧，并选择最适合他们当前生活状况的技巧。当患儿出现张力增加时，胸部肌肉也会受到影响。使用降低肌张力的方法可以让患儿更轻松地呼吸，并允许物理治疗师使用徒手技术来促进正确的呼吸方式。可以使用各种抑制张力的技术，包括让患儿的四肢和躯干屈曲、有节奏地摇晃、分离四肢和减少外部刺激（大声噪音、强光、电视等）。

（七）功能活动

手术后（如心脏手术、姑息性心脏手术或心肺移植），让患儿尽快下床并尽快重新活动很重要。这有助于减少手术后的心肺并发症，如肺炎和深静脉血栓形成。患儿在手术后常常害怕活动。医疗玩偶可以帮助患儿应对以上情况，这对许多患儿都有帮助，即他们可以先用洋娃娃做所需的活动，如果娃娃成功了，他们也更愿意尝试。另一种激励患儿活动的方式是让其步行去寻宝。患儿可能会害怕医疗专业人员，当物理治疗师从安全距离指导转移时，让家人帮助他们起床可能会让他们感觉更好。应根据需要使用辅助设备以增加孩子的移动性。但是，必须注意患儿在使用辅助设备移动时的姿势。手术后患儿用助行器走动时，倾向于前倾、后凸增加和肩部拉长。如果孩子在手术后有任何举、推或拉的限制，则可能禁止使用上肢负重的助行器。物理治疗师应在治疗前了解每位患儿的术后预防措施。患儿还必须在手术后恢复适合其年龄的功能活动。最初，物理治疗师需要专注于帮助患儿将他的四肢置于中线以进行自我镇静。如果患儿足够小，治疗师会指导家人如何将其放入襁褓中。如果患儿太大而不能被裹住，可以在上肢和下肢下方预留较大的空间，以促进肩部前伸、手伸向中线（嘴巴）和髋关节屈曲。

一旦婴儿表现出保持安静警觉状态的能力，就可以推进主动性活动。活动任务应针对检查中发现的功能障碍。使用设备或物理治疗师的手来支持婴儿体位，具有挑战性。例如，一个婴儿可能需要物理治疗师提供完整的躯干和上肢支持，以便在坐位时保持头部直立；一个婴儿可能需要在其身体周围放一个大毯子卷才能坐下；一个婴儿可能只需要偶尔的腹部肌肉触觉提示其保持直立坐位平衡。

不同的外科医生对于术后俯卧位有不同的指导意见。物理治疗师应该熟悉婴儿的医生关于恢复俯卧活动适当时间的预防措施。一旦婴儿趴在他的肚子上，如果将婴儿俯卧在物理治疗师的胸部，物理治疗师坐直，婴儿会更好地耐受。由于婴儿在这个位置能够更容易地抬起他的头，物理治疗师可以开始逐渐躺下，一旦婴儿能够耐受俯卧在仰卧位的物理治疗师（或父母）的胸部时，婴儿就可以尝试在垫子上俯卧。在婴儿身下放置一条卷起的婴儿毯也可以帮助婴儿更容易地耐受俯卧。

（八）有氧训练

儿童有氧训练的原则与成人相同。物理治疗师应在整个活动过程中监测心率、血氧饱和度、自感劳累分级和自感呼吸困难分级。如果患儿可以耐受，活动应该随着时间的推移逐渐增加。表14-4-4列出了停止锻炼的指征，应在出院前对患儿及其父母进行有关这些指征的教育。耐力训练有许多潜在的目标。物理治疗师和孩子可以有一个共同的目标，即增加在不休息的情况下能够步行的距离，以便可以和他的朋友一起去游乐场。其他目标可能包括增加单组训练的时间长度、增加运动的总时间、减少指定活动所需的氧气补充量。对指定任务的自感劳累程度进行评级，或增加任务的强度。执行患儿感兴趣的活动任务将增加其对家庭训练计划的依从性。对儿科人群进行心血管训练的活动包括骑自行车、舞蹈、跳绳、障碍训练等。

表14-4-4　停止训练的指征

如果孩子有任何以下体征或症状，请停止运动并休息。在下一次锻炼期间尝试降低强度或缩短持续时间。
・胸痛或不适
・自感劳累分级评分大于17
・呼吸困难评分超过4
・头晕
・视力改变
・面色苍白或灰白
・新发关节痛
・心率大于最大心率的80%
・血氧饱和度低于90%（在某些情况下，医生会指示孩子可以在较低的血氧饱和度下运动）

小结

　　本章介绍了儿童心肺发育的基本情况，以及干预措施在所有治疗环境中的应用。心血管和呼吸系统发育的知识对于理解物理治疗师在儿科患者治疗中的作用至关重要。

（杨梦璇　李姣）

推荐阅读

[1] HOPKINS K. Guidelines in pediatric cardiology：Fetal，pediatric，and adult congenital heart diseases [M]. Cham：Springer International Publishing，2020.

[2] WALLIS C，ALEXOPOULOU E，ANTON－PACHECO J L，et al. ERS statement on tracheomalacia and bronchomalacia in children [J]. Eur Respir J，2019，54 (3).

[3] AKAMAGWUNA U，D B. Pediatric Cardiac Rehabilitation：a Review. Current Physical Medicine and Rehabilitation Reports [R]，2019，54 (3)：1900382.

[4] RING A M，CARLENS J，BUSH A，et al. Pulmonary function testing in children's interstitial lung disease [J]. Eur Respir Rev，2020，29 (157)：200019.

[5] UBEDA TIKKANEN A，VOVA J，HOLMAN L，et al. Core components of a rehabilitation program in pediatric cardiac disease [J]. Front Pediatr，2023，11：1104794.

[6] AWOSIKA A，HILLMAN A R，MILLIS R M，et al. Cardiac rehabilitation and cardiopulmonary fitness in children and young adults with congenital heart diseases：A critically appraised topic [J]. Cureus，2022，14 (11)：e31483.

[7] CURRAN T，GAUTHIER N，DUTY S M，et al. Identifying elements for a comprehensive paediatric cardiac rehabilitation programme [J]. Cardiol Young，2020，30 (10)：1473－1481.

[8] EMERIAUD G，LOPEZ－FERNANDEZ Y M，IYER N P，et al. Executive summary of the second international guidelines for the diagnosis and management of pediatric acute respiratory distress syndrome (PALICC－2) [J]. Pediatr Crit Care Med，2023，24 (2)：143－168.

[9] DEBOER E M，MORGAN W J，QUIROS－ALCALA L，et al. Defining and promoting pediatric pulmonary health：Assessing lung function and structure [J]. Pediatrics，2023，152 (Suppl 2)：e2023062292E.

[10] TORRES CASTRO R，PUPPO GALLARDO H，ZENTENO ARAOS D. Pulmonary rehabilitation in children with chronic respiratory diseases [M]. Cham：Springer，2020.

第十五章 老年康复：心肺物理治疗干预

第一节 老年人的心血管系统改变

一、有氧代谢能力

有氧代谢能力是利用大肌肉群进行运动训练的最大能力，由心、肺和周围组织的相互作用共同决定。测量最大摄氧量（VO_{2max}）是间接测量有氧代谢能力最常用的方法。VO_{2max} 与心输出量和动静脉氧含量之差直接相关。有氧代谢能力反映心脏功能和外周组织摄取和利用氧的效率。随着年龄的增加，VO_{2max} 逐渐下降，男性的下降速度为每年 $0.40 \sim 0.50$ ml/(kg·min)，女性为每年 $0.20 \sim 0.35$ ml/(kg·min)。每 10 年下降约 10%，男性比女性下降得更多、更快，但是男性的整体有氧代谢能力要高于女性。VO_{2max} 与体型相关，通常女性明显小于男性。VO_{2max} 在老年男性与其周围血管储存能力有关，而在女性中无关。即使有氧代谢能力维持不变，VO_{2max} 也会随体重和年龄增加而降低，这是因为相对摄氧量与体重有关。随着衰老，运动能力减低，VO_{2max} 也降低。对于 VO_{2max} 随年龄增长而下降的机制目前存在相当大的争议。心血管和外周组织的改变都可引起 VO_{2max} 下降。最大心输出量随年龄增长而下降，这在男性和女性中情况类似。心输出量的下降在 VO_{2max} 总量的下降中占到 50%~100%。最大心输出量降低的主要因素是心率降低。在久坐不动老年人群中与经常活动的老年人群中，心率下降均与年龄呈线性相关。

二、心肌力学

年龄相关的心脏结构变化与左心室壁的厚度变化明确相关，也与心肌细胞体积和胶原蛋白的增加息息相关，还与其他因素诸如血管厚度增加、硬化及左冠状动脉的变化等关系密切。心脏的舒张功能（心室灌注）随着年龄的增长发生相应改变。舒张期心肌纤维舒张，充足的静脉血迅速流回心脏，心房收缩形成舒张期末压。心肌纤维的舒张可能会因心室壁的厚度增加而受阻，等容舒张期（主动脉瓣关闭二尖瓣未开启）随着年龄的增长而延长。同样地，舒张早期心室灌注的峰值随年龄增长逐步降低，20～80 岁平均值的降低高达 50％。除了舒张早期的改变，由于左心房对心室的灌注增强，在左心室舒张末期容积保持不变。在老年人群中，这一过程伴随着左心室容积增大，听诊可闻及第四心音。

在运动过程中，舒张功能如何变化存在相当大的争议。舒张末容量指数无论在年轻人还是在老年人的亚极量运动中的指数的增加是相似的；然而，只有年龄更大的男性在耗竭体力的运动中指数仍保持着升高的水平。运动中的灌注压在男性群体中随着年龄的增长而逐渐升高。另外，最大左心室灌注量在亚极量和极量运动中随着年龄增长而降低。随着室壁硬度的增加和舒张期的延长，心肌灌注率也随之降低。

静息状态时心肌收缩和心脏泵血功能并不随年龄的改变而改变。静息状态时收缩末期容积和每搏输出量也不随年龄改变而改变。同样地，静息状态时的心脏射血分数在年轻和老年人群中是相似的。

与静息状态时的心脏收缩功能不同，心脏泵血功能在运动过程中发生着巨大改变。使用收缩末期容积与动脉收缩压的比值评估心肌收缩能力，随着年龄增长，运动过程中的心肌收缩能力呈下降趋势。运动过程中的收缩末容量指数增加而射血分数下降。降低的收缩性能与对 β 肾上腺素受体刺激产生的反应性降低、心肌组织的改变、增加的收缩期血压和左室壁异常有关。

三、运动训练

对于保持体力活动的老年人群，VO_{2max} 每 10 年下降约 5％，与之相比，久坐不动的老年人群 VO_{2max} 每 10 年下降预测值为 10％。老年人群 VO_{2max} 升高的机制尚不清楚，有发现认为在老年男性及女性中，骨骼肌的氧摄取高造成动静脉血氧含量差值加大，这意味着在更老的人群中，外周骨骼肌对 VO_{2max} 的升高产生了适应。运动训练对最大心输出量的影响是不确定的。最大心输出量在运动训练后是增加抑或是保持不变取决于锻炼对最大每搏输出量和最大心率的影响。在年龄较大的男性群体中，最大心率无论在什么运动强度都保持不变，这说明最大心率的降低取决于运动和健身之外的因素。血液循环中儿茶酚胺的减少常常被列为导致最大心率降低的一个重要原因。持续 1 年甚至更长时间相对较高强度的耐力训练可以增加男性每搏输出量的峰值。老年女性运动训练的适应性改变主要归因于外周动静脉血氧含量的变化，而不是心功能的改变，这种变化在超过 1 年的耐力训练中明显而易见。

运动训练能提高老年男性的心脏收缩功能，反映在运动过程中表现为每搏输出量的增加。每搏输出量的峰值增加伴随着运动中射血分数增加，收缩末期心室容积降低，左心室壁厚度增加。这些改变不会发生在年龄相对更大的、缺乏雌激素的女性身上。表 15-1-1 总结了这些变化。

表 15-1-1　衰老引起的心脏变化

类别		衰老引起的变化	运动训练后的变化
极量运动	摄氧量	下降	上升
	心率	下降	无变化
	每搏输出量	下降	上升，无变化
	动静脉氧差	下降	上升
	心输出量	下降	上升，无变化
心脏功能	心脏舒张		
	左室壁厚度	上升，下降（80 岁以后）	上升
	左室充盈率	下降	上升
	舒张末期容积	无变化	上升
	心脏收缩		
	心肌收缩力	下降	上升，无变化（女性）
	收缩末期容积	上升	下降，无变化（女性）
	射血分数	下降	上升，无变化（女性）

四、老年人的血管和自主神经系统改变

由于弹力蛋白的丢失、断裂，以及胶原蛋白和钙化的增加，衰老会伴随着血管硬度的增加。此外，性别不同导致以上改变也不同。有证据显示，更年期后女性主动脉硬化要比男性更加严重，同时动脉壁的厚度和直径及静息状态的收缩压也有增加。血压正常的老年人群周围血管阻力是否增加尚不清楚。动脉的结构、大小的改变和动脉硬化的增加了左心室做功，并且直接导致心肌细胞的肥大。物理治疗师常常会遇到老年患者反映从仰卧位到直立位时会发生头晕的症状，居住在社区的健康老人较少出现体位性低血压或者直立位耐受不良，而在超过 70 岁住在医院或看护院的衰弱患者中此情况则相对常见。在高血压患者中，外周血管阻力高与直立位耐受不良、静息状态心脏舒张功能降低、每搏输出量降低等有关。

随着衰老进展，人体压力感受器和心肺功能下降。动静脉直径减小，但是血管收缩没有受到影响。心脏对自主神经的反应会全面下降。下肢抬高时，老年人出现反应性中心静脉压、平均动脉压升高，而前臂血流量和血管阻力降低。

在亚极量运动和极量运动中，年轻和老年受试者均出现动脉血压不变或者增高的情况，同时出现运动过程中骨骼肌周围神经血管舒张功能受损。运动过程中血流重新分配通常包括不活动肢体和内脏的血液分流。健康老年人处于运动状态时，不活动的肌肉血管收缩增强。

运动训练能提高 60 岁男性和女性的骨骼肌血流量。运动训练，特别是有氧训练，能够降低血压。与久坐不动的老年人相比，经过有氧训练的老年人的收缩压、舒张压和平均动脉压均下降，经常规律锻炼的老年人较少有年龄相关的大动脉硬化，并且其血管内皮功

能也有提高。有氧运动还能减缓年龄相关的心脏迷走神经压力反射敏感性的减退，并能使老年人下降的心脏迷走神经压力反射敏感性得以部分恢复。有氧运动会引起自主神经系统发生变化，并通过增强副交感神经活性减弱交感神经系统活动来控制静息心率。在剧烈运动中，自主神经系统的主要活动是通过增加交感神经活性，增加去甲肾上腺素浓度来收缩静脉、扩张动脉（表 15-1-2）。经过长期的有氧训练，交感神经活性降低，从而降低运动时的心率。简单地总结就是，规律锻炼能够延缓动脉衰老，改善血管功能，降低发生心血管疾病的风险。

表 15-1-2　衰老引起的血管和自主神经变化

类别	衰老引起的变化	运动训练后的变化
动脉壁的厚度	上升	老年人数据不足
收缩压	上升	下降
舒张压	上升，无变化	下降
立位耐力	无变化	老年人数据不足
动脉和静脉扩张	下降	老年人数据不足
血管收缩	无变化	无变化
中心静脉压	上升	老年人数据不足

第二节　老年人的呼吸系统改变

一、结构与功能

随着年龄的增加，肺部的两个主要改变是肺弹性回缩力降低及胸壁硬化。肺弹性回缩力取决于结缔组织的组成、结构及肺泡表面活性物质产生的表面张力。有限的证据表明，结缔组织的结构是引起年龄相关肺弹性回缩力降低的主要因素。胸壁硬化伴随着胸腔前后径的增加、肋软骨钙化、腰椎间隙缩窄、脊柱关节与肋骨的改变。姿势改变，如骨质疏松引起的脊柱侧凸，限制胸廓扩张，且对横膈作用有不利影响。

随着年龄的增加，肺泡毛细血管表面积、肺泡间隔的表面积和肺实质细胞表面总面积都有减少，导致有效的肺泡表面气体交换面积减少，增加生理无效腔。随着衰老进展，肺弹性回缩力下降，直接导致用力呼气量减少。呼气受限的原因是气道狭窄和闭合，从而使第一秒用力呼气量（forced expiratory volume in one second，FEV_1）减少。此外，气道早期闭合也导致早期肺容量和残气量升高。肺弹性回缩力降低和胸壁硬度增加进一步增加肺残气量，降低老年人用力肺活量。

呼吸肌的功能反映在肺容量产生压力的能力及气流速度，这一结果在 30~70 岁的健康人群中是相似的，这说明呼吸肌强度不随年龄改变。然而，老年人横膈上的压力降低，说明其膈肌强度减弱，肌力下降可导致老年人呼吸肌疲劳和呼吸机撤机失败。有报道称，60~80岁最大吸气和呼气压会减少15%。

肺的气体交换能力随着肺泡表面积的减少而下降。肺泡表面积减少和肺血流减少都可导致老年人通气灌注比下降。随着衰老的发生，静息状态的外周血管阻力、肺血管阻力和肺动脉压也同时增加，衰老引起的呼吸功能变化见表15-2-1。

表15-2-1 衰老引起的呼吸功能变化

类别	衰老引起的变化	运动训练后的变化
结构与功能		
弹性回缩	下降	—
胸壁僵硬	上升	—
肺泡-毛细血管表面积	下降	—
用力呼气流量	下降	—
总残气量	上升	—
用力肺活量	下降	—
最大吸气和呼气压	下降	—
通气/灌注比	下降	—
局部动脉氧分压	下降	—
血氧饱和度	无变化	—
肺血管阻力	上升	—
训练反应		
呼气流速受限	上升	无变化
分钟通气量	上升	下降（亚极量），上升（极量）
呼吸做功	上升	下降
呼吸肌耗氧量	上升	—
动脉低氧血症	无变化，上升	上升
肺动脉压力	上升	无变化
肺动脉楔压	上升	无变化

二、对运动的反应

除了静息状态的结构和功能改变，运动过程中的呼吸系统也出现了相应改变。随着年龄的增加，人体的运动强度减低，呼气流量受限。实际上，在运动过程中受试者会出现呼吸困难。通常人们运动时，潮气量在运动强度增加时增加，肺活量也随之上升50%~60%。尽管老年人的肺活量降低了，但随着年龄的增长，运动带来的呼吸功能不会改变。同样，随着运动强度和潮气量的增加，无效腔通气与潮气量的比值略有下降，尽管老年人在亚极量运动时呼吸增加（分钟通气量增加），但是这一变化并不受衰老的影响。有趣的是，健康老年男性运动通气反应的短期调节不会改变，而随年龄变化的是通气能力。

老年人在运动过程中呼吸做功增加的原因有以下几方面因素。老年人在运动中需要增加通气量达到相同的肺泡通气量和 $PaCO_2$，肺弹性回缩力的下降，会导致在更高的肺容量下发生气道闭锁，而适度的运动强度中会出现呼气流速受限、肺过度膨胀及显著的肺弹性增加和呼吸气流急促。另外，随着运动强度增加，呼气末肺容量也增加，导致了更大的肺体积变化。肺硬度的增加需要呼吸肌产生更强的弹性回缩力和更大的吸气压。增加的呼气阻力需要更强的呼气肌产生更多的呼气压。吸气和呼气的变化增加了呼吸做功，这就增加了呼吸肌的耗氧量。久坐不动的 70 岁老年男性在进行极量运动时，呼吸肌本身就需要10％～12％的全身耗氧量。显而易见，运动中需要的气体储备量占到了可用肺容量的很大一部分。即使在适度运动时，一个老年个体仍需要超过 50％的吸气肌进行活动，而年轻人则很少达到 50％。在适度运动过程中老年人也需要增加储备量来弥补减少的胸腔压力。

三、运动训练

中老年人有氧训练可能会抵消前面描述的一些变化。研究表明，一些变化是有限的或根本不存在的，如胸壁顺应性增加或肺动脉压力降低。有氧训练可以降低亚极量运动的分钟通气量，训练后通气效率的提高可能对外周循环有改善，而不仅是直接对呼吸系统产生影响。提高外周的新陈代谢会导致二氧化碳生成减少，因此，肺在清除二氧化碳时所需做的功也会减少。这些变化使得进行运动训练的老年人在运动中较少出现呼吸困难，主观感觉体力下降不明显，以及使用的通气量占最大通气量的比例会变小。运动训练也会增加极量和亚极量运动中的最大通气反应，并增加老年人的最大通气量。

随着年龄的增长，老年人在静息状态和应对亚极量、极量运动时都有很大的变化。许多变化可以通过运动训练减小甚至逆转。言外之意，失用引起的许多变化可能比衰老引起的会更严重，久坐的老年人往往变化程度要大于积极活动的老年人。当前证据表明，任何年龄的老年人都可以从运动训练中获益，即使小强度的、短期干预也是有效的。因此，积极鼓励老年人进行有规律的身体活动，可以提高老年人本身的运动能力和整体健康。

小结

心血管、呼吸和自主神经系统的功能随着衰老发生动态变化。对物理治疗师来讲，了解正常衰老过程中这些系统的病理生理改变，才能更深入地理解病理状态下相关系统的变化和功能障碍。此外，清晰地认识这些系统在功能锻炼后的反应，才能进一步协助临床医生对老年患者的运动干预进行评估和处理。

认识衰老比简单地了解年龄要复杂得多。随着年龄增加，个体发生着巨大的变化，这就使预测变成一项挑战。这些改变并非呈直线趋势，而是在年龄超过 65 岁之后开始加速。因此，众多针对 60 岁老年群体进行的生理学研究并不适用于 80 岁、90 岁或者 100 岁的老年人，但是，许多能够在更高年龄人群中运用的锻炼研究却可以被运用在 65 岁以下人群。另外，大部分研究只选择了男性群体，或者样本中仅纳入了较少比例的女性。性别是与锻炼和衰老相关的重要变量，但是关于这一问题的资料目前非常有限。

另外，还要考虑这些研究的人群构成。随着年龄的增加，病理状态及其合并症的发生率显著升高。在更高龄的人群中，潜在的心血管疾病和慢性病十分普遍，合并症的发生率也逐年提高。75 岁以上人群中有潜在疾病的个体出现合并症的概率显著高于处于健康状态的个体。物理治疗师可能对患有高血压、冠心病、糖尿病的 85 岁或 90 岁老年女性的研究更加感兴趣，因为患者群要比健康人群更能反映此年龄阶段人群对物理治疗的反应的普遍状态。研究人群中病理状态能反映心血管和呼吸系统对锻炼的反应。尽管对于运动及衰老生理变化的研究在不断进展，但是研究内容文字描述仍较混乱，从而使得结论和推广都非常困难。本章旨在对这些混乱的信息进行梳理，为物理治疗师的临床工作提供一些方向。

（杨梦璇　梁伟涛）

推荐阅读

［1］于普林. 老年医学［M］. 3 版. 北京：人民卫生出版社，2023.

［2］美国运动医学会. ACSM 运动测试与运动处方指南［M］. 10 版. 北京：北京体育大学出版社，2019.

［3］IZQUIERDO M，MERCHANT R A，MORLEY J E，et al. International exercise recommendations in older adults（ICFSR）：expert consensus guidelines［J］. J Nutr Health Aging，2021，25（7）：824－853.

［4］THOMAS R J，BEATTY A L，BECKIE T M，et al. Home－based cardiac rehabilitation：A scientific statement from the American Association of Cardiovascular and Pulmonary Rehabilitation，the American Heart Association，and the American College of Cardiology［J］. J Am Coll Cardiol，2019，74（1）：133－153.

［5］FLEG J L，FORMAN D E，BERRA K，et al. Secondary prevention of atherosclerotic cardiovascular disease in older adults：a scientific statement from the American Heart Association［J］. Circulation，2013，128（22）：2422－2446.

［6］ROCHESTER C L，ALISON J A，CARLIN B，et al. Pulmonary rehabilitation for adults with chronic respiratory disease：An official American Thoracic Society clinical practice guideline［J］. Am J Respir Crit Care Med，2023，208（4）：e7－e26.

［7］MONTERO－ODASSO M M，KAMKAR N，PIERUCCINI－FARIA F，et al. Evaluation of clinical practice guidelines on fall prevention and management for older adults：A systematic review［J］. JAMA Netw Open，2021，4（12）：e2138911.

［8］沈妍交，郝秋奎，张蒙，等. 老年肌少症综合干预循证临床实践指南［J］. 中国循证医学杂志，2024，24（4）：378－384..

［9］中华医学会老年医学分会，中华老年医学杂志编辑委员会. 老年人衰弱预防中国专家共识（2022）［J］. 中华老年医学杂志，2022，41（5）：503－511.

第十六章　淋巴系统康复：心肺物理治疗干预

第一节　病理生理学

淋巴系统在维持体液稳态中至关重要，当液体稳态被破坏时，就会产生严重的并发症。例如，如果一个人失血过多，有发生低血容量性休克的危险，淋巴系统（淋巴管）可以通过增加其输出量（通过增加淋巴管收缩的幅度和频率）来补偿高达 25％ 的失血量。动物实验模型表明，如果淋巴系统被阻断而不允许再生，动物将在短时间内死亡。

淋巴水肿是淋巴系统功能障碍的常见疾病。淋巴水肿最常见的病因之一是肿瘤及其相关治疗。淋巴水肿的发病机制可以描述为富含蛋白质的液体在组织间隙滞留，使组织间隙的胶体渗透压升高，从而导致毛细血管滤过增加和重吸收减少。如果这个过程没有被逆转，那么受影响的水肿部位会继续增大。作为淋巴水肿保守治疗的一部分，弹力绷带或压力服装提供的外部压力可以调整异常的毛细血管滤过率和重吸收率。因此，压力治疗是恢复不平衡微循环和促进受影响区域淋巴循环的关键因素之一。

要了解淋巴水肿是如何发展的，最重要的是要了解淋巴是如何正常流经一个正常运作的淋巴系统的。淋巴系统输送淋巴的最大能力称为转运能力（transport capacity，TC）。个体淋巴系统的 TC 因人而异，可能受到手术、创伤、感染或辐射等因素影响而降低。淋巴系统输送的淋巴量称为淋巴负荷（lymphatic load，LL）。在正常的静息状态下，LL 只需要达到其 TC 的 10％ 左右即可满足机体需求，因此个体往往有较好的功能储备（functional reserve，FR）来应对机体的额外需求。

淋巴系统功能不全分为三种类型：机械性、动力性和综合性。

1）动力性功能不全又称为高输出量（容积）功能不全，是最常见的淋巴系统功能不全类型，可在 LL 超过正常水平的 TC 时发生。通常发生在充血性心力衰竭、慢性静脉功能不全（Ⅰ期和Ⅱ期）、制动、低蛋白血症和妊娠期，导致凹陷性水肿。需要强调的是，长期的淋巴系统动力不足可能是一种医疗紧急情况，并可能损害淋巴系统，此类患者应即时寻求医疗帮助。

2）机械性功能不全又称为输出（容积）不足，常由 TC 下降所致。在这种情况下，LL 超过 TC，导致富含蛋白质的液体在组织间隙滞留，成为淋巴水肿。淋巴水肿的另一个可能原因是 TC 降低，LL 异常升高，导致综合性功能不全。当患者经历了长时间的 LL 升高，进而损害淋巴阀，就会发生这种情况。

随着淋巴水肿的发展，淋巴管扩张、瓣膜功能不全，导致循环受阻，组织间隙内积聚富含蛋白质的体液。淋巴系统将试图通过产生新的初始淋巴管、淋巴吻合支或侧支淋巴管绕过受累水肿区。如果这些代偿都不成功，随着慢性炎症发展，将会导致进行性结缔组织纤维化。慢性炎症还可能导致淋巴水肿区处于低氧状态，从而进一步损害受影响的组织。

第二节　超重是淋巴水肿的危险因素

物理治疗师需要意识到超重和淋巴水肿之间的联系。肥胖和超重不仅是 2 型糖尿病、冠心病、脑卒中、癌症和骨关节炎的危险因素，也被许多研究证实为淋巴水肿的危险因素之一。

一项对接受放疗后出现手臂水肿（淋巴水肿）Ⅰ 期和 Ⅱ 期的乳腺癌受试者的研究发现，体质指数（body mass index，BMI）与手臂水肿的发生率密切相关，并且可能增加手臂水肿加重和恶化率。另一项研究观察了与早期乳腺癌女性接受前哨淋巴结活检术相关的并发症。研究人员对 2904 名受试者进行了多因素回归分析，发现淋巴水肿的总发病率为 7%。BMI 与淋巴水肿的发生率呈显著的正相关（$P<0.0001$），甚至超过了年龄增长对淋巴水肿的发生率的影响（$P=0.035$）。淋巴水肿的发生率在体重正常受试者中为 4.9%（BMI 为 $18.5\sim24.9$），在超重受试者中为 6.5%（BMI 为 $25\sim29.9$），在肥胖受试者中为 9.8%（BMI 为 $30\sim49.9$），在病态肥胖受试者中为 21.7%（BMI 为 $25\sim29.9$）。

Petrek 等随访了确诊为乳腺癌并接受乳房全切术和腋窝淋巴结清扫术的患者在术后 20 年内淋巴水肿的发生率。他们分析了 15 个可能预测淋巴水肿的因素，但最终发现只有 2 个因素对预测淋巴水肿有统计学意义：手臂感染/损伤（$P<0.001$）和手术后体重增加（$P=0.02$）。他们也发现并指出，超重的乳腺癌女性患淋巴水肿的风险更高。

上述研究均支持超重或肥胖是乳腺癌患者发生淋巴水肿的危险因素。因此，物理治疗师应该明确健康的生活方式和合适的体重有助于高危患者预防淋巴水肿发生。

第三节　淋巴系统在心血管系统和心血管疾病中的作用

心肌内有大量的初始淋巴管，这些淋巴管通向前集合淋巴管和集合淋巴管，淋巴最终通过心脏的淋巴结进入胸导管。与其他身体组织的体液稳态一样，心肌内的体液稳态依赖于涉及心血管的体液，以及流入心肌淋巴管的体液的滤过和重吸收的平衡。

值得注意的是，有节律的心脏收缩和有规律的心外运动在心肌体液稳态中起着关键作用。而在正常的生理过程中，心肌淋巴系统是清除多余心肌间质液的主要途径。患者的心脏在手术过程中停止跳动（如冠状动脉搭桥术中的体外循环）时会导致心肌水肿。因此，强大的心脏收缩力在冠状动脉搭桥术后恢复正常的心肌淋巴循环至关重要。

血管壁暴露于高脂蛋白被认为是动脉粥样硬化的独立危险因素。有理论认为，血管壁中的淋巴管有助于阻止动脉粥样硬化的发展，因为它们可以调节动脉内膜暴露于致动脉粥样硬化脂蛋白的时间。如果淋巴系统不能正常工作，那么脂蛋白的滤过将需要更长的时间，从而增加其氧化损伤和在血管壁内滞留的风险。与心脏壁内动脉相比，心外膜动脉表现出最高的动脉粥样硬化率，因此正常功能的淋巴管对于心外膜动脉更加重要。心外膜淋巴管中的淋巴的自由流动特别依赖于胸腔的运动（心外运动），因为这些淋巴管中的淋巴流动因心脏的规则收缩而减少。久坐不动的生活方式、肺活量下降和肥胖等因素会减少胸腔的运动，因此造成的淋巴管功能的降低，可能导致动脉粥样硬化的形成。

在心肌梗死后的数小时内，心肌梗死的一些酶标记物（如肌酸激酶）在心脏淋巴中的浓度高于静脉血清中的浓度。在诱发心肌梗死的动物模型中，即便淋巴回流量增加超过50%，间质和血管间隙仍出现持续性水肿。对小鼠和人类尸体的研究表明，缺血性损伤导致血管纤维化，导致淋巴流阻塞，进而压缩心输出量。对动物和人类的研究表明，用透明质酸酶快速治疗心肌梗死（胸痛后 6 小时内）可显著促进心脏淋巴回流，达到减少心脏水肿等效果，但淋巴系统在心血管疾病发展中的作用尚需进一步研究。

第四节　诊断

淋巴水肿是一种高蛋白水肿，由淋巴系统的机械故障引起。它的主要特征包括非凹陷性水肿，足部或手部出现 Stemmer 征阳性，表现为肿胀区的皮肤提起困难或无法提起。淋巴水肿可分为两种类型：原发性淋巴水肿和继发性淋巴水肿。虽然这两种类型的治疗方法非常相似，但物理治疗师对这两种类型有一个透彻的了解是很重要的，因为淋巴水肿类型决定了病理的表现、所需的治疗频率和持续时间，以及对治疗预后的判断。

原发性淋巴水肿被认为是由先天性或遗传性淋巴系统发育异常引起的，尽管它可能需要很多年才能表现出来。淋巴系统的三种异常（发育不良）：①淋巴减生（淋巴管数量和直径小于正常水平）；②淋巴增生（淋巴管扩张导致版模功能不全）；③淋巴发育不全（缺乏）。所有这三种发育不良都会导致 TC 降低。原发性淋巴水肿常见于下肢，女性居多，诊断时可根据发病年龄进行分类。原发性淋巴水肿可最早见于从出生到 2 岁。有家族性基因遗传的称为 Milroy 病。原发性淋巴水肿更常见于 35 岁前发病，称为早发型淋巴水肿，迟发型较少见，于 35 岁后发病。在许多情况下，患者会不明因素导致原发性淋巴水肿；然而在某些情况下，高热、青春期、怀孕或轻微创伤，如昆虫叮咬、感染、扭伤都可能会是诱因。继发性淋巴水肿，不同于原发性淋巴水肿，是由明确的对淋巴系统的损伤导致 TC 降低引起的。对淋巴系统的损伤具体包括手术、辐射、创伤、肿瘤生长、感染、慢性静脉功能不全。最常见的两种对于淋巴系统的损伤包括乳腺癌手术和淋巴丝虫病。需要强调的是，当淋巴系统被阻塞或淋巴结被手术切除时，淋巴系统在某些情况下确实有一定的再生能力。

乳腺癌手术可能是最常见的损害淋巴系统的手术，包括破坏淋巴管和淋巴结。最初的乳腺癌手术（现在很少进行）被称为根治性乳房切除术，包括切除整个乳房、乳房下面的胸大肌和胸小肌及腋窝淋巴结。改良的根治性乳房切除术，在切除整个乳房的同时保留胸大肌和一些腋窝淋巴结，现在是首选的手术方式。较新的技术，如肿块切除术（仅切除部分乳房和周围组织）和前哨淋巴结活检术（切除乳房淋巴回流的第一个淋巴结）可以减少但不能消除淋巴水肿的发生。

淋巴丝虫病是一种热带疾病，是淋巴水肿在全世界范围内最常见的非外科原因。这种疾病是由蚊子传播的，蚊子感染了一种寄生在淋巴系统的线虫，常常导致严重的淋巴水肿。

淋巴水肿是一种进展性疾病，可根据其严重程度分期。最常用的淋巴水肿分期为Földi 提出的淋巴水肿分期（表 16－4－1）。每个阶段进展至下一阶段所需的时间因人而异，每一阶段可能持续数月至数年：0 期或初期可能持续很长时间，0 期是潜伏期，也称为亚临床淋巴水肿，在这个阶段，没有肿胀，组织看起来"正常"，但淋巴系统 TC 降低；1 期（可逆期），其特点是组织很少出现纤维化的改变，但仍然为凹陷性水肿，但还可以通过抬高患肢缓解水肿症状；2 期（自发不可逆期），其特征是硬化的非凹陷水肿，在这个阶段，结缔组织处于慢性炎症和纤维化状态，可导致 Stemmer 征阳性，这表明患者第二个脚趾或手指背基部的皮肤不能被捏至 3mm 以下；3 期（象皮肿期），是最严重的淋巴水肿形式，其特征是大量淋巴水肿和纤维化及异常皮肤变化，如乳头状瘤、皮褶加深和真菌感染。

表 16－4－1　淋巴水肿分期

分期	特点
0 期（潜伏期）	·无临床水肿 ·组织和皮肤看起来"正常" ·淋巴 TC 已经降低
1 期（可逆期）	·出现水肿（柔软和凹陷性） ·水肿随患肢抬高而减轻 ·水肿随着站立和活动而增加 ·组织看起来"正常"
2 期（自发不可逆期）	·水肿明显，柔软的非凹陷性水肿向硬化的非凹陷性水肿转变 ·水肿随患肢抬高而减轻 ·Stemmer 征阳性 ·组织出现纤维化；脂肪组织增生 ·频繁感染 ·皮肤改变
3 期（象皮肿期）	·水肿明显；硬化的非凹陷性水肿 ·水肿不随患肢抬高而减轻 ·Stemmer 征阳性 ·组织出现纤维化；脂肪组织增生 ·频繁感染 ·皮肤改变（乳头状瘤、皮褶加深、疣状突起、角化过度、真菌感染等）

一套完整的体格检查，以及对患者的病史和症状的采集，通常是诊断淋巴水肿的金标准。但是，也可能有特殊情况，如怀疑恶性肿瘤或出于研究目的，则诊断淋巴水肿的确切原因很重要，此时可以借助各种影像学检查。在检查过程中，物理治疗师对患肢进行准确

测量是非常重要的。有各种各样的方法可以测量淋巴水肿，从成本便宜的软尺法或水置换法到需要昂贵设备的的红外激光法（视野计）和生物电阻抗测量。物理治疗师需要在整个治疗过程中和治疗后的随访过程中仔细监测和记录患肢大小的变化。

最后，分子和细胞生物学领域为淋巴系统发育提供了重要的见解，并有助于淋巴系统疾病的诊断。尽管有关淋巴系统发育的理论是在 100 多年前被首次提出的，但在这一科学研究领域的研究仍然取得了许多重大进展。20 世纪初，Florence Sabin 建立了哺乳动物淋巴管发育的模型，提出由静脉内皮细胞形成原始淋巴囊。这些囊被认为是淋巴管内皮细胞的基础，这些细胞会形成整个淋巴管系统，包括淋巴结。Wigle 和 Oliver 最近证实了淋巴系统发育的这一理论。

第五节　治疗

治疗方案取决于淋巴水肿的类型。如果患者有原发性淋巴水肿，那么治疗方案将选择保守治疗。然而，如果患者因为癌症或肿瘤而出现继发性淋巴水肿，那么在进行保守治疗之前，需要先进行适当的手术干预和其他治疗（如放疗和化疗）。淋巴水肿一经发现就应立即治疗，因为未经治疗的淋巴水肿会增加细胞炎症的风险，在极少数情况下甚至会导致癌症，如高致死性血管肉瘤 Stewart－Treves 综合征。多年来，人们尝试了多种治疗方法，但疗效不一，包括药物治疗、手术治疗、间歇式气压治疗、热疗等。

一、药物治疗

目前还没有确切的药物能有效治疗淋巴水肿。由于利尿剂通常用于治疗充血性心力衰竭等高流量水肿患者，一些医生可能会给淋巴水肿患者服用利尿剂。然而，许多专家认为，用利尿剂治疗淋巴水肿是无效的，反而会导致体液和电解质失衡，以及高蛋白水肿的进一步浓缩，从而加重淋巴水肿的症状。

苯并芘，如香豆素和类黄酮，刺激被淋巴水肿症状抑制的巨噬细胞活动，可以降低淋巴水肿中蛋白质水平。这些药物在澳大利亚和欧洲为处方药，然而美国食品和药物管理局（Food and Drug Administration，FDA）尚未批准该药在美国上市。对于将天然存在的苯唑芘，如生物类黄酮、马蹄和葡萄籽提取物应用于淋巴水肿治疗也存在争议，应谨慎使用。

二、手术治疗

因为较大的淋巴管有防止回流的瓣膜，而这些淋巴管在自主神经系统的控制下，通过自身节律性收缩起到泵的作用，用人造的管道简单地替换淋巴管的外科手术往往是不成功的。可由精通淋巴学的熟练外科医生实施新的显微外科手术，如在实施自体淋巴管移植、腋窝淋巴结清扫术的同时进行淋巴管－静脉吻合术、进行前哨淋巴结活检术的同时进行腋窝反向淋巴示踪，均具有一定前景。

减积术（去除多余的皮肤和皮下组织）是另一种用于治疗淋巴水肿的手术方法，尽管它会导致表皮和淋巴侧支被移除。当淋巴水肿患者保守治疗卓有成效时，手术切除剩余的多余皮褶可以进一步帮助患者恢复体型。吸脂术（切除筋膜上的脂肪组织）是另一种对部分淋巴水肿患者进行的外科手术。传统的吸脂术可能会进一步损害淋巴系统，从而导致现有的淋巴水肿加剧或诱发新的区域出现淋巴水肿。相比之下，新型的肿胀吸脂术由于不太可能对淋巴系统造成损害，因此在世界范围内越来越多地被使用。手术过程中，外科医生在脂肪区域注射血管收缩剂（肾上腺素）和局部麻醉剂（利多卡因），使该部分肿胀并硬化，再使用小微管将其切除。

三、间歇式气压治疗

关于间歇式气压装置（泵）的有效性有很多争论。值得一提的是，近年来此类装置的设计取得了重大的技术进步，如可编程和计算机控制压力的多室压缩套管。然而，尽管取得了这些进展，一些专家始终认为间歇式气压压缩装置只能与保守治疗方法结合使用。

一方面，加压泵可能从间质空间移走水分，但不能移走蛋白质（如淋巴水肿中存在的）。另一方面，间歇式气压压缩装置施加在患者身上的实际压力可能远远大于物理治疗师选择的预期压力。在一项使用商用泵的研究中，腔室中的实际压力比目标压力高出80％。例如，如果目标压力设置为 100 mmHg，实际输送的压力更高，为 141 mmHg，泵压过高很可能会损坏淋巴管。

如果使用泵作为唯一的干预方法，水肿会向近端移动，这在下肢会导致生殖器淋巴水肿。一项回顾性研究发现，43％的下肢淋巴水肿患者在淋巴水肿治疗机构使用压迫装置时出现生殖器淋巴水肿。相反，其他一些研究报告了淋巴水肿受试者单独接受间歇式气压治疗或将其作为辅助治疗与保守治疗相结合的方法是有益的。新开发的专门用于治疗淋巴水肿患者（使用较低的气压）的可编程气压压缩装置也显示出其用作辅助治疗的前景，还需要更多的研究来考证这种有争议的方法。

四、热疗

热疗法，如热敷和桑拿，在世界上的一些地区（欧洲和亚洲）被提倡作为淋巴水肿的治疗方法。然而，这与标准的淋巴水肿预防建议相矛盾，即避免患淋巴水肿或有风险的肢体长期处于高温环境。从生理学上讲，热量会使毛细血管扩张，从而提高 LL。因此，应避免对患肢和躯干邻近区域进行热疗。

五、保守治疗

19 世纪 90 年代，德国外科医生维尼瓦特（Alexander von Winiwarter）首先发明了治疗淋巴水肿的手法治疗，但后来基本上被遗失了。维尼瓦特的方法包括清洁、加压、按摩和运动。20 世纪 30 年代，丹麦埃米尔·沃德（Emil Vodder）和埃斯特里德·沃德

（Estrid Vodder）夫妇发明了一种称为徒手淋巴引流（manual lymph drainage，MLD）的手法治疗，通过改变淋巴流动方向来治疗淋巴水肿。他们将该技术体系命名为综合去充血物理治疗（complex decongestive physiotherapy），这是北美最常用的保守治疗淋巴水肿的方法。20 世纪 70 年代，匈牙利医生米歇尔·福迪（Michael Földi）和埃塞尔·福迪（Ethel Földi）将沃德的 MLD 技术引入了一个综合性淋巴水肿治疗方案，现在称为综合消肿疗法（complete decongestive therapy，CDT）。综合消肿疗法分为两个不同的阶段，每个阶段包括 MLD、加压、运动和特殊的皮肤护理。澳大利亚的 John 和 Judith Casley-Smith，以及比利时的 Albert 和 Oliver Leduc 和许多人为保守治疗技术的发展做出了重大贡献。在国际淋巴学会 2013 年专家意见中，联合物理治疗一词被提倡。然而，在北美，CDT 一词被广泛使用，并在本章中使用。

淋巴水肿治疗时必须考虑淋巴水肿保守治疗的各个方面，以使其有效。其中包括掌握评估和治疗的技术，以及给予患者良好的激励。因为保守方法治疗淋巴水肿是一个相对较新的领域，特别是在北美，从历史上看，许多物理治疗学校只以有限的方式涵盖了这个话题。在实际实施干预时完全取决于物理治疗师在学校的知识储备，物理治疗师可能会发现在治疗淋巴水肿患者之前，寻求额外的淋巴水肿教育和认证是有益的。可喜的是，有许多淋巴水肿学校提供认证课程，因此获得必要的专业知识并不困难。

六、综合消肿疗法

综合消肿疗法包括两个阶段：第一阶段是强化治疗阶段，第二阶段是自我管理阶段。第一阶段包括 MLD、加压（最初是通过绷带实现的，当患者肢体围度减小趋于稳定时更换为压力服装）、运动（带绷带）和细致的皮肤护理。自我管理阶段包括加压（通常白天穿压力服装，晚上用绷带包扎）、运动（需在有压力服装或绷带给水肿部分加压状态下进行）、细致的皮肤护理和必要的 MLD。必须强调的是，患者在第二阶段的依从性是取得远期疗效的关键，而依从性良好的患者在自我管理阶段可能会观察到水肿部分围度的进一步减小。

（一）徒手淋巴引流

徒手淋巴引流是一种轻柔的手法治疗技术，其实施基于物理治疗师对淋巴系统解剖和生理的全面了解。徒手淋巴引流主要影响初始淋巴管的流量，但也会增加淋巴管收缩的频率，从而增加淋巴回流。

为了增加淋巴回流，患者应该处于卧位；如果在 MLD 治疗过程中患肢抬高，淋巴回流可能会得到进一步的改善。学习如何、何时、何地应用各种类型的 MLD，以及将这些技术应用于身体区域的正确顺序，是淋巴水肿认证课程最重要的组成部分之一。为了最大限度地消除淋巴水肿，首先治疗适当的中央区域和未受累的淋巴结是至关重要的。只有这样，受累的肢体才能得到治疗。在自我管理阶段，患者可以学习适当的手法技术，然后在必要时，由训练有素的物理治疗师在诊所进行 MLD，以强化这些技术。

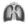

（二）加压

加压是 CDT 的关键组成部分，可以保持和加强 MLD 期间的消肿效果。淋巴水肿专家认为，在淋巴水肿Ⅰ期的治疗中，至少有 50％的成功是加压的结果。除非 MLD 后立即加压，否则 MLD 本身不太可能在消除淋巴水肿方面取得任何远期疗效。绷带是第一阶段加压的关键组成部分，而压力服装（白天）和绷带（晚上）的组合是第二阶段加压的典型方式。

加压可以有效治疗淋巴水肿是多种因素共同作用的结果。例如，绷带加压会增加被包扎部位的压力，包括组织、血液和淋巴管。当淋巴管被压缩时，在各种机制作用下，液体向组织间隙滤出减少，毛细血管的重吸收增加，需要由淋巴管输送的淋巴液也相应减少。绷带或压力服装加压应遵循梯度压力的原则，施加于肢体远端的压力高于近端部位。梯度压力可促进静脉和淋巴管从远端区域向正常工作的近端区域的回流，并通过远端和被加压部分的肌肉收缩加强肌肉泵的效用。此外，压力为失去弹性的组织提供支持，有助于软化淋巴水肿晚期硬化的纤维化组织。

在加压治疗中，选择合适的绷带非常重要，以便达到适当的压力水平。短弹绷带是治疗淋巴水肿的首选绷带类型。首先，它们是弹性纺织品（无乳胶），这意味着它们的弹性是棉纤维在编织时产生的，而不是因为乳胶的存在。全新的短弹绷带延展后比延展前的长度要长大约 60％。其次，短弹绷带的特性提供了低静息压（在没有肌肉收缩的情况下绷带的恒定压力）和高工作压（肌肉收缩时对肌肉产生的临时阻力）。施加于被包扎组织的静息压取决于绷带被拉伸的张力。高弹绷带提供的高静息压会对浅表的淋巴系统和静脉产生高压力；与此相反，短弹绷带保证了静息时淋巴系统和静脉的正常循环，因此成为有效的淋巴水肿管理的更好选择。最后，短弹绷带的正确使用也非常重要。物理治疗师应使用短弹绷带为患肢提供梯度压力，这可以通过在患肢远端比近端使用更多层的短弹绷带来实现，而不是增加绷带被拉伸的张力。

为了避免在第一阶段加压过程中出现并发症，物理治疗师还应该理解拉普拉斯定律（Laplace law）对于不同直径的肢体区域的影响。简单地说，正常的非淋巴水肿肢体可以被视为近端直径大于远端直径的圆锥体。根据拉普拉斯定律，如果施加于不同部位的张力相同，则直径最小处的压力最大。当位于直径较小的肢体区域的骨突部位被绷带加压包扎时，如手腕或脚踝，这些地方承受的压力最大。相反，直径较大的肢体区域或凹陷部位（如内踝后方）压力较低，属于绷带加压治疗的难治部位。因此，通常有必要在短弹绷带下方的凹陷区域添加泡沫填充物，将此处调整成为近似圆柱体，从而促进淋巴水肿肢体远端的回流。

第二阶段的 CDT 涉及压力服装和短弹绷带的使用。当淋巴水肿患者的四肢围度缩小，患者就可以在白天穿压力服装。压力服装的选择需要由专业人士进行，可以是为患者提供 MLD 和 CDT 的物理治疗师。患者必须清楚地了解压力服装（和绷带）会随着使用时间延长而弹性降低，需要定期更换（通常每 6 个月更换一次）。

在压力服装选择过程中要考虑的关键因素是压力等级、编织类型、是否需要定制或使用成品服装及其款式。综合考量这些因素可以为患者提供舒适的压力服装，同时也是获得最佳治疗效果的必要条件。

（三）运动

广义上的运动有许多众所周知的好处，包括优化身体组成（减少脂肪、增加肌肉和提高骨密度）、达到并保持最佳体重、提高氧气利用效率、降低静息心率、提高峰值心输出量，降低冠状动脉粥样硬化风险，加快神经传导速度，减缓衰老过程中失能的发展。具体至淋巴系统而言，运动通过加快淋巴管收缩（淋巴管运动）促进淋巴回流，从而对淋巴系统产生积极影响，如增加初始淋巴管对液体的吸收，增加肌肉收缩，造成组织压差，从而刺激淋巴回流，防止多余的液体积聚，并通过增加深呼吸速率促进胸导管内的淋巴流动。

运动对淋巴水肿患者的两大好处是支持或改善淋巴系统功能和增强整体活动能力。因为在治疗前很难预测淋巴水肿患者对某项运动或活动的反应是好是坏，物理治疗师必须仔细监测并记录患者对某项运动或活动的反应。在制订高度个性化的运动计划和进阶方案时，必须考虑个体的治疗反应。

当在 CDT 的第一和第二阶段期间设计运动治疗方案时，物理治疗师应仔细考量评估发现的每一受限问题，如关节运动范围、肌肉力量、姿势和活动能力。除了常规的居家运动治疗方案，应鼓励淋巴水肿患者选择其乐在其中的项目并坚持下去。众所周知，运动会产生积极的心理效应，而淋巴水肿患者往往处于抑郁状态，因此制订淋巴水肿患者能够真正享受的运动计划是 CDT 获得成效的关键。

关于运动的另一个重要建议是鼓励淋巴水肿患者参与增强心血管功能的低冲击活动（患肢进行外部压迫），如步行、骑自行车和游泳，这些活动不太可能加剧淋巴水肿。简单的运动方式调整可以降低淋巴水肿恶化的可能性。例如，上肢淋巴水肿患者可以在患侧使用一根高的手杖，以减少可能导致手臂远端水肿的摆动（及离心力）。一些淋巴水肿患者反馈说，高尔夫、网球、越野滑雪和举重运动会对水肿的肢体产生不良影响。其他研究表明，包括监督下的阻力训练在内的更剧烈的运动对于淋巴水肿肢体几乎没有不良影响。为了减轻运动后随之而来的肌肉酸痛，应避免患者进行不适应的肌肉离心收缩运动，建议患者进行舒缓的、有节律的低阻力肌肉向心性收缩运动。运动计划应适应患者的整体适能水平。习惯于剧烈运动的患者可能比久坐的患者能够耐受更高强度运动，而不会对其淋巴水肿产生不利影响。

（四）细致的皮肤护理

淋巴水肿患者的组织间隙充满了富含蛋白质的液体，这限制了其身体的局部免疫系统，为皮肤和指甲的细菌和真菌感染创造了条件。链球菌是造成淋巴水肿患者皮肤感染的常见致病菌。如果不加以控制，这些感染会使患者的淋巴水肿恶化，并导致更严重的疾病，如蜂窝织炎，此时需要及时就医。

预防和避免皮肤感染的关键，是日常必须注意从检查、清洁、保湿和保护四个主要方面对皮肤进行护理。淋巴水肿患者应每天仔细检查和清洁受淋巴水肿影响的区域。此外，淋巴水肿患者应使用合适的皮肤乳液和润肤霜（如敏感皮肤专用润肤霜），必要时，使用温和的消毒剂和抗菌－抗真菌霜。在 CDT 的第一阶段，物理治疗师应该在每天用绷带包扎患者之前，涂上保湿的皮肤乳液，以保持正常的皮肤 5.0 的 pH 值。在第二阶段，患者应保持每天 2 次在患处涂抹皮肤乳液。应避免可能加剧淋巴水肿或引起感染的活动，以保护患处皮肤。

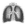

小结

包括物理治疗师在内的医护人员越来越重视淋巴系统在维持健康和提升生活质量方面的重要作用。近年来，对于初级物理治疗师的培养越来越受到重视，以使他们能够评估和治疗淋巴系统疾病，如淋巴水肿。此外，一些淋巴水肿治疗师认证课程可供物理治疗师学习更多的专业知识。

为了有效评估和治疗淋巴系统疾病患者，物理治疗师应牢记以下要点：

1）淋巴系统是一个单向系统，从称为初始淋巴管的小管道开始，逐渐汇集至前集合淋巴管的大管道，甚至更大的集合淋巴管，最后是称为淋巴干的最大管道，流入心脏附近的静脉系统。

2）大淋巴管中的瓣膜有助于淋巴的单向流动。

3）淋巴管阀瓣段是集合淋巴管和淋巴干中两个瓣膜之间的功能单位。

4）适当的手法治疗可以增加淋巴管收缩（淋巴管运动）的频率。

5）淋巴液由蛋白质、水、脂肪酸和细胞成分（包括细菌和细胞碎片）组成。

6）淋巴系统的主要功能是运输和回流。

7）淋巴结集中在颈部、腋下、胸部、腹部、腹股沟和引流特定的淋巴区域，称为淋巴分区。

8）淋巴分区被集合淋巴管分布相对较少的的分水岭隔开。

9）淋巴系统输送的淋巴液总量称为淋巴负荷（lymphatic load，LL）。

10）淋巴系统输送淋巴液的最大能力称为转运能力（transport capacity，TC）。

11）当正常的 LL 超过淋巴系统的 TC 时，会导致机械功能不全，从而导致高蛋白水肿，称为淋巴水肿。

12）淋巴水肿通常分为 4 期（从最轻到最严重），从无临床水肿症状的 0 期进展到 1 期和 2 期，再到 3 期为淋巴水肿的严重形式，称为象皮病。

13）淋巴水肿 2 期和 3 期的特征是 Stemmer 征阳性、纤维化、慢性炎症和皮肤改变。

14）淋巴水肿通常分为两种形式：原发性淋巴水肿（由淋巴系统异常发育引起）和继发性淋巴水肿（由明确的对淋巴系统的损伤如乳腺癌根治术引起）。

15）原发性淋巴水肿通常没有明确的病因，有时发热、青春期、怀孕或轻微创伤，如昆虫叮咬、感染、扭伤或拉伤等都可能成为诱因。

16）尽管前哨淋巴结活检等外科技术已将对淋巴系统的损害降至最低，但即使是最好的外科技术也会损害淋巴系统，并可能导致淋巴水肿。

17）保守治疗淋巴水肿的方法（与药物或手术相比）仍然是治疗淋巴水肿的最佳建议。

18）治疗淋巴水肿的保守方法有许多不同的名称，包括综合消肿疗法（complex decongestive therapy，CDT）或联合物理治疗。

19）治疗淋巴水肿的保守方法分为两个阶段：第一阶段是强化治疗阶段，第二阶段是自我管理阶段。

20）第一阶段淋巴水肿治疗包括 MLD、加压（治疗初期使用绷带，后期使用压力服装）、运动和细致的皮肤护理。

21）第二阶段包括加压（白天穿压力服装，晚上包扎绷带）、运动、细致的皮肤护理和必要的 MLD。

22）徒手淋巴引流是一种轻柔的手法治疗技术，基于对淋巴系统解剖和生理的全面了解，可帮助淋巴液绕过阻塞区域引流至代偿区域。

23）第一阶段使用特殊的短弹绷带，第二阶段使用压力服装（白天）提供梯度压力（远端较高，近端较低）进行加压。

24）只有当患肢被绷带或压力服装加压以促进淋巴流动时，才可进行运动。

25）为使保守治疗取得成效，淋巴水肿或脂肪肿患者必须在第二阶段自我管理期保持高度积极性，这一阶段将持续终身。

26）淋巴水肿患者最常在门诊接受治疗。成功治疗淋巴水肿患者是物理治疗最有价值的领域之一，因为保守治疗仍然是首选治疗。训练有素的物理治疗师在治疗积极的淋巴水肿患者时往往能取得很好的效果。

（王妙维 余中华）

推荐阅读

[1] GARBE C, AMARAL T, PERIS K, et al. European consensus－based interdisciplinary guideline for melanoma. Part 1：diagnostics：Update 2022 [J]. Eur J Cancer, 2022, 170：236－255.

[2] WITJES J A, BRUINS H M, CATHOMAS R, et al. European Association of Urology Guidelines on Muscle－invasive and Metastatic Bladder Cancer：summary of the 2020 guidelines [J]. Eur Urol, 2021, 79 (1)：82－104.

[3] BAXTER N N, KENNEDY E B, BERGSLAND E, et al. Adjuvant therapy for stage II colon cancer：ASCO guideline update [J]. J Clin Oncol, 2022, 40 (8)：892－910.

[4] KLEPPE A, SKREDE O J, DE RAEDT S, et al. A clinical decision support system optimising adjuvant chemotherapy for colorectal cancers by integrating deep learning and pathological staging markers：a development and validation study [J]. Lancet Oncol, 2022, 23 (9)：1221－1232.

[5] HEIDEN B T, EATON D B Jr, CHANG S H, et al. Assessment of updated commission on cancer guidelines for intraoperative lymph node sampling in early stage NSCLC [J]. J Thorac Oncol, 2022, 17 (11)：1287－1296.

[6] SCHRODI S, BRAUN M, ANDRULAT A, et al. Outcome of breast cancer patients with low hormone receptor positivity：analysis of a 15－year population－based cohort [J]. Ann Oncol, 2021, 32 (11)：1410－1424.

[7] JOYCE D D, SHARMA V, WYMER K M, et al. Comparative cost－effectiveness of contemporary treatment strategies for stage IIA seminoma [J]. J Natl Cancer Inst, 2024, 116 (3)：468－475.

[8] JAFFE E S, ASHAR B S, CLEMENS M W, et al. Best practices guideline for the pathologic diagnosis of breast implant—associated anaplastic large—cell lymphoma [J]. J Clin Oncol, 2020, 38 (10): 1102—1111.

[9] HUANG W, SHI S, JIANG Y, et al. Universal Fe/Mn nanoadjuvant with T1/T2 MRI self—navigation and gas generation for ideal vaccines with precise tracking [J]. ACS Nano, 2023, 17 (16): 15590—15604.

[10] HENRY N L, SOMERFIELD M R, ABRAMSON V G, et al. Role of patient and disease factors in adjuvant systemic therapy decision making for early—stage, operable breast cancer: update of the ASCO endorsement of the cancer care ontario guideline [J]. J Clin Oncol, 2019, 37 (22): 1965—1977.

第十七章　心肺物理治疗的疗效评估和医疗经济学

第一节　测量工具及测量数据的选择

一、疗效的定义

《物理治疗师实践指南》将疗效定义为"对与患者相关变量（如年龄、性别、诊断、实施的干预措施）结局的全面评估"。其主要包含生物和生理因素、症状、功能、一般健康状态和总体生活质量等方面。在进行疗效评估时，物理治疗师要从临床、人文、经济和利用价值等方面对结果进行综合评价；此外，还必须考虑患者治疗的个体化差异和评估的动态性以选择适合的方法。表 17-1-1 列出了临床和非临床因素，这些因素加上干预和随机事件，导致表 17-1-2 中的患者结局的多样性。

表 17-1-1　影响患者结果的因素

临床因素	非临床因素
· 主要临床诊断、严重程度 · 急性临床稳定性 · 合并症、严重程度 · 身体功能状况 · 年龄、性别	· 健康相关生活质量 · 文化、种族和社会经济属性、信仰和行为 · 患者态度和喜好 · 心理、认知和社会心理功能

表 17-1-2　患者结局多样性

临床结局	非临床结局
· 主诊断的严重程度 · 急性临床事件 · 合并症、严重程度 · 并发症、医源性损害 · 身体功能状态 · 生存	· 与健康相关的生活质量 · 资源利用 · 医疗费用 · 满意度

在选择一种全面或多样的结果测量方法时，物理治疗师必须熟悉用于患者评估的工具

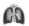

或工具的心理测量属性（psychometric properties）。对于横断面临床目的，重要的是利用结果为临床决策提供信息的同时提供鉴别依据。康复评估数据库（http://www.rehabmeasures.org）为物理治疗师提供了客观疗效评价的相关资源。该数据库由芝加哥康复研究所康复结果研究中心（Center for Rehabilitation Outcomes Research，CROR）和西北大学费恩伯格医学院医学社会科学信息系（Department of Medical Social Sciences Informatics at Northwestern University Feinberg School of Medicine）联合创建。康复评估数据库旨在便于物理治疗师识别评估工具的可靠性和有效性，以用于评估患者在康复过程中不同阶段的结果。该数据库还从循证医学的角度，对结果测量时的心理测量属性进行了阐述，对每个评估的管理和评分进行了说明，同时还列举了 PubMed 摘要引用的链接列表。该数据库已审查了近570种评估工具，同时还提供了这些评估工具的副本供下载和临床研究使用。

二、心理测量属性

学生、临床医生和（或）研究人员对他们使用的临床测量工具有信心是很重要的。临床医生和研究人员每天使用临床工具进行评估，测量结果随时间变化，由此确定患者的预后。因此，在很大程度上，我们的临床推理取决于我们使用的工具。

对临床测量工具有信心意味着它们测量了它们需要测量的东西（效度），它们测量的结果随时间的推移是稳定的（信度），并且可以检测条件的变化（响应性/反应性）。而以上特质被统称为测量工具或结局评估工具的心理测量属性或方法学特质（methodological qualities）（表17-1-3）。心理测量属性包括了目标人群、效度、信度、对变化的反应性/敏感性、最小可检测变化、临床显著差异或最小临床重要差异（minimally clinically important difference，MCID），以及临床中的应用建议等方面的内容。

表 17-1-3　结局评估工具的心理测量属性

主题	关键点
目标人群 （intended population）	·确定测试的目的； ·描述使用过该测试的患者类型； ·描述患者的年龄和特征； ·疾病特点：急性与慢性； ·其他相关信息
效度（validity）	·描述设计使用评估的结构或项目； ·报告结果是否与"金标准"相比较
信度（reliability）	·提供用于定义信度测试的讨论； ·用统计学术语描述信度
对变化的反应性/敏感性 （responsiveness/sensitivity to change）	说明评估结果是否随患者特征改变（患者病情好转或恶化，评分是否也会变化）
最小可测变化（minimal detectable change，MDC）	确定超出测量误差的变化量，包括测量误差是如何被确定的，并报告平均标准误差（standard error of mean，SEM）

主题	关键点
临床显著差异或最小临床重要差异（minimally clinically important difference，MCID)	描述 MCID 以及如何确定的。 以临床术语报告评分，以便临床医生可以很容易地确定哪些评分表明了临床变化
临床中的应用建议	为检测提供建议或为临床给药提供指导。 什么工具最适合？ 如何应用于患者群体？

引自：Scherer SA，Wilson CR：Revisiting outcomes assessment [J]. Cardiopulm Phys Ther J，2007，18（1）：21-24.

（一）目标人群

测量工具针对的目标人群越具体，工具对其变化就越敏感。例如，常规的疗效评估方法，如 SF-12 或 SF-36，虽然可以用于评估健康障碍和慢性疾病，但却不能直接敏感地测量到与心绞痛症状相关的生活质量的变化，此时就可以通过西雅图心绞痛问卷（Seattle angina questionnaire，SAQ）进行测量。所以当进行疗效评估时，一定要考虑患者群体，这样得出的结果才能对物理治疗师的干预体现出最敏感的变化。

（二）效度

效度（validity）是指测量工具有效的程度，用以反映测量结果与"真实值"的接近程度，简单地说就是指一个测量工具的准确程度。一项测试具有良好的效度，就有助于避免假阳性和假阴性结果。Homan 征就是说明效度的一个经典例子，曾经有一段时间，它用于诊断小腿疼痛时的深静脉血栓形成。后来发现，由于其产生的假阳性和假阴性的结果较多，这项检测是不具备检测效度的。

（三）信度

信度（reliability）是指某一测量方式重复测量结果一致性的程度。一致性可以由以下内容反应，如重测信度（test-retest reliability）、不同评估者间信度（inter-rater reliability）、评估者内信度（intra-rater reliability）、内部一致性（internal consistency）、替代/平行形式测试间的一致性等。

重测信度通常使用组内相关系数（intra-class correlation coefficient，ICC）和 kappa 系数来检验。内部一致性通常使用 Cronbach'α 来测量，其值越接近 1.0，其具有的内部一致性也越高。通常情况下信度在 0.70 以上则被认为是符合临床要求的，而不同测量方式的信度可以通过查阅文献得到。

（四）反应性/敏感性

敏感性（sensitivity）是指测量工具对特定患者群体随内、外环境变化时检测结果在统计学意义上变化的能力，而反应性（responsiveness）是指检测与临床相关变化的能力。在临床实践和研究中，这是一个关键的测量特性，选择一种对特定人群的变化没有反应的工具，可能意味着干预后无法检测到变化。

（五）最小可测变化值

最小可测变化值（minimal detectable change，MDC）被定义为高于测量中预期误差阈值的最小变化量。在选择测量工具时，要考虑到所选工具的测量误差。如果临床变化值在所选工具的测量误差范围之内，则没有实现真正的临床意义上的改变。因此应选择低测量误差的测量工具，才能提高对临床变化的测量能力。

（六）最小临床重要差异值

最小临床重要差异值（minimally clinically important difference，MCID）是指在评估疗效结果的变化时，是否反映了真实的临床变化。它的大小反映了治疗效果的显著程度，是可量化的结果，用数字或百分比变化来呈现。了解一项评估的 MCID 很重要，它能确定个体的变化是否会真正引起临床功能的改变。

三、测量数据的选择

由于健康状态是动态变化的，因此，在某种程度上个性化的测量方式对被评估的患者群体是非常重要的。在最新的关于心脏康复结果测量的声明中，美国心血管和肺康复协会（American Association of Cardiovascular and Pulmonary Rehabilitation，AACVPR）建议使用结果模型作为概念框架用于评估患者和方案的疗效结果，以处理行为、临床和健康等领域的问题。该模型建议在评估患者结果时，其临床风险因素、症状、血流动力学状态、功能能力、运动反应（心率、血压、RPE、血氧饱和度）、血脂水平、血压、糖化血红蛋白（HbA1c）或糖尿病管理、体重/体质指数（BMI）、身体活动、营养、社会心理管理和戒烟情况等都应考虑到（举例见表 17-1-4 和表 17-1-5）。如果选择的测量方法包括生物/生理因素、功能因素和 HRQOL 因素的测量，则以上问题都可以得到解决。

表 17-1-4　心脏康复二级预防患者的评估和结果评价

核心内容	评估及结果评价
患者评估	• 回顾病史：诊断、干预进程、合并症、检查结果、症状、危险因素和药物治疗； • 评估：生命体征、当前临床状况，使用一系列标准化测量工具来评估患者管理的各个组成部分； • 目标：制定目标导向的治疗计划，包括降低心血管风险和改善与健康相关的生活质量的短期和长期目标
脂质管理	• 评估：血脂，目前的治疗和依从性； • 目标：LDL<100 mg/dL； • 次要目标：HDL>40 mg/dL，甘油三酯<150 mg/dL。
高血压管理	• 评估：静息血压，目前的治疗策略和患者的依从性； • 目标：收缩压 130 mmHg，舒张压 80 mmHg
糖尿病管理	• 评估：评估糖尿病患者的 HbA1C 和空腹血糖；目前的治疗策略和患者的依从性 • 目标：HbA1c<7.0%，空腹血糖 80~110mg/dL

核心内容	评估及结果评价
体重管理	• 评估：体重、身高；计算 BMI 确定风险（肥胖，30 kg/m²，超重，25～29.9 kg/m²）； • 目标：如果存在体重风险，能量小于 500～1000 kcal/d，通过饮食和运动至少减少 10% 的体重（0.3～1.0 kg/w）
社会心理管理	• 评估：心理问题（抑郁、焦虑、敌意等）；将临床上有重大心理问题的患者转介至相应的心理健康专家进行进一步的评估和治疗； • 目标：减少心理问题，提高应对和管理压力技能；处理影响健康相关生活质量的问题
运动训练	• 评估：功能能力（极量或次极量）；对运动的生理反应； • 目标：个体化的运动处方，定义频率（每周次数）、强度（靶心率、RPE、MET 水平）、持续时间（分钟）和实现有氧、肌肉力量、柔韧性训练和能量消耗目标的方式
身体活动咨询	• 评估：最近（过去 7 天）的身体活动行为，包括休闲和日常活动（职业、家庭等），指定时间（分钟/天）、频率（天/周）和强度（中度或剧烈）； • 目标：大多数情况下中等强度（3～5 METs）每天 30 分钟（至少 5 天），高强度（6 METs）20 分钟/天，3～4 天/周，促进依从性
营养咨询	• 评估：当前的饮食行为，如饮食中的脂肪、胆固醇、钠、热量，摄入糖的含量，饮食习惯； • 目标：根据需求评估提供个性化处方饮食，促进饮食依从性
戒烟	• 评估：吸烟状况，目前、近期（戒烟 6 个月）、以前、从未；如果是目前或最近，评估改变的阶段，每天的烟量（或其他尼古丁），目前的戒烟策略（尼古丁贴片、口香糖、电子烟） • 目标：戒烟及所有烟草制品

引自：AHNAACVPR Scientific Statement. Core components of cardiac rehabilitation/secondary prevention programs：a statement for healthcare professionals [J]. Circulation，2000，102：1069−1073.

表 17−1−5　心脏康复二级预防项目的结果评价：提升患者管理和干预效果

管理核心内容	健康	临床	行为	服务
全面管理	健康相关生活质量、合并症、死亡率	• 风险因素； • 症状； • 血流动力学的监管	• 提高自我照护的知识和应用； • 对症状和并发症做出适当反应； • 回归工作或期望的活动水平； • 药物依从性	患者满意度（如对所接受的护理的满意度，朝着目标的进展）
		查明非预期事件	• 访问所需资源； • 疗程的参与	• 财政和经济； • 患者医疗保健利用率（例如，诊所、办公室、急诊、住院、用药、工作日损失）； • 服务的访问和利用率（例如，转诊、登记和完成率）

续表

管理核心内容	健康	临床	行为	服务
运动训练耐力/有氧力量和柔韧性		• 功能能力：极量与次极量（如步行测试） • 休息和运动的反应：心率、血压、感觉努力的速率、感觉呼吸的速率、氧饱和度 • 力量和柔韧性的衡量标准	• 身体活动阶段的变化； • 能量消耗：每周进行体育活动的时间或消耗的能量； • 坚持运动处方	
脂质管理		血脂水平	• 坚持饮食、锻炼和药物治疗 • 饮食和锻炼阶段的变化	
高血压		血压水平	• 坚持饮食、运动和药物管理 • 饮食和锻炼阶段的变化	
糖尿病管理		血糖水平、糖化血红蛋白	• 坚持饮食、运动、药物管理 • 饮食和运动阶段的改变 • 行为的自我监控	
体重管理		体重、BMI、腰围、人体测量	• 坚持饮食和锻炼 • 饮食和锻炼阶段的变化 • 饮食/身体活动日记或日志	
社会心理管理		抑郁、焦虑、敌意、痛苦、性功能	• 应对机制 • 压力管理和放松技巧 • 社会支持网络	
戒烟			• 吸烟变化阶段 • 每天吸烟的数量	

数据来源：Balady G J，Ades P A，Comoss P，et al. Core components of cardiac rehabilitation/secondary prevention programs：a statement for healthcare professionals from the American Heart Association and the American Association of Cardiovascular and Pulmonary Rehabilitation Writing Group [J]. Circulation，2000，102 (9)：1069-1073.

引自：Sanderson BK，Southard D，Oldridge N. Outcomes evaluation in cardiac rehabilitation/secondary prevention programs：improving patient care and program effectiveness [J]. J Cardiopulm Rehabil，2004，24 (2)：68-79.

四、生物学/生理学评估

除了收集人口学信息，如年龄、性别、种族、婚姻状况、初步诊断、合并症、手术等，疗效评估的数据也应在首次评估时进行收集，并涵盖患者的生物学/生理学、功能状态、和生活质量这几个方面。因为病史回顾和病历记录能提供关于患者的生物和生理健康的客观信息，所以这些信息也应该纳入疗效评估中，并在后续的医疗过程中进行监测和重新评估。例如，血脂水平、血压、糖化血红蛋白（糖尿病患者）、BMI、血流动力学指标等得到改善或风险因素得到控制，就表明了干预的疗效。表 17-1-6 是一个用于收集和监测这些数据的样本。

表 17-1-6　心脏康复患者评估和治疗计划（样本）

姓名：		医生：			日期：	
诊断：		风险分层：				
合并症：						
干预需求	目的	治疗前	治疗后	变化（%）	治疗计划	
行为					教育课程 （列出团体课程）	
□躯体活动	行为目标基于所选用的评估方式					
□营养						
□戒烟						
□应对技巧						
□药物依从性						
					个体咨询	
临床					□糖尿病	
□脂质管理	LDL<100 mg/dL				□营养学家	
	TRIG<150 mg/dL				□社会心理	
□高血压管理	SBP<130 mmHg				□药剂师	
	DBP<80 mmHg				□其他咨询	
□糖尿病管理	HbA1c<7%				运动处方	
□体重管理（BMI）	正常<25 kg/m²				□有氧训练	
□超重：25~29.9 kg/m²	减重≥10%				□肌肉/力量	
□肥胖：≥30 kg/m²	体重目标				□柔韧性（附上训练计划）	
□社会心理管理	目标基于选用的评估方式					
□运动训练					训练计划	
功能能力					□远程监控	
					□吸氧_____L/min	
健康					□指脉氧	
					训练总次数	
□健康状态或健康相关生活质量	比较前后变化以及参考人群				次/周_____ 总周数_____	
评价：						

个案管理人员	日期:
医疗总监	日期:

引自：Sanderson BK，Phillips MM，Gerald L，et al. Factors associated with the failure of patients to complete cardiac rehabilitation for medical and nonmedical reasons [J]. J Cardiopulm Rehabil，2003，23：281－289.

康复锻炼对前面提到的每一个生物学/生理学变量都有积极的影响。例如，一周大部分时间维持每天至少 30 分钟的心血管抗阻训练，可降低血低密度脂蛋白和甘油三酯，提升高密度脂蛋白、降低 C 反应蛋白水平，降低血压，改善胰岛素敏感性，减轻体重，改善血流动力学。健康状况得到改善和死亡风险降低的标志包括：血压低于 130/80 mmHg，糖化血红蛋白低于 7％，低密度脂蛋白低于 100 mg/dL，甘油三酯低于 150 mg/dL，高密度脂蛋白高于 40 mg/dL，BMI 低于 25 kg/m^2。对于有心肺疾病风险的患者，这些都可以作为康复计划的目标。当物理疗师使用这些指标作为疗效评价的标准且这些变量发生了正面变化时，也就表明患者获得了良好的治疗结果，证实了医疗质量的高水准。在物理治疗师处理原发性或继发性心血管功能障碍患者时，可以使用这些变量作为监测患者总体健康状况的指标。

（一）生命体征

心率和血压变化是正常的运动生理反应，且与运动强度成正比。如果心率随着运动强度的增加反而下降，或者与运动强度的增加不成比例或出现心率变异，则可认为运动反应异常，需要考虑降低运动强度或改变运动类型。

当判断一项运动对患者是否安全时，除了心率，血压也是一个重要的变量。美国运动医学会关于运动评估和高血压的建议如下：如果患者无症状，属于风险类别 A 类或 B 类，有 0 到 1 个不良心脏事件的危险因素，血压低于 180/110 mmHg，能参与轻度到中度的运动（VO_2<60％最大摄氧量），除常规评估外，一般不需要进一步的检测。有些患者的风险类别为 C 类，没有基础心血管疾病，但有多种心血管疾病的危险因素或血压高于 180/110 mmHg，在进行中等强度运动（VO_2介于 40％～60％最大摄氧量）之前进行运动测试可能是有益的，但低强度运动（VO_2<40％最大摄氧量）则无用。对于有基础 CVD 的患者，如缺血性心脏病、心力衰竭或脑卒中，运动测试则是必要的，同时高强度的运动训练（VO_2>60％最大摄氧量）需在心脏康复中心的医疗监督下进行。同时，对运动的正常血压反应也需要纳入考虑，物理治疗师应观察到随着活动的增加，收缩压升高，舒张压轻微降低。如果在运动时收缩压低于站立时的基线水平，或者在体位变化时收缩压下降超过 20 mmHg，就应该调整活动量；如果舒张压升高超过 10 mmHg，则也应调整活动量。

（二）踝肱指数

踝肱指数（ankle brachial index，ABI）是脚踝动脉收缩压与上臂肱动脉收缩压的比值。测量 ABI 前，患者需平静休息 5～30 分钟；测试时，患者处于仰卧位，检查者应使用适当尺寸的袖带和多普勒设备测量双侧手臂和踝关节处的血压。记录踝关节处的最高压力除以肱动脉处的最高压力得到的比值即为 ABI。ABI 测量通常可以在 10 分钟内完成，是一种无创、简便、经济的客观预后指标，除了可以高度预测冠心病、高血压、急性冠状动脉综合征、脑卒中和死亡率外，低 ABI 还与生理功能障碍有关，如凝血功能和炎症标志物升高、内皮功能受损、功能活动能力下降及生活质量下降等。

ABI 除了可用于心血管或外周动脉疾病（peripheral arterial disease，PAD）高危个体的下肢灌注检查，还可用于糖尿病足患者下肢血供情况及血管状况检查，可作为冠心病严重程度的指标。PAD 可以作为评估冠心病严重程度的指标。PAD 患者明显更易发生冠心病左主干和多支血管病变。下肢跛行患者常因下肢局部缺血性疼痛和痉挛导致对步行的耐受能力下降，需要接受物理治疗，这种疼痛可能与腰椎疾病所致疼痛混淆，因此对存在多种心血管疾病危险因素的患者，应密切监测和考虑这方面的因素。他们的活动常常因外周肌肉组织用力时引起的下肢缺血性疼痛而受限。有证据表明，物理治疗可以使这一患者群体的生理状态、功能水平和生活质量发生积极的改变。抗阻运动和运动平板训练均可改善下肢 PAD 患者的步行距离、步行速度和下肢血管内皮功能，并延长其寿命。对有心血管损害风险的患者进行下肢缺血筛查，可以降低截肢率、降低心血管发病率和死亡率、降低血管疾病的严重程度，从而提高生活质量。

因此，对于物理治疗师来说，理解何时以及如何在物理治疗实践中使用 ABI 作为疗效评估方法至关重要。ABI 适用于任何有多种心血管疾病危险因素的患者（如肥胖、糖尿病、高水平的低密度脂蛋白、高血压、既往冠心病史、吸烟、女性、高龄）。实际测量 ABI 时，需要测量下肢的平均收缩压与上肢的平均收缩压，再得出其比值，外周动脉疾病的 ABI 诊断和预防范围见表 17-1-7。

表 17-1-7　外周动脉疾病的 ABI 诊断和预防范围

ABI 数值	临床意义
>1.3	存在动脉硬化，ABI 不具备诊断意义，需要考虑其他方式
1.0~1.3	正常
0.9~1.0	可能有轻度疾病，处于 PAD 的边缘
0.5~0.9	跛行
0.3~0.5	严重阻塞性疾病
≤0.3	可能有组织坏死

ABI 在 0.90~1.30 为正常。ABI 低于 0.90 的患者被认为患有 PAD，但可能尚无症状。大多数 ABI 在 0.5~0.9 的患者通常会出现某种形式的跛行，但也可能无症状。ABI 值高于 0.50 通常发生于肢体严重缺血的患者，可能伴随下肢静息痛、萎缩、无脉搏或有创口。ABI 低于 0.3 认为存在严重缺血，这类患者需要立即进行紧急医疗处理。总之，使用 ABI 诊断下肢缺血具有较高的效度、信度、敏感度和特异性。

（三）肺功能检查

在第五章的内容中，我们已经详细阐述了肺功能检查的内容。在某些肺部疾病的诊断和治疗中，了解患者的肺容积是很重要的。阻塞性肺疾病常采用第一秒用力呼气量（forced expiratory volume in 1 second，FEV_1）和用力肺活量（forced vital capacity，FVC）作为评价指标，而限制性肺疾病患者通常检查吸气容量（inspiratory capacity，IC）和总肺活量（total lung capacity，TLC）。肺功能测试可以与胸部 CT 检查一起使用，以明确慢性阻塞性肺疾病的严重程度。肺功能检查还可以为预测肺通气能力和死亡率提供有价值的信息。然而，肺功能测试的结果只是评估的一部分，单独的肺功能测试并不能很好地预测一个人的肺功能水平。临床医生应该将其与功能性疗效评估的结果进行比较，以全面了解患者肺功能的表现。除肺功能外，肌肉力量、关节活动范围、平衡能力等都会影响患者的功能状态。因此，既需要通过肺功能测试来评估疾病进程中患者肺功能障碍的严重程度，也需要将肺功能测试的结果与其他客观评估相结合来确定患者的功能水平。

（四）运动负荷测试

运动负荷测试的表现和结果对临床医生十分重要。该检测常规用于识别可能存在冠状动脉疾病的患者，或监测具有多种冠心病危险因素个体的心脏功能。在运动负荷测试期间，监测个体的生命体征、心电图和（或）症状的异常变化。这些变化表明是否需要进一步的检查来确诊冠状动脉疾病。运动负荷测试的结果也可以用于制订运动处方。文献里关于运动负荷测试的信度和效度在不同群体和不同变量中有很多阐述，建议临床工作者从中审阅并选择最适合其患者群体的方案。

五、功能表现

由于生理数据并不总是与功能表现直接相关，所以对患者的功能表现进行评估也很重要。许多评估方法都可用于检查心肺患者的功能表现和有氧能力。虽然测量功能性运动能力的金标准是测量其最大氧耗量（VO_{2max}），但许多物治疗师在日常工作中缺乏测量 VO_2 所需的设备。幸运的是，还有许多其他可用于评估功能表现的方法，这些方法能在家庭、门诊、急性住院期、康复干预期和其他治疗环境中进行。这些方法包括坐－站测试、2 分钟抬腿测试、行走计时测试、6 分钟步行测试（6MWT）、改良往返步行测试、平板耐力测试、10 m 步行速度测试和 200 m 快速步行测试。本小节我们列出了其他部分评估的信息以供参考。在物理治疗过程中最常用 6MWT 评估心肺患者的自定步速表现和运动能力。这些测试也经常用于对心脏移植患者、安置心脏起搏器患者、肥胖患者、脑卒中后患者和脑瘫儿童等的研究中。此外，6MWT 在慢性心肺疾病、心力衰竭、COPD、纤维肌痛、老年人和 PAD 的研究中显示出很高的重测信度，与往返步行测试、踏车测试相比，6MWT 的效度为中到高。

（一）坐－站测试

虽然很多患者能够步行，但有些人可能不满足运动负荷测试、2MWT、6MWT，12MWT 或其他有氧能力测试的要求，这种情况下就可以采用坐－站测试。

坐－站测试是衡量一个人 30 秒内在没有帮助的情况下进行坐立转换的次数。检查方法：让患者坐在 45 cm 高的椅子上。然后，物理治疗师向患者演示从坐到站，让患者进行最多两次从坐到站的练习。在从坐到站的过程中，患者不能使用手臂支撑，最好能双臂交叉于胸部。如果患者必须用手撑椅子的扶手才能完成测试，这时患者完成次数记为0。从物理治疗师说开始，直到30秒结束，需要完整记录患者完成的从坐到站的次数。表17-1-8展示了不同年龄组的正常测试结果范围。

表 17-1-8　正常老年人座椅坐-站测试结果范围

年龄（岁）	女性完成次数/30秒（次）	男性完成次数/30秒（次）
60～64	12～17	14～19
64～69	11～16	12～18
70～74	10～15	12～17
75～79	10～15	11～17
80～84	9～14	10～15
85～89	8～13	8～14
90～94	4～11	7～12

5次坐-立测试也是一种有效可靠的测量方法，可以测量患者从标准高度的椅子（43～45 cm）站起来5次所需的时间。这项测试也是对下肢力量的测量，可以量化从坐到站的转移功能的进步程度。测试时间从患者开始第1次从坐到站开始，到第5次患者从坐到站完成后臀部接触到座位为止，不能完成5次从坐到站说明患者测试失败。在测试期间，物治疗师不能与患者交谈。在这项测试中，并不要求患者独立完成测试，但测试完成速度和是否使用辅助需要记录下来。

（二）2分钟抬腿测试

如果需要评估患者的耐力和下肢力量，在患者由于医疗因素或空间限制无法行走但可以维持站立姿势时（如因监控或呼吸机设备而行动受限，但仍能站立的患者），可以选择2分钟抬腿测试。这个测试是在患者站立时进行的，唯一需要的设备就是一个计时器。在测试中，患者交替抬起双侧下肢。测试要求患者每次抬起的一侧膝盖都能抬高到髌骨和髂骨之间的某个点，然后记录2分钟内完整抬起的次数，最终得分则为达到要求高度的次数，少于65次则将患者列入高风险群体。2分钟抬腿测试与6MWT有中度相关性，可以在测量耐力和功能性运动能力时使用。

（三）6分钟步行测试

6MWT所需的设备很简单。为了有效地进行测试，测试者需准备15 m或30 m的走廊，走廊两端设置锥体标记物，还需要记录板、圈数计数器、计时器、椅子、生命体征监测仪、Borg主观劳累程度量表、氧气源和急救设备。测试期间为了保证肺心病和心功能不全患者的安全，需密切监测其血氧饱和度。测试不建议在跑步机或环形跑道上进行，应该选择30 m长的直线路径，并在折返点用两个锥体标记物标记，患者在这两个锥体标记物间以直线方式行走。患者应穿着舒适的衣服和鞋子，在测试期间可以使用其日常辅助设备，如助行器、滚动助行器或拐杖。同时在测试期间，患者应保持其正常医疗方案不变。

另外，根据美国胸科协会建议，患者在接受测试 2 小时内，不应进行任何剧烈运动。6MWT 的指导语如下：

"这个测试中你的目标是尽可能在 6 分钟内走更长的距离。你需要在这条走廊里来回走动。分钟是很长的一段时间，所以你要努力。你可能会喘不过气来或者筋疲力尽。如有需要，你可以放慢速度或停下来休息，休息的时候可以靠在墙上，但一旦你觉得自己有能力，就请继续走。遇到锥体标记物时，你需要快速绕过锥体标记物，然后毫不犹豫地往回走。现在我展示给你看，请看我如何毫不犹豫地转身（示范一圈）。你准备好了吗？我要用这个计数器来记录你完成的圈数，每次你在起跑线上转身时，我都会记录。记住，你的目标是尽可能多地步行 6 分钟，但不要跑步或慢跑。现在我们等你准备好了就开始。"

在准备 6MWT 时，应让患者坐在起点处，记录其生命体征、Borg 评分、禁忌证。一旦测试者演示完毕，患者开始行走时，测试就开始了，而不是等测试者说"预备，开始"。另外，测试者每分钟都要温和地提醒并鼓励患者（告诉患者已经过去的时间），并且在检查期间不要和患者一起走，如果这两项有所疏漏，就会影响测试的有效性。测试过程中，一旦患者停下来休息，只要不影响测试继续，就应在此时记录他的生命体征和 Borg 评分。在测试完成后或患者终止测试后，应该再次记录他的 Borg 评分和生命体征，并询问患者是否有什么限制他继续完成测试的因素。最后还需要记录患者总的步行距离。

6MWT 步行距离的平均标准可能因患者群体、患者年龄和患者性别而有所差异。但在不同的患者群体中，步行距离小于 300 m 是死亡预测的风险因素，这个距离也用于指导患者何时应进行肺移植。在儿童和成人患者中，肺移植前进行 6MWT 可预测是否需要进行肺移植。移植前 6MWT 的距离超过 304.8 m，则预示着在重症监护病房（intensive care unit，ICU）住院的时间缩短，机械通气天数减少；步行距离大于 228.6 m，则预示着总住院时间缩短。该测试也可用于 COPD 患者，可有效评估其运动能力，并与 FEV_1 相关。6WMT 的最小临床重要性差值是 86 m。除了用于预测死亡率外，这项测试的结果也是心肺康复疗效评估的良好指标，在各级治疗机构中均可考虑使用。

（四）改良往返步行测试

与自定步速的 6MWT 相比，往返步行测试通过观察患者在运动压力渐进递增时的表现，对患者进行评估和临床管理。由于评估的渐进性质，该检查与自定步速的测试相比，能更具体地检查出症状限制性的表现，并且能比 6MWT 展现出更强的心血管反应。最初设计该测试，是用来评估慢性气道阻塞患者的症状限制性通气，但后来在 COPD、心力衰竭、等待心脏移植、囊性纤维变性、类风湿关节炎、心肌梗死或冠状动脉搭桥术后的患者中，也使用了这项测试方法。与 6MWT、慢性呼吸系统疾病问卷、圣乔治呼吸系统问卷、SF-36、平板耐力测试相比，往返步行测试具有较高的重测信度和中高程度的效度。

在改良往返步行测试中，患者需要在 10 m 的路程中来回行走。在距离 10 m 路线末端 0.5 m 的地方安置了两个锥体标记物，预留空间让患者在 10 m 范围内转弯。患者的行走速度是通过录音带播放的音频来决定的。在测试过程中，患者的步行速度会增加超过 12 个强度等级，而在此过程中患者的心血管需求也随之递增。每一分钟，患者行走的速度都会以 0.17 m/s 的速度增加。而在测试过程中，整体步行速度也会从 0.50 m/s 增加到 2.37 m/s，速度每增加 1 次，所需的往返的次数也会增加。

改良往返步行测试开始时，录音机会播放 3 次"哔"声，在随后测试的过程中，"哔"声出现的时间间隔缩短，出现的频率加快，而患者需要在录音机播放下一个"哔"声之前到达起点或终点放置锥体标记物的位置。如果患者在"哔"声播放前就到达了，他需要在此等待，直到"哔"声响起，然后继续前行。

为了固定患者的步行速度，测试的第一分钟需要陪同患者行走以便设定速度。在第一分钟之后，患者就需要自己调节步速。在测试过程中不应该对患者进行鼓励，对患者的唯一反馈就是录音机发出的"哔"声，还有提示患者每分钟稍微加快步行速度。

测试结束需要满足出现以下三个指标准之一：①患者呼吸过于急促无法完成测试，或血氧饱和度降低至不安全水平无法继续；②患者未能在规定时间内完成一次往返；③患者心率已达到最大心率的 85%。

（五）起立－行走计时测试

起立－行走计时测试（timed up and go，TUG）经常用于评估老年人跌倒风险，对于心力衰竭患者和肺部疾病患者，起立－行走测试可能是一种合适的功能性疗效评估工具。表 17-1-9 是该测试的描述。

表 17-1-9　起立－行走计时测试

1. 患者在以下三种情况下进行 TUG 测试并计时（秒）：
单独 TUG：坐在椅子上、站起来、走 3m、转身、后退、坐下；
认知 TUG：患者从 20~100 之间随机选择一个数字倒着数，同时完成任务；
任务 TUG：患者带一满杯水的同时完成 TUG 任务
2. 完成任务所花费的时间与功能活动水平密切相关（即花费的时间越多，日常生活活动的依赖性就越大）：
3. TUG 的临界时间为 13.5 秒或更长，总体正确预测率为 90%；任务 TUG 为 14.5 秒或更长，预测准确率为 90%；而认知 TUG 的时间为 15 秒或更长，总体正确预测率为 87%

（六）步行速度

步行速度是一种功能性能测量方法，由于其易于使用，老年人、衰弱老年人和脑卒中患者，都可以用它来进行疗效评估。无论测量采取何种方式，患者群体如何，步速测试均展现出较高的信度。步速也可以用来预测未来的健康状况、功能减退和再次入院的概率。表 17-1-10 是对步行速度相关功能任务的阐述。

表 17-1-10　与步行速度相关的功能任务

步速		METs	可执行的功能
0.67 m/s	1.5 mph①	<2	自我照顾
0.89 m/s	2.0 mph	2.0	家务活动
1.11 m/s	2.5 mph	3.0	整理杂物、打扫院子
1.33 m/s	3.0 mph	3.5	爬几级楼梯

① mph：英里/小时，1 mph=1.61 km/h。

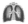

（七）Perme ICU 移动能力评分

Perme ICU 移动能力评分用于测量在 ICU 中患者的移动能力，其目的是测量 ICU 患者的移动能力和影响移动能力的潜在因素，这些因素可能会限制他们使用其他移动能力评估工具，如功能独立性量表（functional independence measure，FIM）。Perme ICU 移动能力评分表（表 17-1-11）由 7 个类别共计 15 个项目组成，总分从 0～32 分，得分越低代表活动能力越强，需要的帮助也越少。测试的结果由物理治疗师填写，完成测试需要5～15 分钟。Perme ICU 移动能力评分已被证明，能有效测量 ICU 患者的移动能力，其内部信度也已经被研究证实。表中的 15 个项目均具有较高的内部信度，Cronbach's α 系数在 0.6～1.0。然而需要注意的是，这种评估方法是新出现的，因此需要对它进行更多的检测，以确认在不同患者群体间的信度和效度。

表 17-1-11　Perme ICU 移动能力评分表

项目评估内容	评估项目	得分	
精神状态 （最高 3 分）	1. 到达时患者的意识	无反应	0
		昏睡	1
		清醒	2
	2. 患者是否能执行 3 个命令中的 2 个？	不能	0
		能	1
潜在活动障碍 （最高 4 分） 初次接触患者时或活动干预期间的任何时间	3. 患者是否接受有创或无创机械通气	是	0
		否	1
	4. 疼痛	不能确定或存在疼痛	0
		无	1
	5. 是否存在 2 个或以上下列情况：辅助供氧装置、尿管、气切导管、中心静脉置管、外周静脉、动脉导管、透析导管、PICC、空肠造瘘、硬膜外麻醉、鼻胃管、胸腔引流管、临时起搏器、肺动脉导管、IABP、左室辅助装置、CRRT、心室造瘘术、腰大池引流、伤口 VAC 或其他	是	0
		否	1
	6. 是否静滴？（连续静脉输注：血管加压药、收缩素、胰岛素、抗心律失常药、镇静药、抗生素、输液、电解质补充、输血等）	是	0
		否	1
功能性力量 （最高 4 分）	7. 下肢 是否能抗重力直腿抬高 20°？	左（否 0，是 1）	
		右（否 0，是 1）	
	8. 上肢 是否能抗重力上肢伸直抬高 40°？	左（否 0，是 1）	
		右（否 0，是 1）	

续表

项目评估内容	评估项目	得分	
床上活动 （最高6分）	9. 卧到坐	未评估或完全辅助（<25%）	0
		最大辅助（25%～50%）	1
		中等辅助（50～75%）	2
		最小辅助（>75%）或监督	3
	10. 床边静态坐位平衡	未评估或完全辅助（<25%）	0
		最大辅助（25%～50%）	1
		中等辅助（50～75%）	2
		最小辅助（>75%）或监督	3
转移能力 （最高9分）	11. 坐到站	未评估或完全辅助（<25%）	0
		最大辅助（25%～50%）	1
		中等辅助（50～75%）	2
		最小辅助（>75%）或监督	3
	12. 站位静态平衡	未评估或完全辅助（<25%）	0
		最大辅助（25%～50%）	1
		中等辅助（50～75%）	2
		最小辅助（>75%）或监督	3
	13. 床到椅或椅到床转移	未评估或完全辅助（<25%）	0
		最大辅助（25%～50%）	1
		中等辅助（50～75%）	2
		最小辅助（>75%）或监督	3
步行 （最高3分）	14. 步行	未评估或完全辅助（<25%）	0
		最大辅助（25%～50%）	1
		中等辅助（50～75%）	2
		最小辅助（>75%）或监督	3
耐力 （最高3分）	15. 耐力［无论需要任何帮助，包括休息时间（坐着或站着），有或没有辅助设备，在2分钟内行走的距离］	5～50英尺①	1
		51～99英尺	2
		≥100英尺	3

（八）患者自觉功能量表

患者自觉功能量表（patient-specific functional scale，PSFS）开发于1995年，目的是对患者损伤前与目前的功能进行比较。PSFS要求患者列出3项他本次就诊中不能完成或完成起来有困难的活动。患者对每项活动的评分在0～10分，0分为不能活动，10分为

---

① 1英尺=30.48厘米。

可以像受损前一样没有症状地进行活动。此外，还要求患者用 0~10 分的等级来评估疼痛对活动的影响。PSFS 通常需要 5~10 分钟完成。

PSFS 的目的是对患者从损伤前状态到康复后状态进行功能比较。物理治疗干预的主要目的之一是最大限度地提高功能、限制疼痛和其他损害。PSFS 提供了一个客观可衡量的患者对自己功能状态、损伤和疼痛程度的感知。

PSFS 具有良好的信度与效度。它已被证明具有良好的重测信度和组内、组间信度。根据 Abbott 等 2014 年发表的研究结果，PSFS 已经在几个不同的骨科患者群体中进行了评估。在骨科患者中，PSFS 的最小重要差异为 1.3 分表明变化最小，2.3 分表明变化中等，2.7 分表明变化很大。然而，目前还没有研究发现 PSFS 专门用于心脏或肺部患者。它在这些患者群体中可能有价值，但目前没有为这些患者群体专门设置的有效性。

（九）简易体能状况量表

简易体能状况量表（short physical performance battery，SPPB）最初是为社区居住的老年人设计的，旨在通过日常功能任务相关的活动来评估其下肢功能，评估包含静态的站立位平衡测试、4m 的定时步行测试及坐-站测试。每个类别的评分为 0~4 分，0 分为无法完成，4 分为能在测试规定的时间内完成。物理治疗师必须亲自到场为患者评分，总的测试时间一般需要 15~20 分钟。

SPPB 具有良好的信度和效度，主要针对居住在社区的老年人，在这些受试者中，SPPB 有广泛的临床和功能性应用。目前没有研究专门评估 SPPB 在心肺患者群体中使用的信度和效度，但是 SPPB 的一些研究里对受试者的心肺相关病史进行了记录，其中有一项研究对 SPPB 的 MCID 进行了评估，结果发现，MCID 分数需要改变 1 分才能降低老年人未来入住疗养院和死亡的风险。

六、健康相关生活质量评估

医疗服务的质量和疗效对物理疗师至关重要。就像射血分数和生活质量一样，生理性指标和生活质量并不总是相关的，因此必须从健康相关生活质量的角度综合评估医疗服务的质量和患者预后。另外，心肺干预的目标是二级预防，即戒烟、增加锻炼、减少压力等，生活质量下降与不健康的生活方式有关，因此也需要进行健康相关生活质量（health-related quality of life，HRQOL）的疗效评估。健康相关生活质量有很多量表可供使用，选择时需考虑如何对数据进行管理、收集和解释。易于评分并且能快速有效解读的量表是最合适的，因此标准化的自评量表最常使用，效率也最高。

健康相关生活质量是从患者的角度进行疗效评估，展现了患者对其疾病影响日常活动能力的看法。健康相关生活质量的综合评估从感知症状、功能状态、精神健康、社会功能、对治疗方案的满意度和总体生活满意度等方面对患者进行评估。虽然评估方法有很多种，但量表针对性越强，敏感度就越高。出于这一点，本章重点介绍 6 种不同的健康相关生活质量评估工具：西雅图心绞痛问卷、堪萨斯心肌病问卷、慢性呼吸系统疾病问卷、慢性阻塞性肺疾病评估工具、囊性纤维化生活质量问卷和步行障碍问卷。这些量表专为患有心力衰竭、心绞痛、呼吸困难和下肢外周动脉疾病的个体设计，有较强的敏感性和特异性。

（一）西雅图心绞痛问卷

西雅图心绞痛问卷（the seattle angina questionnaire，SAQ）专门用于评估过去 4 周内胸痛或心绞痛对患者生活质量的影响，通过一系列（共 11 个）问题来评估心绞痛、胸痛和不适造成的日常生活受限程度。完成这项测试的时间因人而异，但预计每个人只需要 5 分钟左右。患者应该能独立完成这份问卷，但在明确选择回答时可能需要物理治疗师的帮助。调查问卷分为两个不同的部分：第一部分评估心绞痛对个体日常生活活动能力的影响，在这一部分中，患者在日常生活活动中受限的等级如下：严重受限、中度受限、轻度受限、稍微受限、不受限、基于其他原因受限而无法完成活动。第二部分包括一系列问题，患者必须在其中选择能最准确描述其健康状况的选项。这一部分的选项因问题而不同。

SAQ 的目的是量化心绞痛对患者情绪和身体的影响。患者对物理治疗的满意度、心绞痛改善和生活质量相关的疗效也可以使用 SAQ 进行评估。它的目标人群是在评估前 4 周内发生过胸痛和胸闷的冠心病患者。这个问卷适用于冠心病或心肌梗死时心绞痛症状明显的患者，可以在心脏康复、门诊、亚急性或急性康复、家庭护理等各个时期和各种环境中使用。由于 SAQ 在开发时评估的大多数是男性，它在男性中可能较为敏感。针对心绞痛或胸痛症状明显的心肺障碍患者，SAQ 对确定基线和评估疗效也非常有用。

（二）堪萨斯城心肌病问卷

堪萨斯城心肌病问卷（Kansas city cardiomyopathy questionnaire，KCCQ）是一份由 23 个项目组成的自评量表，量化了心力衰竭相关的生活质量，包括身体限制、症状、严重程度、随时间的变化、自我效能和认识、社会干预和生活质量。这份问卷总共涵盖了 8 个不同的领域，包括身体症状、症状稳定性、社会局限性、自我效能、生活质量、功能状态和临床总结。它是一份自评问卷，患者需要 4~6 分钟的时间才能完成。该问卷按照 Likert 的五级评分标准进行评分，范围从"极度受限"到"完全不受限"，每个问题的选项都对应 1~5 分的分值，1 分是最低的功能级别，得分越高表示健康状况越好。总的得分在 0~100 分。另外还开发了两个总结性的评分，包括功能状态评分和临床总结评分。功能状态评分是对身体受限和症状受限程度的总结。临床总结评分则是对生活质量和社会限制相关功能状态的总结。总得分≥5 分就认为发生了显著的临床改变。

KCCQ 专门针对心衰患者的评估、准确监测和治疗，它的目标人群是出现晚期心力衰竭症状的患者。如果患者的射血分数低于 40%，有其他心力衰竭恶化的症状，如端坐呼吸、劳力性呼吸困难、下肢和（或）腹部水肿、持续咳嗽、极度疲劳感，则认为患者患有心力衰竭。根据既往研究，KCCQ 的信度、效度和敏感度良好，可以作为判断患者预后的重要工具。它能为心血管疾病的研究、管理、治疗和生活质量评估提供有临床意义的结果。KCCQ 可以量化心衰患者的改善程度，在评估患者的疗效及整体生活质量时有重要的价值。

（三）慢性呼吸系统疾病问卷

慢性呼吸系统疾病问卷（chronic respiratory disease questionnaire，CRQ）之前由测试者填写，但新版本允许患者自评。该问卷共有 20 个问题，分为四个方面（呼吸困难、疲劳、情绪、控制）。另外这项问卷还采取了更个性化的方法，患者需选择 5 种导致其呼吸急促的活动。由于 CRQ 更全面、更个性化，它比其他健康相关生活质量评估所需时间更长，通常需要 20~25 分钟才能完成。

CRQ 适用于呼吸障碍患者，包含疲劳、情绪、掌握能力和呼吸困难方面的生活质量信息，由于问卷中呼吸困难部分的个体化，这一部分可以在评估或不评估总分的情况下自行评分，也可以用来追踪患者的疗效，因此它也属于日常生活活动能力（ADL）的一部分。目前，CRQ 对 COPD 和哮喘患者均展现出较高的信度和效度。

（四）慢性阻塞性肺疾病评估工具

慢性阻塞性肺病评估工具（COPD assessment tool，CAT）是测量慢性阻塞性肺疾病（COPD）对个人生活影响的自评量表。CAT 包含 8 个问题，大约需要 5 分钟才能完成。它由患者自评，可能需要物理治疗师对选项进行解释。CAT 可量化 COPD 患者的相关健康状态，在这个量表中，每个问题的选项都对应一个分数，总分相加在 0~40 分，分数越低，COPD 对患者健康的影响就越小。

CAT 开发的目的是评估和监测 COPD 对患者的影响。它可以测量出 COPD 对每个患者健康状况的整体影响程度，以便医护人员对患者进行最佳的管理，尽可能减少疾病的影响。CAT 的信度和效度已经得到了广泛的验证，它可以在任何患有 COPD 的患者中使用，也可以在疾病进程的任一节点使用。可以把测量结果与之前的结果进行比较，以评估患者的 COPD 对健康的影响程度是否随着时间的推移或经治疗后有所改变。但是，CAT 是一个自评量表，它既不能用来诊断 COPD，也不能取代肺功能测定。

（五）囊性纤维化生活质量量表

囊性纤维化生活质量量表（cystic fibrosis quality of life scale，CFQoL）是特为测量囊性纤维化患者的健康相关生活质量而开发的，它包含功能性测量，能快速完成，易于管理和评分。CFQoL 包含 9 大项共 52 个问题。这些问题涉及身体机能、身体形象和职业问题等领域，由医护人员对患者进行评分，每个问题得 1~6 分。CFQoL 每个大项有不同的系数，经计算可得每个大项的分数，相加可得总分。通常 CFQoL 量表需要 20~25 分钟才能完成，成年患者能够独立完成，也可能需要物理治疗师的帮助，儿童或青少年患者需要在成人（不一定是物理治疗师）的帮助下完成。

CFQoL 的目的是全面了解囊性纤维化对个人生活的影响。它不仅可以检查身体机能和疾病相关并发症，还可以对人际关系、工作感受和身体表现等整体生活能力进行评估。CFQoL 的信度和效度已经得到验证，可用于任何患有囊性纤维化的青少年或成人，也可以在疾病进程中的任一节点使用，以了解囊性纤维化对个体生活质量的纵向影响。CFQoL 可以整体使用，也可以单独查看某一大项的得分，以便解决某一特定领域的生活质量问题。

（六）步行障碍问卷

步行障碍问卷（walking impairment questionnaire，WIQ）重点关注个人在平地、楼梯上以不同速度行走时的困难程度，以及个人因疼痛造成行走困难的程度。完成该问卷需要 5~10 分钟，患者可自行填写、通过电话填写或由物理治疗师填写。WIQ 主要用于评估外周血管疾病患者的功能状态，测量其行走能力。它适用于 55 岁以上，静息时 ABI≤0.90，有间歇性跛行或其他外周血管疾病的患者。WIQ 包含 4 个类别的问题：疼痛（2题）、步行距离（7 题）、步行速度（4 题）和爬楼梯（3 题），这些问题概括了患者功能性步行的能力。WIQ 按照 Likert 的五级评分标准进行评分，从 1 分（无难度）到 5 分（无法完成）。

WIQ 的目的是确定外周血管疾病对功能的影响，它可以用于筛选存在多种危险因素的患者，也可以用作评估物理治疗效果的客观指标。WIQ 的信度和效度已经得到验证，是一种客观的测量方法，可以在各种情况下筛查和测量 PAD 患者的预后。PAD 是一种使人衰弱的疾病，由于其对行走和日常生活活动能力的影响，能直接影响个体的生活质量。任何具有两种或两种以上心血管危险因素的患者，以及运动能力受损的外周血管疾病或循环功能障碍的患者，都应考虑使用 WIQ 进行评估。

第二节 心肺物理治疗的医疗经济学

在《柳叶刀》发布的基于 2019 全球疾病负担的康复需求研究中报道，全球存在康复需求的人群超过了 24 亿人，较 2009 年增加了 63%，且老龄化趋势逐步加剧。其中存在慢性呼吸疾病的人群约 1.18 亿人，较 2009 年增加了 89%；存在心血管疾病的人群约 3700 万人，较 2009 年翻了一倍多。随着康复需求人口的增加和人口老龄化的加剧，医疗保健系统面临的压力也越来越大。因此，政府在考虑是否将某项治疗纳入医保时会更谨慎地评估该项治疗的医疗经济学价值。根据《健康经济评估报告标准声明》的内容，医疗经济学评估的方式主要有以下几种。

1) 成本-结果分析（cost-consequences analysis）：分别列出所有直接和间接成本以及所有替代方案的不同结果进行比较。其没有特定成本计算方法或结果测量，因此，结果并不是一个明确的成本-结果比率。

2) 成本最小化分析（cost minimisation analysis）：基于证据假设目前干预措施和对照措施的健康产出相等，只比较干预措施的成本。

3) 成本-效果分析（cost-effectiveness analysis）：以临床疗效/效果指标为单位对健康产出进行测量，如获得的生命年、避免的残疾天数或发病率等。成本效果分析还有另一种形式，通常被称为成本效用分析（cost utility analysis），其结果是根据基于偏好的健康指标来衡量的，如质量调整生命年（quality adjusted life years，QALY）或残疾调整生命年（disability adjusted life years）。

4) 成本-效益分析（cost-benefit analysis）：结果以货币单位来衡量干预措施的成

本，同时以货币为单位来衡量干预措施的收益。

心脏康复是治疗稳定期心血管疾病和预防再发心血管事件的重要手段，在发达国家已开展多年，疗效已得到大量临床研究证实，美国、欧洲、日本及部分亚洲国家认识到心脏康复的重要价值，均将心脏康复纳入医保，作为心血管疾病临床治疗的重要组成部分。我国目前尚未将心脏康复纳入心血管疾病治疗临床路径。对成本效益影响最大的因素是继发事件导致的再入院、住院的治疗花费及健康管理。规范的心脏康复可以降低患者由于心血管疾病导致的死亡率、提高生活质量、缩短住院时间、减轻患者医疗费用和社会医疗保健系统的压力。在天津市进行的一项随机对照研究，对纳入的 197 例年龄≥50 岁的心脏外科手术患者进行术前 5 天的强化吸气肌训练。结果显示，与接受常规护理的患者相比，可以显著降低出现术后肺部并发症的风险（风险比为 0.23，95% CI：0.09~0.58，P＝0.002），同时住院时间明显缩短（7.51±2.83 天 vs. 9.38±3.10 天，P＝0.039）。一项系统评价纳入了自 2001 年以来发表的对心脏康复的经济评估的研究分析后得出结论：与常规治疗相比，心脏康复治疗具有成本效益，尤其是运动训练，尽管还缺乏相应的强有力的客观数据。其增量成本效益比为 1065~71755 美元每 QALY 不等。其中，心理干预为净收益（更省钱更有效）到 226128 美元每 QALY；远程医疗也从净收益到 588734 美元每 QALY。

呼吸系统疾病对社会造成了巨大的负担，包括残疾和过早死亡，还会由医疗服务、药物费用或因疾病影响生产活动造成各种经济负担。欧洲肺疾病白皮书显示，仅在欧盟 28 个国家，呼吸系统疾病的总成本每年就超过 3800 亿欧元。每年因 COPD 花费的医疗保健费用和生产力受损造成的费用合计为 484 亿欧元，因哮喘造成的费用为 339 亿欧元（表 17-2-1）。

表 17-2-1　2011 年欧盟用于 COPD 和哮喘的年度成本（单位：十亿欧元）

类别	药物花费	门诊花费	住院花费	直接总花费[#]	间接总花费[*]
COPD	7.1	8.9	7.3	23.3	25.1
哮喘	8.0	6.7	4.8	19.5	14.4

注：[#]药品、门诊（包括初级保健）和住院费用的总和。[*]误工和提前退休的费用（成人）。

欧洲呼吸学会和美国胸科学会将肺康复定义为一种综合干预措施，通过对患者进行全面评估，量身定制的治疗方案，包括但不限于运动训练、教育和行为改变，旨在改善慢性呼吸系统疾病患者的身心状况，促进其长期坚持健康促进行为。肺康复能为存在肺部疾病的患者带来各种好处（表 17-2-2），是应用于慢性呼吸系统疾病患者的最具成本效益的治疗干预措施之一，可大幅减少住院、其他紧急医疗资源的使用和医疗成本。对于 COPD 患者，肺康复的价值与其他干预方式相比仍处于有利的地位（图 17-2-1）。为了最大限度地利用资源，从康复中获得最大益处，在谨慎选择患者的同时，应将肺康复纳入 COPD 和其他慢性呼吸系统疾病患者的综合治疗。

表 17-2-2　肺康复可能的获益

- 减少住院时间
- 减少就医次数
- 提高运动能力
- 减轻呼吸困难和腿部不适的症状
- 改善肢体肌肉力量和耐力
- 改善与健康有关的生活质量
- 改善功能能力（如日常生活活动）
- 改进情感功能
- 增强自我效能和知识
- 增强协作性自我管理
- 增加日常身体活动水平的可能性

注：上述获益的顺序和证据强度因呼吸系统疾病的不同而存在差异。

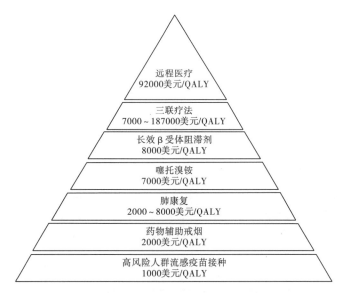

图 17-2-1　肺康复与其他措施对 COPD 患者的成本－效益

　　尽管康复带来的益处非常多，但许多医疗机构没有将康复作为优先事项，并且相应的资源仍然非常匮乏。这种情况并不令人惊讶，因为康复经常被错误地认为是主要由二级和三级护理提供的昂贵的临床和专门服务，被视为预防或治疗干预措施失败时的一种后备战略，而且是只有少数人口需要的一种针对功能障碍的服务。

　　现今的医疗体系是复杂的，多种力量共同决定了医疗服务类型和医疗服务方向。疾病的医疗护理中，开具药物处方、快速出院等过程不可避免地受到经济因素的影响，但同时医疗过程和功能性指标也备受关注。心肺物理治疗是心肺康复的重要组成部分，作为实践者，物理治疗师应主动参与临床实践和指导方案的制订，并积极思考以下三个问题：

　　1）对于所提供的每一项治疗，其有效性和安全性的科学基础是什么？

　　2）我们的实践如何才能更好地反映当前的研究？

　　3）哪些患者群体将从积极参与治疗中获益最大？

　　立足于提高患者的治疗效果，加强研究人员与实践者、研究人员与支付者、实践者与支付者之间的交流将有助于医疗服务的持续进步。表 17-2-3 提供了不同评估工具的特点。

表 17-2-3　不同评估工具的特点

评估工具	项目	自我评价	时间-患者（分钟）	时间-员工（分钟）	评估内容
一般健康状况					
医学结果研究简表（SF-36）	36	是	5～10	5	身体、心理和社会功能（见SF-36 或 RAND 36）
RAND 36 项健康调查 1.0（RAND 36-item health survey 1.0）	36	是	5～10	10	身体功能、角色限制、精力/疲劳、情绪健康、社交功能、疼痛、总体健康
欧洲五维健康量表（European Quality of Life Five Dimension Five Level Scale Questionnaire）	5	是	2	2	行动能力、自我照顾、日常活动、疼痛、焦虑
诺丁汉健康量表（Nottingham Health Profile）	45	是	10	10	精力、疼痛、情绪、睡眠、行动能力、社交孤立和日常生活能力
疾病影响因素调查（Sickness Impact Profile）	136	是	30	20	身体、心理和 5 个独立因素
生活品质量表（quality of well-being scale）	18～62	否	10～15	20	行动能力、身体活动、社会活动、自我照护和症状
疾病影响问卷（illness effects questionnaire）	20	是	20	25	生物学、心理和社会方面
杜克大学健康概况-修订版（Duke health profiles）	17	是	2～4	3	健康和功能障碍
多维健康轨迹控制清单（multidimensional health locus of control inventory）	18	是	2～4	未知	对健康和保健的感知控制
症状问卷	92	是	2～5	10～15	抑郁、焦虑、身体不适和愤怒敌意
步行障碍问卷（walking impairment questionnaire）	16	是	5～10	5	疼痛、行走距离、行走速度、爬楼梯
心脏特异性生活质量评估					
明尼苏达州心衰生活调查问卷（minnesota living with heart failure questionnaire）	21	是	10～15	3～5	身体、社会经济和心理障碍
心绞痛类型规范（outcomes institute angina type specification）	14	是	2～3	5～8	预后问题以及基于患者护理过程的额外问题
心肌梗死后生活质量（quality of life after myocardial infarction）	26	否	10	未知	身体限制（症状、限制）和情绪失调（自信、自尊和情绪）

续表

评估工具	项目	自我评价	时间－患者（分钟）	时间－员工（分钟）	评估内容
西雅图心绞痛量表（Seattle angina questionnaire）	19	是	3～4		身体限制，心绞痛稳定性，心绞痛频率，治疗满意度和疾病感知
肺特异性生活质量评估					
堪萨斯心肌病问卷（Kansas city cardiomyopathy questionnaire）	23	是	4～6	5	身体限制、症状频率、症状严重程度、随时间的变化、自我效能感和知识、社会干预、生活质量
慢性呼吸疾病问卷（chronic respiratory disease questionnaire）	20	否	25～30	35	呼吸困难、疲劳、情绪低落、对疾病的掌控感
COPD 评估工具（COPD assessment tool）	8	是	10～15	5	功能、活动、感觉、呼吸困难
囊性纤维化生活质量量表（cystic fibrosis quality of life scale）	52	是	25～30	10～15	身体功能、社会功能、治疗问题、胸部症状、情绪功能、对未来的担忧、人际关系、身体形象、职业担忧
圣乔治的呼吸问卷（St. George's respiratory questionnaire）	76	是	15	10	疾病的症状、活动和影响
肺功能状态量表（pulmonary functional status scale）	56	是	15～30	10～25	日常生活活动能力（ADL）
肺功能状况和呼吸困难问卷（pulmonary functional status and dyspnea questionnaire）	164	是	15	15	ADL 和呼吸困难
哮喘生活问卷（living with asthma questionnaire）	68	是	20	20	哮喘患者生活质量
呼吸困难管理调查问卷（dyspnea management questionnaire）	30	是	10～20	10～15	呼吸困难和活动
功能活动和与运动相关的评估					
纽约心脏协会功能分类（the new york heart association functional classification）	4	否	—	1	身体活动的表现
特定活动量表（the specific activity scale）	5	否	5	1	日常生活活动
基线呼吸困难指数（baseline dyspnea index）	15	否	5～10	5～10	功能障碍、任务的大小、努力的程度
Borg 评分	—	否	数秒	数秒	自感用力程度

评估工具	项目	自我评价	时间—患者（分钟）	时间—员工（分钟）	评估内容
视觉模拟评分（visual analogue scale）	—	否	数秒	1	运动时呼吸困难的严重程度
极量和亚极量渐进多阶段运动测试（maximal and submaximal progressive multistage exercise test）	—	否	45~60	45~60	运动能力的变化
6 或 12 分钟步行测试（6 or 12 minute walking）	—	否	20~30	20~30	运动耐力
人类活动概况量表（human activity profile）	105	是	15~30	20~50	活动等级
功能状况调查问卷（Functional Status Questionnaire）	34	是	15	3~5	门诊患者的生理、心理、社会和角色功能
行走计时测试（timed up and go test）	—	否	5~15	5~15	站立、行走和坐下的时间
步行速度（gait speed）	—	否	5~15	5~15	步行速度
Perme 重症监护室移动评分（Perme ICU mobility score）	15	否	5~15	5~15	认知清醒度、基本活动能力和行走能力
"6 次点击"活动量表（"6 clicks" mobility forms）	每个表 6 项	否	15~20	15~20	转移、活动和 ADL
患者特定功能量表（patient specific functional scale）	3	是	5~10	3~5	活动中的损伤程度和疼痛受限
简易体能状况量表（short physical performance battery）	6	否	15~20	15~20	站立平衡、4 米步速、坐到站时间
30 秒坐站测试（30 second chair stand test）	—	否	30 秒	30 秒	移动能力
5 次坐站时间测试（5 times sit to stand test）	—	否	<10	<10	移动能力
2 分钟踏步测试（2 minute step test）	—	否	2	2	运动耐力和单腿平衡
改良区间测试（modified shuttle test）	—	否	<20	<20	运动耐力和灵敏性
心理评估					
医院焦虑抑郁量表（hospital anxiety and depression scale）	14	是	2~6	2~6	焦虑和抑郁

评估工具	项目	自我评价	时间-患者（分钟）	时间-员工（分钟）	评估内容
霍普金斯症状检查表修订版（hopkins symptom checklist-revised）	90	是	20	30	九个分量表，如躯体化、抑郁、焦虑和敌意
明尼苏达多相人格测验（minnesota multiphasic personality inventory）	567	是	180	60	抑郁、焦虑、精神疾病、人格障碍
流行病学研究中心抑郁症量表（center for epidemiological studies depression inventory）	20	是	10	15	抑郁和情绪状态
心脏抑郁量表（cardiac depression scale）	26	是	10	40	抑郁
面部表情法（face scale）	20	否	2	2	情绪
心理总体幸福指数（psychological general well-being index）	22	是	15	25	消极（抑郁、焦虑）和积极（活力、健康）的情绪状态
情绪状态概况（profile of mood states）	65	是	15	20	各种情绪状态（如紧张、愤怒、抑郁、困惑）
社会学评估					
婚姻适应量表（marital adjustment scale）	116	是	45~60		婚姻适配情况
对疾病的心理社会调整（psychosocial adjustment to illness）	45	是	15	10	对疾病的应对和处理

小结

　　一个患者接受了物理治疗并且病情好转了，那么这是由物理治疗、安慰剂效应还是其他的因素的介入带来的效果呢？在一定程度上心肺物理治疗的可信度受到了质疑，而这种质疑是理所应当的，也是应该鼓励的。一项治疗措施的选择取决于四个层次，即基于生理学变化的临床推理、医生的临床专业知识、基于严格设计的循证医学研究结果及患者的选择。尽管心肺物理治疗的干预措施不断得到改进，但其疗效仍然存在不确定性，可能因素包括心肺物理治疗的定义模糊和相应研究的缺乏，对于心肺物理治疗，1/3 的患者选择坚持治疗；1/3 的人直接拒绝；1/3 的人接受，但进行了错误的治疗。

　　物理治疗的实践以满足患者的个人需求为基础，尽可能达到其最佳的整体健康状态。根据世界卫生组织对健康的定义："健康不仅仅是没有疾病，还是一种身体、心理和社会适应良好的状态。"因此，在评估物理治疗效果时，物理治疗师不仅要考虑患者的生理学意义上的健康，还需关注其功能状态和生活质量。

评估心肺康复的疗效时需要收集主观和客观数据，这些数据能提供相应的诊断和预后信息，以指导循证干预，达到可测量的、最好的疗效。对患者的评估应从初次治疗即开始，同时在医疗过程中也需再次评估。评估的数据常以病例回顾的形式呈现，包括实验室检查、病史，以及功能性指标，如疼痛、活动范围、肌力、移动能力等。另外，还需要收集生理学指标，如血压、心率、呼吸频率、血氧饱和度、踝肱指数、心音、呼吸音、自感用力度等，以提供安全有效的干预措施，量化结局指标。除此之外，健康相关生活质量也是初始评估和再评估时必不可少的数据。健康相关生活质量是一个多维概念，包括与身体、心理、情感和社会功能相关的领域。它不仅直接衡量人口健康、预期寿命和死亡原因，而且侧重于健康状况对生活质量的影响。

心血管和肺功能障碍的患者存在运动能力下降、对运动的生理反应障碍、生活质量下降、焦虑和抑郁等的概率较高。而康复锻炼与上述症状的改善均存在相关性。因此，选择疗效评估的方法对物理治疗师而言非常重要，其应涵盖上文提到的所有内容。

本章主要介绍针对心血管和肺功能障碍患者的疗效评估，包括生物学/生理学评估、功能性评估和生活质量评估三个方面。在生物学/生理学方面，本章阐述了收集和监测生理学指标的重要性；介绍了能有效、可靠地监测心血管患者整体功能变化的评估方法；提供了健康相关生活质量的评估方法，用以指导物理治疗实践。本章旨在为物理治疗师提供可参考的疗效评估工具，以达到最佳的、基于循证的治疗效果。

（黄维　王园园）

推荐阅读

[1] PIEPOLI M F, CORRA U, ADAMOPOULOS S, et al. Secondary prevention in the clinical management of patients with cardiovascular diseases. Core components, standards and outcome measures for referral and delivery: a policy statement from the cardiac rehabilitation section of the European Association for Cardiovascular Prevention&Rehabilitation. Endorsed by the Committee for Practice Guidelines of the European Society of Cardiology [J]. Eur J Prev Cardiol, 2014, 21 (6): 664-6681.

[2] BYRNE R A, ROSSELLO X, COUGHLAN J J, et al. 2023 ESC guidelines for the management of acute coronary syndromes [J]. Eur Heart J, 2023, 44 (38): 3720-3826.

[3] STANOJEVIC S, KAMINSKY D A, MILLER M R, et al. ERS/ATS technical standard on interpretive strategies for routine lung function tests [J]. Eur Respir J, 2022, 60 (1): 2101499.

[4] PELLICCIA A, SHARMA S, GATI S, et al. 2020 ESC guidelines on sports cardiology and exercise in patients with cardiovascular disease [J]. Eur Heart J, 2021, 42 (1): 17-96.

[5] ROCHESTER C L, ALISON J A, CARLIN B, et al. Pulmonary rehabilitation for adults with chronic respiratory disease: An official American Thoracic Society clinical practice guideline [J]. Am

J Respir Crit Care Med，2023，208（4）：e7－e26．

［6］ZAFARI Z，LI S，EAKIN M N，et al．Projecting long－term health and economic burden of COPD in the United States［J］．Chest，2021，159（4）：1400－1410．

［7］MOSHER C L，NANNA M G，JAWITZ O K，et al．Cost－effectiveness of pulmonary rehabilitation among US adults with chronic obstructive pulmonary disease［J］．JAMA Netw Open，2022，5（6）：e2218189．

［8］LINDENAUER P K，STEFAN M S，PEKOW P S，et al．Association between initiation of pulmonary rehabilitation after hospitalization for COPD and 1－year survival among medicare beneficiaries［J］．JAMA，2020，323（18）：1813－1823．

［9］HOLLAND A E，COX N S，HOUCHEN－WOLLOFF L，et al．Defining modern pulmonary rehabilitation．An official American Thoracic Society workshop report［J］．Ann Am Thorac Soc，2021，18（5）：e12－e29．

［10］BODEN I，ROBERTSON I K，NEIL A，et al．Preoperative physiotherapy is cost－effective for preventing pulmonary complications after major abdominal surgery：a health economic analysis of a multicentre randomised trial［J］．J Physiother，2020，66（3）：180－187．

［11］THOMPSON M P，YOST M L，SYRJAMAKI J D，et al．Sources of hospital variation in postacute care spending after cardiac surgery［J］．Circ Cardiovasc Qual Outcomes，2020，13（11）：e006449．

第十八章　心肺物理治疗师的科研能力

第一节　心肺康复研究概论

一、心肺康复研究发展现状

心血管疾病是威胁人类身心健康和生命的首要疾病，伴随逐年增长的发病率和死亡率，心血管疾病造成的经济负担已成为全球重大的公共卫生问题。心脏康复是综合性心血管疾病管理的医疗模式，是心血管疾病全程管理的重要组成部分，也是治疗心血管疾病及预防再发心血管事件不可或缺的重要环节。

现代心脏康复研究始于 20 世纪 30 年代的西方国家，我国开始引入心脏康复则在 20 世纪 80 年代末 90 年代初。有研究者对心脏康复近十年（2009 年 1 月 1 日至 2019 年 12 月 10 日）发文量、国家地区及高频关键词等进行了可视化分析（图 18-1-1），共检索到中文文献 408 篇，英文文献 9286 篇；发文量排名前 3 的分别是美国、加拿大、澳大利亚，而中国则排在第十一名。英文文献数量整体变化趋势呈线性增长，而中文文献年度发文量变化不大，这说明关于心脏康复研究国内关注度一般，而国际关注度则逐渐增加。

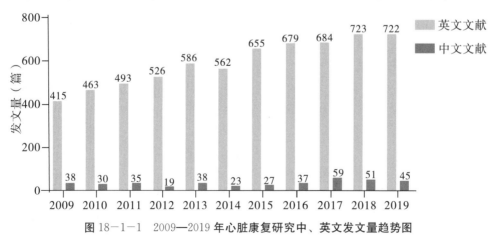

图 18-1-1　2009—2019 年心脏康复研究中、英文发文量趋势图

肺康复的研究既往主要集中于慢性阻塞性肺疾病（COPD）患者，近年来已经扩大到所有患有慢性肺疾病患者，包括慢性支气管哮喘、限制性肺疾病和肺外科手术前后的患者，逐渐成为我国呼吸领域的研究热点。也有研究者比较了近 10 年国内外肺康复研究的趋势和关注点。通过中国知网（CNKI）和 PubMed 数据库，分别以"肺康复""呼吸康复""pulmonary rehabilitation"为主题词，检索 2009 年 1 月 1 日至 2018 年 12 月 31 日发表的文章，PubMed 最终纳入 2719 篇，CNKI 纳入 1540 篇。国外肺康复研究起步较早，近 5 年文献数量呈上升趋势，发文量排名前 3 的是英国、美国和新西兰。我国在该领域的研究起步较晚，近 5 年来相关研究文献数量逐渐上升，从 2016 年起呈飞跃式上升，具体见图 18-1-2。

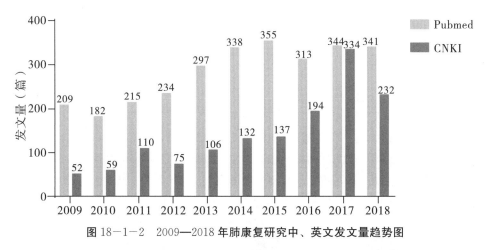

图 18-1-2　2009—2018 年肺康复研究中、英文发文量趋势图

PubMed 文献共出现 69 个高频主题词，最高频次为 713 次，CNKI 文献出现 38 个高频主题词，最高频次为 938 次，具体情况见表 18-1-1，表明我国较国外的研究相对局限。

表 18-1-1　近 10 年两大数据库肺康复研究高频主题词比较

序号	PubMed		CNKI	
	主题词＋副主题词	频次	关键词	频次
1	Pulmonary Disease，Chronic Obstructive/rehabilitation	713	慢性阻塞性肺疾病	938
2	Pulmonary Disease，Chronic Obstructive/therapy	231	肺康复	391
3	Pulmonary Disease，Chronic Obstructive/physiopathology	230	肺功能	256
4	Exercise Therapy/methods	197	生活质量	241
5	Quality of Life	165	稳定期	111
6	Lung/physiopathology	121	肺疾病	99
7	Exercise Tolerance	115	康复护理	93
8	Pulmonary Disease，Chronic Obstructive/psychology	102	康复	89
9	Exercise Therapy	102	呼吸康复	84
10	Pulmonary Disease，Chonic Obstructive/diagnosis	97	肺康复治疗	80

序号	PubMed			CNKI	
	主题词＋副主题词	频次		关键词	频次
11	Exercise Tolerance/physiology	94		慢性阻塞性	78
12	Lung Diseases/rehabilitation	64		肺康复训练	68
13	Exercise/physiology	60		康复治疗	53
14	Pulmonary Disease，Chronic Obstructive/complications	60		呼吸康复训练	52
15	Exercise	56		运动耐力	45
16	Respiratory Therapy/methods	55		运动训练	41
17	Pulmonary Disease，Chronic Obstructive/drug therapy	53		康复训练	39
18	Pulmonary Disease，Chronic Obstructive/epidemiology	50		肺癌	37
19	Walking/physiology	43		运动能力	32
20	Exercise Test/methods	37		呼吸训练	30

综上所述，2009—2018 年我国心肺康复研究呈现出较好的发展态势，但起步较晚，与国际上相比还有差距，需借鉴国外经验，推进心肺康复研究的纵向发展。掌握正确高效的科研思维和研究方法，可以使医学科研工作者提高科学素养，紧跟科学研究发展的主流趋势和前沿进展，多出成果，为防治疾病和提高健康水平提供技术、方法和手段。

二、医学科学研究的特点与分类

（一）研究特点

1. 研究对象的特殊性

心肺康复属于医学科学研究的范畴，它是探索人类生命及疾病与健康关系的科学，主要以人为研究对象。因此，开展心肺康复研究工作对研究者有着更高的要求，研究成果关系到人民群众健康水平的提高。

2. 研究工作的多学科交叉融合性

现代科学的发展既高度分化又相互交叉，医学科学研究对学科间的交叉渗透具有更高的要求，需要理、工、医结合、中西医结合、基础与临床结合，以提高我国医疗卫生事业发展的整体水平。

3. 研究目的和结果具有社会公益性

医学科学研究的最终目的是保护人的健康，直接为广大人民群众服务，属于社会公益性事业。新的医学基础理论，新的诊疗技术与方法，新的药物和仪器，为人类提供新的医疗保健措施。

（二）研究分类

按照医学专业属性，具体可以分为以下几类情况。

1. 基础医学研究

基础医学研究旨在增加科学技术知识和发现探索领域的任何创造性活动，其成果对广泛的科学领域产生影响，常成为普遍的原则、理论或定律。基础医学研究旨在阐明疾病发生发展的机制，为疾病防治提供理论基础。这类研究未知因素多、探索性强、研究周期较长。基础医学研究对临床医学发展极为重要，可为临床诊断、治疗和预防疾病提供科学的理论依据。

2. 临床医学研究

临床医学研究应用科学的方法研究疾病的病因、诊断、治疗和预后，以提高临床诊治水平。应用科学的方法和标准来寻找疾病的病因，明确疾病诊断的最佳方法。

三、医学科学研究的基本步骤

医学科学研究由五部分组成，即选题、研究设计、课题实施、数据采集与分析、论文撰写与发表。

（一）选题

选题是科研的起点，也是决定科研成败和成果的关键环节。科研选题的基本程序如下：文献阅读→提出问题→问题调研→建立假说→科研立题。选题应遵循创新性、科学性、可行性、需要性与效益性的基本原则，围绕文献资料、临床实践、学科交叉发展与课题延伸进行。

（二）研究设计

研究设计是对科学研究具体内容和方法的设想及计划安排，是整个科研过程的纲领。设计的好坏不仅直接影响科研的创新性、科学性和可行性，而且还决定了课题完成度和经费开支等。

（三）课题实施

科研课题的实施是指科研人员在一定时间和地点进行的探索性科学活动，其组织流程包括确定人员组成、选择研究地点、实施准备工作、获得经费支持和制订实施计划。前期准备是非常重要的环节，包括熟悉仪器设备与操作、建立方法、进行预实验、完善设计方案等。操作是课题实施的中心环节，重在规范与质量控制，以保证有高质量的数据结果。

（四）数据采集与分析

在课题实施的过程中，需要客观、翔实、完整地采集原始数据。通过各种医学统计学方法（如统计表、统计图和统计指标等）对观测数据的特征进行客观翔实的描述，绘制直观的图表。

（五）论文撰写与发表

论文的撰写与发表是医学科学研究过程中的最后一个步骤，即根据研究事实与统计分析结果，采用科学逻辑的思维方式，按照一定的写作要求撰写成文，并在公共期刊上发表。

第二节 选题与研究设计

选题是研究工作的必要前提，也是科学研究的一个重要组成部分。这个过程是培养创新能力、创新思维，综合运用所学知识提出问题、分析问题和解决问题的重要环节。科研选题贯穿了科研的全过程，充分体现了研究者的科学思维、学术水平和实验能力，决定了研究采取的方法和途径，是科研成败及成果大小的决定性因素，是科学研究中重要的战略性环节。

一、选题原则

科研工作者在本学科领域内进行选题时，首先要考虑个人兴趣，其次要考虑社会需要和科学发展趋势。此外，还应遵循必要性、创造性、科学性和可持续性等四项原则。在本节中，我们重点介绍以上四项原则。

（一）必要性

研究选题需要考虑课题的价值，正确处理基础理论研究和应用技术研究的关系。科学理论发展包括检验理论或假说的需要、内部消除逻辑悖论的需要等。因此，应首先考虑题目有无研究价值，以及价值的大小；此外还要注意现实需要和长远需要相结合，并正确对待基础理论研究和应用技术研究。

（二）创造性

创造性是指新真理，以及新发明或技术革新的可能性，或是学术界有分歧但有必要深入探讨，此问题的研究能够发现新的真理或者能完善和发展真理。具体地说，理论创新要提出新见解、得出新结论，具有一定的科学价值；技术创新要发明新技术、新产品或者把原有技术应用到新领域，具有一定的实用价值。

（三）科学性

选题的科学性，是指科研选题必须具有科学理论依据或事实依据。选题在贯彻该原则时，对于基础理论研究课题，一般应以观察和实验事实为根据，而应用技术研究课题，必须以科学理论为根据。

（四）可持续性

选题的可持续性，一方面是指选题时必须充分考虑课题有可能预期完成的主、客观条件，另一方面是指取得预期成果的可能性。

1．主观条件

主观条件是指研究者的知识结构、技术水平、研究能力、个性特点等，它反映了科研人员对所选研究课题的掌握和驾驭能力。

2．客观条件

客观条件是指资料、设备、物资、经费、时间、协作条件、相关学科的发展程度等。例如，研究者选题需结合本专业特色，考虑科研环境具备的条件及课题经费等。

3．预期成果

选题时要把握好课题的大小和难易等因素。科研选题过大，研究者很难做出科学明晰的界限，无法从多角度、多层次开展深入研究，导致研究内容空泛，研究水平不高。

二、选题方法

1）初步确定一个研究方向或题目。

2）查阅文献、整理资料。文献与资料的来源包括书籍（教科书、论著、专著等）、期刊、专利文献、学位论文、学术会议摘要等（可掌握最新的前沿进展），以及正在进行的科研项目进展。

3）文献阅读。文献阅读分为以下几种不同的形式：

（1）浏览：阅读最常用和最基本的方法，可节约时间，对于选择文献是一种有效的方法。

（2）粗读：了解作者所做研究概况的主要方式，掌握文献题目及摘要的内容是关键。

（3）精读：对文献内容的深入认识，通过认真解析前言、方法、数据结果和讨论部分，掌握作者的研究思路、研究的优缺点和局限性，对相关领域研究的现状和争议能以批判的角度进行理解。

4）建立假说。假说是对科学领域提出的新问题，并对这个问题提出未证实的答案和解释。假说的建立要新颖，重视探索中的机遇，不包含逻辑矛盾且具有一定的科学性。

三、研究设计的基本要素

选题确定之后，研究目标也就明确下来，接下来就是对拟研究课题进行科学合理的设计。课题设计包括设计研究方案，选择研究对象，估算样本量，正确的措施、观察指标和期限，设计资料分析方法等，研究设计是研究结果质量的保证。受试因素、受试对象和实验效应为医学研究中不可缺少的内容，又被称为实验设计的"三要素"。

（一）受试因素

受试因素是研究者希望通过实验有目的地考察其对实验结果的影响、性质相同、不同实验条件的总称。除了受试因素对观测结果有影响外，还会有其他因素对观测结果产生影响，这些因素被称为非受试因素。确定受试因素时应注意以下几个问题：

1）要抓住试验中的主要问题，受试因素的数目和水平不宜过大，强度要适宜。

2）要确定受试因素与非受试因素。

3）处理因素必须标准化，要保证受试因素在整个试验过程中始终如一，包括处理因素的施加方法、强度、频率和持续时间等。

4）注意因素之间的交互作用。所谓交互作用，就是一个因素不同水平对观测结果的影响会随另一个因素水平的改变而改变。因此在试验设计时除了要考虑各因素单独施加于受试对象的效应，还应特别关注多因素配合施加于受试对象后产生的效应。

（二）受试对象

根据研究的目的不同，受试对象可以是人或动物，也可以是某个器官、组织、细胞、亚细胞或血清等生物材料。受试对象的数量通常指实验研究中总共需要的样本量，也称样本大小，在统计学上称为"样本大小估计问题"。

（三）实验效应

实验效应是指试受因素作用于受试对象后所产生的效果，常以具体的客观指标来体现。选择合适的客观指标时应注意下面几个方面的内容：

1）指标的关联性：选择的指标必须与所研究的假说有本质的联系，且能正确地反映研究因素的效应，通常临床试验的关联性指标是关于疗效和安全性的指标。

2）指标的客观性：观察指标有主观指标和客观指标，主观指标是受试对象的主观感觉、记忆、陈述或实验者的主观判断结果；而客观指标则是借助测量仪器和检验等手段反映的结果。在临床试验中，一般来说，主观指标易受研究者和受试对象心理因素的影响，具有随意性和偶然性；而客观指标具有较好的真实性和可靠性。

3）指标的灵敏度：灵敏度反映指标检出真阳性的能力，灵敏度高的指标能将受试因素更好地显示出来。

4）指标的精确性：精确性包括准确度和精密度两层含义。准确度指观察值与真值的接近程度，主要受系统误差的影响。精密度是指观测同一现象时，多次观测结果取得一致或接近一致的程度，其受随机误差的影响。准确度是精密度的前提。

5）指标的特异度：指标的特异度反映其鉴别真阴性的能力，特异度高的指标不易受混杂因素的干扰。

四、研究设计的原则

试验设计的要求包括科学性、严密性、合理性和高效性。研究试验必须遵循四个基本原则，即对照原则、随机原则、重复原则、均衡原则。

（一）对照原则

通过设立对照组，才能使受试因素产生的效应显示出来，消除非处理因素的影响。同时设立对照组还可消除和减少实验误差。

对照有以下的几种形式：

1）空白对照：对照组不加任何处理因素。

2）实验对照：给对照组施加与实验组操作条件一致的干扰因素。

3）配对对照：将试验组对象按照配对因素与对照组相匹配。

4）自身对照：对照与试验在同一受试对象上进行。

5）同期随机对照：研究对象在相同时间、地点以随机分配的方式分组。

6）安慰剂对照：给对照组受试对象使用外观等与受试药物相同且无药理活性的安慰剂。

7）历史对照与正常值对照：将研究者以往的研究结果或文献中的研究结果与本次研究结果做对比。

（二）随机原则

应用随机分组的方法将研究对象分配到实验组或对照组中，接受相应的处理，避免人为主观因素和其他因素的影响。常用的随机抽样方法包括：

1）简单随机抽样：抽签、查随机数字表、计算器随机抽样法等。

2）分层随机抽样：根据研究对象的特点确认分层因素，分层后再进行随机抽样。

3）系统随机抽样：将所有研究对象按照设计要求的抽样单位依次编号，先随机抽取第一个，再依次按照一定的间隔抽取其余的样本。

4）半随机抽样：将研究对象按照奇数和偶数进行分组。

（三）重复原则

相同试验条件下独立重复试验的次数要足够多，即重复试验原则。其意义在于，试验的样本量要足够大；试验结果要经得起重复试验的考验。可以说，一个不可重复的研究是没有科学性的。

（四）均衡原则

要求同一个试验各组之间除了所考察的因素取不同水平外，一切非处理因素达到均衡一致。均衡原则与试验设计的随机、对照、重复原则是密切相关的，而且均衡原则是核心，它贯穿于随机、重复和对照原则中，相辅相成，相互补充。

第三节 研究数据的统计分析

一、数据的类型

根据不同的试验类型，获得的数据也有所不同，最常见的数据类型有数值变量、分类变量和时间－事件变量。

（一）数值变量

使用自然数或度量单位可以准确定量的变量，其结果为具体的数值，如身高、体重、

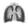

血糖值和实验所测定的数值等，又称为计量资料。

（二）分类变量

是对事物进行分类的结果。数据无法定量，表现为类别，如性别、疾病的"轻度、中度、重度"等，又称计数资料。

（三）时间－事件变量

时间－事件变量是将数值变量和分类变量结合在一起的一种特殊变量。例如，恶性肿瘤随访研究中，研究者既需要得到最终的随访结局，同时也要获取研究对象的随访时间，出现结局所经历的时间长短等。

（四）其他数据

研究过程中，还包括表格、插图、实物图片等数据，如记录心肺运动测试结果的九宫格图、显微镜记录的试验对象、利用激光共聚焦显微镜拍摄的细胞免疫荧光染色结果，以及制作的各类实物标本等。

二、数据的分析方法

（一）数值变量的分析方法

对于数值变量，统计描述的方法包括集中趋势和离散趋势指标，这些指标的应用选择取决于资料的分布。

1. 统计描述

1）正态分布。一般而言，当样本量大到一定程度，变量通常趋近于正态分布。正态分布的判定方法是观察频率图的分布形态，也可以通过正态性检验如 Shapiro-Wilk（W 检验）或者 Kolmogorov−Smirnov（D 检验）。在 SPSS 统计软件中，当样本含量 $3 \leqslant n \leqslant 5000$ 时，结果以 W 检验为准；当样本含量 $n > 5000$ 时，以 D 检验为准。

2）集中趋势指标。在数值变量的统计描述中，集中趋势是反映平均水平的指标。根据数据分布特征，如变量满足正态或近似正态分布，用算数均数表达平均水平；若变量呈现严重偏态分布，则用中位数来表达。

3）离散趋势指标。离散趋势是反映数据分布的个体差异和分散度大小的指标。例如，平均数相同的两组数据，其离散程度可以是不同的。如变量满足正态或近似正态分布，用标准差表达离散水平；若变量呈现严重偏态分布，则常用四分位间距表达。

2. 统计方法

数值变量常见的统计方法主要有 t 检验、方差分析和非参数检验。根据变量的分布状态，正态或近似于正态分布的指标，通常用 t 检验或者方差分析；严重偏态分布的数值变量，通常用非参数检验。

1）t 检验。t 检验是常见的数值变量统计方法，该方法只适用于两个水平之间比较的统计，且要求变量水平满足正态或近似正态分布。根据研究设计，t 检验分为单个样本、两个独立样本（成组设计）及配对样本 t 检验三种方法。

2）方差分析。方差分析可以用多个水平之间比较的统计推断，也用于更为复杂的一些研究的统计，如随机区组设计、析因设计、重复测量设计等。方差分析也要求变量水平满足正态或近似正态分布。

3）非参数检验。当研究的数值变量出现严重的偏态分布或方差不齐时，t 检验或者方差分析已不适用，此时应该使用非参数检验，常见的非参数检验是秩和检验。

（二）分类变量的分析方法

在医学研究中，二分类变量常见于性别、某结局有无发生等，多分类变量常见于年龄组分布、临床多结局描述等。在这些分类变量的描述过程中，通常使用频数分布表，既可以描述绝对数也可以描述相对数。

1. 统计描述

1）绝对数。在医学科学研究中，统计中常用的总量指标是绝对数。它是反映客观现象总体在一定时间、地点条件下的总规模、总水平的综合指标。如某医院 2020 年体检人数、手术人数等的描述都属于绝对数的范畴。

2）相对数。相对数是相对水平，用以反映客观现象之间数量联系程度的综合指标。在医学研究中常见的相对数包括率、构成比和相对比。率是事件发生强度的指标，如患者中治疗有效率（有效人数/治疗人数）等。构成比是表示事物内部构成的指标，表示内部各组成部分在整体中所占的比重，常以百分数表示，如在医学科学研究中，研究对象文化程度的构成比等。相对比是两个有关联的指标之比，如病例对照研究中的 OR 值（odds ratio）及队列研究中的 RR 值（risk ratio）。

2. 统计方法

分类变量的统计包括卡方检验和秩和检验。当医学科学研究中比较两组或多组无序分类变量（计数资料）的相对数指标（率或构成比）的差别是否有统计学差异时，最常用的是卡方检验（chi square test）。当医学科学研究中比较两组或多组有序分类变量（等级资料）之间的差异时，最常用的是非参数检验中的秩和检验。

1）卡方检验。卡方检验可检验两个或多个率或构成比之间的统计学差异。常见的有独立样本四格表卡方检验、配对设计资料卡方检验及多个独立样本 R×C 列联表卡方检验等。

2）秩和检验。分类变量中若出现有序分类，即等级变量的统计推断，不建议使用卡方检验，应该使用专用的秩和检验方法。

（三）复杂的分析方法

1. 相关与回归

医学科学研究中经常会遇到需要确认两个变量之间是否存在关联、关联的强度及方向等问题，可以根据资料的分布状况用直线相关或秩相关来描述两者之间的线性关系。医学科学研究中也会通过可测或易测的变量对未知变量进行估计，回归方法就是用来研究一个变量如何随另一个变量变化的常用方法。

1）简单线性相关。当两个变量直线存在线性趋势，可以用线性相关来衡量这种关系。

例如，在心肺相关研究中，研究对象肌肉质量与峰值摄氧量之间存在的关系。在统计方法中，常用线性相关系数（又名 Pearson 相关系数）来描述两者之间的密切程度。

2）秩相关。当遇到变量不服从正态分布时，应该用等级相关即秩相关来描述两变量之间的关联程度和方向。例如，在心衰患者的通气分类中，按照峰值摄氧量分为适度到无、适度到中等、中等到严重、严重四个等级，研究肌肉质量与峰值摄氧量两者之间的关联时，需要使用等级相关（秩相关）来分析相关密切程度和方向。

3）简单线性回归。简单线性回归研究两个连续型变量之间的线性依存关系，确定一个变量如何随着另一个变量变化的趋势。在相关分析中，两变量都是结果变量，而回归分析应该确定自变量 X（预测因子）和因变量 Y（反应变量）。如观察对象的年龄作为自变量，峰值摄氧量作为因变量建立回归方程。如果线性回归方程成立，则在年龄的取值范围内可一定程度预测峰值摄氧量。

4）logistic 回归。在医学科学研究中，有时要明确因变量 Y 是二分类（有效和无效、阴性和阳性）或者多分类变量（轻度、中度和重度）时与一组自变量 X 的关系，这类资料可以用 logistic 回归进行分析。该方法可用于校正混杂因素、筛选危险因素及预测和判别。

5）Cox 回归。在生存随访的研究中，若需要开展多因素分析来控制混杂因素，就要用专用的 Cox 比例风险模型（Cox's proportional hazards regression model），简称 Cox 回归。该模型以生存结局和生存时间为因变量，分析众多的自变量对生存曲线的影响，对资料的正态分布要求不高。

2. 生存分析

分析时间-事件变量时，如慢性肾病患者往往需要长时间的跟踪随访，此时需要考虑事件终点、观察对象、出现结局所经历的时间，这种将时间-事件综合考虑、以死亡为结局的变量研究称为生存分析。生存时间通常难以服从正态分布且难以获得所有研究对象的确切生存时间的完全数据，因此生存率的估计主要使用非参数方法，包括寿命表法和Kaplan-Meier 法。

第四节 论文导读、写作与投稿

文献阅读是从事医学科学研究的工作者所必须掌握的基本技能。通过阅读文献，我们可以掌握某领域内已有的知识，了解该领域发展的历程和目前的研究动向，从而结合自己的研究兴趣探索领域内有待解决的重大问题。正如《赫尔辛基宣言》所提出的"涉及人类受试者的医学研究必须遵循普遍接受的科学原则，必须建立在对科学文献和其他相关信息的全面了解的基础上"。医学发展至今，文献资料浩如烟海，阅读量和阅读效率较低会影响课题的开展，本节主要介绍文献导读、写作与投稿的方法。

一、文献导读

（一）综述阅读

综述阅读是快速掌握某个领域内基础知识与现状的一个捷径。综述主要有以下三类：一是以回顾总结过去的研究进展为主，综述内容比较客观；二是针对领域内某个具有争议性问题进行总结、分析或评述，这类综述不可避免地带有作者学术观点上的倾向性；三是以提出观点或科学猜想为主的综述，作者个人的学术观点较强。

（二）研究型论文的阅读

对于研究型论文，影响因子较高的经典论文可作为阅读的典范。学习这类论文既可了解本领域的研究现状，更重要的是学习到解决重要问题的方法和思路，下面以一篇发表在《美国医学会杂志》（*JAMA*）杂志上的文章为例进行导读：

1. 题目

题目是一篇论文的文眼。通过阅读题目可以迅速把握论文的主要发现、观点及关键词。例如 "Preoperative intensive inspiratory muscle training to prevent postoperative pulmonary complications in high−risk patients undergoing CABG surgery：a randomized clinical trial" 通过这个题目，我们可以获得这是一项 "术前强化吸气肌训练可以预防冠状动脉旁路移植术后患者肺部并发症" 的随机临床试验。

2. 摘要

摘要是一篇论文的缩影。阅读摘要可以了解文章的研究背景、目的、主要结果、结论与意义。以上这篇文章，作者首先介绍了研究背景，即冠状动脉搭桥术（CABG）后的肺部并发症（PPCs）是发病率和死亡率的主要来源，这增加了住院时间和资源利用。但术前吸气肌训练（IMT）对降低 CABG 术后患者 PPCs 发生率的疗效尚未确定，因此本文的主要目的是：评估术前 IMT 对 CABG 手术高危患者 PPCs 发生率的预防疗效。在研究方法和结果中，这是一项单盲、随机临床试验，注册时间为 2002 年 7 月至 2005 年 8 月。在655 例接受 CABG 手术的患者中，有 299 例（45.6％）符合发生 PPCs 的高风险标准，其中 279 例患者被登记入册并随访至出院，将患者随机分配至术前 IMT 组（$n=140$）或常规护理组（$n=139$）。两组均接受相同的术后物理治疗，观察结果为 PPCs 的发生率。结果发现，术前 IMT 降低了 CABG 手术中肺部并发症高危患者的发生率和术后住院时间。

3. 引言

从引言中我们可以了解到研究的背景及作者想要研究的主要问题。冠状动脉搭桥术的围手术期护理可使大多并发症发生率降低，然而术后肺并发症的发生率仍很高。因此设计了一项单盲、随机临床试验，研究术前吸气肌训练对 CABG 手术患者术后肺并发症的预防效果。

4. 方法

在方法中，作者介绍了参与者的基本信息，试验纳入标准及排除标准。标准化访谈记录人口统计学信息和术前危险因素，包括年龄、性别、体重、身高、体质指数、手术类型、当前诊断、肺状况、吸烟史、心肌梗死史、糖尿病史、肺活量测定和呼吸肌测试结果。从病历中获得的数据包括手术时间、机械通气时间和围手术期并发症。干预措施是在手术前1～10周，随机分配高危患者进行术前IMT的或常规护理，并详细介绍了IMT实施方法。

5. 结果

结果是研究型论文的重点，应仔细分析作者如何通过一系列思路去阐明文章所要表达的主旨。如遇到不太熟悉的研究方法，应及时查阅资料。由于数据量和页面限制等要求，部分结果常放在补充材料，阅读时补充数据不容忽视。结果的阅读应注意以下几点：①研究对象的社会统计学基线信息；②该研究结果的思路；③批判性地对待结果与证据。结果部分阅读完后，应分析各个结果之间的逻辑关系，是否足以支持作者所要阐明的观点，文章的局限性往往是激发我们进一步研究的突破口。

6. 讨论

讨论是作者分析结果的部分。作者通常从以下几个方面进行分析：①采用的研究方法及获得的结果是否足以支持作者表达的结论？有哪些不足的地方需要改进？②研究与现有相关研究结果有何异同？③研究结果有哪些重要意义，对于今后本领域的研究有哪些提示。

二、写作的基本格式与规范

研究论文是同行间进行学术交流的主要形式，一项研究通过撰写发表才能最大范围地实现学术交流的目的。如何把自己的研究工作和成果撰写出来并成功发表尤为重要。医学论文一般都有比较固定的格式，《学术研究实施与报告和医学期刊编辑与发表的推荐规范》对医学论文的书写格式作了统一规定。参考该规定，论文一般包括：①题目；②作者署名；③摘要与关键词；④正文；⑤插图和表格；⑥参考文献；⑦致谢；⑧脚注与附录；⑨利益冲突声明等。

（一）题目

题目是文章的题眼，反映论文的特定内容，以引起读者的注意和兴趣，其特点是简明、准确、客观。一般不宜超过30个字，用词需斟酌，避免歧义。"的研究""的探讨""的观察"等非特定词，应尽量避免。标题应突出研究对象或研究方法的特点，如将"××疾病×例临床分析"变为"××疾病×例临床影像诊断分析"，"××的变化"改为"升高或降低××"。研究设计信息比如随机对照、临床队列研究、系统综述和Meta分析等信息非常重要，不能省略。

（二）作者署名

作者身份的确定要符合以下标准：①对研究工作的思路或设计有重要贡献，为本研究获取、分析或解释数据；②起草研究论文或者对论文进行修改；③对将要发表的版本进行最终定稿；④同意对研究工作的各个方面承担责任。第一作者是贡献最大的研究人员，而通讯作者一般是指整个课题的负责人。

（三）摘要与关键词

摘要需精确概括全文，常见的格式有结构式和非结构式两种。结构式摘要一般见于原创论文和系统综述、Meta 分析，而非结构式摘要常见于一般综述及评论性文稿。结构式摘要一般包括背景/目的、方法、结果和结论 4 个部分，准确反映论文的内容，并强调研究或观察的新颖性，字数控制在 250 字左右。关键词是从文稿中挑选出来最能反映文章主要内容的名词或词组，一般标引 3~6 个关键词。

（四）正文

正文是文章的主体，一般包括前言、材料与方法、结果、讨论。前言交代背景作为铺垫，最后点明主旨；材料与方法是完成主旨的手段；各种指标的结果要与方法中的手段相呼应；讨论部分就结果中的发现进行分析，并与其他研究进行比较，这种比较既可以是横向的，也可以是纵向的，最终得出结论。论文中文字表述应简明准确，符合逻辑，条理清楚。

（五）插图和表格

插图和表格是医学论文的重要组成部分，图、表与文字搭配，相辅相成，能够直观、形象、简洁地表达作者的研究过程、结果或观点。插图应清晰，分辨率一般期刊要求300dpi 以上，应参照投稿指南的要求进行修改。表格包括表号、表题、表身和注解四部分，不同栏目所表达的数据应注明单位和数据表示方法，如均数±标准差、中位数（四分位间距）、例数（百分比）等，还应标注统计量（如 P 值）等。

（六）参考文献

参考文献是研究工作所参考过的主要文献索引。在文中引用文献的相应位置进行标注并在文后附文献列表，其意义是尊重前人的研究结果，便于读者对研究内容有一个系统全面的认识。在撰写参考文献时，应当使用 End note 等工具来完成，否则会产生一定的工作量，尤其是换不同期刊进行投稿的时候。

（七）其他

1）致谢。致谢是文后附言，对论文的研究和撰写过程有实质性贡献，但尚不足以列为作者的组织或个人表示感谢，如筹集资金或收集资料者，对文章进行技术编辑、文字修改者等。在国外期刊上发表论文，基金资助项目也需要以致谢的形式写出。

2）脚注。许多期刊要求将作者简介、工作单位、联系方式和研究的基金资助项目等作为脚注，排在首页左下方。

3）支持来源。包括基金资助项目、仪器、药品和帮助实施研究的其他支持者。有的期刊将这部分内容放在"致谢"里。

4）利益冲突声明。文稿中应列出每个作者的利益冲突信息。不同期刊对利益冲突的信息表述形式和刊发位置会有不同的标准，作者撰文时应注意投稿须知。

5）附录。附录是正文的补充材料，通常排在文后，印刷版期刊中不常见，但投稿时需要附在文中以供编辑和审稿人参考，或者发表在期刊电子版中供读者参考。

6）作者贡献。大部分 SCI 来源期刊要求罗列出来每一个作者对本文的贡献，以确保他们有资格作为作者之一。

三、论文投稿与发表

（一）选刊

论文投稿时，首先需对文稿质量和水平有个基本评估，然后对本学科领域的期刊进行了解。通过询问同行、浏览期刊要目、检索文献、阅读投稿指南等方法获取相关信息。期刊的选择需要注意征稿范围、载文量和刊期、审稿周期和发表周期、期刊收费情况等。

影响因子常用于衡量一个期刊的科学影响力。例如，某期刊在 2020 年所有文章被引用的次数是 N，该杂志在 2018—2019 年发表的论著和综述的篇数是 M，那么它 2020 年的影响因子就是 N 与 M 的比值，比值越高，表明引用和受关注的程度越高。因此选择杂志投稿时要重视影响因子，但不能过度看重，因为专业性杂志影响因子虽然低但并不能说明其不重要。

（二）投稿

投稿前，投稿信和文稿等材料需准备齐全，内容确定，不再改动，不再做任何添加和减少。投稿信一般包含以下信息：①声明文稿版权转让；②声明未曾公开发表过，未一稿多投；③所有列出作者均对文稿有确切贡献；④文稿内容真实，无作伪；⑤所有作者均已阅读文稿，且同意送稿；⑥对可能会引起利益冲突的经济关系或其他关系的陈述；⑦通信作者地址、电话、E-mail；⑧通讯作者签名。

目前大多数期刊采用官网投稿系统，注册/登录后，按提示步骤投送稿件。投稿时应注意：①认真填写每位作者的姓名、单位及详细通信地址、电子信箱，并注明通讯作者；②提交投稿信；③提交期刊规定要提供的其他证明材料；④大部分期刊要求图片以单独文件进行上传，注意不要遗漏。

投稿后一般 1 周以内会进入审稿状态，1~3 个月会有初审意见。要经常登录投稿系统查看稿件处理状态。如果投稿两周内无任何有关稿件收到的信息，或超过 2~3 个月未收到审稿意见，可打电话、发 E-mail 给编辑核实稿件是否收到，查询稿件目前的处理情况等。

（三）修稿

投出的稿件有三种结局：录用、修稿和退稿。稿件不做任何修改即被录用的情况非常少见，大多情况是修改稿件。收到审稿意见后，修改稿件需要点对点地回答审稿人和编辑的所有问题。

根据审稿意见，可分为以下几种情况：①审稿者的意见是正确的，论文中确实存在问题和缺点，在回复意见时需诚恳地表示同意审稿者意见，并详细说明修改内容；②审稿者的意见是正确的，但是目前无法根据他的要求补充或修改，这时需要诚恳说明自己的不足之处，但在文章中需要体现不足之处；③审稿人对稿件理解错误或观点有误，需用证据充分的方式对意见逐条解释，对每位审稿人提出的意见逐条回答后，要在正文中修改的地方具体标明。

小结

培养科研创新能力是培养高水平医学人才的重要环节，关系到是否能与国际先进的医学技术接轨，也关系到医学工作者是否具备参与竞争的基本素质和发展潜力。新时代的物理治疗师应掌握基本的医学研究方法，加强科研和创新能力培养，为我国心肺康复研究发展做出贡献。

（郭琪　喻鹏铭）

推荐阅读

［1］BUTCHER N J，MONSOUR A，MEW E J，et al. Guidelines for reporting outcomes in trial reports：The CONSORT-outcomes 2022 extension ［J］. JAMA，2022，328（22）：2252-2264.

［2］RETHLEFSEN M L，KIRTLEY S，WAFFENSCHMIDT S，et al. PRISMA-S：an extension to the PRISMA statement for reporting literature searches in systematic reviews ［J］. J Med Libr Assoc，2021，109（2）：174-200.

［3］CALVERT M，KING M，MERCIECA-BEBBER R，et al. SPIRIT-PRO extension explanation and elaboration：guidelines for inclusion of patient-reported outcomes in protocols of clinical trials ［J］. BMJ Open，2021，11（6）：e045105.

［4］CHU H，YOUNGSUN KIM，MIN B K. A guide to writing a case report according to CARE guideline ［J］. Journal of Korean Medical Society of Soft Tissue，2021，5（1）：41-45.

［5］VON ELM E，ALTMAN D G，EGGER M，et al. The strengthening the reporting of observational studies in epidemiology（STROBE）statement：guidelines for reporting observational studies ［J］. Int J Surg，2014，12（12）：1495-1499.

［6］HUSEREAU D，DRUMMOND M，AUGUSTOVSKI F，et al. Consolidated health economic evaluation reporting standards 2022（CHEERS 2022）statement：updated reporting guidance for health economic evaluations ［J］. Value Health，2022，25（1）：3-9.

［7］XUAN W，KATRINA WILLIAMS，PEAT J K. Health science research：A handbook of quantitative methods ［M］. London：Routledge，2020.

［8］CARGILL M，O'CONNOR P. Writing scientific research articles：Strategy and steps ［M］. Hoboken：John Wiley&Sons，2021.

［9］GASTEL B，DAY R A. How to write and publish a scientific paper ［M］. 8th edition. London：Bloomsbury Publishing，2022.